W. Kahle · H. Leonhardt · W. Platzer

Taschenatlas der Anatomie

für Studium und Praxis

Band 2:

Innere Organe

von Helmut Leonhardt
163 Farbtafeln in 661 Einzeldarstellungen
Zeichnungen von Gerhard Spitzer

1973
Georg Thieme Verlag Stuttgart
Deutscher Taschenbuch Verlag

Prof. Dr. med. *Werner Kahle*

Neurologisches Institut (Edinger Institut) der Universität Frankfurt/Main

Prof. Dr. med. *Helmut Leonhardt*

Direktor des I. Anatomischen Instituts
der Universität des Saarlandes, Homburg/Saar

Univ.-Prof. Dr. med. univ. *Werner Platzer*

Vorstand des Anatomischen Instituts der Universität Innsbruck

Gerhard Spitzer, Frankfurt/Main

Januar 1973

Gemeinschaftsausgabe: Georg Thieme Verlag Stuttgart und Deutscher Taschenbuch Verlag GmbH & Co. KG, München

© Georg Thieme Verlag, Stuttgart 1973 — Printed in Germany

Umschlaggestaltung der dtv-Ausgabe: Celestino Piatti
Satz und Umbruch: Adam Götz, Stuttgart-Bad Cannstatt
Druck: R. Oldenbourg, München

ISBN 3 13 492101 4 (Georg Thieme Verlag)
ISBN 3 423 03018 6 (dtv)

Vorwort

Der Taschenbuchatlas soll dem Studierenden der Medizin eine anschauliche Zusammenfassung der wichtigsten Kenntnisse aus der Anatomie des Menschen geben, gleichzeitig kann er dem interessierten Laien einen Einblick in dieses Gebiet verschaffen. Für den *Studierenden der Medizin* sollte die Examensvorbereitung hauptsächlich eine Repetition von Anschauungserfahrungen sein. Die Gegenüberstellung von Text und Bild soll der Veranschaulichung des anatomischen Wissens dienen.

Der dreibändige Taschenbuchatlas ist nach Systemen gegliedert, der 1. Band umfaßt den Bewegungsapparat, der 2. die Eingeweide, der 3. das Nervensystem und die Sinnesorgane. Die topographischen Verhältnisse der peripheren Leitungsbahnen, der Nerven und Gefäße, werden, soweit sie sich eng an den Bewegungsapparat anlehnen, im 1. Band berücksichtigt; im 2. Band wird lediglich die *systematische* Aufgliederung der Gefäße behandelt. Der Beckenboden, der in enger funktioneller Beziehung zu den Organen des kleinen Beckens steht, wurde einschließlich der damit zusammenhängenden Topographie in den 2. Band aufgenommen. Die Entwicklungsgeschichte der Zähne wird im 2. Band kurz berührt, weil sie das Verständnis für den Zahndurchbruch erleichtert, — die gemeinsamen embryonalen Anlagen der männlichen und weiblichen Geschlechtsorgane werden besprochen, weil sie deren Aufbau und die nicht seltenen Varietäten und Mißbildungen verständlich machen, — im Kapitel über die weiblichen Geschlechtsorgane kommen einige Fragen im Zusammenhang mit Schwangerschaft und Geburt zur Sprache; das für den Medizinstudenten nötige Wissen in der Entwicklungsgeschichte ist damit aber keinesfalls umrissen! Die Bemerkungen zur Physiologie und Biochemie sind in jedem Fall unvollständig und dienen lediglich dem besseren Verständnis struktureller Besonderheiten; es wird auf die Lehrbücher der Physiologie und Biochemie verwiesen. Schließlich sei betont, daß das Taschenbuch selbstverständlich auch ein großes Lehrbuch nicht ersetzt, viel weniger noch das Studium in den makroskopischen und mikroskopischen Kursen. In das Literaturverzeichnis wurden Titel aufgenommen, die weiterführende Literaturhinweise enthalten — darunter auch klinische Bücher, soweit sie einen starken Bezug zur Anatomie haben.

Der *interessierte Laie*, der nach dem Bau des menschlichen Körpers fragt, wird u. a. die anatomischen Grundlagen von häufig angewandten ärztlichen Untersuchungsverfahren allgemein verständlich abgebildet finden. Es wurde damit der Anregung des Verlages entsprochen, den Inhalt des Buches um diese Aspekte zu erweitern. Im Hinblick auf den nichtmedizinischen Leser werden alle für den Laien erfahrbare Organe und Organteile auch in deutschen Bezeichnungen benannt; sie sind auch im Sachverzeichnis berücksichtigt.

Frankfurt/M., Homburg (Saar), Innsbruck   *Die Herausgeber*

Vorwort zum 2. Band

Der *Studierende der Medizin* in der Bundesrepublik Deutschland und Westberlin sieht sich nach Erlaß der neuen Approbationsordnung für Ärzte am 3. 11. 1970 einer veränderten Studiensituation gegenüber. Die Approbationsordnung führt zur Verkürzung des vorklinischen Studiums, sie bestimmt ferner, daß die anatomischen Kenntnisse hauptsächlich in Kursen erworben werden sollen und daß die ärztliche Vorprüfung auch im Fach Anatomie ausschließlich schriftlich erfolgt. Unter diesen Voraussetzungen ist einerseits das Bedürfnis nach einer Studienhilfe in Form einer zusammenfassenden Darstellung des Lehrstoffes begründet, andererseits besteht, besonders im Hinblick auf die schriftliche Prüfung, die Gefahr, daß eine Zusammenfassung des Stoffes zu einer verbalen Aufreihung von unanschaulichen Fakten nach Art gewisser Repetitorien wird. Anatomisches Wissen lebt aber von der Anschauung. Die Verkürzung der Studienzeit zwingt ferner dazu, das in der Anatomie für den ärztlichen Beruf Relevante zu betonen und anderes mehr in den Hintergrund treten zu lassen. Da ein verbindlicher Lernzielkatalog noch nicht vorliegt, mußten die Akzente hierbei nach subjektivem Ermessen gesetzt werden. Ich bitte die Fachkollegen um Anregungen und Kritik!

Dieses Taschenbuch wird hauptsächlich durch die Abbildungen leben. Ich denke mit Freude an die zahlreichen „Zeichenstunden" mit Herrn G. *Spitzer,* der die vorbildlichen Illustrationen geschaffen hat. Seiner sachkundigen, hilfreichen Mitarbeit gebührt Lob und Dank. Einige der mikroskopischen Bilder wurden, ohne daß dies im einzelnen angegeben ist, nach Abbildungen aus meinem Histologietaschenbuch angefertigt. Danken möchte ich Herrn Dr. h. c. G. *Hauff,* auf dessen Initiative hin das Buch entstand, für wichtige Anregungen sowie den Mitarbeitern des Georg Thieme Verlages für die Bereitwilligkeit, mit der sie bei der Bewältigung technischer Probleme geholfen haben; besonders danke ich Frau E. *Tesity,* die geduldig die komplizierten Hinweise im Manuskript überprüfte, und weiteren ungenannten Kräften. Schließlich danke ich Frau A. *Schaller* für ihre Mithilfe bei der Erstellung des Sach- und Literaturverzeichnisses. Das Buch entstand aus den gemeinsam mit Studenten in Vorlesungen und Kursen gewonnenen Erfahrungen hauptsächlich für Medizinstudenten und, stellvertretend für den interessierten Laien, für *Renate* und *Matthias.*

Homburg (Saar), im Oktober 1972   *Helmut Leonhardt*

Inhaltsverzeichnis

Band 1: Bewegungsapparat von W. Platzer

Band 3: Zentrales Nervensystem und Sinnesorgane von W. Kahle

Gebrauchsanleitung

Zur Textgestaltung. Jede Abbildung ist durch einen Buchstaben bezeichnet, die Abbildungen einer Seite sind laufend durchnumeriert. Wiederkehrende Strukturen erhalten dieselbe Nummer. Abbildungshinweise im Text tragen die entsprechenden Buchstaben und Zahlen. Vor Absätzen stehen Buchstaben, die diejenige(n) Abbildung(en) kennzeichnen, die in dem Abschnitt besprochen werden. Man kann von der Abbildung her den zugehörigen Text und vom Text her die Abbildung finden.

Der Studierende der Medizin wird das Buch zur Synopsis und zur Wiederholung von Kenntnissen verwenden können, die er sich in makroskopischen und mikroskopischen Kursen und in Vorlesungen angeeignet hat. Zur Wiederholung (d. h. zur Examensvorbereitung) arbeiten zweckmäßigerweise zwei Kandidaten gemeinsam. Der eine liest eine Seite Text mit Verweisen laut vor, während der andere, den Verweisen folgend, auf der Bildseite die bezeichneten Strukturen sucht. Danach sollte dieselbe Seite nochmal mit vertauschten Rollen durchgearbeitet werden. Bei diesem Verfahren werden Informationen über Auge und Ohr aufgenommen und in geeigneter Dosierung repetiert. Der knapp gehaltene Text soll das in Kursen Erarbeitete in Erinnerung rufen. Wenn sich keine Erinnerung einstellt oder wenn Zweifel auftauchen, sollten die Kandidaten die fragliche Stelle diskutieren oder in einem der großen Lehrbücher (s. Literaturverzeichnis) nachschlagen. Trotz der Kürze des Textes enthält das Buch genügend Redundanz, da besonders wichtige oder komplizierte Sachverhalte auf derselben oder einer späteren Seite unter anderen Aspekten erneut zur Darstellung kommen.

Eingeweide

Die Eingeweide des Menschen — Organe, deren Tätigkeiten das Leben des Gesamtorganismus ermöglichen — sind in Hals, Brust, Bauch und Becken untergebracht. Bei funktioneller Betrachtung lassen sie sich als Systeme zusammenfassen. Man unterscheidet **Kreislaufsystem** *(Herz und Gefäße)*, **Blut- und Abwehrsystem** *(Blut, lymphatische Organe, Knochenmark)*, **endokrines System** *(Hormondrüsen und hormonbildende Zellen)*, **Atmungssystem** *(Nase, Luftwege mit Kehlkopf, Lungen)*, **Verdauungssystem** *(Mund, Speiseröhre, Magen-Darm-Schlauch, Leber und Pancreas)*, **Urogenitalsystem** *(Harn- und Geschlechtsorgane)* und **Haut.**

A Überblick über die Eingeweide, die der vorderen und hinteren Rumpfwand unmittelbar anliegen. *Schwarz:* Organe des Kreislaufsystems, *blau:* Organe des Atemsystems, *rot:* Organe des Verdauungssystems, *gelb:* Organe des Urogenitalsystems.

Die Besprechung der Eingeweide berücksichtigt deren *makroskopischen* Bau, bezieht aber auch die *mikroskopischen* und *submikroskopischen* (elektronenmikroskopischen) Strukturen mit ein, soweit deren Kenntnis zum Verständnis der Organfunktion unerläßlich ist. Die örtliche Zusammenlagerung der Organe, ihre *Topographie,* wird in Abbildungen von Präparaten und in schematisierten Schnitten durch den Körper dargestellt.

B Lage der schematisierten Schnitte durch den Körper mit Hinweisen auf die Seitenzahl.

Skelett und Muskulatur der Rumpfwand, die auch bei den Funktionen einiger Eingeweide (z. B. Atmung) eine Rolle spielen, werden im 1. Band besprochen. Der *Beckenboden* dagegen, der die Leibeswand im Beckenausgang vervollständigt, ist durch seine Verschlußeinrichtungen nur im Zusammenhang mit den Eingeweiden zu verstehen, er gehört deshalb zum Thema dieses 2. Bandes. Auch die *Haut,* ein vielseitiges Organ, wird in diesem Band abgehandelt, obwohl sie lebenswichtige Sinnesfunktionen ausübt; auf diese wird im 3. Band eingegangen. Das *Nervensystem* (Gehirn und Rückenmark, Nerven und Sinnesorgane), ursprünglich zu den Eingeweiden gerechnet, ist Inhalt des 3. Bandes. Es hat als 2. Korrelationssystem neben dem der endokrinen Drüsen großen Einfluß auf die Funktionen der Eingeweide. Bei systematischer Betrachtung, die in dieser Darstellung überwiegt, müssen mit den Eingeweiden schließlich auch die *im Kopf untergebrachten Anteile der Eingeweidesysteme* und die *Aufteilungen der im Bewegungsapparat verlaufenden Blut- und Lymphgefäße* besprochen werden; der topographische Einbau der „peripheren Leitungsbahnen" (Gefäße und Nerven) wird dagegen im 1. Band dargestellt.

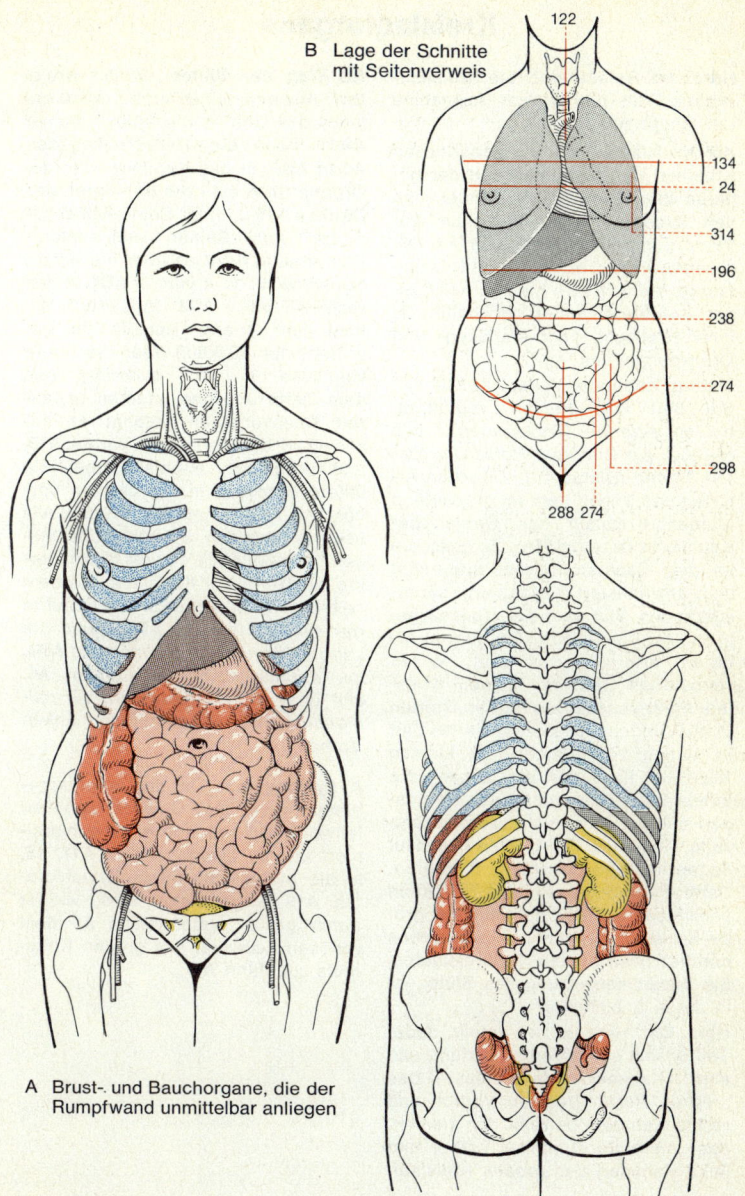

B Lage der Schnitte
mit Seitenverweis

122

134
24
314
196
238
274
298

288 274

A Brust-. und Bauchorgane, die der
Rumpfwand unmittelbar anliegen

Kreislauforgane

Herz und Gefäße sind die Kreislauforgane. Sie führen (mit Ausnahme der Lymphgefäße) Blut.

AB Kreisläufe. Im nachgeburtlichen Kreislauf des Menschen und der höheren Wirbeltiere unterscheidet man den *großen (Körper-)Kreislauf* zur Versorgung aller Organe vom *kleinen (Lungen-) Kreislauf*, der dem Gasaustausch dient. Beide sind in Form einer 8 hintereinander geschaltet, in ihrer Kreuzung liegt als Saug- und Druckpumpe das Herz.

Arterie, Kapillare, Vene. Alle Gefäße, die Blut *vom Herzen wegführen*, heißen *Arterien* (Schlagadern), alle Gefäße, die Blut *zum Herzen hinführen*, *Venen* (Blutadern). Zwischen Arterien und Venen liegt im großen und kleinen Kreislauf das Gebiet der *Kapillaren* (Haargefäße). Zu beachten ist aber: Sauerstoffreiches Blut nennt man arterialisiert (oxygeniert), sauerstoffarmes Blut venosiert (desoxygeniert). Im großen Kreislauf führen Arterien arterialisiertes Blut, Venen venosiertes Blut; im kleinen Kreislauf fließt venosiertes Blut in Arterien in die Lungen und arterialisiertes Blut in Venen zum Herzen. Im kleinen Kreislauf liegt nur ein Organ, die Lunge; alles Blut fließt durch die Lungen und ist in seiner Zusammensetzung einheitlich. Im großen Kreislauf liegen mehrere Organe, z. B. Nieren, Darm, Hormondrüsen; das Blut kann verschiedene Wege nehmen, der große Kreislauf besteht aus zahlreichen parallel geschalteten Teilkreisläufen, die Zusammensetzung des Blutes ist in ihnen uneinheitlich.

Herz. Das Herz ist *zweigeteilt.* Jeder Teil besitzt einen Vorhof, Atrium, und eine Kammer, Ventriculus. Das „*rechte Herz*" (rechter Vorhof und rechte Kammer) betreibt den *kleinen,* das „*linke Herz*" (linker Vorhof und linke Kammer) den *großen* Kreislauf.

AB Weg des Blutes. *Großer Kreislauf:* Aus dem linken Vorhof **AB10** gelangt das Blut in die linke Kammer **AB11** über die Körperschlagader, *Aorta* **AB9,** in das Kapillargebiet der Organe; in **A** sind die Kapillaren des Darmes **A14** und der Beine **A18** abgebildet. Aus Beinen und unterer Rumpfhälfte fließt es über die untere Hohlvene, *V. cava interior* **AB4,** in den rechten Vorhof **AB2.** (Aus Kopf, Armen und oberer Rumpfhälfte geschieht der Rückfluß über die obere Hohlvene, *V. cava superior*). Aus dem Darm und den anderen unpaaren Bauchorganen gelangt es zunächst in die Pfortader *V. portae,* **A13,** und schließlich ebenfalls über die untere Hohlvene in den rechten Vorhof. Das Kapillargebiet der Leber **A12** liegt im venösen Schenkel des Magen-Darm-Milz-Kreislaufes (Pfortaderkreislauf). *Kleiner Kreislauf:* Aus dem rechten Vorhof **AB2** strömt das Blut in die rechte Kammer **AB3,** über die Lungenarterien, *Aa. pulmonales* **AB8,** ins Kapillargebiet der Lungen **A6,** und über die Lungenvenen, *Vv. pulmonales* **AB7,** wieder in den linken Vorhof.

A Lymphgefäße. In den Kapillargebieten wird die Gewebsflüssigkeit teilweise auf besonderen Wegen drainiert und in Lymphgefäßen **A17, 15,** in die biologischen Filter, Lymphknoten **A16** eingeschaltet sind, wieder durch große Lymphgefäße **A5** dem venösen Schenkel des großen Kreislaufs zugeführt **A1.**

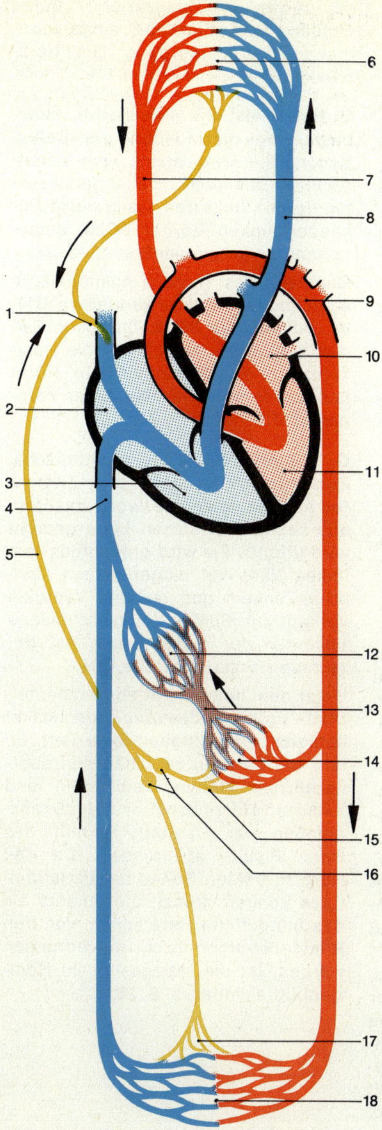

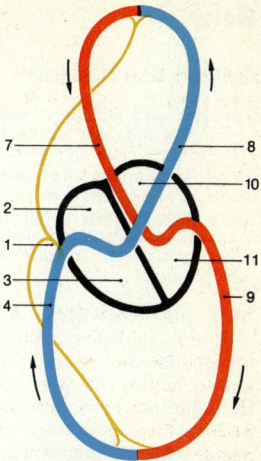

6

7

8

1

2

3

4

5

9

10

11

12

13

14

15

16

17

18

7

8

10

2

1

3

4

11

9

B Kleiner Kreislauf
Großer Kreislauf
(vereinfachtes Schema)

A Schema der Kreislauforgane

Herz

Gestalt des Herzens

Das Herz wird mit einem abgerundeten Kegel verglichen, der auf der Seite liegt; die Spitze — *Herzspitze* — zeigt nach vorne links unten, die Basis — *Herzbasis* — nach hinten rechts oben. Die Größe des Herzens hängt von seinem Trainierungszustand ab und entspricht wenigstens der der geschlossenen Faust des Trägers.

ABC. Die **Vorderfläche A** zeigt das Herz in natürlicher Lage; der Herzbeutel, der das Herz umschließt, ist abgeschnitten (**A3** Schnittrand!). Die Vorderfläche wird großenteils von der rechten Kammer, *Ventriculus dexter* **AC9**, eingenommen. Die rechte Kammer wird flankiert rechts vom rechten Vorhof, *Atrium dextrum* **ABC6**, mit oberer und unterer Hohlvene, *V. cava superior* **ABC4** *et inferior* **ABC8**, links von der linken Kammer, *Ventriculus sinister* **ABC10**. Aus dem rechten Ventrikel zieht die Lungenarterie, *Truncus pulmonalis* **AC14**, über deren Gabel sich der Aortenbogen, *Arcus aortae* **ABC2**, mit den großen Gefäßabgängen für Kopf und Arm (*Truncus brachiocephalicus* **AB1**, *A. carotis communis sinistra* **AB11**, *A. subclavia sinistra* **AB12**) legt. Zwischen Pulmonalisgabel und Aortenbogen verläuft ein Band, *Lig. arteriosum (Botalli)* **A13**, vgl. S. 46. Jeder Vorhof hat eine Aussackung, Herzohr, die zur Abrundung der Herzgestalt beiträgt, indem es die Nische zwischen den großen Arterien und der Herzbasis ausfüllt. Das rechte Herzohr **A5** kommt ganz ins Bild, vom linken **A15** sieht man wegen der Linksdrehung des Herzens nur die Spitze. In der Furche zwischen rechtem und linkem Ventrikel, *Sulcus interventricularis anterior* **A16**, verläuft ein Ast der linken Herzkranzarterie, zwischen rechtem Vorhof und rechtem Ventrikel, *Sulcus coronarius* **A7**,

die rechte Herzkranzarterie; beide Gefäße, in Fettgewebe eingelagert, dienen der Versorgung des Herzmuskels.

B Herzbasis. Die Rückfläche, Herzbasis, zeigt die Mündung der großen Venen. Sie wird rechts vom hauptsächlich senkrecht stehenden rechten Vorhof, links vom waagerecht stehenden linken Vorhof **BC20**, eingenommen, vgl. „Venenkreuz", S. 22. Gabelung des Truncus pulmonalis in *A. pulmonalis dextra et sinistra* **B17**, *Vv. pulmonales* **BC18**. Im linken *Sulcus coronarius* zieht die linke Herzkranzarterie und ein venöser Rückfluß aus dem Herzmuskel, *Sinus coronarius* **B19**.

C Unterfläche. Die Unterfläche, Zwerchfellfläche, liegt dem Zwerchfell auf, man sieht sie, wenn das Herz aus seiner natürlichen Lage gedreht wird (Pfeil!). Sie wird großenteils vom linken Ventrikel eingenommen. Zwischen linkem und rechtem Ventrikel verläuft im *Sulcus interventricularis posterior* der gleichnamige Ast der rechten Herzkranzarterie **C21**.

Unter dem spiegelglatten Herzbeutelblatt, *Epikard,* das den Herzmuskel überzieht, liegt stellenweise Fett. Es füllt die Furchen zwischen den oberflächlichen Herzmuskelbündeln und zwischen Herzmuskel und Herzkranzgefäßen aus (Baufett), es hilft, das Herz allseits abzurunden. Da das Herz zu beiden Seiten an die lufthaltigen Lungen grenzt, die, anders als das blutgefüllte Herz selbst, von den Röntgenstrahlen leicht durchdrungen werden, ist die Herzgestalt im Röntgenbild sichtbar, s. S. 28.

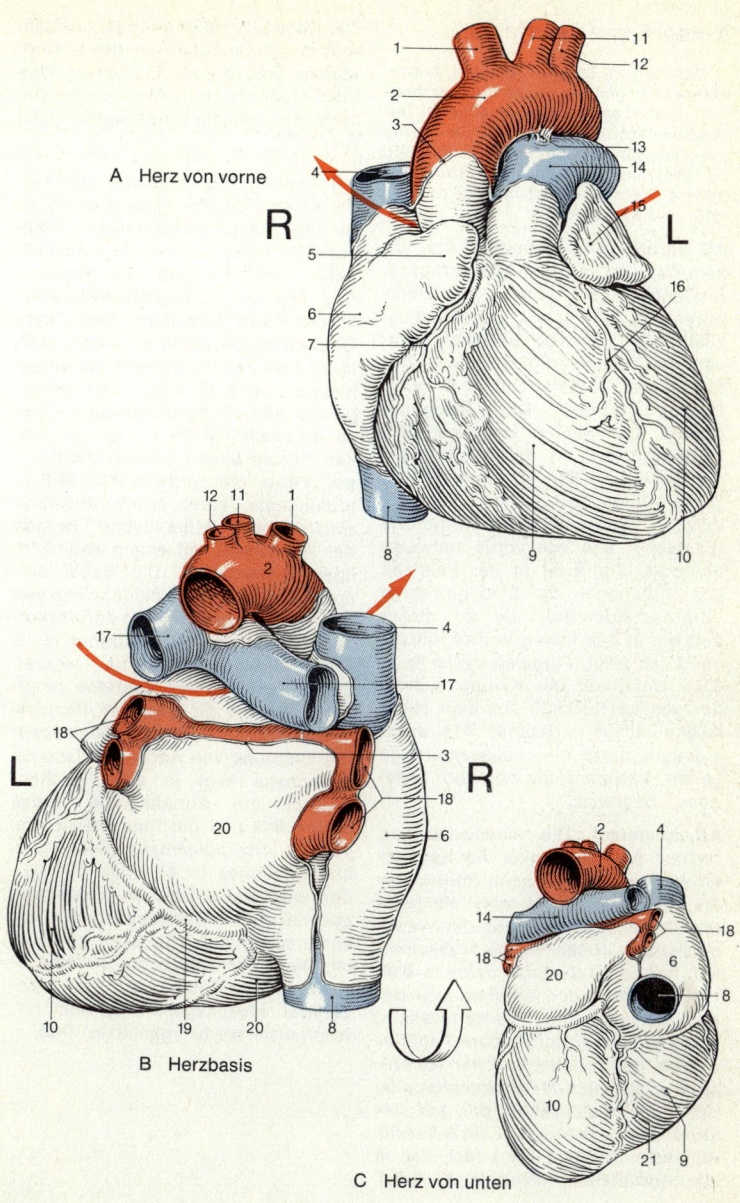

A Herz von vorne

B Herzbasis

C Herz von unten

Innenräume des Herzens

C Das Herz ist in zwei frontalen, hintereinander liegenden Ebenen aufgeschnitten, deren Lage im Herzen **C** zeigt. Der vordere Schnitt trifft in **A** die rechte Kammer, sie steht bei der Linksdrehung des Herzens am weitesten vorne. Der hintere Schnitt eröffnet in **B** beide Vorhöfe und Kammern.

AB Vorhöfe. Die Innenwand von linkem **B11** und rechtem **AB3** Vorhof ist großenteils glatt. Nur in den Herzohren **A3, A7** springt die Herzmuskulatur in Form von Bälkchen, *Mm. pectinati,* kammartig vor, wie der Schnitt der Vorhofswand in **B** zeigt. *Rechter Vorhof:* Die Mündung, *Ostium,* der oberen Hohlvene **AB2** verbreitert sich in den Vorhof, die der unteren **B5** ist durch eine sichelförmige Leiste, eine „Klappe", *Valvula venae cavae inferioris* (Eustachii) **B14** von vorne teilweise verdeckt. Sie leitet in der Fetalzeit das Blut gegen die bindegewebige Vorhofscheidewand, die zu dieser Zeit ein in den linken Vorhof führendes Loch trägt, *Foramen ovale* (s. S. 310). Unterhalb der Klappe mündet der venöse Rückfluß aus dem Herzmuskel, *Sinus coronarius* **B13**, er ist ebenfalls durch eine kulissenförmige Leiste, *Valvula sinus coronarii (Thebesii),* begrenzt.

AB Kammern. Die Innenwand von rechter **A10** und linker **A8** Kammer ist stark zerklüftet, beim kontrahierten Herzen (Systole) mehr als beim dilatierten (Diastole). Aus der Wandmuskulatur treten starke Muskelbalken hervor, *Trabeculae carneae* **B16**, einige unter ihnen erheben sich besonders weit, die Papillarmuskeln, *Mm. papillares.* Der vordere Papillarmuskel der rechten Kammer **A9** entspringt aus dem *M. septomarginalis,* dem „Moderatorband", das mit der *Crista supraventricularis* (in **A** bereits abgeschnitten) ein Tor bildet, das in die Ausflußbahn (Pfeil in **A**) führt.

Die Kammerscheidewand ist größtenteils muskulär, oben an der Vorhofkammergrenze aber in kleinem Umfang bindegewebig. Angeborene Defekte der Kammerwand liegen meist hier.

AB Ventile. *Segelklappen:* Die Vorhof-Kammer-Mündung wird durch eine Segelklappe (Atrioventrikularklappe) **AB4** verschlossen, die „Ausflußbahn" jeder Kammer, die rechts in den *Truncus pulmonalis* **AB6**, links in die *Aorta* **AB1** führt, durch eine Taschenklappe (Arterienklappe) **B12**. Im rechten Herzen besteht die Segelklappe aus 3 Segeln, *Valva tricuspidalis* **AB4**, Trikuspidalklappe, *(Valva atrioventricularis dextra),* im linken Herzen bilden 2 Segel die Klappe, *Valva bicuspidalis* **B15**, Bikuspidalklappe *(Valva atrioventricularis sinistra)* oder „Mitralklappe" (wegen der Ähnlichkeit mit einem zweizipfeligen Bischofshut). Die Segel entspringen an einem bindegewebigen Ring, dem „Herzskelett", der Vorhof- und Kammermuskulatur trennt (in **B** im Schnitt zu sehen), und werden durch Sehnenfäden, *Chordae tendineae,* an die Spitzen der Papillarmuskeln befestigt. *Taschenklappen:* Am Ursprung von Aorta und Truncus pulmonalis liegt je eine Taschenklappe, die Aortenklappe, *Valva aortae* **B12** und die Pulmonalklappe, *Valva trunci pulmonalis* (Spitze des blauen Pfeiles in **A**). Jede der beiden wird aus 3 Taschen zusammengesetzt, deren Unterseite gegen die entsprechende Ausflußbahn gerichtet ist. Die Pfeile zeigen die Strömungsrichtung des Blutes an; *blau:* venosiertes (desoxygeniertes) Blut, *rot:* arterialisiertes (oxygeniertes) Blut.

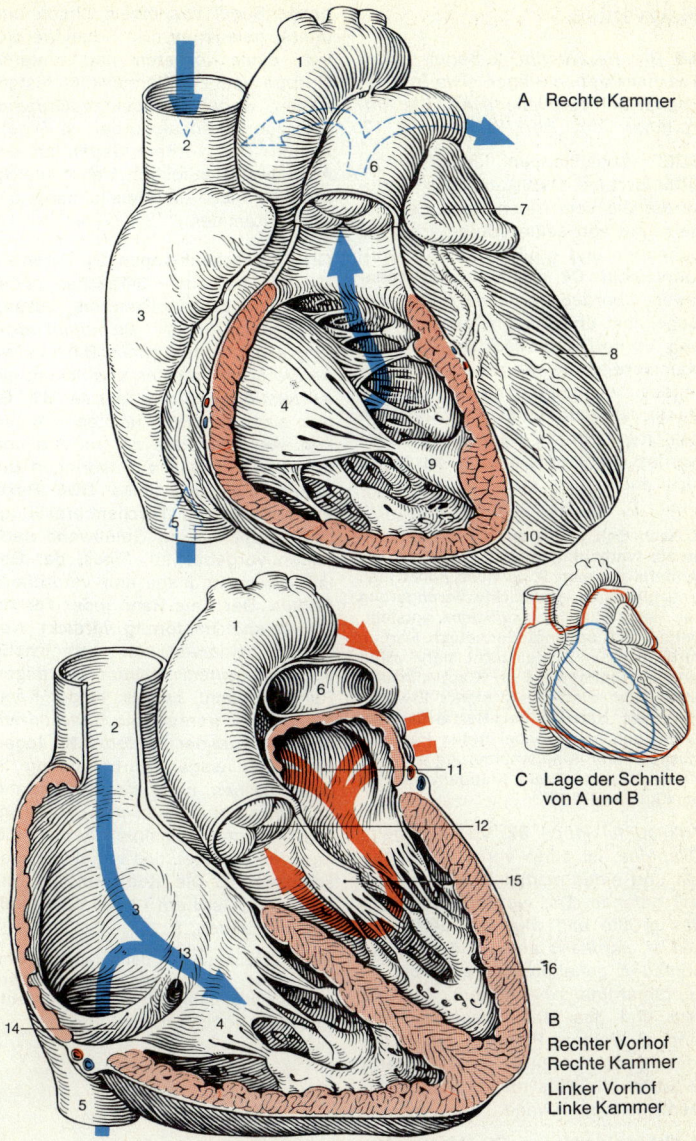

A Rechte Kammer

C Lage der Schnitte von A und B

B
Rechter Vorhof
Rechte Kammer

Linker Vorhof
Linke Kammer

Herzventile

AB Die *Herzventile,* 2 Segel- und 2 Taschenklappen, liegen etwa in einer Ebene, der *Ventilebene* **AB.** Sie entspringen vom *„Herzskelett",* s. S. 12.

CDEF Segelklappen. Jedes Segel **BC5** ist eine Duplikatur des Endokards. Die vom freien Rand des Segels und von seiner Unterfläche abgehenden und größtenteils zu Papillarmuskeln **C8** ziehenden Sehnenfäden, *Chordae tendineae,* halten das Segel fest und hindern es daran, in den Vorhof durchzuschlagen. In der Kammerdiastole werden die Segelränder voneinander entfernt, das Ventil ist geöffnet **E.** Bei Zunahme des Drucks in der Kammer (Systole) werden die Segel entfaltet, sie legen sich aneinander und schließen das Ventil **D,** vgl. Herzaktion S. 16.

F Nach Entzündungen der Segel kann es zur Narbenbildung an den Klappenrändern kommen **F.** *Stenose* nennt man eine hierdurch verursachte Verengerung der Ventilöffnung; *Insuffizienz* entsteht, wenn die Klappenränder, durch Narben verkürzt, beim Schluß nicht mehr völlig einander anliegen. Eine Klappeninsuffizienz kann auch durch starke Erweiterung des Herzens bei Herzmuskelversagen entstehen; dabei treten Papillarmuskeln und Klappenursprung so weit auseinander, daß ein Klappenverschluß unmöglich wird.

Trikuspidalklappe **B2.** Von 3 Segeln, *Cuspides,* ist eines vorne, eines hinten und eines medial *(Cuspis septalis)* gelegen. Das vordere Segel ist das größte und wird von dem starken *M. papillaris anterior* durch Sehnenfäden gehalten, der aus dem *M. septomarginalis* hervorgeht. Das hintere und das kleine septale Segel sind an kleinere Papillarmuskeln gefesselt, das septale Segel verdeckt teilweise die Pars membranacea der Ventrikelscheidewand.

B *Bikuspidalklappe* **B5.** Man unterscheidet ein vorne und medial gelegenes Segel von einem hinten und lateral gelegenen. Die Segel werden von einer vorderen und hinteren Gruppe von Papillarmuskeln festgehalten, wobei von beiden Gruppen Chordae tendineae zu beiden Segeln ziehen. Das vordere Segel, an der Aortenwand befestigt, trennt gleichzeitig Einfluß- und Ausflußbahn der linken Kammer.

GHIKL Taschenklappen. Die Arterienklappen sind aus je 3 Taschen, ebenfalls Endokardduplikaturen, zusammengesetzt, die *Pulmonalklappe* (*Valva trunci pulmonalis* **B7**) aus einer vorderen, rechten und linken, die *Aortenklappe* (*Valva aortae* **B3, G**) aus einer hinteren, rechten und linken. Aus der Tiefe der rechten und linken Aortentasche entspringen die rechte **BG4** und linke **BG6** Herzkranzarterie. Im Taschenbereich jeder Klappe ist die Gefäßwand nach außen vorgebuchtet, *Sinus,* der Gefäßquerschnitt insgesamt vergrößert, *Bulbus.* Der freie Rand jeder Tasche **H9** ist knötchenförmig verdickt, *Nodulus,* beiderseits des Knötchens aber in einem halbmondförmigen Rand verdünnt, *Lunula.* In der Kammersystole werden die Taschenränder voneinander entfernt **K,** legen sich aber wegen Wirbelbildung in den Taschen nicht der Gefäßwand an. Beim Überwiegen des Drucks im Gefäß (Kammerdiastole) werden die Taschen entfaltet, das Ventil wird geschlossen **I.** Die Knötchen am Taschenrand sichern den Verschluß, vgl. Herzaktion, S. 16.

Nach Entzündungen der Klappen kann auch hier eine Verengung, *Stenose,* oder Schlußunfähigkeit, *Insuffizienz,* entstehen **L.**

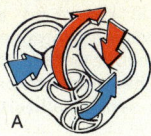

Herzventile von oben

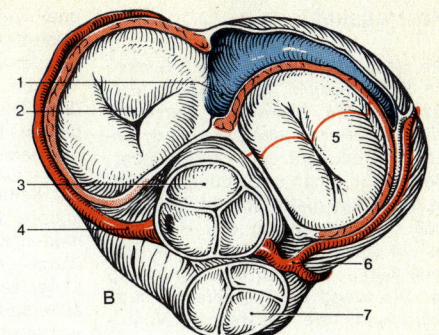

B

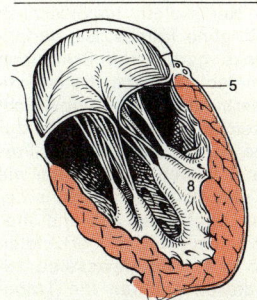

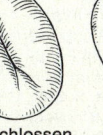

D geschlossen

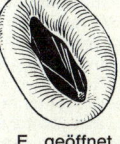

E geöffnet

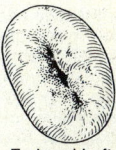

F krankhaft
verändert

C Segelklappe (Valva atrioventricularis sinistra)

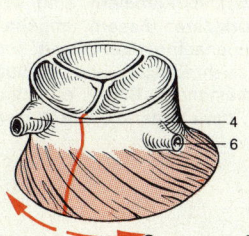

G

Taschenklappe (Valva aortae)

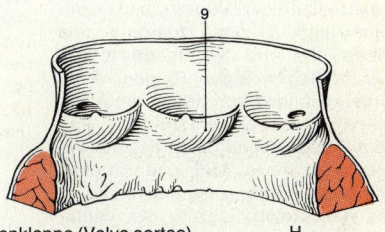

H

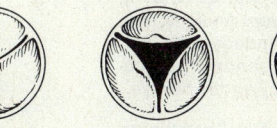

I geschlossen   K geöffnet   L krankhaft verändert

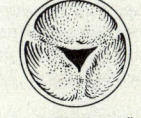

Herzmuskel

Die *Herzwand* besteht aus 3 Schichten, *Endocardium, Myocardium, Epicardium.* Die Dicke der Herzwand wird vom Herzmuskel, Myokard, bestimmt. Endokard und Epikard überkleiden ihn innen und außen als dünne hautartige glatte Schicht. Das Ausmaß der Entwicklung des Herzmuskels in den einzelnen Teilen des Herzens hängt von der Beanspruchung ab: Die Wand der Vorhöfe ist muskelschwach, die des rechten Ventrikels (kleiner Kreislauf) dünner als die des linken (großer Kreislauf).

Bei Stenose oder Insuffizienz einer Arterien- oder der Mitralklappe hypertrophiert der vorgeschaltete Ventrikel (röntgenologisch nachweisbar). Im Fetalleben, während die Placenta in den großen Kreislauf eingeschaltet ist (s. S. 310), beträgt das Herzgewicht etwa 0,6 % vom Körpergewicht gegenüber 0,4–0,5 % im nachgeburtlichen Leben.

AB Herzskelett. Die Muskulatur der Vorhöfe ist von der Kammermuskulatur durch Bindegewebe, das *Herzskelett* **A2,** vollständig getrennt. Nur das *Erregungsleitungssystem* **A4,** s. S. 18, überbrückt dieses. Das Herzskelett dient der Vorhof- und Kammermuskulatur zum Ursprung und Ansatz. Es wird hauptsächlich von zwei bindegewebigen Ringen, *Anuli fibrosi,* gebildet, von denen die Atrioventrikularklappen entspringen und die mit den adventitiellen Faserstrukturen von Aorta **AB5** und Truncus pulmonalis **AB6** zusammenhängen. Das Herzskelett liegt in der Ventilebene und zeichnet sich außen am Herzen als *Sulcus coronarius* (s. S. 6) ab. An der Grenze von Anuli fibrosi und adventitiellem Bindegewebe der Aorta entstehen besonders derbe Bindegewebszwickel, *Trigona fibrosa.*

B Vorhofmuskulatur. Die Muskulatur der Vorhöfe verläuft teils bogenförmig von vorn nach hinten **B7,** teils quer über beide Vorhöfe hinweg. Am Austritt von Gefäßen kommt es zu zirkulären und schlingenförmigen Muskelzügen **B8,** die die Gefäßmündung bis zum Herzbeutelansatz begleiten. Die Fasern setzen teilweise am Herzskelett an.

BC Kammermuskulatur. Ähnlich wie andere Hohlorgane wird jede der beiden Kammern von einer äußeren Längs-, mittleren Ring- und inneren Längsfaserschicht aufgebaut, die äußersten Fasern der Längsschicht umfassen beide Kammern gemeinsam **B11.** Die Längsfasern entspringen vom Herzskelett, hauptsächlich von den Trigona fibrosa. Sie verlaufen in links gerichteten Schrauben zur Kammerspitze. Dabei treten einzelne Faserbündel in die Ringschicht ein, zahlreiche Fasern gelangen zur Herzspitze, wo sie einen Wirbel, *Vortex cordis* **C,** bilden. Aus diesem wie auch aus der Ringfaserschicht scheren innere Längsfasern aus und streben in steilen rechts gerichteten Schrauben z. T. zum Herzskelett zurück, zu diesen gehören die Trabeculae carneae und Papillarmuskeln. Die linke Kammer und die Ausflußbahnen beider Kammern sind von starken zirkulären Fasern umgeben. Wie Zeitlupenaufnahmen zeigen, kontrahieren sich Einfluß- und Ausflußbahn nacheinander. **B8** Vv. pulmonales, **B9** V. cava superior, **B10** V. cava inferior.

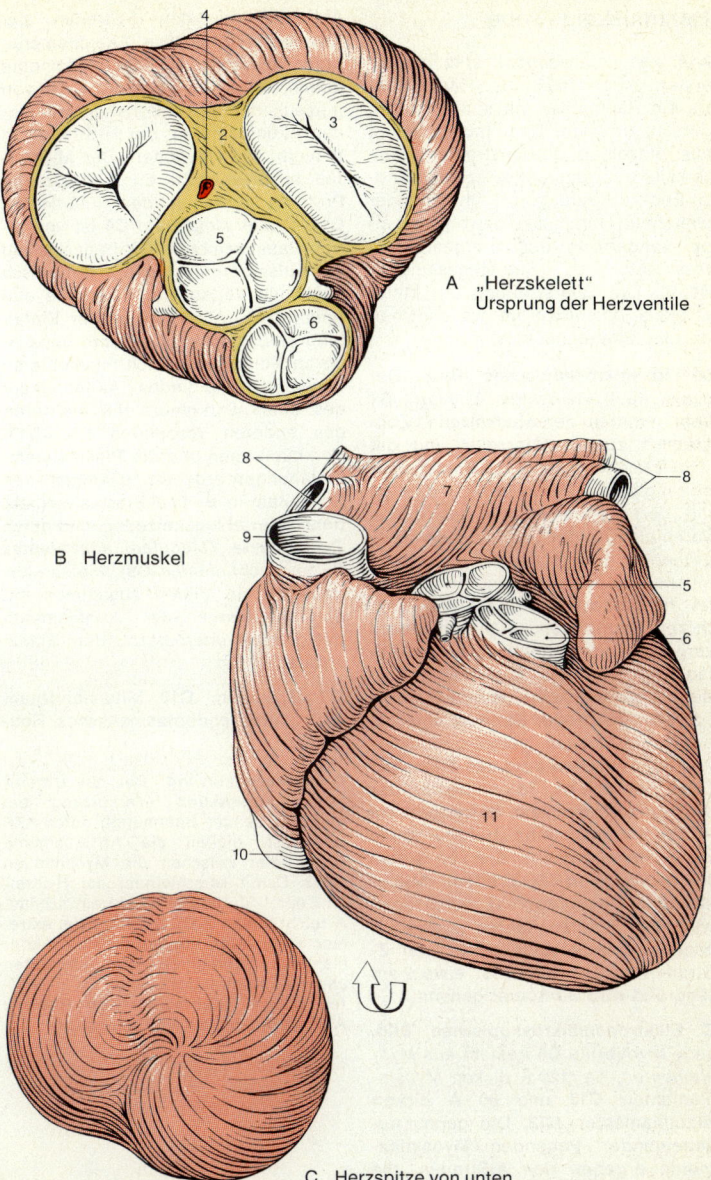

A „Herzskelett"
   Ursprung der Herzventile

B Herzmuskel

C Herzspitze von unten

Herzmuskelgewebe

A *A. van Leeuwenhoek* erkannte als erster, schon 1692, den Herzmuskel als ein Raumgitter mit spaltförmigen Zwischenräumen. Das Raumgitter ist aus einzelnen quergestreiften Muskelzellen zusammengesetzt, die Endzu-End-Verbindungen miteinander eingehen. Herzmuskelgewebe ist eine Sonderform der quergestreiften Muskulatur (s. Skelettmuskulatur, Bd. I). Die Querstreifung des Herzmuskels entspricht im wesentlichen der des Skelettmuskels.

B Lichtmikroskopisches Bild. Der ovale, fast viereckige Zellkern **B1** liegt inmitten der Muskelzelle, Zellgrenzen zur Nachbarzelle sind die „Glanzstreifen" **B2.** Das Bindegewebe umgibt die Muskelzelle, indem es mit deren Plasmalemm das dünne Sarkolemm bildet. Bei stärkerer Vergrößerung tritt, auch im ungefärbten Muskel, die Querstreifung hervor. Sie ist hauptsächlich an die 0,5–1 µm dicken *Myofibrillen* (in B rechts stark vergrößert gezeichnet), die kontraktilen Elemente des Muskels, gebunden. Man unterscheidet den hellen *I-Streifen* (isotroper Streifen) und den dunklen *A-Streifen* (anisotroper Streifen). Im I-Streifen liegt der *Z-Streifen* (Zwischenscheibe, Telophragma), der die ganze Muskelzelle durchquert, im A-Streifen liegt eine *H-Zone* (helle Zone, *Hensen*-Zone), die von einem feinen dunklen *M-Streifen* (Mittelstreifen, Mesophragma) durchzogen wird. Die Streifen kehren periodisch wieder, eine Periode reicht von Z-Streifen zu Z-Streifen, ist etwa 2 µm lang und wird *Sarkomer* genannt.

C Elektronenmikroskopisches Bild. Jede Myofibrille **C6** besteht aus *Myofilamenten,* ca. 120 Å dicken *Myosin*filamenten **C13** und 60 Å dicken *Aktin*filamenten **C12.** Die genau nebeneinander liegenden Myosinfilamente ergeben den A-Streifen, die

Aktinfilamente den I-Streifen der Myofibrille in **B.** Die Aktinfilamente ragen zwischen die Myosinfilamente hinein, erreichen aber nicht die von jenseits des A-Streifens eindringenden Aktinfilamente, der H-Streifen in **B** bleibt frei von ihnen. Der M-Streifen in **B** entsteht durch netzartige Proteine zwischen den Filamenten **C14.** Das *Plasmalemm* **C4** ist von einer Basalmembran **C3** bedeckt und gemeinsam mit dieser periodisch quer zum Verlauf der Filamente eingefaltet **C5.** Auf Höhe dieser Einfaltung sind die Aktinfilamente benachbarter Sarkomere durch Filamente so verknüpft, daß jedes Aktinfilament des einen Sarkomers mit mehreren des anderen verbunden ist **CD11.** Verknüpfungen und die Plasmalemmeinfaltungen ergeben zusammen den Z-Streifen in **B.** Die Plasmalemmata benachbarter Muskelzellen sind durch Zellkontakte *(Maculae adhaerentes* **C9** und *occludentes* **C8)** aneinandergeheftet, sie bilden zusammen mit den Anheftungen der Aktinfilamente den *Discus intercalaris,* den Glanzstreifen in **B.**

C7 Glykogen, **C10** Mitochondrium, **C15** glattes endoplasmatisches Reticulum.

D Muskelverkürzung. Bei der *isotonischen* Kontraktion (Verkürzung bei gleichbleibender Spannung), durch ATP ausgelöst, gleiten die Aktinfilamente **CD12** tiefer zwischen die Myosinfäden **CD13.** Damit verschwindet der H-Streifen, der I-Streifen wird extrem schmal, A reicht bis an Z **CD11** heran. Bei extremer Kontraktion können sich die Aktinfilamente überlappen oder überfalten und eine Kontraktionsbande im H-Streifen bilden (Gleitmodell von *Huxley*). ATP wird dabei zu ADP abgebaut.

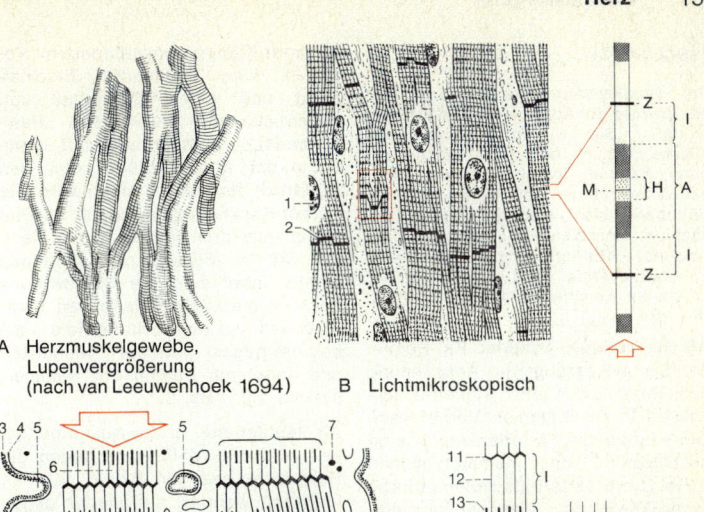

A Herzmuskelgewebe,
Lupenvergrößerung
(nach van Leeuwenhoek 1694)

B Lichtmikroskopisch

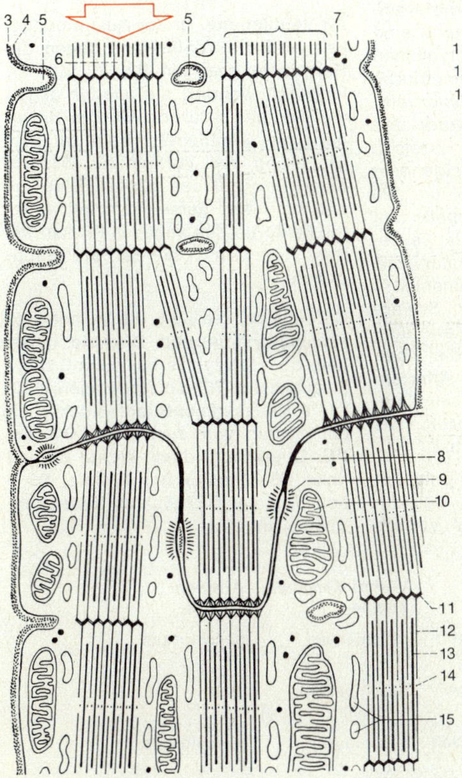

C Elektronenmikroskopisch

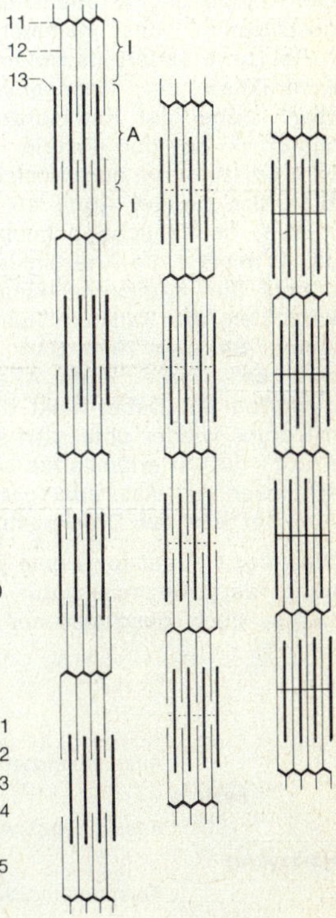

D Verkürzung der
Aktomyosinfilamente

Herzaktion

Die Herzkammern treiben das Blut schubweise in Aorta und Truncus pulmonalis. Sie wirken synchron und gleichsinnig, so daß die Untersuchung einer Kammer in **AB** über die Herzaktion Aufschluß gibt. Diese läuft als zeitlebens sich wiederholender zweiphasiger Herzzyklus ab; auf die Entleerung der gefüllten Kammer durch Kontraktion, *Systole*, folgt die Füllung der entleerten Kammer in der Erschlaffung, *Diastole*.

AB Herzzyklus. Systole: Zu Beginn der Systole erzeugt die Anspannung des Herzmuskels einen steilen Druckanstieg in der Kammer. Vorhof-Kammer-Klappe und Arterienklappe sind geschlossen, das Kammervolumen bleibt unverändert (isovolumetrische Kontraktion = *Anspannungszeit*). Wenn dabei der Kammerdruck den Blutdruck in der Arterie erreicht, wird bei zunächst noch ansteigendem Blutdruck (in der Aorta auf ca. 120 mmHg, im Truncus pulmonalis auf ca. 40 mmHg) die Arterienklappe geöffnet, die Kammermuskulatur verkürzt sich, das Kammervolumen wird kleiner **B4**, etwa 70 ml Blut, „*Schlagvolumen*", werden in die Arterie ausgeworfen **B1**. Dabei sinkt der Kammerdruck wieder unter den Arteriendruck, die Arterienklappe wird geschlossen = *Austreibungszeit*. Die Kammer wirkt als Druckpumpe.

Diastole: Hierauf folgt die Entspannung der Herzmuskulatur bei zunächst noch geschlossener Vorhof-Kammer-Klappe, unverändertem Volumen (isovolumetrische Erschlaffung) und einem Restinhalt von gleichfalls etwa 70 ml Blut „*Restvolumen*" = *Entspannungszeit*. Wenn dabei der Kammerdruck unter den Blutdruck im Vorhof sinkt, wird die Vorhof-Kammer-Klappe geöffnet, Blut strömt aus dem Vorhof in die Kammer **A4** = *Füllungszeit*. Wirkende Kräfte dabei sind die Saugwirkung der sich elastisch entfaltenden Kammerwand und die Vorhofsystole – sie beginnt gegen Ende der Füllungszeit und endet mit Beginn der Kammersystole, vgl. **AB3, C.**

AB Ventilebene. In der Austreibungszeit wird die Ventilebene gegen die Herzspitze gezogen **B2**, in der Füllungszeit wandert sie wieder gegen die Herzbasis zurück **A2**. Die Bewegung der Ventilebene trägt zur Vergrößerung des Vorhofs bei **B3**, übt einen Sog auf das venöse Blut aus und befördert gemeinsam mit anderen Faktoren den venösen Rückstrom. Das Herz wirkt hierbei als Saugpumpe.

C *Zeit.* Über die Zeit, die Vorhof- und Kammersystole und Diastole innerhalb des Herzzyklus bei einer Schlagfrequenz von 75/min einnehmen, s. **C.** Die 8 Kreissegmente entsprechen einer Dauer von zusammen 0,8 sec. **DE.** Querschnitt durch rechte **E6** und linke **E5** Kammer bei Systole, **D5, 6** bei Diastole. **DE7** Sulcus interventricularis anterior.

		Vorhof-Kammerklappe	Arterienklappe
Herzzyklus	**Systole** Anspannungszeit	geschlossen	geschlossen
	Austreibungszeit	geschlossen	offen
	Diastole Entspannungszeit	geschlossen	geschlossen
	Füllungszeit	offen	geschlossen

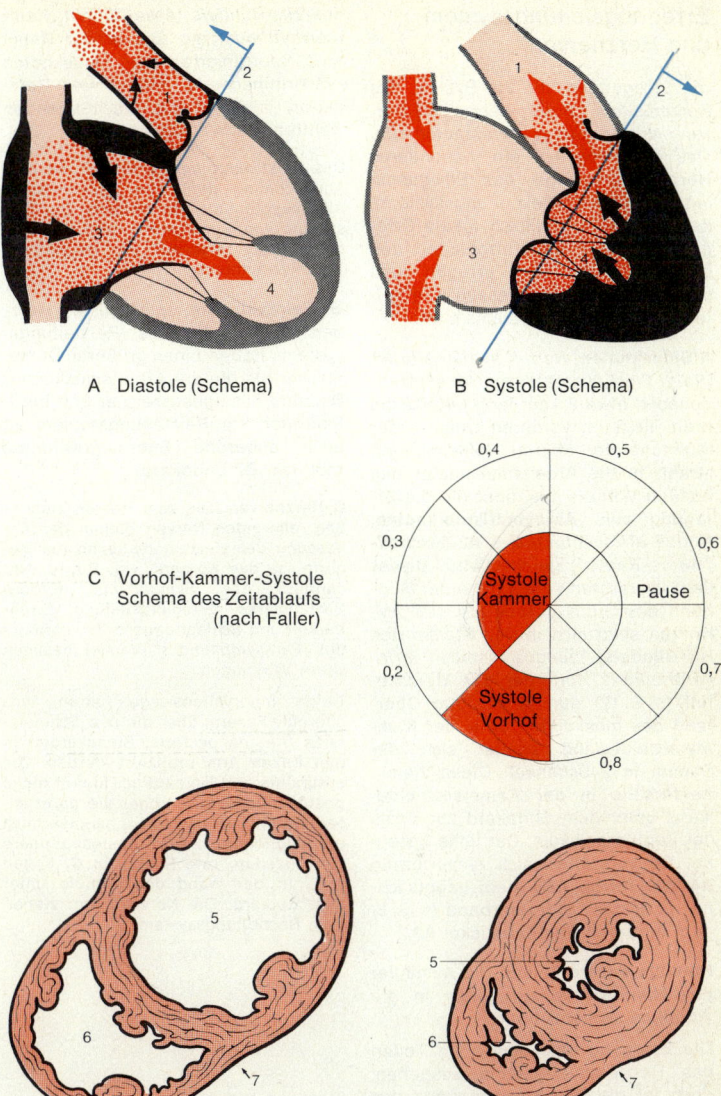

A Diastole (Schema)

B Systole (Schema)

C Vorhof-Kammer-Systole
Schema des Zeitablaufs
(nach Faller)

0,4   0,5

0,3   0,6

Systole
Kammer   Pause

0,2   0,7

Systole
Vorhof

0,8

Querschnitt durch die Herzkammern

D Diastole

E Systole

Erregungsleitungssystem und Herznerven

Die Erregungen, die zur Systole des Herzmuskels führen, werden im Herzen selbst gebildet — *Herzautomatie.* Das Herz besitzt ein besonderes Herzmuskelgewebe, das *Erregungsleitungssystem* (Reizleitungssystem), das spontan rhythmisch lokale Erregungen bildet, die, fortgeleitet, den übrigen Herzmuskel erregen und die Kontraktion veranlassen. Die Teile des Reizleitungssystems sind:

A Sinusknoten, *Nodus sinuatrialis* **A1** (*Keith-Flack*-Knoten), ein Muskelzellgeflecht, etwa 2,5 cm lang und 0,2 cm breit, liegt im vorderen Umfang der Mündung der oberen Hohlvene und strahlt in die Arbeitsmuskulatur des rechten Vorhofs aus, über die die Erregung zum **Atrioventrikularknoten,** *Nodus atrioventricularis* **A2** (*Aschoff-Tawara*-Knoten) geleitet wird. Dieser liegt im rechten Vorhof nahe der Mündung des Sinus coronarius. Der AV-Knoten setzt sich in den *Stamm* des *His*-**Bündels,** *Truncus fasciculi atrioventricularis,* fort, der das Herzskelett (s. S. 12) durchbricht. Am Oberrand des muskulären Teils der Kammerscheidewand spaltet sich der Stamm in 2 *Schenkel.* Diese ziehen beiderseits in der Kammerscheidewand unter dem Endokard zur Basis der Papillarmuskeln. Der linke Schenkel **A6** verbreitert sich fächerförmig **A4,** der rechte **AB5** zieht hauptsächlich über das Moderatorband (s. S. 8) zum vorderen Papillarmuskel **A3.**

Purkinje-Fasern heißen die Ausläufer des **His-Bündels,** sie gehen in die Arbeitsmuskulatur über.

Die Erregung kann von allen Teilen des Reizleitungssystems ausgehen, doch ist die Erregungsfrequenz des Sinusknotens größer (etwa 70/min, *Sinusrhythmus*) als die des AV-Knotens (etwa 40/min, *AV-Rhythmus*) und

des *His-Bündels* (etwa 20/min, *Kammerrhythmus*), so daß in der Regel eine koordinierte, vom Sinusknoten („Schrittmacher") bestimmte Herzaktion abläuft, die nachfolgenden Zentren bleiben stumm.

Das *Elektrokardiogramm,* EKG, ist eine Aufzeichnung der dabei entstehenden Aktionspotentiale des Herzens. Bei Zerstörung von Sinusknoten oder *His-Bündel* (Block) „erwacht" der langsamere Kammerrhythmus.

B Feinbau. Die spezifischen Herzmuskelzellen **B5** des Reizleitungssystems haben einen größeren Durchmesser als die der Arbeitsmuskulatur **B8,** sind flüssigkeitsreicher und fibrillenärmer. Im Reizleitungssystem ist auch anaerobe Energiegewinnung möglich. **B7** Endokard.

C Herznerven. Die zum Herzen ziehenden, efferenten Nerven dienen der Anpassung der Herzautomatie an die Bedürfnisse des Körpers, vgl. Bd. III. Nn. cardiaci des *Sympathicus* fördern Schlagstärke, Erregungsleitung, Erregbarkeit und Schlagfrequenz. Rr. cardiaci des *Parasympathicus* (Vagus) hemmen diese Wirkungen.

Beide Innervationswege führen auch afferente Fasern, über die u. a. Schmerzreize (Angina pectoris, Stenokardie) in den linken Arm projiziert werden. Die sympathischen Nn.cardiaci führen meist postganglionäre Neurone, die parasympathischen Rr.cardiaci hauptsächlich präganglionäre, ihre postganglionäre Nervenzellen, rote Punkte in **C,** liegen z. T. in der Wand der Vorhöfe unter dem Epikard. Die Nervenfasern ziehen zum Reizleitungssystem.

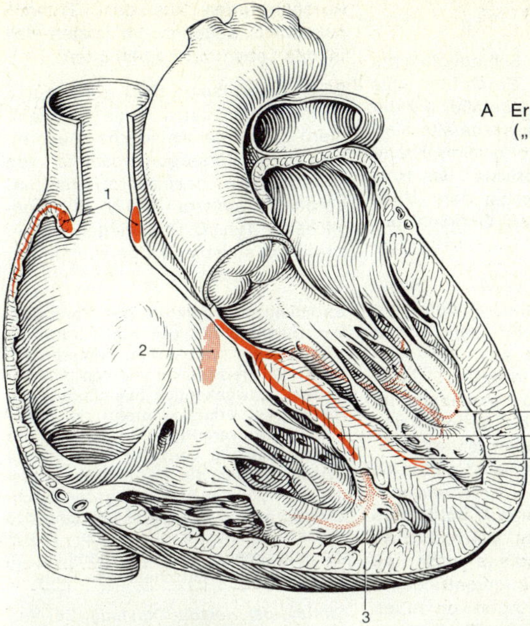

A   Erregungsleitung
(„Reizleitungssystem")

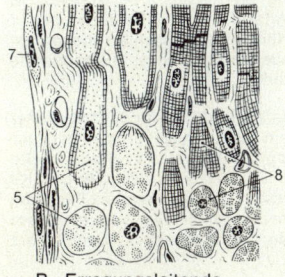

B   Erregungsleitende
Herzmuskelfasern,
lichtmikroskopisch

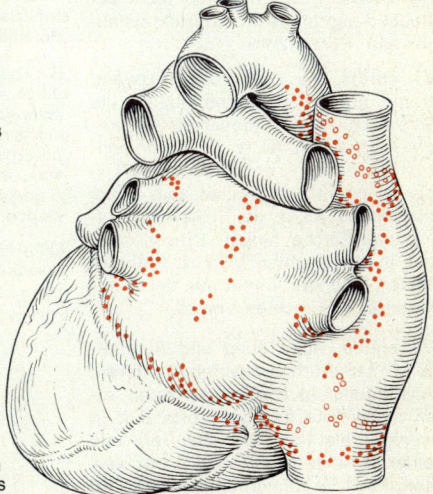

C   Nervenzellen
der Herzbasis

Herzkranzgefäße

Etwa 5–10 % des Schlagvolumens dienen allein der Ernährung des Herzmuskels. Die Blutgefäße, die ihn versorgen, die Herzkranzgefäße sind ein Teilkreislauf des großen Kreislaufs, — die „Vasa privata" des Herzens, im Unterschied zu den „Vasa publica", den großen Gefäßen der Herzbasis.

A Aa. coronariae. Die *A. coronaria dextra et sinistra* gehen in der Tiefe der rechten bzw. der linken Tasche der Aortenklappe **A1** aus einer Ausbuchtung der Aortenwand, *Sinus aortae,* hervor und verlaufen im Sulcus coronarius jeder Seite um das Herz herum auf dessen Unterfläche. Die linke Koronararterie **A3** gibt nach kurzem Verlauf den *R. interventricularis ant.* **A8** ab (verläuft im Sulcus interventricularis ant.), die rechte **A2** den *R. interventricularis post.* **A6** (verläuft im Sulcus interventricularis post.). Die Gefäße dringen von außen in den Herzmuskel ein. Die Anastomosen zwischen den Arterien reichen bei einem Gefäßverschluß nicht zur Ausbildung eines Kollateralkreislaufes aus (Herzinfarkt).

Vv. cordis. Die Venen der Herzwand treten größtenteils ebenfalls an die Oberfläche des Herzmuskels *(V. cordis magna,* bei **A4,** *V. posterior ventriculi sinistri, V. cordis media* **A7,** *V. cordis parva),* sie ziehen zum *Sinus coronarius* **A5** in der linken Vorhof-Kammer-Furche hinten. Dieser mündet in den rechten Vorhof. Kleinere Venen gelangen direkt aus der Herzwand in den rechten Vorhof.

Varietäten. Ausbildung und Ausbreitung der Koronararterien variieren. Ausbildung: In etwa 38 % treten zusätzliche Äste aus der Aorta auf, in weniger als 1 % wird das Herz aus einer Koronararterie der Aorta versorgt, in 1 % können eine oder beide

Koronararterien aus dem Truncus pulmonalis abgehen; im letzten Fall ist das Leben nicht zu erhalten.

BCD Ausbreitung: BCD zeigt auf 3 Querschnitten durch beide Herzkammern die unterschiedliche Ausbreitung des Versorgungsgebiets von *A. coronaria dextra (rot)* und *A. coronaria sinistra (weiß).* **B** Angeglichener Typ, **C** Überwiegen der A. coronaria sinistra, **D** Überwiegen der A. coronaria dextra.

Strömungsmechanik in der Herzwand. Die Durchblutung der Koronararterien wird von der systolischen Kompression durch den Herzmuskel und von pulsatorischen Schwankungen beeinflußt, — der Herzmuskel erhält während der Kammersystole vermindert, während der Kammerdiastole vermehrt Blut. In der Systole werden die Koronarvenen ausgepreßt. Bei der Anpassung der Durchblutung an die vermehrte Leistung des Herzens spielt als chemischer Faktor die absinkende Sauerstoffspannung im Herzmuskel die entscheidende Rolle.

Störung der Herzdurchblutung. Bei Verengung der Koronararterienäste, z. B. durch Arteriosklerose, wird der betroffene Herzmuskelabschnitt mangelhaft mit Sauerstoff versorgt (Stenokardie, Herzinfarkt).

Ein Gefäßverschluß kann auch (seltener) durch ein Blutgerinnsel entstehen *(Herzembolie).* Der Embolus muß aus mechanischen Gründen von diesseits des Kapillarbettes des Lungenkreislaufes stammen, meist löst er sich von einer entzündeten Herzinnenhaut oder Herzklappe.

Lymphgefäße führen Lymphe aus Endokard, Myokard und Epikard zu Lymphknoten an der Bifurcatio tracheae, s. S. 80.

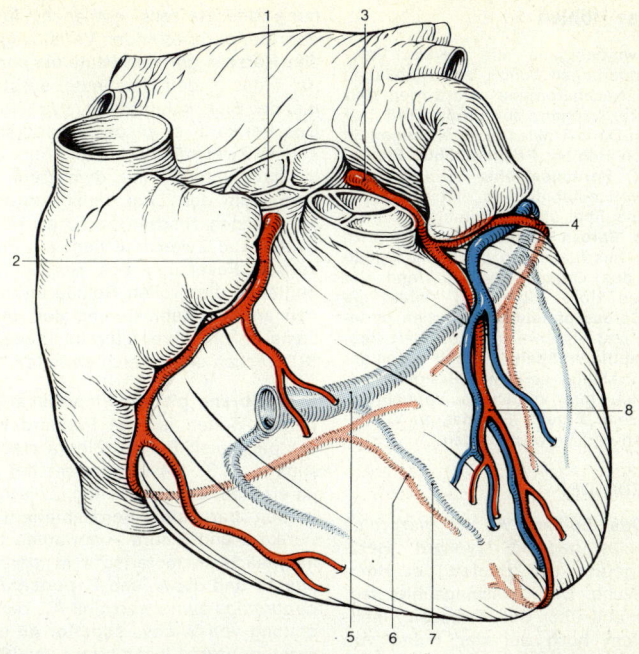

A Herzkranzgefäße

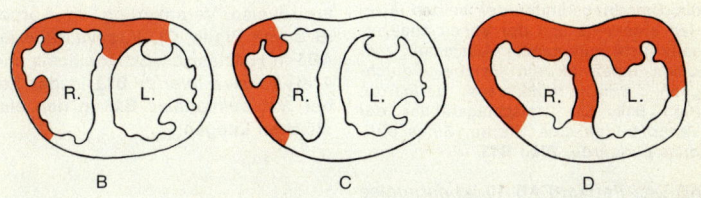

Variabilität des Versorgungsgebiets
der Herzkranzarterien (nach Töndury)

Seröse Höhlen

Eingeweideorgane, die starken Volumenänderungen und Verschiebungen gegen Nachbarorgane unterworfen sind — Herz, Lungen, der größte Teil des Magen-Darm-Traktes u. a. — liegen in serösen Höhlen: **Perikardhöhle, Pleurahöhle, Peritonealhöhle.** Die Organe sind von einer dünnen, mit niedrigem Plattenepithel überkleideten Haut überzogen, **Serosa visceralis.** Diese geht in einer Umschlagslinie (z. B. am Gefäßstiel des Organs) in die Wand der serösen Höhle über und kleidet sie aus, **Serosa parietalis.** Zwischen parietalem und viszeralem Serosablatt liegt ein **kapillärer Spalt,** der mit einer geringen Menge seröser Flüssigkeit gefüllt ist. Ihre krankhafte Vermehrung führt zum „Erguß", Exsudat, zu Verklebungen und Verwachsungen.

Herzbeutel

AB Das Epikard A8 ist *viszerales* Blatt, es bedeckt Myokard, Herzkranzgefäße und Baufett der Herzoberfläche. Die Umschlagslinie liegt hinter und über der Herzbasis, mehrere cm hoch auf der Wand von Aorta **AB9,** Truncus pulmonalis **B13** und V. cava superior **AB5,** herznäher dagegen auf der Wand von V. cava inferior **B12** und Vv. pulmonales **B11.**

Entwicklungsgeschichtlich bedingt — die venöse und arterielle Pforte der Herzanlage haben sich erst im Lauf der Entwicklung einander genähert — hängen die Umschlagsränder der beiden Arterien einerseits und der Venen andererseits nicht miteinander zusammen, zwischen ihnen ist ein Herzbeuteldurchgang, *Sinus transversus pericardii,* Pfeil **B14.** Die Umschlagsränder der Venen bilden eine Nische, *Sinus obliquus pericardii,* Pfeil **B15.**

AB Das **Perikard AB 10** ist *parietales* Blatt. Es ist innen ähnlich wie das Epikard gebaut, außen aber durch eine Schicht derber, einander überkreuzender Kollagenfasern verstärkt und nur eingeschränkt dehnbar. Das Perikard wirkt dadurch der Überdehnung des Herzens entgegen, führt aber bei perforierenden Verletzungen des Herzens zur *Herzbeuteltamponade,* — das in den Herzbeutel ausströmende Blut komprimiert das Herz. Das Perikard ist an der Vorderkante seiner Zwerchfellfläche und um die V. cava inferior mit dem Centrum tendineum des Zwerchfells verwachsen, in den Nischen zwischen Herzbeutel und Zwerchfell liegt ein Fettkörper. Faserzüge des Herzbeuteis begleiten die großen Gefäße und haben an der Stabilisierung der Herzbasis in Venenkreuz (breite Pfeile in **B**), Trachea und Zwerchfell Anteil.

A Membrana pleuropericardiaca. Zu beiden Seiten ist das Perikard von der parietalen Pleura (Pleura mediastinalis, s. S. 134 überzogen; bei **A6** ist ein Rest davon erhalten. Zwischen beiden parietalen Serosablättern — Perikard und Pleura — verlaufen der hauptsächlich motorische *N. phrenicus* **A1** und die A. und *V. pericardiacophrenica* zum Zwerchfell **A7,** rechts entlang von V. cava superior **A5** und rechtem Vorhof, links hinter dem Seitenrand der linken Kammer. Nerv und Gefäße versorgen u. a. das Perikard. **A4** V. brachiocephalica, **A3** Truncus brachiocephalicus, **A2** N. vagus.

BC Venenkreuz. Die großen Venen stabilisieren die Herzbasis durch kreuzweise Verankerung im Körper (**B** breite Pfeile, **C**), *V. cava superior* **AB5** in Halsfaszien, Schädelbasis und Arm, *V. cava inferior* **B12** in der Leber, *Vv. pulmonales* **B16** in den elastischen Lungen.

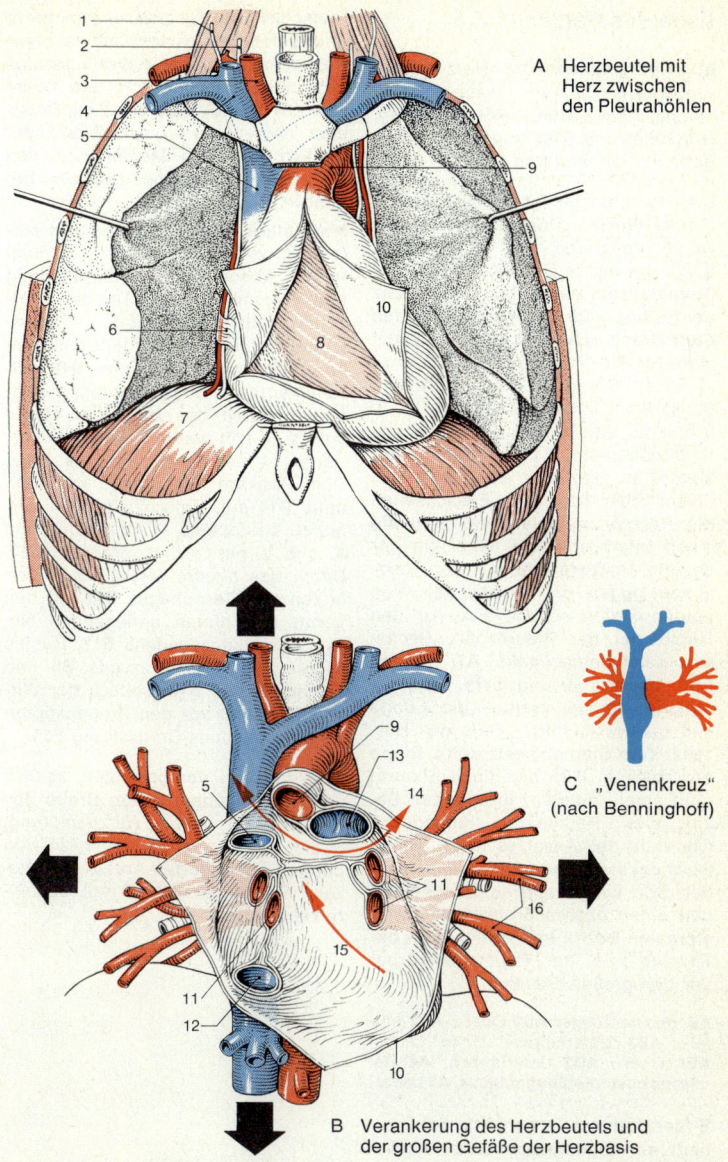

A Herzbeutel mit Herz zwischen den Pleurahöhlen

C „Venenkreuz" (nach Benninghoff)

B Verankerung des Herzbeutels und der großen Gefäße der Herzbasis

Lage des Herzens I

AB Herzgrenzen. Die Herzgrenzen variieren auch beim Gesunden, abhängig von Alter, Körperhaltung, Gravidität u. a. Die folgenden Daten geben einen mittleren Wert.

Die Herzgrenzen lassen sich in folgender Weise auf die vordere Rumpfwand projizieren, vgl. Röntgenbild, S. 28. Die *rechte Grenze* verläuft vom Sternalansatz der 3. bis zum Ansatz der 6. Rippe parallel mit dem rechten Sternalrand, etwa 2 cm von diesem entfernt. Die *linke Grenze* liegt etwa in einer Geraden, die von einem Punkt 2 cm links vom Ansatz der 3. Rippe zu einem Punkt im 5. linken Interkostalraum, 2 cm innerhalb der Medioklavikularlinie **A8**, zieht. An dieser Stelle liegt beim Erwachsenen die *Herzspitze,* beim Kind liegt sie einen Interkostalraum höher (in der Systole tastbare Hebung der Herzspitze gegen die Brustwand). Von beiden Seiten schiebt sich vor den Herzbeutel der Pleuraspalt, *Recessus costomediastinalis* **A7**. In ihn tritt — bei Einatmung mehr, bei Ausatmung weniger weit — die Lunge und bedeckt seitliche Teile des Herzens. Vom Sternalansatz der 4. Rippe an abwärts läßt der linke Pleurarand einen *(unteren)* dreieckigen Bezirk des Herzbeutels unbedeckt. Oberhalb des Ansatzes der 3. Rippe weichen die Pleuraränder auseinander, den Lungenspitzen zu, und geben einen *oberen* dreieckigen retrosternalen Bezirk frei; in ihm liegt der *Thymus* bzw. der Thymusrestkörper vor den großen Gefäßen.

AB *Rechte Lunge:* **AB1** Ober-, **AB2** Mittel-, **AB3** Unterlappen. *Linke Lunge:* **AB1** Ober-, **AB3** Unterlappen. **A4** Recessus costodiaphragmaticus, **A5** Leber.

B Mediastinum. In der Mitte der Brust liegt ein Bindegewebsraum, *Mediastinum.* Er setzt den Bindegewebs-raum des Halses, zwischen mittlerer und tiefer Halsfaszie (Lamina praetrachealis und praevertebralis fasciae cervicalis) gelegen, fort und reicht von der Wirbelsäule bis zum Brustbein, nach unten bis zum Zwerchfell. Seitlich wird das Mediastinum von parietaler Pleura mediastinalis bekleidet.

Man unterscheidet *vorderes* und *hinteres Mediastinum,* die Grenze liegt in der Ebene von Luftröhrenteilung und Stammbronchien. Da der Horizontalschnitt **B** in Höhe des 7. Brustwirbels unterhalb der Luftröhrenteilung liegt, muß die Grenze **B18** zwischen vorderem und hinterem Mediastinum durch den *Hilus* der Lunge **B12** (s. S. 126) gelegt werden. Im *vorderen Mediastinum* liegt das Herz. Dem Perikard liegt Pleura mediastinalis **B14** auf, zwischen beiden verlaufen beiderseits N. phrenicus und A. und V. pericardiacophrenica **B13**. Durch das *hintere Mediastinum* verlaufen der Oesophagus **B11** mit den vorne und hinten anliegenden Nn. vagi, Aorta descendens **B17,** Ductus thoracicus **B10,** V. azygos **B9** und V. hemiazygos **B16**. Seitlich der Wirbelsäule liegt vor den Rippenköpfen der Sympathicus-Grenzstrang **B15**.

B7 *Projektion* der gesamten, seitlich von Lungen überlagerten Breite des Herzens (vgl. *relative Herzdämpfung,* S. 26), **B6** Projektion des nicht von Lungen überlagerten Areals des Herzens auf die Brustwand (vgl. *absolute Herzdämpfung,* S. 26).

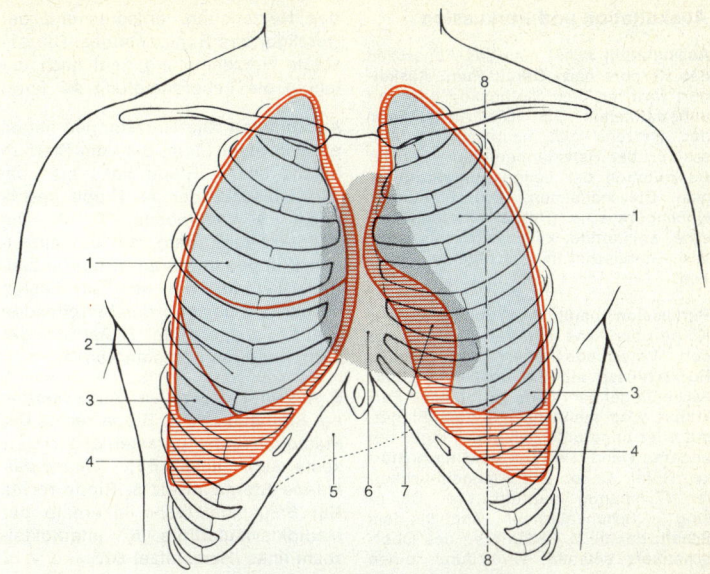

A Projektion der Herz-, Pleura- und
Lungengrenzen auf den Brustkorb

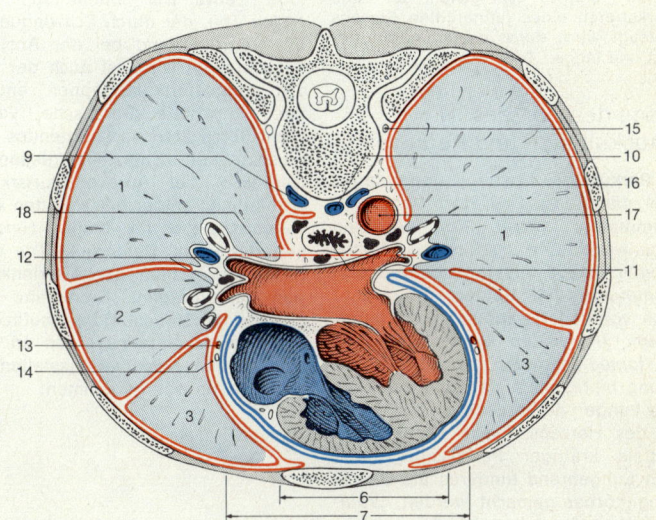

B Horizontalschnitt durch den Brustkorb
(Höhe 8. Brustwirbel)

Auskultation und Perkussion

Auskultation nennt man das Abhorchen des Körpers nach Geräuschen. Auskultiert wird mit dem Stethoskop oder mit unbewaffnetem Ohr. Die Auskultation des Herzens gibt hauptsächlich Aufschluß über Herzklappenfehler. Bei der Auskultation der Lungen unterscheidet man Bläschenatmen, Bronchialatmen, Nebengeräusche (Rassel-, Reibegeräusche, knisternde, knackende, klingende usw. Geräusche) in verschiedenen Stärken.

Perkussion heißt das Beklopfen der Körperoberfläche mit der Absicht, aus den Verschiedenheiten des Schalls Rückschlüsse auf die unter der Oberfläche liegenden Teile zu ziehen. Perkutiert wird meistens mit dem Finger, mit der ohne untergelegten Finger der anderen Hand. Der Ton wird nach Stärke, Höhe, Dauer und Klangähnlichkeiten (Tympanie) beurteilt. Die „Dämpfung" („Schenkelschall", ähnlich dem Schall, der beim Perkutieren des Oberschenkels entsteht) wird durch einen leisen, hohen, kurzen Ton hervorgerufen, der „sonore Schall" („Lungenschall", ähnlich dem Schall, der beim Perkutieren eines luftgefüllten Kissens erzeugt wird) durch einen lauten, tiefen und langen Ton.

Lage des Herzens II (Auskultation und Perkussion)

A Perkussion. Absolute und relative Herzdämpfung. Das Herz liegt z. T. unmittelbar hinter der vorderen Brustwand. Die Perkussion dieses Areals ergibt eine *„absolute Herzdämpfung"* **A1.** Beiderseits schiebt sich vor den Herzbeutel der Pleuraraum. In diesem Spalt, *Recessus costomediastinalis,* tritt – bei Einatmung mehr, bei Ausatmung weniger – die Lunge und verdeckt seitliche Teile des Herzens. Diese können erst mittels kräftiger Perkussion durch den Lungenrand hindurch als Dämpfung hörbar gemacht werden, *„relative Herzdämpfung"* **A2.** Die relative Dämpfung gibt die wirkliche Größe des Herzens an, entsprechend der Herzfigur des Röntgenbildes. Die absolute Herzdämpfung geht nach unten in die Leberdämpfung **A3** über.

Auskultation. Die Herzklappen liegen etwa in einer Linie, die vom Sternalansatz der 3. Rippe links bis zum Sternalansatz der 6. Rippe rechts reicht, s. *Ventilebene,* S. 10. Die *„Töne"* (Geräusche), die die einzelnen Klappen bei ihrem Schluß erzeugen, werden aber dort am besten hörbar, wo der von der betreffenden Klappe ausgehende Blutstrom der Brustwand am nächsten kommt.

B *Auskultationsstellen: Aortenklappe* am Sternalansatz 2. Rippe rechts **B4;** *Pulmonalklappe* parasternal 2. Interkostalraum links **B5;** *Trikuspidalklappe* Sternalansatz 5. Rippe rechts **B6;** *Bikuspidalklappe* innerhalb der Medioklavikularlinie 5. Interkostalraum links (Herzspitze) **B7.**

Herztöne. Man unterscheidet 2 „Herztöne", etwa wie „dumm-lupp". Im *ersten Ton,* der durch Schwingungen der Ventrikelwand bei der Anspannung erzeugt wird, ist auch der Ton der Atrioventrikularklappen enthalten. Krankhafte Geräusche, verursacht durch Stenose (zischendes Geräusch) oder Insuffizienz (gießendes Geräusch) der Atrioventrikularklappen können an der betreffenden Auskultationsstelle im ersten Herzton gehört werden. Der *zweite Ton* wird durch den Schluß der Arterienklappen hervorgerufen. Krankhafte Geräusche bei Stenose oder Insuffizienz der Arterienklappen werden an den betreffenden Auskultationsstellen im zweiten Ton wahrgenommen.

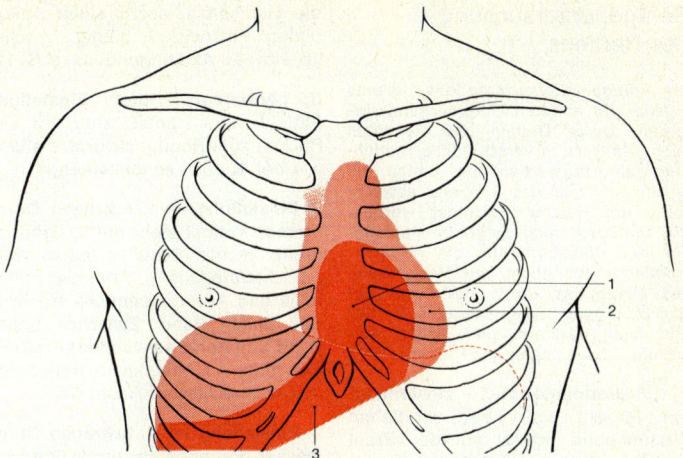

A   Relative und absolute Herzdämpfung

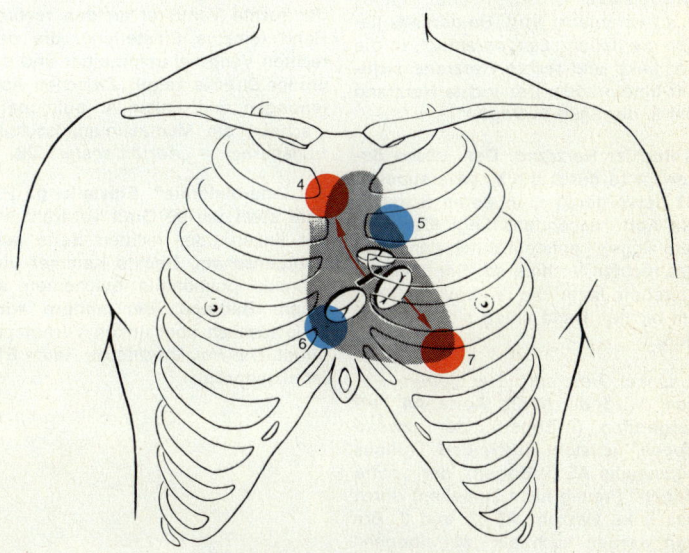

B   Projektion der Herzventile und ihrer
    Auskultationsstellen auf den Brustkorb

Röntgenuntersuchung des Herzens

Die *Röntgenuntersuchung* des Herzens ergänzt die anderen Untersuchungsverfahren. Durch Drehen des Patienten kann das Herz in verschiedene Stellungen gebracht werden, bei denen die einzelnen Teile des Herzens abwechselnd am Herzrand sichtbar werden. Die *Durchleuchtung* zeigt die Pulsationen der Herzabschnitte, die *Röntgenaufnahme* ermöglicht die Vermessung des Herzbildes. Auch die Lage der Nachbarorgane (Speiseröhre! s. S. 192) gibt über Herzform und Größe Aufschluß. Einstellungen des Herzens:

A „Posterioanteriore" Einstellung. Der Patient steht bei sagittalem Strahlengang frontal mit der Brust zum Röntgenschirm. Dabei liegt der größte Teil des Herzens im *„Mittelschatten"*, der vom Mediastinum (Wirbelsäule, Brustbein und Thymus u. a.) verursacht wird. Beiderseits liegen die hellen *„Lungenfelder"*, in die der linke und rechte Herzrand sichtbar hineinragen. Der rechte Herzrand hat 2, der linke 4 *„Bogen"*.

A *Rechter Herzrand:* Der *„obere Bogen"* wird durch die V. cava superior **A1** hervorgerufen, in deren Schatten die Aorta ascendens liegt. Der *„untere Bogen"* entsteht durch den Rand des rechten Vorhofs **A3**. Bei tiefer Inspiration kann die V. cava inferior am rechten Rand unten sichtbar werden.

A *Linker Herzrand:* Der *„obere Bogen"* wird durch die Aorta **A4** hervorgerufen (A-Bogen), der *„zweite Bogen"* entsteht durch den Truncus pulmonalis **A5** (P-Bogen), der *„dritte Bogen"* (häufig nicht zu sehen) durch das linke Herzohr **A6** (2. und 3. Bogen werden auch als *„Mittelbogen"* zusammengefaßt), der *„untere Bogen"* ist der Rand der linken Kammer **A7**. Am Übergang des *„unteren Bogens"* in den Leberschatten liegt die Herzspitze, durch einen epikardialen Fettwickel häufig unscharf gezeichnet. **A2** Lungenhilus, s. S. 126.

B „Anterioposteriore" Einstellung. Patient steht frontal, aber mit dem Rücken zum Röntgenschirm. Befunde wie bei **A,** doch seitenverkehrt.

C Einstellung im I. schrägen Durchmesser. Patient steht um 45 Grad verdreht, rechte Schulter nach vorne (*„Fechterstellung"*). Truncus pulmonalis und Aorta ascendens treten an den linken Rand. Zwischen linkem Rand und Aorta descendens erscheint das hintere Mediastinum transparent = *Holzknecht*scher Raum **C8**.

D Einstellung im II. schrägen Durchmesser. Patient steht um 45 Grad verdreht, linke Schulter nach vorn (*„Boxerstellung"*). Der linke Ventrikel (basaler Teil) tritt an den linken Rand, der rechte Ventrikel an den rechten Rand (einzige Einstellung, die den rechten Ventrikel unmittelbar und auf großer Strecke zeigt). Zwischen Aortenbogen und linker A. pulmonalis erscheint ein Mediastinumausschnitt transparent = *„Aortenfenster"* **D9**.

E „Laterolaterale" Einstellung. Patient steht um 90 Grad verdreht mit der linken oder rechten Seite zum Röntgenschirm. Rechte Kammer und Truncus pulmonalis erscheinen an einem Bildrand, der andere wird hauptsächlich vom linken Vorhof gebildet. Der *Holzknecht*sche Raum **E10** ist ausgeprägt.

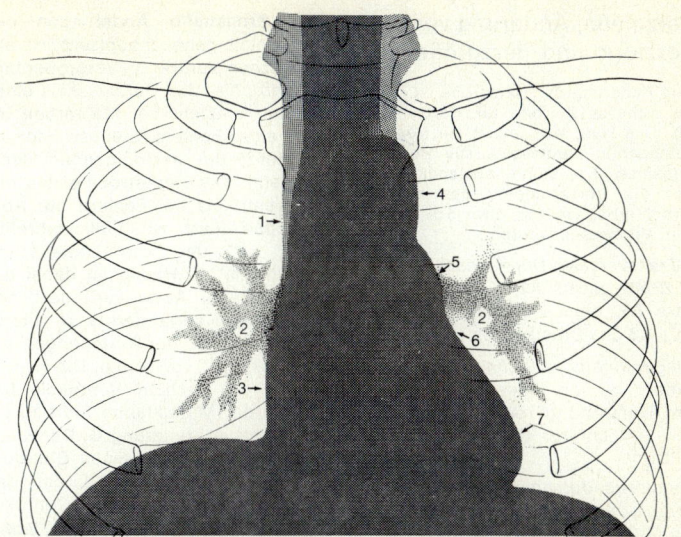

A Röntgenbild des Herzens,
posterioanteriore
Einstellung

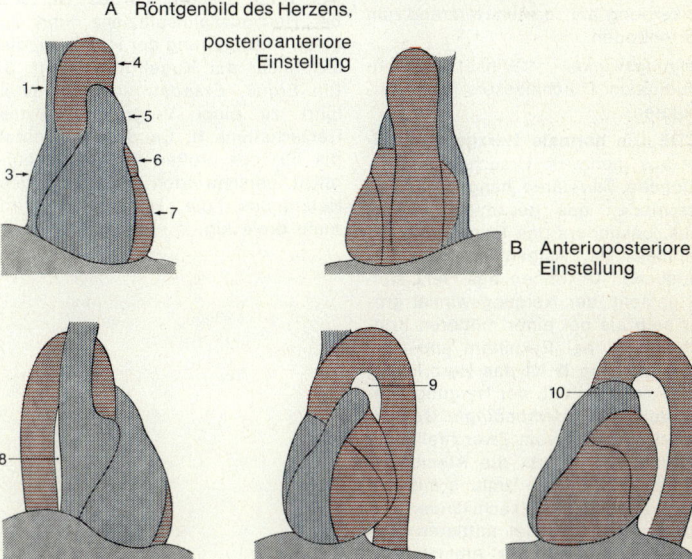

B Anterioposteriore
Einstellung

C Einstellung im
I. schrägen Durchmesser

D Einstellung im
II. schrägen Durchmesser

E Laterolaterale
Einstellung

Herzmaße, Änderung von Herzform und Herzgröße

Eine Änderung der Herzgröße ist häufig ein sicheres Zeichen für Herzkrankheiten. Das Herz wird meist am frontalen Röntgenbild vermessen. Die Herzfernaufnahme (2 m Röhrenabstand) verringert die Verzerrungen, das Herzbild wird hierbei um nur etwa 5 % vergrößert. Vermessen werden:

A *Transversaler Durchmesser* = größte Breite rechts **A2** + größte Breite links **A5**, gemessen von der Mittellinie **A3** des Brustkorbes.

Longitudinaler Durchmesser **A6** = Entfernung von Einkerbung an rechtem Herzrand (Grenze „oberer Bogen" — „unterer Bogen") zur Herzspitze.

Herzbreitendurchmesser **A4** = größte Herzbreite, gemessen senkrecht zum longitudinalen Durchmesser.

Aortenlänge **A1** = Entfernung von Einkerbung am rechten Herzrand zum Aortenbogen.

Neigungswinkel = Winkel des longitudinalen Durchmessers zur Horizontalen.

BCDE Die **normale Herzgestalt variiert** aus mehreren Ursachen. *Konstitutionelle Varietäten* hängen mit Unterschieden des gesamten Körperbaus, besonders des Brustkorbs, zusammen. Bei Asthenikern und Jugendlichen **D** können das Herz steiler gestellt, der Neigungswinkel größer sein als bei einer mittleren Konstitution **C**, bei Pyknikern und älteren Menschen **B** ist das Herz häufig mehr quer gestellt, der Neigungswinkel kleiner. **E** *Atembedingte Gestaltänderung* hängt vom Zwerchfellstand ab, das Herz macht die Atembewegungen in geringem Umfang mit. Dabei ändert sich hauptsächlich der Neigungswinkel, der bei mittlerer Konstitution und mittlerer Atemstellung etwa 45 Grad beträgt (Angaben nach *Schinz u. Mitarb.*).

FGH Krankhafte Änderungen der Herzgestalt gehen hauptsächlich auf 3 Ursachen zurück. 1. Vergrößerung, *Hypertrophie,* des Herzmuskels einer Kammer entsteht bei Mehrarbeit infolge eines Fehlers (Stenose oder Insuffizienz) der nachfolgenden Herzklappe(n). Die Hypertrophie des linken Ventrikels bei Fehlern der Aortenklappe führt zur Linksverbreiterung mit der charakteristischen „Schuhform" **F**. Häufig ist dabei die Elastizität der Aorta verringert, der Aortenbogen verlängert, z. B. altersbedingt, so daß der Aortenbogen als „Aortenknopf" vorspringt. Die Hypertrophie des rechten Ventrikels bei Fehlern der Mitralklappe führt zu einer Rechtsverbreiterung **G**. Der Klappenfehler verursacht einen Blutrückstau im kleinen Kreislauf, den der hypertrophierte rechte Ventrikel kräftig verstärkt, der Patient leidet unter Atemnot („Herzasthma"). 2. Erweiterung, *Dilatation,* des Herzens bei Herzmuskelinsuffizienz führt zu einer Verbreiterung der Herzform, die sich mehr der Kugelform nähert. 3. Ein Erguß, *Exsudat,* im Herzbeutel führt zu einer Vergrößerung des Herzschattens **H**. Da der Herzbeutel bis auf die großen Gefäße hinaufreicht, verschwinden die Bogen des Herzrandes, die Herzgestalt wird mehr dreieckig.

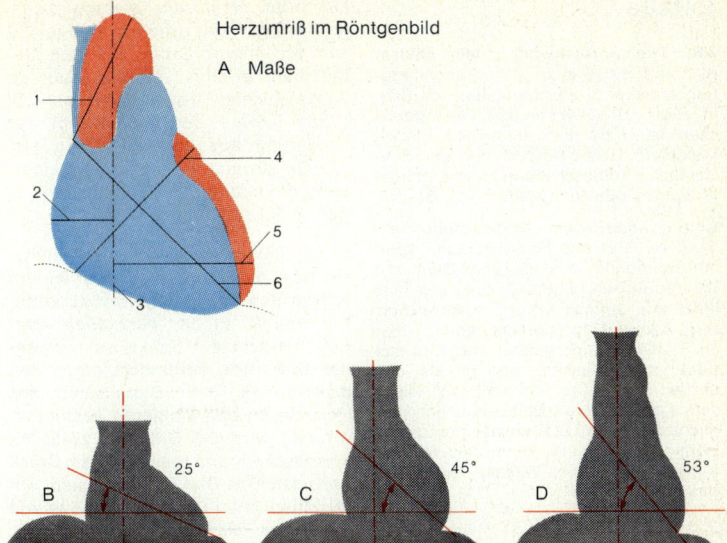

Herzumriß im Röntgenbild

A   Maße

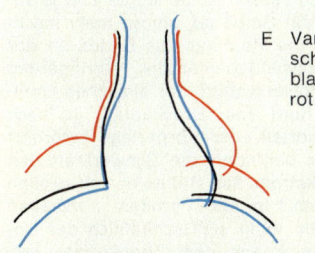

B   25°   C   45°   D   53°

Variabilität abhängig von der Konstitution (nach Schinz)

E   Variabilität abhängig von der Atmung
schwarz: Mittelstellung
blau: maximale Einatmung
rot: maximale Ausatmung

Krankhafte Herzformen

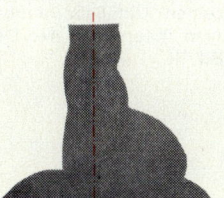

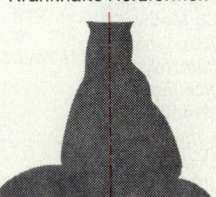

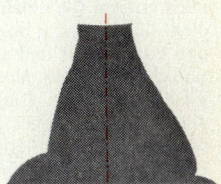

F   Vergrößerung der
    linken Kammer

G   Vergrößerung der
    rechten Kammer

H   Herzbeutelerguß

Gefäße

AB Transportaufgaben des Blutes. Während das Blut in allen Lungenarterien annähernd gleichermaßen mit CO_2, in allen Lungenvenen mit O_2 angereichert ist, sind die zahlreichen Einzelkreisläufe des Körperkreislaufs hinsichtlich Blutbeschaffenheit und Durchblutungsgröße verschieden, vgl. **B.**

Unterschiede der Blutbeschaffenheit: Venöses Blut aus Hormondrüsen kann mit Hormonen, das aus dem Darm mit energiereichen Stoffen, das aus der Milz mit Immunkörpern angereichert sein; das Blut der Nierenvenen ist ärmer an Stoffwechselprodukten, das Blut aus Leber und Muskeln wärmer als das übrige Blut. Der Blutkreislauf dient dem Transport von Blutgasen, energiereichen Stoffen, Stoffwechselprodukten, Hormonen, Immunkörpern, dem Wärmetransport und dem Wasser- und Salzhaushalt.

Aufgaben der Blutgefäßwand

C Die **Wand der Blutgefäße** hat 3 Schichten: *Tunica intima, media, externa (adventitia),* kurz *Intima, Media, Adventitia* genannt. Sie sind am deutlichsten ausgeprägt und deutlich voneinander getrennt in den Arterien. Die **Intima** dient hauptsächlich dem Stoff-, Flüssigkeits- und Gasaustausch durch die Gefäßwand, sie besteht aus einer Lage niedriger, in der Längsachse des Gefäßes ausgerichteter *Endothelzellen* **C1**, die von wenig Bindegewebe umgeben werden. In den Arterien tritt eine gefensterte elastische Membran, *Membrana elastica interna* **C2**, hinzu. Die **Media C3** dient überwiegend der Hämodynamik und hat zirkulär und spiralförmig angeordnete *glatte Muskelzellen* und *elastische Netze.* Die **Adventitia C5** verbindet das Gefäß mit der Umgebung und besitzt längs verlaufende Zellen und scherenförmige *Fasergitter,* bei Arterien an der Grenze zur Media eine (schwächere) elastische

Membran, *Membrana elastica externa* **C4.** Die Wand größerer Blutgefäße wird im inneren Drittel aus dem Gefäßinhalt ernährt, in die äußeren Wandschichten treten *Vasa vasorum* (Vasa privata der Gefäßwand) zur Ernährung aus der Umgebung ein. Die Gefäßwand wird vegetativ innerviert, die marklosen Nervenfasern liegen in der Adventitia.

D Die **hämodynamischen Verhältnisse** des großen Kreislaufes ändern sich in den einzelnen Gefäßabschnitten, vgl. **D.** In den *herznahen Arterien* herrscht ein hoher, schwankender Blutdruck, verursacht durch den diskontinuierlichen Blutausstoß des Herzens. In den kleineren *herzfernen Arterien* wird die Differenz zwischen systolischem und diastolischem Druck geringer. Das Blut fließt in einem unterschiedlichen Druckgefälle, das von der Aorta bis zur Hohlvene reicht. Ursache des Druckgefälles sind *Strömungswiderstände.* Sie hängen u. a. von der Gefäßlänge und dem Gefäßdurchmesser ab. Je länger und je enger ein Gefäß ist, um so mehr macht sich die Reibung des Blutes an der Gefäßwand bemerkbar, Verringerung des Querschnitts der einzelnen Gefäße führt zum Druckabfall. Je nach Körperteil oder Körperlage befördert oder behindert die Schwerkraft den Rückstrom des Blutes in den großen Venen. In den großen *herznahen Venen* wirkt sich schließlich der Unterdruck aus dem Thorax aus, vgl. S. 138. Im Zusammenhang mit diesen Faktoren ändert sich der Wandaufbau in den einzelnen Gefäßabschnitten. Zur vegetativen Innervation der Gefäßwand s. Bd. III.

Endothel – einschichtiges Plattenepithel

[handwritten: Gefäßwiderstand $R \sim \dfrac{\varrho}{r^4 (d^2)}$]

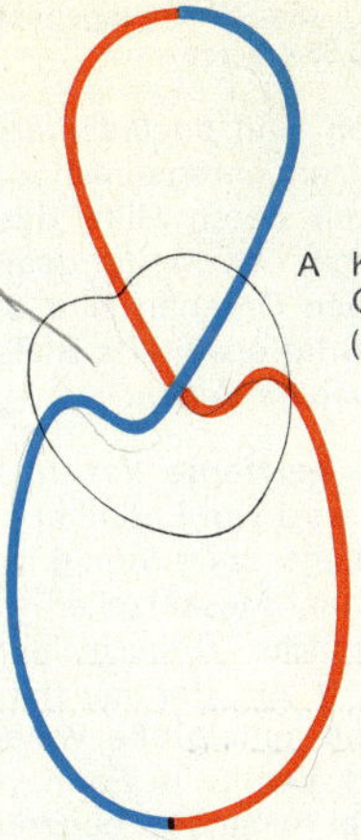

A Kleiner Kreislauf
Großer Kreislauf
(Schema)

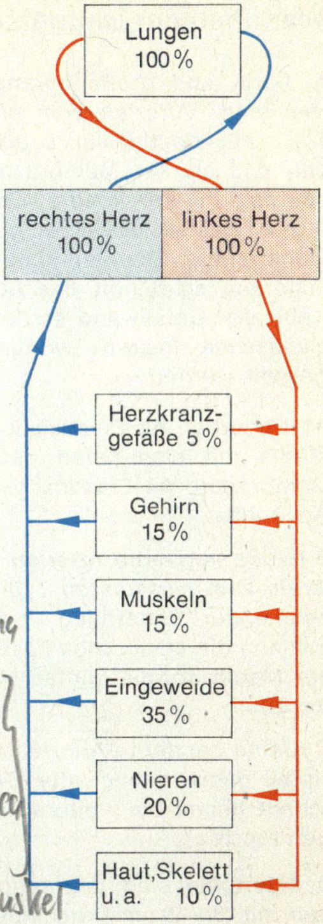

[handwritten: Herz]

Lungen
100 %

rechtes Herz
100 %

linkes Herz
100 %

Herzkranz-
gefäße 5 %

Gehirn
15 %

Muskeln
15 %

Eingeweide
35 %

Nieren
20 %

Haut, Skelett
u. a.   10 %

B Anteil der Organe am
Herzminutenvolumen
(nach Wetterer)

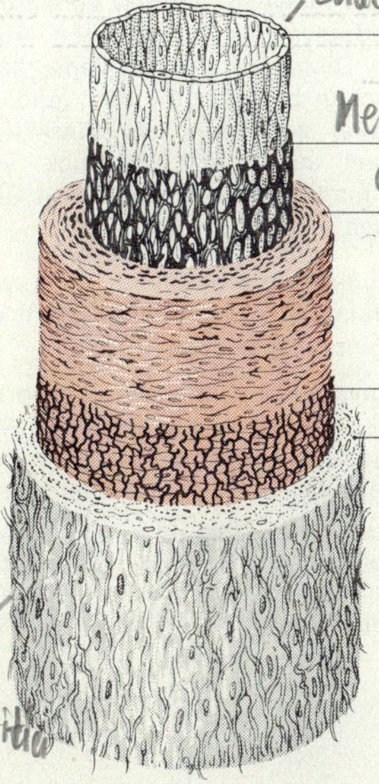

[handwritten labels:]
Endothelzellen — 1
Membrana-elastica interna (Arterien) — 2
glatte Muskelzellen — 3
Media + elast. Netze
elastica externa (Arterien) — 5
Adventitia

C Wandschichten einer Arterie

[handwritten: Intima]

große Arterien
kleine Arterien
Arteriolen
Kapillaren
Venolen
Venen

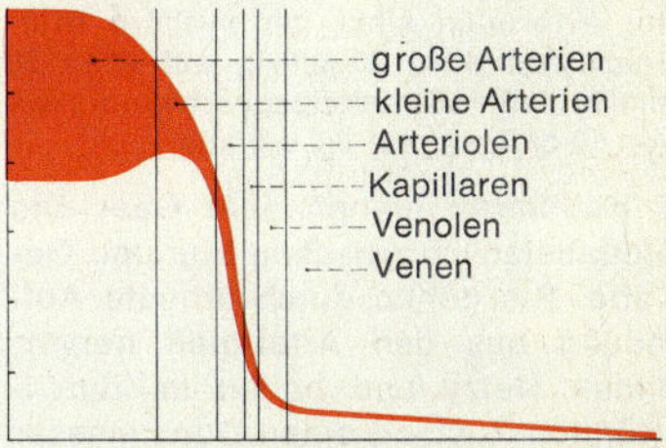

D Blutdruck in den einzelnen Abschnitten
des großen Kreislaufs

[handwritten: Innervierung vegetativ]

Wandbau der Blutgefäße

A Aorta und große **herznahe Arterien** sind *„Arterien vom elastischen Typ"* mit deutlichem *Dreischichtenbau* und starker Membrana elastica interna. In der Media überwiegen dichte elastische Netze (gefensterte Membranen). Bei der histologischen Fixierung schrumpft das übrige Gewebe der Gefäßwand stärker als die elastischen Fasern, wodurch diese gewellt werden.

A1 Endothel, **A2** Elastica interna, **A3** Media mit elastischen gefensterten Membranen, **A4** Elastica externa, **A5** Adventitia.

B *Große* **herzferne Arterien** sind *„Arterien vom muskulären Typ"*. Mit zunehmender Entfernung vom Herzen nehmen die elastischen Fasernetze in der Media ab, die glatten Muskelzellen zu.

C *Kleine herzferne Arterien* sind prinzipiell gleich gebaut, der Gefäßquerschnitt nimmt bei weiteren Aufteilungen rasch ab.

D Arteriolen sind *präkapillare Arterien* mit 20—40 µm Durchmesser, ihre Media wird von 1 oder 2 regelmäßigen, ringförmigen Lagen glatter Muskelzellen gebildet *(„präkapillarer Sphinkter")*.

Von den kleinen Arterien bis zum Ende der Arteriolen sinkt der mittlere Blutdruck von etwa 80 mmHg auf etwa 30 mmHg, die Strömungsgeschwindigkeit von 10 cm/sec. auf 0,2 cm/sec.

E Kapillaren dienen dem Gas- und Stoffaustausch zwischen Blut und Gewebe. Sie gehen durch erneute Aufteilung aus den Arteriolen hervor, bilden Netze und haben im durchströmten Zustand einen Durchmesser von 5—15 µm.

Der Gesamtquerschnitt wächst (im mm² eines Skelettmuskels beim Warmblüter werden etwa 2000 Kapillarquerschnitte gezählt), der Blutdruck sinkt auf 20 bis 12 mmHg, die Strömungsgeschwindigkeit auf 0,05 cm/sec.

F Venolen sind *postkapillare Venen*. Sie besitzen unregelmäßige Muskelzellen, mit deren Hilfe das Gefäßlumen enger oder weiter gestellt wird. In manchen Organen sind die Venolen seenartig erweiterte Blutspeicher, sog. *sinusoide Venen*.

G *Kleine* **herzferne Venen**. Ihre Gefäßwand wird von Endothel und einer dünnen Lage spiralförmig verlaufender glatter Muskelzellen gebildet; eine deutliche *Dreischichtung fehlt* aber der Wand der meisten Venen. Kleine und mittelgroße Venen haben zahlreiche Ventile in Form von einer oder zwei einander gegenüber liegender, herzwärts geöffneter, taschenförmiger Intimafalten, *Venenklappen*. Sie fehlen bei oberer und unterer Hohlvene, bei den Venen des Pfortadersystems, Nierenvenen, Hirnvenen. Die dünnwandigen Venen können schon bei dem für den venösen Schenkel des Kreislaufs charakteristischen niedrigen Blutdruck von 15—0 mmHg große Blutmengen aufnehmen.

H *Große herzferne Venen* sind wie die kleineren gebaut. Querschnitt einer Venenklappe **H6.**

I V. cava inferior. Ihre Wand ist prinzipiell so wie die der kleineren Venen gebaut. Längsmuskelzüge treten bündelchenweise in der Media auf.

Der *Bau der Venenwand variiert* stärker als der der Arterienwand, das gilt besonders für V.cava inferior, V.portae, Vv. suprarenales, Plexus pampiniformis.

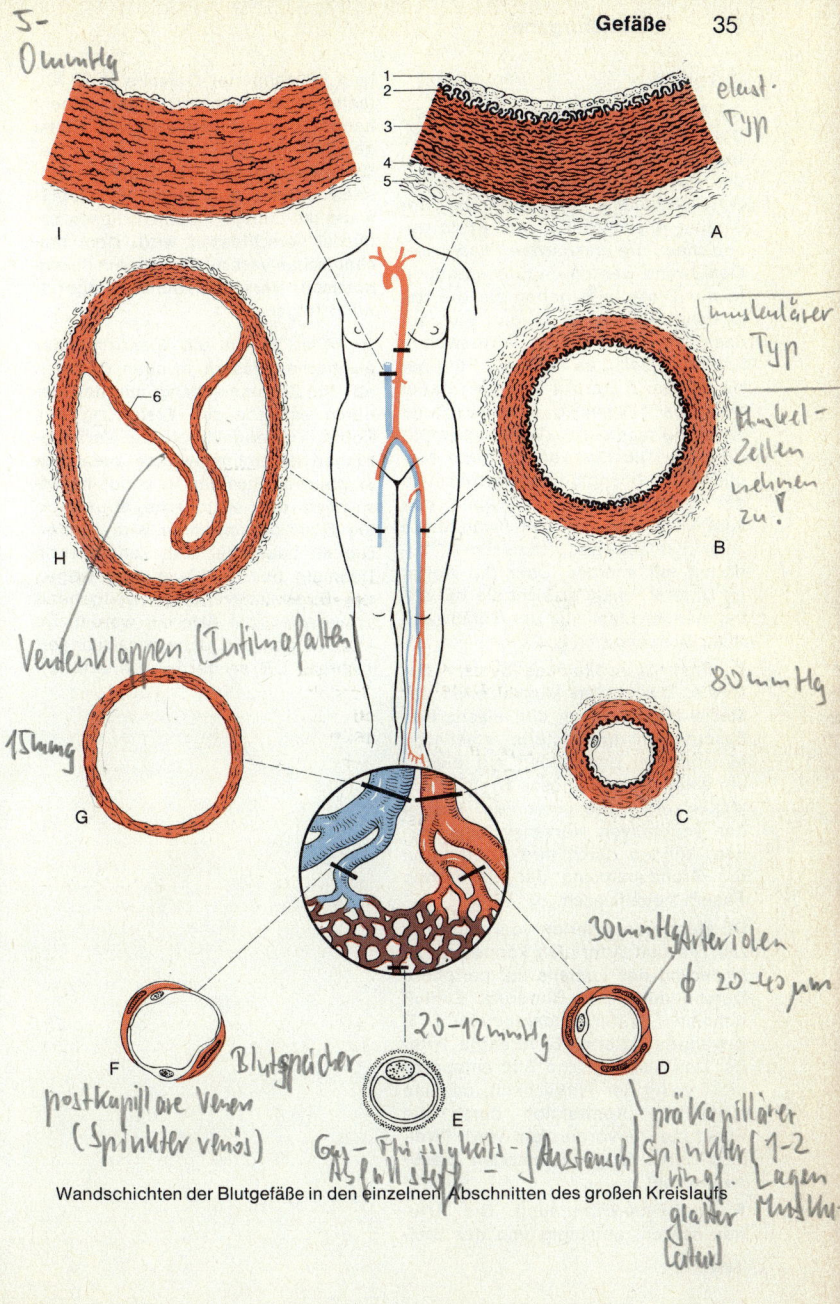

5-0 mmHg

elast. Typ

1
2
3
4
5

A

I

muskulärer Typ

Muskel-Zellen nehmen zu!

B

6

Venenklappen (Intimafalten)

80 mmHg

15 mmHg

H

G

C

30 mmHg Arteriolen
ϕ 20-40 μm

Blutspeicher

20-12 mmHg

postkapilläre Venen
(Sphinkter venös)

präkapillärer Sphinkter
viral {1-2 Lagen glatter Muskulatur}

F

E

D

Gas- Flüssigkeits-
Abfallstoff - }Austausch

Wandschichten der Blutgefäße in den einzelnen Abschnitten des großen Kreislaufs

Arterien

AB Aorta und **herznahe Arterien** werden unmittelbar vom diskontinuierlichen Blutausstoß (Schlagvolumen) des Herzens betroffen. Ein Teil des Schlagvolumens wird während der Systole **A** zunächst in der Aorta gespeichert, die *elastischen Fasern* der Gefäßwand werden dadurch gedehnt. In der Diastole **B** geben sie die gespeicherte Energie an das Blut ab, das sie hierdurch fortbewegen *("Windkessel")*, es fließt zur Peripherie ab. Der *Blutdruck* schwankt dabei zwischen 120 mmHg systolisch und 80 mmHg diastolisch (Blutdruckamplitude 40). Die *Pulswelle* beginnt hier und läuft, abhängig hauptsächlich von der Elastizität der Gefäßwand und vom Verhältnis der Gefäßwanddicke zum Gefäßwanddurchmesser, zunächst mit 4 m/sec. über die Aorta. Im Unterschenkel erreicht sie bei abnehmender Elastizität der Gefäßwand etwa 10 m/sec.

C *Elastisch-muskulöses System der Media*. Die glatten Muskelzellen der Media inserieren an den elastischen Fasernetzen (gefensterte elastische Membranen) und bilden mit diesen ein elastisch-muskulöses System. Die Muskelzellen, die unter dem Einfluß des vegetativen Nervensystems stehen, können durch ihre Kontraktion die Grundspannung der elastischen Fasern beeinflussen.

DE Herzferne Arterien vom *muskulären Typ* und *Arteriolen* können durch Änderung des Lumens auf periphere Durchblutung und Blutdruck Einfluß nehmen *("Widerstandsregelung")*. **D** Erweiterte Arterie, **E** verengte Arterie. Das histologische Bild entspricht nicht völlig der Wirklichkeit, da eine zusätzliche Kontraktion durch die Fixierung hervorgerufen wird (Wellung der nicht geschrumpften Elastica interna).

F *Arteriendurchtrennung*. Die Arterien stehen, abhängig von der Stellung benachbarter Gelenke (s. S. 38), mehr oder weniger unter einem Längszug, die *Elastica interna* **F1** ist gedehnt. Bei Durchtrennung des Gefäßes verkürzt sich die gedehnte Elastica interna und zieht die Gefäßwand ins Lumen, wodurch dieses zunächst verschlossen wird. Dem mechanischen Verschluß kann ein thrombotischer Verschluß durch Blutgerinnung folgen.

Im *Alter* nimmt die Elastizität der elastischen Fasern in allen Organen ab. Im Zusammenhang mit der dadurch entstehenden Erstarrung des Rohrs — arteriosklerotische Veränderungen der Intima wirken zusätzlich in gleicher Richtung — steigt hauptsächlich der systolische Blutdruck, die *Blutdruckamplitude* wird größer. Die im Laufe der Zeit zunehmende Dehnung der Gefäßwand ist wegen des Elastizitätsverlustes weitgehend irreversibel, die Arterien werden im Alter länger und dabei *geschlängelt* (sichtbar z. B. an der Schläfenarterie).

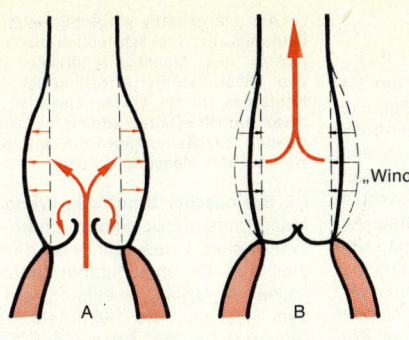

Die elastischen Fasern
der Arterienwand

„Windkesselfunktion"

A   B

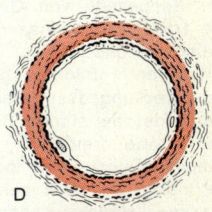

D

E

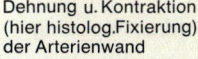

C   Elastische Fasern und glatte Muskelzellen
     („Spannmuskeln") im Verband

Dehnung u. Kontraktion
(hier histolog. Fixierung)
der Arterienwand

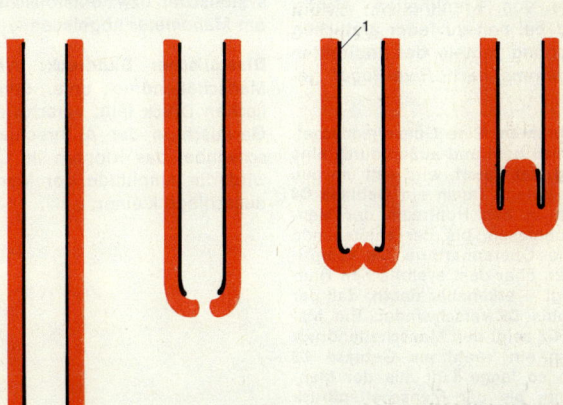

F   Arterienverschluß nach Gefäßdurchtrennung
     (nach Staubesand)

Einbau der Arterien in den Bewegungsapparat

AB Die Arterien verlaufen in der Regel über die *Beugeseite* der Gelenke. Sie werden also bei der Beugung des Gelenks nicht über die Streckseite gedehnt und abgedrückt. Der Gefahr der Abknickung auf der Beugeseite entgehen sie durch ihren Einbau. Auf der Beugeseite von Gelenken sind die Arterien (gemeinsam mit den Begleitvenen und Nerven) in einen verformbaren *Fettkörper* gebettet, der bei Streckung des Gelenks ein Polster bildet, bei starker Beugung aber der Arterie ermöglicht, ihre Längsspannung und damit ihre Länge zu verringern und sich aus der Gefahrenzone zurückzuziehen: Der Abstand zwischen dem Epicondylus radialis **AB2** des Oberarmknochens und der A. brachialis **AB1** ist in gebeugtem Zustand **B** größer als in gestrecktem **A. AB3** A. radialis, **AB4** A. ulnaris.

Blutdruckmessung

Der *arterielle Blutdruck* ist bei der Diagnose von Krankheiten wichtig und wird bei nahezu jeder ärztlichen Untersuchung mittels des indirekten Meßverfahrens nach *Riva-Rocci* gemessen.

C Meßverfahren. Eine Gummimanschette **C5**, innen hohl und außen durch eine Leinwand stabilisiert, wird satt um den Oberarm gelegt. Durch ein Gebläse **C8** wird Luft in den Hohlraum der Manschette geblasen, bis der entstehende Druck die Oberarmarterie **C1** komprimiert, also über dem systolischen Blutdruck liegt — erkennbar daran, daß der Radialispuls **C9** verschwindet. Ein Manometer **C7** zeigt den Manschettendruck an. Durch ein Ventil am Gebläse **C8** läßt man so lange Luft aus der Manschette ab, bis der Manschettendruck knapp unter dem systolischen Blutdruck liegt. Nun öffnen die Spitzen der Pulswellen jedesmal zunächst kurz das Arterienlumen. Bei weiterem Druckabfall

in der Manschette verlängert sich die Öffnungszeit, bis schließlich nach Absinken des Manschettendrucks unter den diastolischen Arteriendruck eine Kompression der Oberarmarterie nicht mehr eintritt. Dabei kommt es zu folgenden Erscheinungen, die als Kriterien bei der Messung dienen.

DE Systolischer Blutdruck: Wenn der Manschettendruck knapp unter den systolischen Druck fällt, wird der Radialispuls **C9** eben fühlbar *(palpatorisches Kriterium)* — entsteht ein mit dem Hörrohr **C6** wahrnehmbares Rauschen in der Arterie der Ellenbeuge (A. brachialis), hervorgerufen durch Wirbelbildung im schlitzförmig geöffneten Gefäß *(auskultatorisches Kriterium)* — spürt der Patient das Klopfen der Pulswelle im Oberarm *(subjektives Kriterium)* — beginnt die Amplitude der von den Pulswellen verursachten Oszillationen und damit auch die Amplitude der Manometerausschläge zu wachsen *(oszillometrisches Kriterium)*.

Der *Druck*, in dem diese und die nachfolgend beschriebenen Kriterien jeweils nachweisbar werden, wird als systolischer bzw. diastolischer Druck am *Manometer* abgelesen.

Diastolischer Blutdruck: Wenn der Manschettendruck unter den diastolischen Druck fällt, verschwindet das Geräusch in der A. brachialis, verschwindet das Klopfen im Oberarm, wird die Amplitude der Manometerausschläge kleiner.

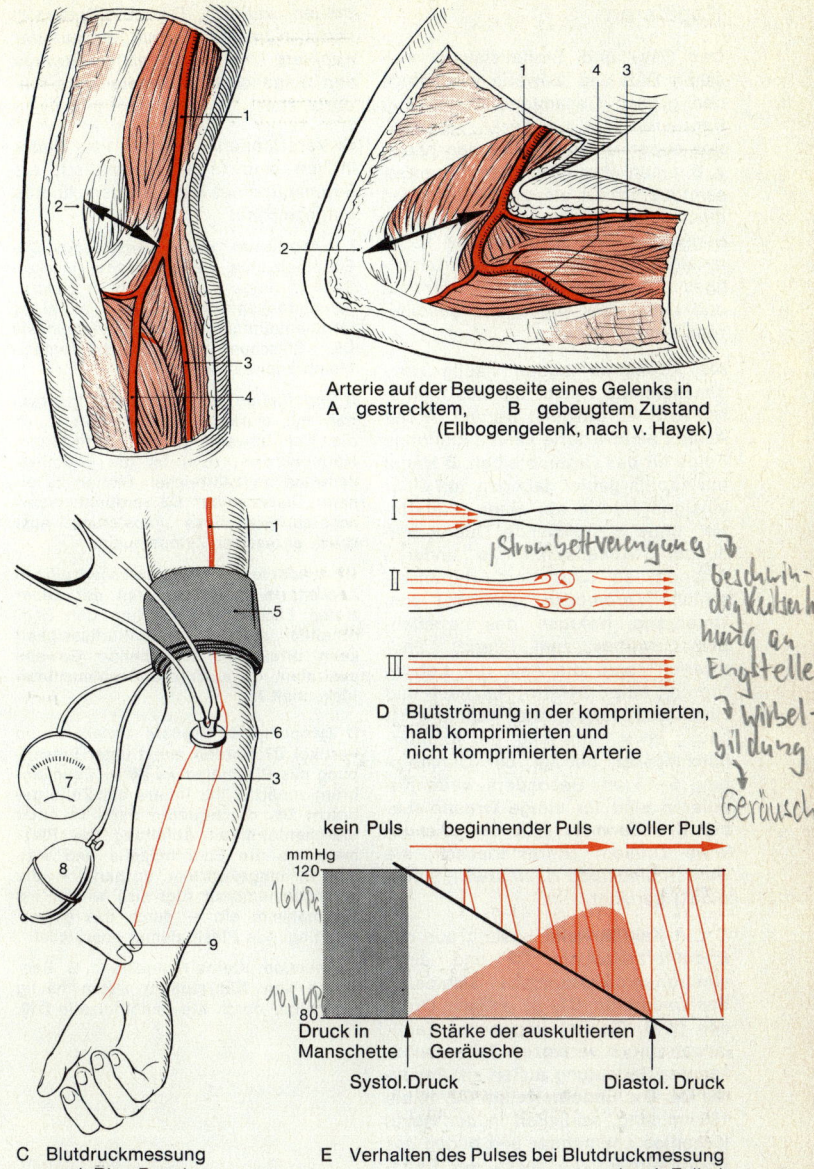

Arterie auf der Beugeseite eines Gelenks in
A gestrecktem, B gebeugtem Zustand
(Ellbogengelenk, nach v. Hayek)

I
II
III

Strombettverengung → beschwin-
digkeitserhö-
hung an
Engstelle
→ Wirbel-
bildung
→ Geräusche

D Blutströmung in der komprimierten,
halb komprimierten und
nicht komprimierten Arterie

kein Puls   beginnender Puls   voller Puls

mmHg
120
16 kPa

10,6 kPa
80

Druck in   Stärke der auskultierten
Manschette   Geräusche

Systol.Druck   Diastol. Druck

C Blutdruckmessung
nach Riva-Rocci

E Verhalten des Pulses bei Blutdruckmessung
(nach Faller)

Kapillaren

Der Gas- und Stoffaustausch zwischen Blut und Gewebe wird durch den großen Gesamtquerschnitt aller Kapillaren (die aus der A. mesenterica superior hervorgehenden haben z. B. einen etwa 400mal größeren Gesamtquerschnitt als die Arterie) und durch die Strömungsverlangsamung begünstigt. Alle Organe sind kapillarisiert, ausgenommen mehrschichtiges Oberflächenepithel, Hornhaut und Linse des Auges und ausdifferenzierter Knorpel.

AB Kapillaren bilden häufig dreidimensionale *Netze*, die aus mehreren Arterien gespeist werden. **A** Der Ausfall einer Arterie kann dabei ohne Folge für das Organ bleiben. **B** Hängt ein Kapillargebiet dagegen von einer einzigen Arterie ab, einer *„Endarterie"* ohne ausreichende Querverbindungen, *Kollateralen*, zu anderen Arterien, so führt der Arterienverschluß *(Thrombose, Embolie)* zum Untergang, Nekrose, des betreffenden Gewebes, zum *Infarkt*. *„Endarterien"* sind die Äste der Leber-, Nieren-, Milz-, Gehirn-, Netzhaut- und Herzkranzarterien. Die Kapillare ist häufig etwa 1 mm lang, der Kapillardurchmesser beträgt bei Durchblutung 5–15 µm. Besonders weite Kapillaren sind für einige Organe (Leber, Knochenmark, Milz, einige endokrine Drüsen) charakteristisch; sie werden *sinuoide Kapillaren* („Sinusoide") genannt.

C Die **Kapillarwand** besteht aus der *Endothelzellschicht* **C2** und einer elektronenmikroskopisch sichtbaren *Basalmembran* **C1**. In einigen Organen (z. B. Gehirn) liegen der Kapillarwand noch vereinzelt Zellen unbekannter Bedeutung außen an, *Perizyten* **C4**. Die **Endothelzellen C2**, 10 bis 150 µm lang, schließen in der Regel lückenlos aneinander und bilden das Endothelrohr. Die Dicke der Endo-

thelien variiert. Der Stofftransport findet in beiden Richtungen, aus der Kapillare ins umliegende Gewebe und umgekehrt, durch die Zelle hindurch statt.

C Verschiedene Formen von Endothelien sind in **C** schematisch als Segmente eines Kapillarquerschnittes aufgezeichnet.

I *Endothelien ohne Fensterung:* Die Endothelzellen vieler Organe (Muskel, Gehirn, Lunge u. a.) zeigen im elektronenmikroskopischen Bild allenfalls „Momentaufnahmen" von *Zytopempsis* **C5**, Bläschen und bläschenförmige Membraneinfaltungen.

II *Endothelien mit Fensterung:* In Organen mit starkem Stofftransport durch die Kapillarwand (Niere, Darmzotten, Hormondrüsen u. a) ist die Endothelzellwand an zahlreichen Stellen zu einem *„Diaphragma"* **C3** verdünnt. Wahrscheinlich ist diese *„Fensterung"* Ausdruck exzessiver Zytopempsis.

III *Endothelien mit zwischenzelligen Lücken:* In den Kapillaren der *Leber* treten Lücken **C6** zwischen den Endothelien auf, die Kapillarflüssigkeit kann direkt ins umgebende Gewebe austreten, da auch die Basalmembran lückenhaft ist.

D Zytopempsis. Größere Moleküle und Partikel **D7** werden meist unter Einstülpung des *Plasmalemms* **D8** (= Zellmembran) zunächst ins Innere der Zelle gebracht **D9**, durchqueren dann in einer bläschenförmigen Abfaltung des Plasmalemms die Endothelzelle und werden in umgekehrtem Vorgang — die Bläschenmembran fügt sich wieder ins Plasmalemm ein — durch das gegenüberliegende Plasmalemm geschleust.

Permeation. Kleine Moleküle (z. B. Bausteine von Nährstoffen) treten häufig unsichtbar durch die Endothelzelle **D10**.

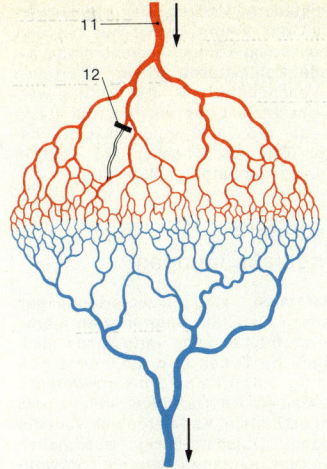

A   Kapillarbett von anastomo-
    sierenden Arterien versorgt

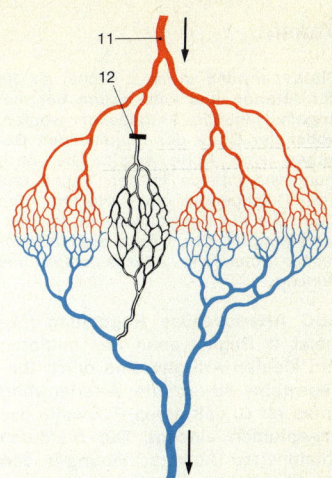

B   Kapillarbett von Endarterien
    versorgt

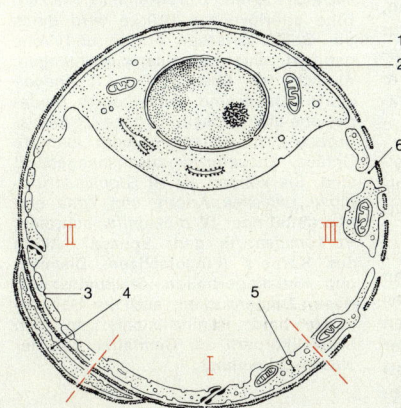

C   Endothelformen elektronen-
    mikroskopisch

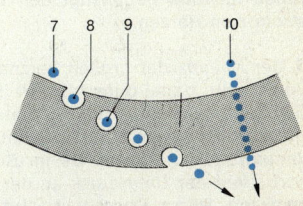

D   Stoffdurchtritt durch das Endothel:
    Zytopempsis, Permeation

Venen

Die Venenwand ist meist dünner als die der Arterien und kann schon bei niedrigem Innendruck gedehnt werden, wobei der Druck des umgebenden Gewebes eine Rolle spielt. Die Strömungswiderstände in den Venen und das Druckgefälle zum Herzen sind klein. Die wichtigsten Motoren der Blutbewegung in den Venen sind *arteriovenöse Koppelung*, *„Muskelpumpe"* und *Atmung*.

ABC Arteriovenöse Koppelung. Die meist 2 Begleitvenen der mittleren und kleinen Arterien sind durch Bindegewebe so an die Arterienwand gefesselt **C**, daß deren Pulswelle das Venenlumen einengt. Die hierdurch entstehende Blutverschiebung in den Venen wird durch *Taschenklappen* **ABC1** herzwärts gerichtet. **AB2** Einmündung einer kleinen Vene. Wesentlich stärker als die arteriovenöse Koppelung wirken „Muskelpumpe" und Atmung auf die Blutbewegung in den Venen.

„Muskelpumpe". Die Wand der Venen, die in den Lücken und Spalten des Bewegungsapparates verlaufen, wird bei Kontraktion der Muskulatur des Bewegungsapparates eingedrückt, der Veneninhalt, durch *Taschenklappen* **ABC1** gelenkt, herzwärts bewegt.

Atmung. Der Unterdruck im Brustkorb, s. S. 138, teilt sich den Hohlvenen mit und begünstigt den Blutstrom zum Herzen. (Sog)

D Der *Kollaps* der großen herznahen Venen wird dabei durch die Art ihres *Einbaues verhindert*. **D3** Im unteren Halsbereich ist die *Halsfaszie* mit der Venenwand verbunden. **D4** Im Brustkorb zieht der *Unterdruck* an der Venenwand. **D5** Im Oberbauch wird die Venenwand durch die umgebende *Leber* stabilisiert. (Unter Verwendung einer Abbildung von Tandler.)

Krampfadern, *Varizen.* Der Klappenverschluß der Venen kommt nur bei entsprechendem Tonus der Venenwand zustande. Fehlt dieser, so vergrößert sich der Venenquerschnitt, die Taschen werden insuffizient, es entsteht ein Rückfluß, der die Venenwand zusätzlich belastet (Circulus vitiosus) und auch in der Längsrichtung dehnt.

Besondere Blutgefäßbildungen

Kollateralen sind Querverbindungen zwischen Gefäßen. **Sperrarterien** führen in ihrer Intima längs verlaufende muskelähnliche Zellen, die die Intima polsterartig vorbuckeln (*„Polsterarterien"*). Die kleinen Sperrarterien können das nachgeschaltete Kapillargebiet von der direkten Durchströmung ausschalten (endokrine Organe, genitale Schwellkörper, Uterus, Nabelschnur, Finger). **Drosselvenen** besitzen starke ringförmige Muskelzüge, sie können das vorgeschaltete Kapillargebiet stauen (endokrine Organe, Nasenschleimhaut, Genitalorgane).

E Arteriovenöse Anastomosen liegen als Kurzschlußwege in der präkapillaren Strecke. Man unterscheidet hauptsächlich 2 Arten: **I** *Brückenanastomosen.* Eine arteriovenöse Brücke wird durch ein Gefäß zwischen Arterie und Vene gebildet und hat Sperreinrichtungen, ähnlich den Sperrarterien. **II** *Knäuelanastomosen* sind kleine, durch Bindegewebe abgekapselte Organe (*„Glomusorgane"*), in denen ein oder mehrere Gefäße knäuelartig zusammengepackt sind. Sie können als **III** *Glomusanastomose* zwischen Arterie und Vene eingeschaltet oder **IV** *präkapillar* auftreten. *Vorkommen:* in den „Spitzen", Akren des Körpers (Fingerspitzen, Daumen- und Kleinfingerballen, Steißbeinspitze, Nase, Zungenrücken, auch im Hahnenkamm und Kaninchenohr); in den Schwellkörpern der Genitalien und der Nasenschleimhaut.

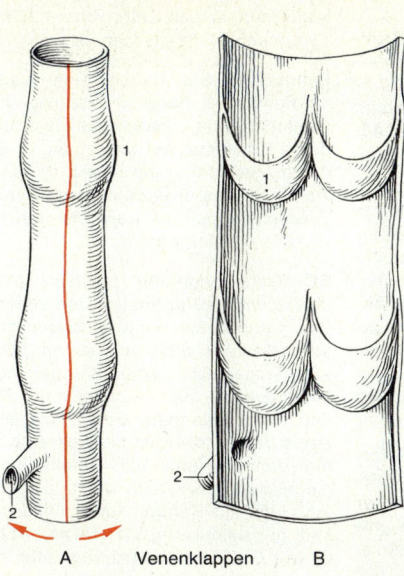

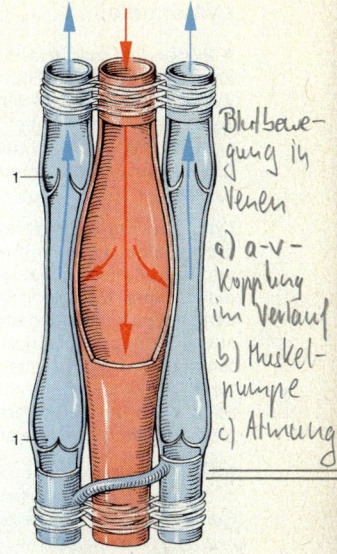

Handwritten notes (right margin):
Blutbewegung in Venen
a) a-v-Koppelung im Verlauf
b) Muskelpumpe
c) Atmung

A   Venenklappen   B

C   Arteriovenöse Koppelung

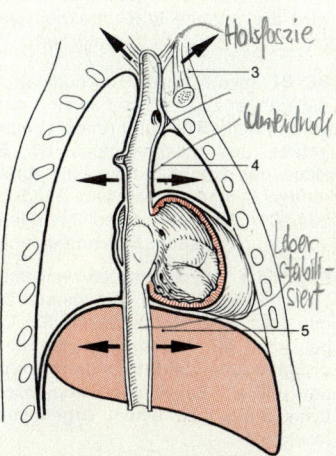

Handwritten notes:
Halsfaszie
Unterdruck
Lage stabilisiert

D   Stabilisierung der Wand herznaher Venen

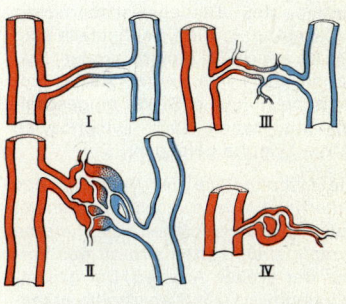

E   Schematische Darstellung von Typen arteriovenöser Anastomosen und Glomusorganen   (nach Staubesand)

Lymphgefäße

A In den Organen tritt mit dem Stoffaustausch zwischen Blut **A4** und Gewebe **A5** *Flüssigkeit aus den Blutkapillaren.* Sie gelangt großenteils als *Lymphe in die Lymphgefäße* **A6**. Das Gehirn macht hiervon eine Ausnahme.

Lymphe. Vom Blut unterscheidet sich die Lymphe durch größeren Wasser- und geringeren Eiweißgehalt sowie durch den Mangel an Blutzellen, Lymphozyten ausgenommen. Sie besitzt Fibrinogen und ist gerinnungsfähig. Die Lymphe aus dem Darmtrakt *(Chylus)* ist nach fettreichen Mahlzeiten mit Fettkörnchen beladen und sieht milchig-trübe aus.

ABC Die **Lymphgefäße** sind ein *Parallelweg* **A2** *des venösen Schenkels.* Sie führen die Lymphe zu den *Anguli venosi* **A1** (Zusammenfluß der V. jugularis interna und V. subclavia, s. S. 64), hier fließt in Herznähe die *Lymphe ins venöse Blut zurück.* Lymphgefäße sind ein *Drainage*system des Bindegewebsbereiches der Organe. In die Lymphgefäße sind im Hauptschluß hintereinander Stationen von *Lymphknoten* **ABC3**, biologische Filter s. S. 96) eingeschaltet, aus denen auch Lymphozyten in die Lymphe gelangen.

Die *Lymphgefäße der Haut* und des Unterhautbindegewebes verlaufen mit den großen Hautvenen, die *tieferen Lymphgefäße* halten sich an den Verlauf der großen Arterien. Der gesamte Lymphweg läßt 3 Abschnitte erkennen.

Lymphkapillaren beginnen in Art eines Blindsacks **A6,** d. h. sie haben keine dauerhaften Öffnungen in den zwischenzelligen Raum. Zwischen den *Endothelien,* die keine Fensterung besitzen, treten aber vorübergehend Lücken auf, die zum Einstrom von Gewebsflüssigkeit und zum Eintritt größerer Partikel (z. B. Fettkügelchen in den Darmzotten) führt. Lymphkapillaren münden in

Leitgefäße. Sie haben eine weite Lichtung und hängen *netzartig* zusammen. Die Leitgefäße werden durch Druck aus der Umgebung (z. B. durch Muskeln) komprimiert, die entstehende Lymphbewegung wird durch *Taschenklappen* zentralwärts gerichtet. Die nachfolgenden

BC Transportgefäße besitzen eine *muskuläre Media,* ähnlich den Venen, und werden aus hintereinander geschalteten *Klappensegmenten* zusammengesetzt. Jedes Klappensegment besteht aus *Taschenklappe* **B9** und anschließendem *Gefäßstück.* Die Basis der Taschen ist muskelfrei, wenig dehnbar und bei Gefäßfüllung eingeschnürt, weshalb die Lymphgefäße sich mit Röntgenkontrastflüssigkeit perlschnurartig darstellen, Abb. **C**. Die Gefäßwand wird vegetativ innerviert. Durch aufeinander folgende Kontraktionen der Klappensegmente wird die Lymphe in *Kontraktionswellen* (10—12/min.) weiterbefördert.

BC B7 Schnitt durch Taschenklappe, die Ränder zweier Taschen sind quer geschnitten, **B10** zuführende Lymphgefäße des Lymphknotens **B3, B8** Hilus des Lymphknotens mit abführenden Lymphgefäßen und Blutgefäßen, **C11** Röntgenkontrastdarstellung von Lymphgefäßen, **C12** Kniegelenk.

Regionäre Lymphknoten erhalten Lymphe *unmittelbar* aus einem Organ oder einer Körperregion. Ein Organ kann an mehrere Lymphknotengruppen unmittelbar Lymphe abgeben. Die Zuordnung regionärer Lymphknoten zu einem Organ variiert kaum.

Sammellymphknoten erhalten Lymphe aus mehreren regionären Lymphknoten, denen sie *nachgeschaltet* sind.

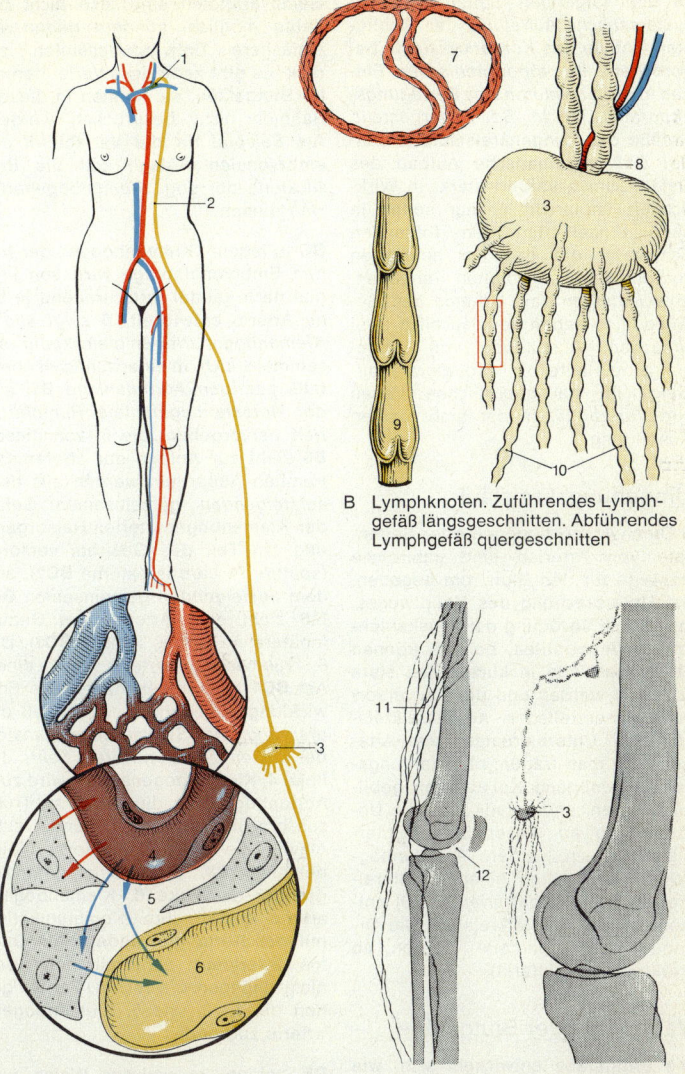

B Lymphknoten. Zuführendes Lymphgefäß längsgeschnitten. Abführendes
Lymphgefäß quergeschnitten

A Anfang der Lymphkapillare

C Röntgenkontrastaufnahmen von
Lymphgefäßen des Beines

In den folgenden Seiten wird die *systematische Aufteilung* der wichtigsten Gefäße des *Körperkreislaufs* besprochen, ihr *topographischer Einbau in die Strukturen des Bewegungsapparates ist in Bd. I dargestellt*. Gefäße des Lungenkreislaufs s. Lunge! Der systematische Aufbau des Gefäßbaumes variiert stark, in Wirklichkeit entspricht er nur selten in allen Einzelheiten den folgenden Schemata, die das am häufigsten vorkommende Verhalten angeben. *Abweichungen* vom Schema des Gefäßbaumes haben hauptsächlich zwei Ursachen, Ausbildung von Umgehungskreisläufen *(Kollateralenbildung)* im nachgeburtlichen Leben und *Variabilität* in der embryonalen Ausbildung.

Umgehungskreislauf

A Durch Aufzweigungen oder Seitenäste von Arterien sind zahlreiche Umwege für den Blutstrom gegeben. Bei Unterbrechung des Hauptweges, in **A** durch Veröhung der Kniekehlenarterie, A. poplitea, bei **A1,** können die Nebenwege in kurzer Zeit stark erweitert werden und die Blutversorgung sicherstellen = *Kollateralkreislauf*. Vor Unterbindungen von Arterien wird man fragen, ob erfahrungsgemäß genügend Kollateralen gebildet werden, andernfalls muß die Unterbindung an dieser Stelle unterbleiben. Auch kleinere Äste ermöglichen nicht selten einen Kollateralkreislauf. Bei *Endarterien* (S. 40) entsteht kein Kollateralkreislauf, die Organe oder Organteile sterben ab (Nekrose bzw. Infarkt).

Variabilität der Blutgefäße

Die Blutgefäße entwickeln sich, wie alle Organe, in der Embryonalzeit aus primitiven Anlagen. Die Erfahrung lehrt, daß diese Vorgänge in begrenztem Rahmen variabel sind.

Gefäßvarietäten sind also nicht beliebig möglich, sondern gehen auf einfachere Entwicklungsstufen zurück. Es gibt zahlreiche Varietäten aller Blutgefäße, sie können in diesem Rahmen nicht besprochen werden. Als *Beispiel* für die Variabilität der embryonalen Anlage soll die Entwicklung der sog. *Kiemenbogenarterien* dienen.

BC in jedem „Kiemenbogen" der frühen Embryonalanlage wird von kranial nach kaudal fortschreitend je eine Arterie entwickelt. **B** *zeigt alle 6 Kiemenbogenarterien gleichzeitig,* sie sammeln sich in einer zunächst ebenfalls paarigen *Aortenanlage* **B5,** aus *der dorsale segmentale Rumpfarterien* hervorgehen; die 6. von diesen **B6** zieht zur Anlage der oberen Extremität. Außerdem werden aus dem *aufsteigenden* gemeinsamen Gefäß der Kiemenbogenarterien Halsorgane und ein Teil des Gesichts versorgt (spätere A. carotis externa **BC2**), aus dem *absteigenden* gemeinsamen Gefäß zieht eine Arterie zum Gehirn (spätere A. carotis interna **BC3**). Die 6. Kiemenbogenarterie gibt einen Ast **BC4** zur Lungenanlage. Die Entwicklung läuft formal so ab, daß die *ursprüngliche Symmetrie zugunsten der linken Seite verloren geht;* die linke 4. Kiemenbogenarterie wird zum Aortenbogen **C8,** die rechte zu Truncus brachiocephalicus **C7** und A. subclavia; die linke Rumpfaorta bleibt bestehen **C9,** die rechte geht zugrunde; die linke 6. Kiemenbogenarterie behält ihre Kommunikation mit der Aorta descendens als Ductus arteriosus zunächst noch bei, nicht dagegen die rechte. Ferner gehen die 1., 2. und 5. Kiemenbogenarterie zugrunde.

DE zeigen, in welcher Weise und Häufigkeit dieser „Regelfall" variiert.

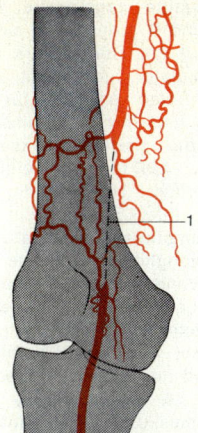

A Kollateralkreislauf nach
  Verschluß der A. poplitea
  (nach Loose)

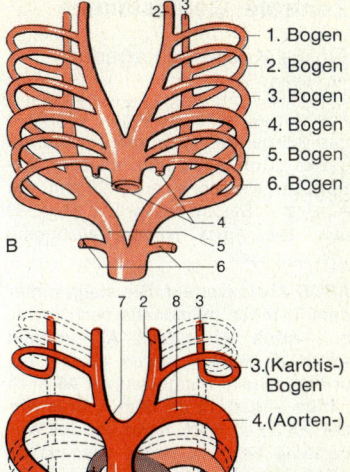

1. Bogen
2. Bogen
3. Bogen
4. Bogen
5. Bogen
6. Bogen

B

3.(Karotis-)
  Bogen

4.(Aorten-)

Ductus
arteriosus
(Botalli)

C

Entstehung der Arterien aus der
Anlage der Kiemenbogenarterien
(nach Broman)

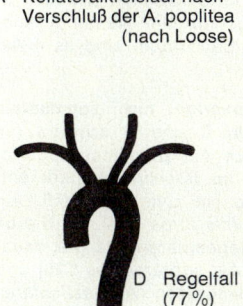

D Regelfall
  (77 %)

E Trunkusvarietäten (23 %) (nach Lippert)

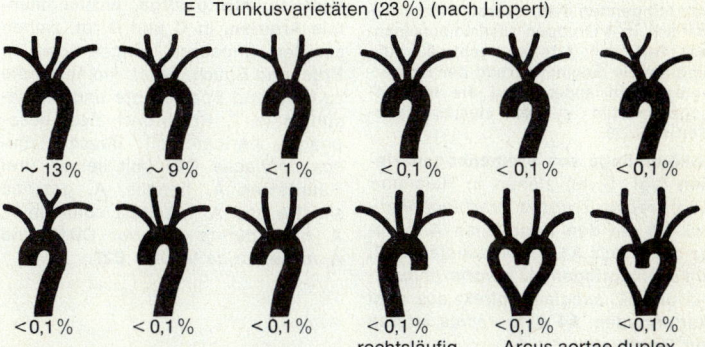

~ 13 %   ~ 9 %   < 1 %   < 0,1 %   < 0,1 %   < 0,1 %

< 0,1 %   < 0,1 %   < 0,1 %   < 0,1 %   < 0,1 %   < 0,1 %
                                    rechtsläufig   Arcus aortae duplex

Zentrale Gefäßstämme

Große Körperschlagader (Aorta)

Aus der *Aorta* entspringen alle Äste des Körperkreislaufs direkt oder indirekt. Der Aortendurchmesser beträgt in Herznähe etwa 20 mm, im Alter bei Elastizitätsverlust etwa 30 mm. Die Aorta ist der wichtigste „Windkessel".

ABCD Aortenverlauf. Sie steigt hinter dem Truncus pulmonalis nach rechts auf, *Aorta ascendens* **A7**, verläuft dann im Bogen, *Arcus aortae* **A6**, über die linke Lungenwurzel **A8** nach hinten und zieht ab dem 4. Brustwirbel zunächst links, dann vor der Wirbelsäule abwärts, *Aorta descendens* **AD10**. Vor der Aorta descendens im Brustbereich, *Aorta thoracica*, kreuzt die Speiseröhre **A9**, nach Durchtritt durch den Hiatus aorticus des Zwerchfells heißt sie *Aorta abdominalis*. Vor dem 4. Lendenwirbel teilt diese sich in die *A. iliaca communis dextra et sinistra* **C20** auf, von denen jede einen Ast ins kleine Becken, *A. iliaca interna* **C22**, und einen zum Bein abgibt, *A. iliaca externa* **C21**. Die unpaare Fortsetzung der Aorta ist die A. sacralis mediana **C23**, Rest einer Schwanzarterie.

Äste der Aorta. Die direkt aus der Aorta entspringenden Äste lassen sich schematisch in 4 Gruppen zusammenfassen, ein Teil der Arterien geht auf die embryonale Segmentierung der Körperanlage, ein anderer auf die Kiemenbogenarterien zurück. Herzkranzarterien s. S. 20.

Abkömmlinge von Kiemenbogenarterien (vgl. S. 46) ziehen in Hals und Kopf, *rechts Truncus brachiocephalicus* **A3** mit den Hauptästen *A. carotis communis* **A1** und *A. subclavia* **A2**, links entspringen *A. carotis communis* und *A. subclavia* direkt aus dem Aortenbogen. **A4** *A. thoracica interna* zur Brustwand.

Dorsale paarige segmentale Arterien, in C und D grau, teilen sich in *dorsalen Ast* (zu Rückenmark **D29**, Rückenmuskulatur und Haut **D28**) und in *ventralen Ast* **D11** für die Rumpfwand und ihre Abkömmlinge. Im Brustbereich sind letztere die *Aa. intercostales* **ABD11** (**D30** seitlicher und **D31** vorderer Hautast), die zwischen den Interkostalmuskeln zur vorderen Rumpfwand schräg abwärts ziehen. Anfänglich liegen sie mit Nerv und Vene in einer Rinne am Unterrand der oberen Rippe eines Interkostalraumes. Die *Punktion des Pleuraspaltes* wird deshalb hinten am Oberrand der unteren Rippe vorgenommen, **B** (**B14** Rippe, **B15** Rumpfwandmuskulatur, **B16** Haut und Unterhautgewebe). Die 1. und 2. Interkostalarterie kommen aus der *A. intercostalis suprema* **A5** der A. subclavia. Im Bauchraum sind es 4 *Aa. lumbales*.

Laterale, paarige, nicht segmentale Arterien, in C und D schwarz (im Brustbereich Aa. phrenicae superiores), sind im *Bauchraum* stark entwickelt, wo sie zum Zwerchfell (*Aa. phrenicae inferiores* **C24**), zu Nieren **A13** und Nebennieren **A12** (*Aa. renales* **CD18**, *Aa. suprarenales* **C26**) und zu den Keimdrüsen (*Aa. testiculares* bzw. *ovaricae* **C19**) gelangen.

Ventrale, nichtpaarige, nichtsegmentale Arterien, in C und D rot, ziehen zu den unpaaren Eingeweiden in Brust und Bauch. *Brust:* kleinere Äste zu Luft- und Speiseröhre und Mediastinum (z. T. Rr. bronchiales, oesophagei, pericardiaci). *Bauch:* Truncus coeliacus **C25** (mit seinen drei Hauptästen A. lienalis, A. gastrica sinistra und A. hepatica communis), *A. mesenterica superior* **CD17** und *A. mesenterica inferior* **C27**.

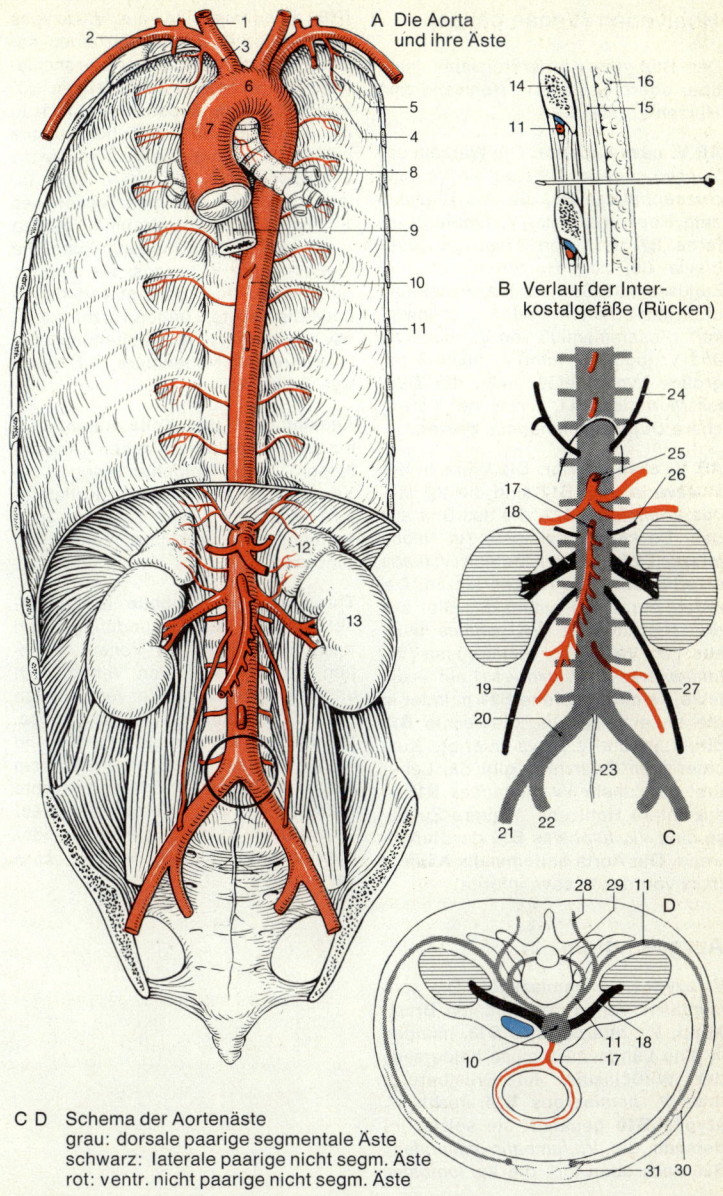

A Die Aorta
und ihre Äste

B Verlauf der Inter-
kostalgefäße (Rücken)

C

D

C D Schema der Aortenäste
grau: dorsale paarige segmentale Äste
schwarz: laterale paarige nicht segm. Äste
rot: ventr. nicht paarige nicht segm. Äste

Hohlvenen (Venae cavae)

Das Blut des Körperkreislaufs fließt über obere und untere Hohlvene zum Herzen zurück.

AB V. cava superior. Die Wurzeln der *V. cava superior* **B9** sind die *Vv. brachiocephalicae* **B8,** die das Blut aus dem Kopf und Hals *(V. jugularis interna* **B7)** und den Armen *(V. subclavia* **B6)** zum Herzen führen und Zuflüsse aus Schilddrüse, Brustraum und Hals erhalten. In den „*Venenwinkel*" (Zusammenfluß von V. subclavia und V. jugularis interna) mündet ein großes Lymphgefäß, links der *Ductus thoracicus* **A1,** rechts der schwächere *Ductus lymphaticus dexter.*

AB V. cava inferior. Die Wurzeln der *V. cava inferior* **B17** sind die *Vv. iliacae communes* **B22,** die das Blut aus den Beckeneingeweiden *(V. iliaca interna* **B24)** und den Beinen *(V. iliaca externa* **B23)** zum Herzen führen. Die untere Hohlvene nimmt das Blut aus den Nierenvenen *(Vv. renales* **B15),** aus den Venen der Keimdrüsen *(Vv. testiculares* bzw. *ovaricae)* auf – die linke Keimdrüsenvene **B21** mündet in die linke V. renalis, die rechte **B18** direkt in die V. cava inferior. Kurz unter dem Zwerchfell gibt die Leber drei oder mehr *Vv. hepaticae* **B16** in die untere Hohlvene. Weitere Zuflüsse sind *Vv. lumbales* **B19** der Rumpfwand. Die Aorta abdominalis **A5** liegt links von der V. cava inferior.

Azygossystem

V. azygos, V. hemiazygos. Die *segmentalen* Venen der dorsalen Brustwand, *Vv. intercostales* **B13,** münden in eine Längsanastomose beiderseits der Wirbelsäule, im Brustbereich links *V. hemiazygos* **B14,** rechts *V. azygos* **B10** genannt; sie setzen jederseits die *V. lumbalis ascendens* **B20** nach oben fort, die *Vv. lumbales*

B19 aufnehmen. In die V. azygos münden ferner Eingeweidevenen der Brust (Vv. oesophagei, Vv. bronchiales). Die V. hemiazygos zieht in Höhe des 6.–10. Brustwirbels **B11** in die V. azygos. In die V. hemiazygos mündet von oben die *V. hemiazygos accessoria* **B12,** die obere linke Interkostalvenen aufnimmt. Venen des 1. und 2. Interkostalraumes ziehen auch zur V. brachiocephalica. Die bleistiftstarke V. azygos, die stärkste Rumpfwandvene, gelangt von hinten über die rechte Lungenwurzel zur V. cava superior. **A2** Aufteilung der Luftröhre. **A3** Nebenniere, **A4** Niere. Vgl. **B** und **A!**

Anastomosen und Kollateralen. Verbindungen zwischen Venen (Anastomosen) und Umgehungswege bei Verlegungen von Venen (Kollateralen) kommen leicht zustande und können auch subkutane Venen miteinbeziehen.

Thrombose und Embolie. Blutgerinnsel können bei Entzündungen und nach Operationen in Venen entstehen und bei kleineren Venen auch unbemerkt bleiben. Sie verschließen die Venenlichtung – *Thrombose.* Wenn sie sich von der Gefäßwand lösen, werden sie mit dem Blutstrom durch rechten Vorhof und rechte Kammer in den kleinen Kreislauf verschleppt, in dessen Arterien oder Kapillaren sie hängenbleiben – *Lungenembolie.*

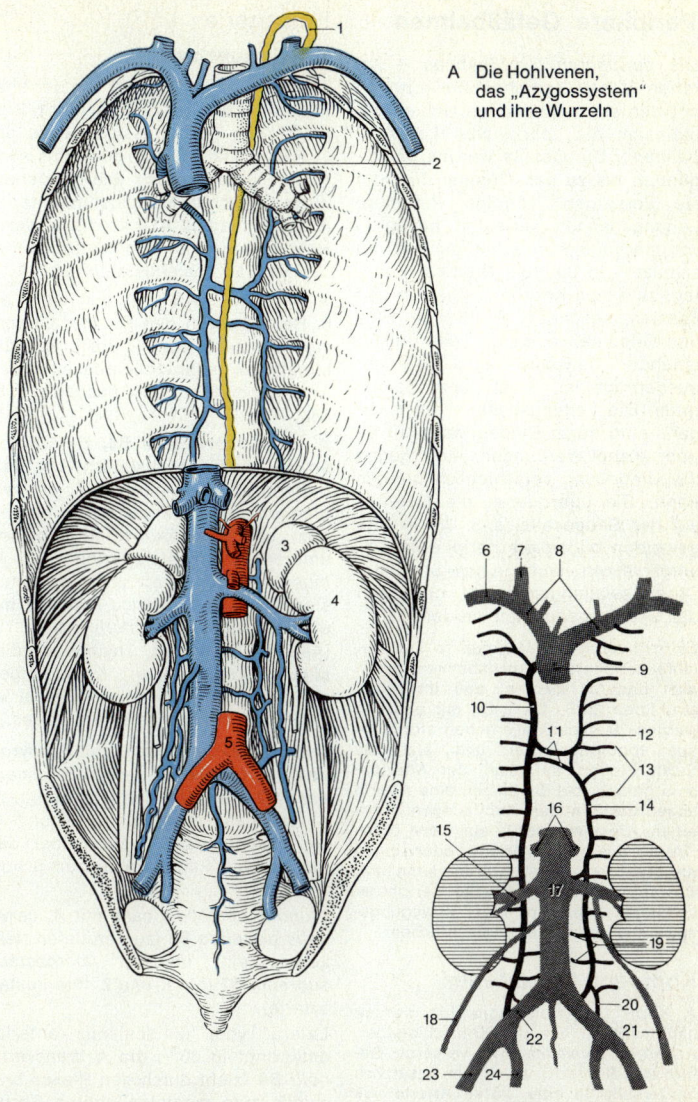

A Die Hohlvenen,
das „Azygossystem"
und ihre Wurzeln

B Schema der großen Venen

Periphere Gefäßbahnen

Die *peripheren Gefäßbahnen* — Arterien, Venen, Lymphgefäße — bilden mit den sie begleitenden Nerven gemeinsam die *„peripheren Leitungsbahnen"*. Die Gefäße werden im folgenden bis zu den Organen hin, die sie versorgen, verfolgt. Periphere Leitungsbahnen verlaufen häufig — vor mechanischen Schädigungen geschützt — in Spalten, Nischen, Kanälen, zwischen Knochen, Muskeln und Faszien, besonders deutlich an Hals und Gliedmaßen, deren Teile gegeneinander beweglich sind, weniger ausgeprägt im Brust- und Bauchraum. Die Leitungsbahnen eines Organs sind durch Bindegewebe zu einem Kabel verbunden, das gegen die Umgebung verschieblich bleiben kann. Sie überqueren die Gelenke auf der Beugeseite, s. S. 38. In Eingeweiden bilden die peripheren Leitungsbahnen häufig einen Stiel, der Organbewegungen zuläßt, ohne daß die Gefäße gedrosselt werden.

Leitstrukturen und Merkpunkte. Die Verläufe peripherer Leitungsbahnen lassen sich dadurch merken, daß ihre Leitstrukturen (z. B. Muskeln) mit beachtet werden. Merkpunkte ergeben sich auch aus topographischer und ärztlicher Sicht: Stellen, an denen der Arterienpuls gefühlt, bei Blutungen eine Arterie abgedrückt (in den Abbildungen durch einen Kreis markiert), ein Nerv durch Druck auf die Unterlage oder durch Knochenbruch verletzt werden kann usw. Der topographische Einbau peripherer Leitungsbahnen in den Bewegungsapparat wird im I. Band besprochen.

Kopf- und Halsarterien

A Kopf- und Halseingeweide werden hauptsächlich aus der Kopfschlagader, *A. carotis communis* **A14**, versorgt, Gehirn und Schilddrüse erhalten zusätzlich beiderseits je eine starke Arterie aus der Schlüsselbeinschlagader, *A. subclavia* **A13**. Halswand und ein Teil des Schultergürtels bekommen Äste aus der *A. subclavia*.

Halsarterien I

Arteria subclavia

AB Die *A. subclavia* tritt aus der oberen Brustkorböffnung über die 1. Rippe hinweg (Kompression gegen die 1. Rippe **A12** bei Zug des Arms nach hinten unten) durch die Skalenuslücke (zwischen M. scalenus anterior **A10** und medius **A11**) in die seitliche Halsgegend. Aus ihr entspringen medial vom M. scalenus anterior:

A. vertebralis **AB1**, verläuft meist ab 6. Halswirbel in den Foramina transversaria zum Atlas, durchbricht die Membrana atlantooccipitalis; beide Arterien bilden die *A. basilaris,* s. S. 58.

A. thoracica interna **B8,** zieht innen an der Thoraxwand seitlich vom Sternalrand abwärts, gibt die *A. pericardiacophrenica* (Verlauf mit N. phrenicus) und zum Zwerchfell und den unteren Interkostalarterien die *A. musculophrenica* ab und anastomosiert als *A. epigrastrica superior* mit der *A. epigastrica inferior,* s. S. 72. (Äste an Brusthaut, Thymus, Mediastinum, Lungenhilus; Verbindungen mit den oberen 5—6 Interkostalarterien = *Rr. intercostales anteriores.*)

Truncus thyrocervicalis mit *A. thyroidea inferior* **B9.** (*A. cervicalis ascendens* **B2**, begleitet den N. phrenicus), *A. cervicalis superficialis* **B4** und *A. suprascapularis* **B5** (zieht über das Lig. transversum scapulae zum Schulterblatt).

Truncus costocervicalis mit *A. cervicalis profunda* **B3** (zu den tiefen Nackenmuskeln) und *A. intercostalis suprema* **B7** (für 1. und 2. Interkostalarterie).

Lateral vom M. scalenus anterior entspringt in 60% die *A. transversa colli* **B6** (zieht durch den Plexus brachialis zum medialen oberen Schulterblattwinkel).

Die *V. subclavia* **A15** liegt vor dem M. scalenus anterior. Vgl. **B** und **A**!

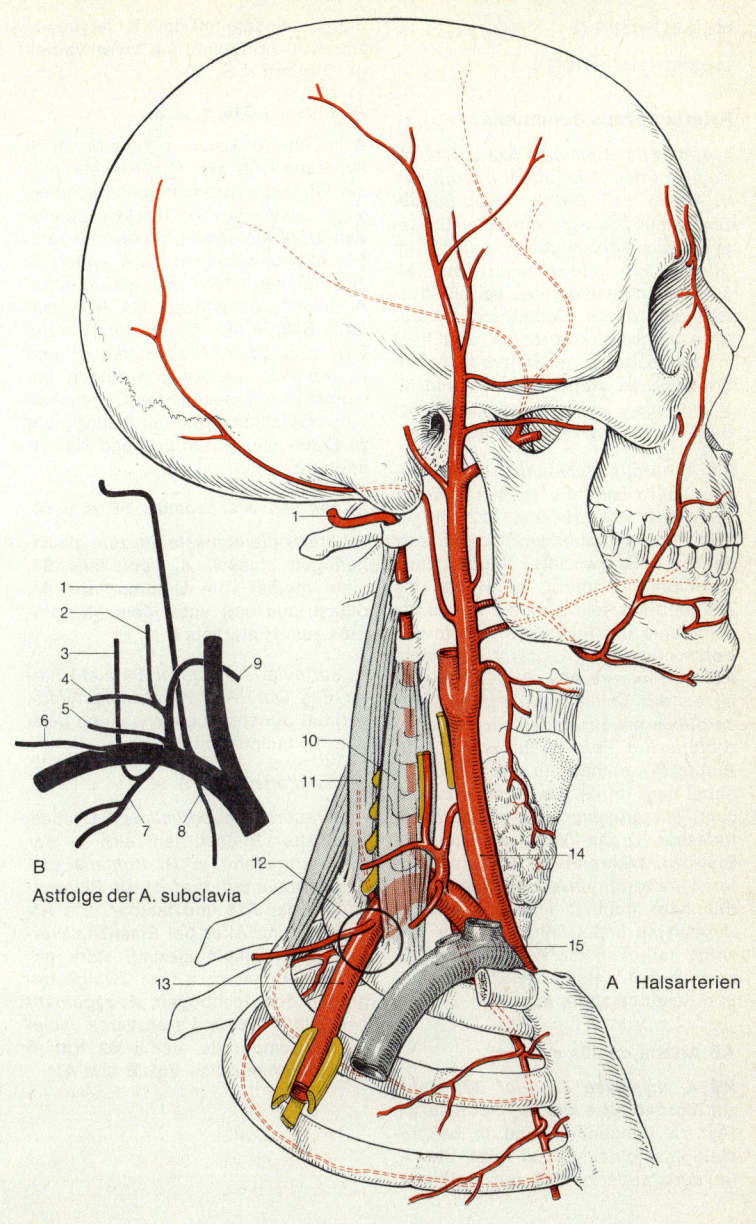

B

Astfolge der A. subclavia

A Halsarterien

Halsarterien II, Gesichtsarterien I

Arteria carotis communis

A *A. carotis communis* **A23** bildet gemeinsam mit *V. jugularis interna* und *N. vagus* das *Gefäß-Nerven-Bündel* des Halses. Es wird von einer Bindegewebsscheide umgeben, gelangt im unteren Halsbereich unter den M. sternocleidomastoideus, verläßt dessen schützende Bedeckung in der Mitte seines Vorderrandes und liegt in dem Dreieck zwischen M. omohyoideus, M. sternohyoideus und M. digastricus unter oberflächlichem Blatt der Halsfaszie und Platysma.

Die *A. carotis communis, Halsschlagader,* durchläuft die Halsstrecke unverzweigt. Kompression **A22** ist gegen den vorstehenden Querfortsatz des 6. Halswirbels (Tuberculum caroticum) möglich. In Höhe des Zungenbeins teilt sich die A. carotis communis in die *äußere* und *innere Kopfschlagader, A. carotis externa* **A20** und *interna* **A19**. Die Gefäßwand ist an der Teilungsstelle zum *Sinus caroticus* erweitert, der ein *pressorezeptorisches Feld* (Wahrnehmung für Blutdruck) enthält. In der Teilungsgabel liegt ferner das *Glomus caroticum,* ein erbsengroßes chemorezeptorisches Organ (Wahrnehmung von Blut-pH). Während die A. carotis interna weiterhin unverzweigt ins Schädelinnere gelangt und Augenhöhle, Hypophyse und Gehirn mit Blut versorgt, teilt sich die A. carotis externa in Äste für Hals, Gesicht, Schädel und Schädelkalotte auf.

AB Arteria carotis externa

AB *A. thyroidea superior* **B7,** steigt zur Vorderfläche der Schilddrüse ab (Ast zu Zungenbein und M. sternocleidomastoideus) und gibt die *A. laryngea superior* **B15** zum Kehlkopf,

die gemeinsam mit dem N. laryngeus superior die Membrana thyrohyoidea durchbohrt, s. S. 114.

A. lingualis **B16,** s. S. 56.

A. facialis **B13** zieht (hinter M. stylohyoideus und M. digastricus) unter die Glandula submandibularis, überquert am Vorderrand des M. masseter den Unterkieferrand (Pulswelle tastbar **A21**) und erreicht als *A. angularis* **B10** den medialen Augenwinkel. Äste: *A. palatina ascendens* **B11,** *R. tonsillaris* **B12,** s. S. 56. *A. submentalis* **B17,** s. S. 56. *A. labialis inferior* und *A. labialis superior* **B14** bilden gemeinsam mit denen der Gegenseite einen Gefäßkranz um den Mund (Äste zu Ober- und Unterlippe und Nasenseptum).

A. pharyngea ascendens **B6,** s. S. 56.

Rv. sternocleidomastoidei zum gleichnamigen Muskel. *A. occipitalis* **B5,** zieht medial vom Ursprung des M. digastricus und unter dem M. splenius zum Hinterhaupt.

A. auricularis posterior **B4** zieht hinter das Ohr (Ast: *A. stylomastoidea* verläuft durch das gleichnamige Loch dem N. facialis entgegen).

A. maxillaris **B3,** s. S. 56.

A. temporalis superficialis **B1,** oberflächlicher Endast, teilt sich in der Schläfengegend in *R. frontalis* und *R. parietalis* auf, hier ist die Pulswelle sichtbar **A18** und tastbar. Die Arterie tritt im Alter bei Elastizitätsverlust und Kalkeinlagerung stark geschlängelt hervor. (Zwei Zweige begleiten den Jochbogen, *A. zygomaticoorbitalis* **B8** und *transversa faciei* **B9.** A. temporalis media **B2** tritt in den M. temporalis). Vgl. **B** und **A!**

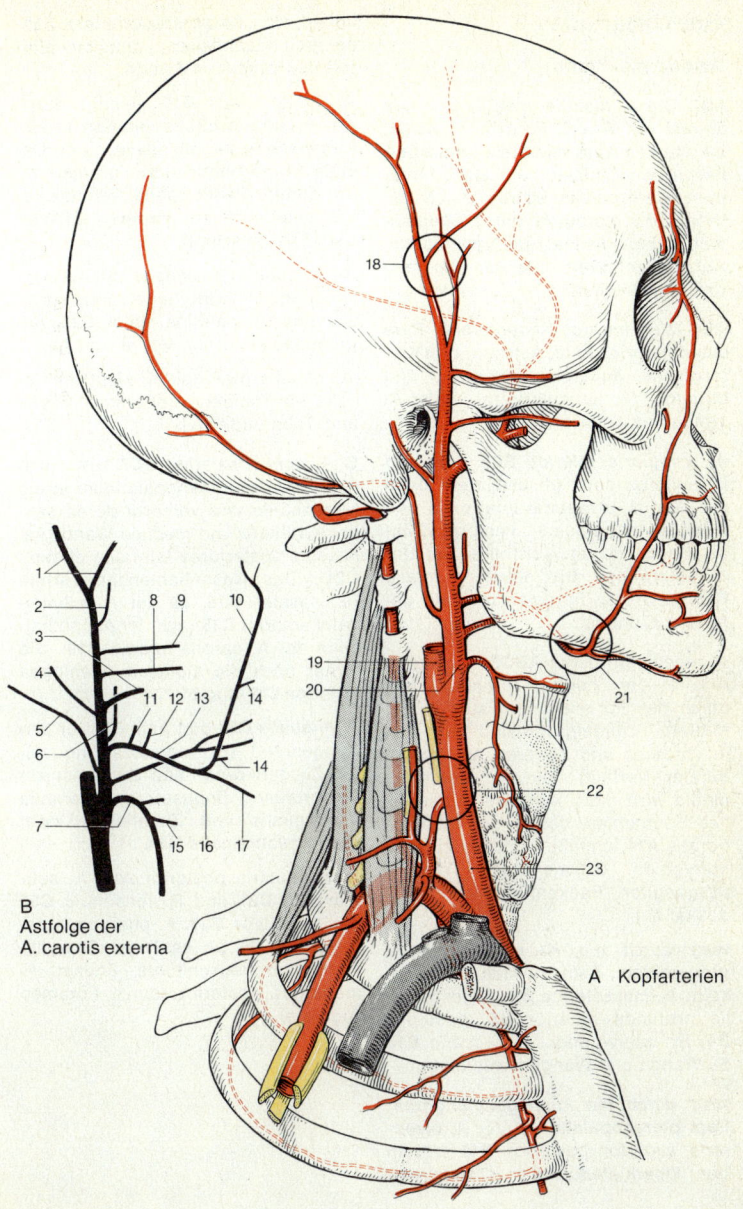

B
Astfolge der
A. carotis externa

A   Kopfarterien

Gesichtsarterien II

Arteria maxillaris

ABC Die *A. maxillaris* **BC2,** der *tiefe Endast* der *A. carotis externa* **ABC1,** ist stärker entwickelt als die oberflächlichen Endäste. Sie zieht hinter dem Kiefergelenk schräg durch die tiefe Gesichtsregion zur Flügelgaumengrube, Fossa pterygopalatina. Auf diesem Weg unterscheidet man drei Teilstrecken:

ABC *Weg um das Kiefergelenk,* **Pars mandibularis.** Äste: Ästchen zum Kiefergelenk, äußerem Gehörgang und Mittelohr (A. auricularis profunda; A. tympanica anterior).

A. alveolaris inferior **BC8** gibt den R. mylohyoideus ab und zieht dann mit dem N. alveolaris inferior in den Canalis mandibulae, versorgt Zähne, Knochen und Weichteile des Unterkiefers und tritt als *A. mentalis* **B13** durch das Foramen mentale unter die Kinnhaut.

A. meningea media **ABC3,** wichtigste Arterie der harten Hirnhaut, tritt durch das Foramen spinosum in die mittlere Schädelgrube und teilt sich in vorderen und hinteren Ast (extraduraler Verlauf). Die A. meningea media wird meist von zwei Ästen eines Hautnerven, des N. auriculotemporalis **A14,** umfaßt. (Ästchen zu Mm. pterygoidei, Gaumensegel, Trigeminusganglion, Paukenhöhle und Fazialiskanal.)

Weg durch die Kaumuskeln, **Pars pterygoidea.** Äste zu den Kaumuskeln: A. masseterica **B9;** A. temporalis profunda anterior **B5,** posterior **B4;** Rr. pterygoidei. *A. buccalis* **B10** zu Wange und Wangenschleimhaut.

Weg durch die Flügelgaumengrube, **Pars pterygopalatina.** Äste: *A. alveolaris superior posterior* **B11** tritt in den Oberkieferknochen (Tuber maxillae) ein und versorgt hintere Zähne und Zahnfleisch, anastomosiert mit der folgenden Arterie.

A. infraorbitalis **B12** gelangt durch die Fissura orbitalis inferior in die Augenhöhle, verläßt diese durch Canalis infraorbitalis und Foramen infraorbitale. Dabei gehen Aa. maxillares anteriores zu vorderen Zähnen und Zahnfleisch ab.

A. palatina descendens **B6** gelangt im Canalis pterygopalatinus zum Gaumen (A. palatina major **C22,** Aa. palatinae minores). Vgl. **B** und **A**!

(a. canalis pterygoidei, zieht im Canalis pterygoidei zu oberem Pharynx und Tuba auditiva.)

C *A. sphenopalatina* **BC7** tritt durch das Foramen sphenopalatinum in die Nasenhöhle und versorgt deren seitliche, hintere und mediale Wand (Aa. nasales posteriores laterales et septi **C21**). Das Nasenhöhlendach erhält Rr. nasales **C16, 20** und R. ethmoidalis anterior **C18** (aus der A. ophthalmica der A. carotis interna **C19**), die ferner noch die kleine A. meningea anterior **C17** abgibt.

A. lingualis **C29** gibt Äste **C23** für den Zungenrand (Rr. dorsales linguae), für Zungenkörper und Zungenspitze (A. profunda linguae); zu Glandula sublingualis und Zahnfleisch zieht die A. sublingualis **C24.**

A. auricularis posterior **A15,** A. submentalis **C25** und R. tonsillaris **C27** der A. facialis **C28.** A. pharyngea ascendens **C26,** zu seitlicher Pharynxwand und Paukenhöhle, Endast: A. meningea posterior (durch Foramen jugulare).

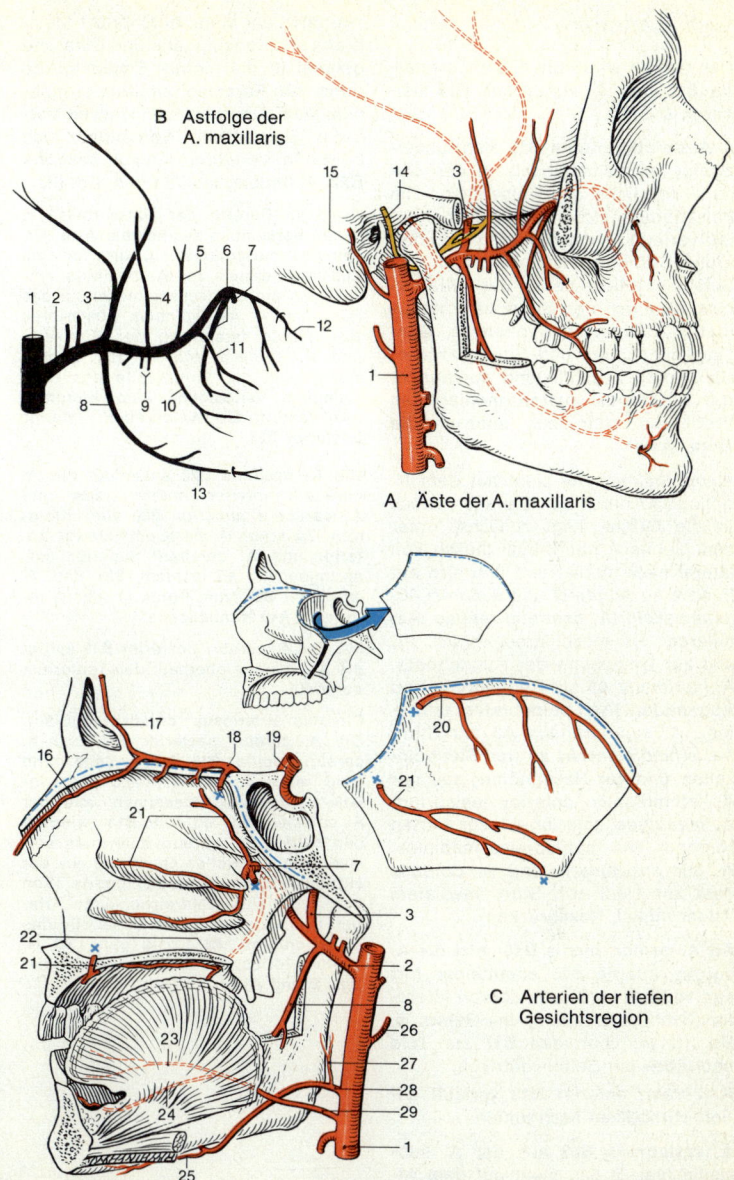

B Astfolge der A. maxillaris

A Äste der A. maxillaris

C Arterien der tiefen Gesichtsregion

Gehirnarterien

Das Gehirn wird von *A. carotis interna* **B15** und *A. vertebralis* **B26** versorgt, s. S. 52.

A **A. carotis interna B15** zieht unverzweigt zur Schädelbasis in den Canalis caroticus des Felsenbeins (im Felsenbein Ästchen zur Paukenhöhle), verläuft in der mittleren Schädelgrube S-förmig, „Karotissyphon", im Sulcus caroticus neben der Sella turcica **A6** durch den Sinus cavernosus (dabei Ästchen an Hypophyse, Ganglion semilunare und Sinus-cavernosus-Wand). Anschließend durchbricht die A. carotis interna medial vom Processus clinoideus anterior die Dura. Äste:

A. ophthalmica **A8** zieht mit dem N. opticus **A7** durch den Canalis opticus in die Orbita, liegt zunächst unter dem Sehnerv, überkreuzt diesen von lateral nach medial und teilt sich auf in Äste zu *Augapfel* und *äußeren Augenmuskeln* (A. centralis retinae, Aa. ciliares, Rr. musculares, s. Bd. III) und zur Umgebung der Augenhöhle: *A. lacrimalis* **A5** zu Tränendrüse und Augenlider (Aa. palpebrales laterales), *A. supraorbitalis* **A3** zur Stirn, *Aa. ethmoidales* **A4** zu den Siebbeinzellen und zur Nasenhöhle; aus der A. ethmoidalis anterior entspringt *A. meningea anterior* **A1** zur harten Hirnhaut. (Aa. palpebrales mediales, A. supratrochlearis und A. dorsalis nasi zur Haut von Stirn, medialem Augenwinkel, Nasenrücken).

AB *A. cerebri media* **B16** setzt die A. carotis interna **B15** unmittelbar fort und verläuft im Sulcus cerebri lateralis *(Sylvii)*, Aufteilung im Gehirn s. Bd. III (A. choroidea **B17** zur Tela choroidea der Seitenventrikel).

A. cerebri anterior **B13** verläuft auf dem Hirnbalken nach hinten.

A. vertebralis B26 aus der A. subclavia (vgl. S. 52), zieht auf dem Atlasbogen zur Mitte, durchbricht Membrana atlantooccipitalis und Dura und gelangt in die hintere Schädelgrube durch das Foramen (occipitale) magnum **A12**. Oberhalb von dessen vorderer Begrenzung vereinigen sich beide Aa. vertebrales zur *A. basilaris* **B22**. Aufteilung im Gehirn s. Bd. III.

Äste: Im Bereich der Halswirbelsäule gehen horizontale segmentale Äste (Rr. spinales, musculares) ab. Kurz vor dem Zusammenschluß zur A. basilaris entspringen die Längsanastomosen für das Rückenmark, *Aa. spinales posteriores* **B28**, paarig lateral an der Rückseite und *A. spinalis anterior* **B27** unpaar median auf der Vorderseite des Rückenmarks verlaufend. Zum Kleinhirn zieht paarig die *A. cerebelli inferior posterior* **B25**.

Die **A. basilaris B22** entsendet die *A. cerebelli inferior anterior* **B24** und *A. cerebelli superior* **B20** zum Kleinhirn. Zwischen A. cerebelli inferior anterior und A. cerebelli superior entspringen *Rr. ad pontem* **B21** und *A. labyrinthi* **B23** (zum Porus acusticus internus). **A10** N. abducens.

Mit der *A. cerebri posterior* **B19** endigt die A. basilaris oberhalb des Tentorium cerebelli.

Circulus arteriosus cerebri (Willisii). Die *A. cerebri posterior* **B19** und *A. cerebri media* **B16** jeder Seite sind durch eine *A. communicans posterior* **B18** verbunden. Zusammen mit der *A. communicans anterior* **B14** zwischen den beiden Aa. cerebri anteriores entsteht ein arterieller Gefäßring an der Hirnbasis um die Sella turcica. Von ihm aus ziehen zahlreiche kurze Arterien in die benachbarten Basalteile des Zwischenhirns. **A2** Crista galli, **A9** N. oculomotorius, **A11** A. meningea media. Vgl. **B** und **A**!

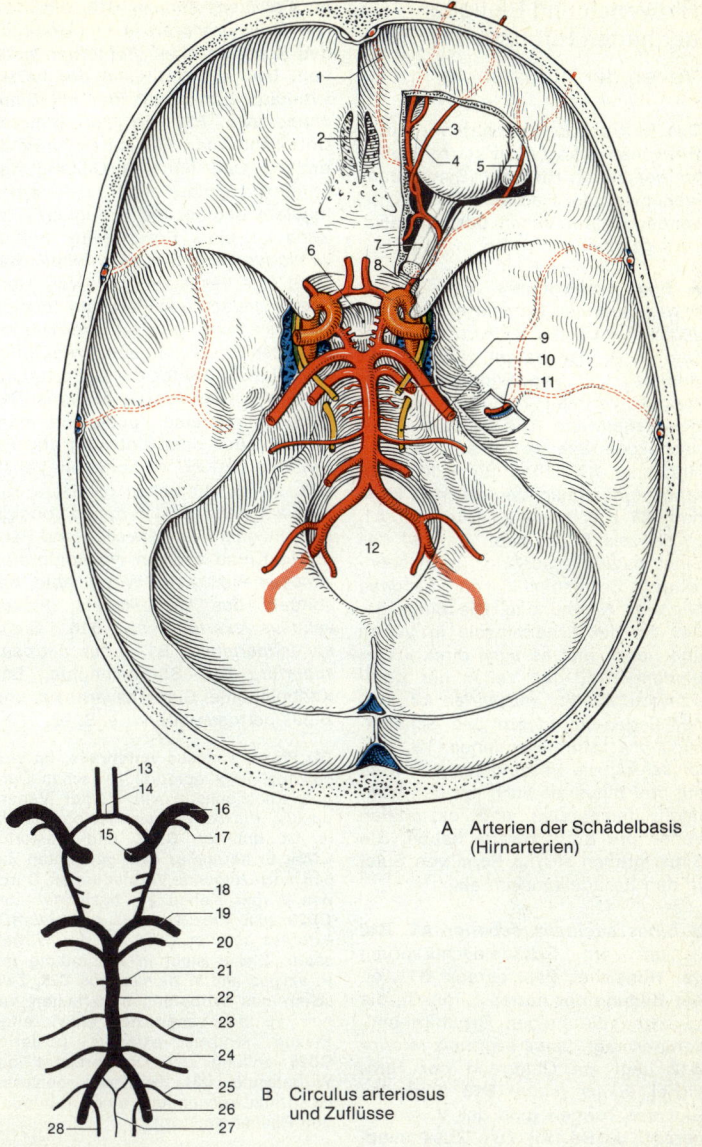

A Arterien der Schädelbasis
(Hirnarterien)

B Circulus arteriosus
und Zuflüsse

Hirnvenen und Blutleiter der harten Hirnhaut I

Venen der Wirbelsäule

Das Blut aus dem Gehirn wird über Hirnvenen zunächst in starre Blutleiter der harten Hirnhaut, Sinus, dann weiter in die Halsvenen, Gesichtsvenen oder in Venen des Wirbelkanals geleitet.

A Sinus durae matris, *Blutleiter der harten Hirnhaut.* Die starre Wand der venösen Blutleiter **A1** wird von einer Duplikatur der harten Hirnhaut **A5** gebildet und von Endothel ausgekleidet, es fehlt die Muskelschicht der Venenwand. Die auf der Oberfläche des Gehirns **A9** austretenden Hirnvenen **A8** ziehen durch den Subarachnoidealraum der weichen Hirnhaut **A6** zum nächsten Blutleiter **A1**, in den sie direkt oder, im Fall des Sinus sagittalis superior, nach seenartigen Zusammenflüssen, *Lacunae laterales* **A7,** münden. Die Sinus gehen an der Schädelbasis in Venen über, doch gibt es auch direkte Verbindungen zu den Venen der Kopfschwarte **A3,** *Vv. emissariae* **A2.** Ferner liegen im Innern des Schädelknochens zahlreiche Venen, *Vv. diploicae* **A4,** die Verbindungen sowohl mit den Sinus als auch mit den frontalen, temporalen und okzipitalen Venen der Kopfschwarte haben. Die Sinus graben sich in Form von Sulci in den Schädelknochen ein.

B *Sinus sagittalis superior* **A1, B10** verläuft am Schädeldachursprung der Hirnsichel, Falx cerebri **B11,** einer Bildung der harten Hirnhaut, die zwischen die beiden Großhirnhemisphären ragt. *Sinus sagittalis inferior* **B12** liegt am Unterrand der Hirnsichel. *Sinus rectus* **B13** führt das Blut des vorigen (und der *V. magna cerebri,* s. Bd. III) zum Zusammenfluß mit dem Sinus sagittalis superior

im *Confluens sinuum* **B15,** aus dem der *Sinus transversus* am Ursprung des Kleinhirnzeltes (Tentorium cerebelli **B14,** einer Bildung der harten Hirnhaut) hervorgeht, der als *Sinus sigmoideus* **B23** an der hinteren Unterkante der Felsenbeinpyramide entlang zum hinteren Umfang des Foramen jugulare zieht. Im Foramen jugulare beginnt die V. jugularis interna mit einer Erweiterung, *Bulbus venae jugularis. Sinus occipitalis* **B24** heißt eine Verbindung, die vom Confluens sinuum zum Foramen (occipitale) magnum gelangt (Verbindung über den Sinus marginalis zum Sinus sigmoideus). Hinter der Sella turcica **B20** steigt der *Plexus basilaris* **B21** gegen das Foramen (occipitale) magnum ab. Aus dem Sinusring um das Hinterhauptsloch entspringen *Venen* **B22,** sie durchbrechen die Dura, die sich am Rand der Foramen (occipitale) magnum von Knochen und Periost löst, und speisen die epiduralen venösen Plexus der Wirbelsäule, besonders des Wirbelkanals, *Plexus venosus vertebralis.* **B16** *Sinus sphenoparietalis,* **B17** *Sinus petrosus superior,* **B18** Stirnbeinhöhle, **B19** Keilbeinhöhle. Sinus cavernosus und Sinus petrosus inferior s. S. 62.

CD Plexus venosus vertebralis. Im Wirbelkanal liegt epidural (zwischen Dura und Knochenhaut) ein starker Venenplexus, *Plexus venosus vertebralis internus anterior* **CD27** und *posterior* **CD26.** Er hat außer dem genannten Zufluß noch folgende Verbindungen. Durch den Wirbel ziehen *Vv. basivertebrales* **CD29** zum *Plexus venosus vertebralis externus anterior* **CD30** vor der Wirbelsäule. Dieser steht in Verbindung mit *V. azygos* und *V. hemiazygos* **C28.** Zwischen den Wirbelbogen verlaufen Venen zu dem spärlich entwickelten Plexus venosus externus posterior **CD25** entlang der Dornfortsätze der Wirbelsäule. **D31** Zwischenwirbelscheibe. (Unter Verwendung einer Abbildung von Rauber-Kopsch.)

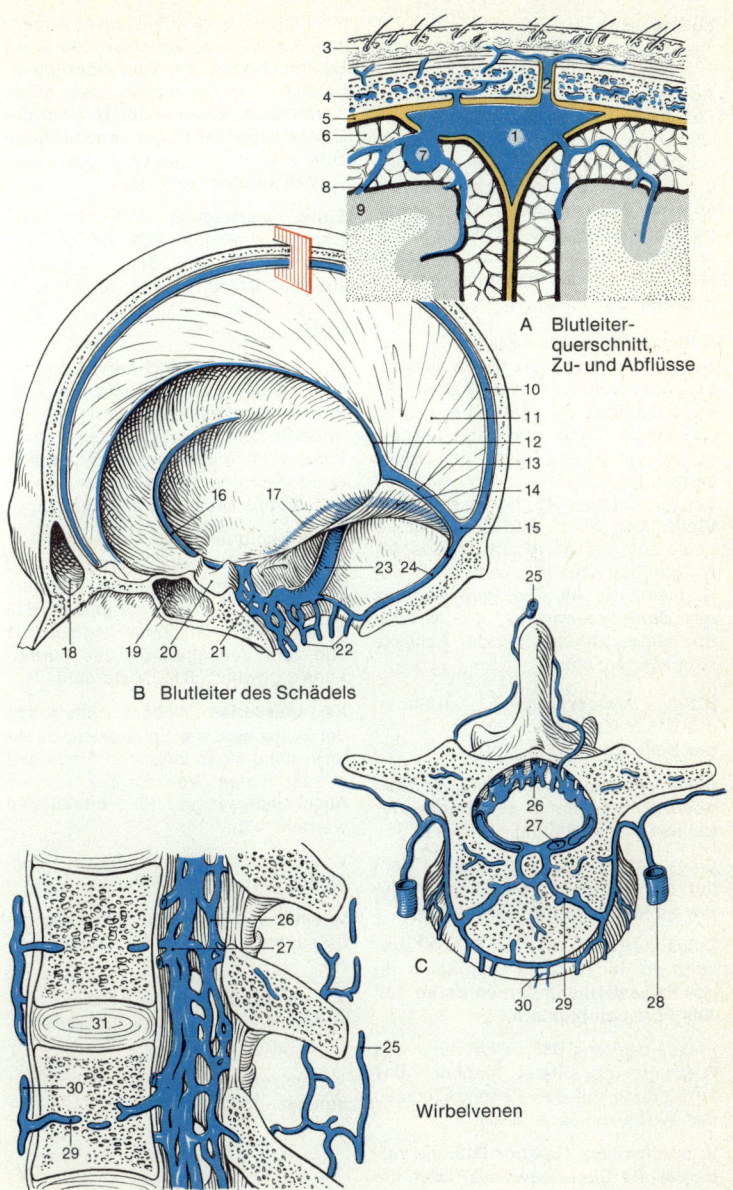

A Blutleiterquerschnitt, Zu- und Abflüsse

B Blutleiter des Schädels

C

Wirbelvenen

Blutleiter
der harten Hirnhaut II

An zwei Stellen laufen beiderseits die Sinus der Schädelbasis hauptsächlich zusammen: im *Sinus cavernosus* **AB7** der mittleren Schädelgrube: er erhält zahlreiche Zuflüsse und mündet in mehrere Abflußwege; im *Sinus sigmoideus* **B19** der hinteren Schädelgrube: er leitet als stärkster Blutleiter das Blut zum Foramen jugulare.

A Sinus cavernosus AB7, paarig, liegt zu beiden Seiten der Sella turcica, bzw. der Hypophyse **AB2** über der Keilbeinhöhle **A9.** Der Sinus wird von einem Gitter von Bindegewebssepten unterteilt. Durch den Sinus ziehen die A. carotis interna **AB4** und der N. abducens **A5,** in der seitlichen Wand des Sinus verlaufen der N. oculomotorius **A1,** N. trochlearis **A3,** N. ophthalmicus **A6** und basal der N. maxillaris **A8.** Die *Verbindungen des Sinus cavernosus,* die je nach Strömungsrichtung Zu- oder Abflüsse sein können, sind:

B *Sinus intercavernosi,* sie verbinden die Sinus cavernosi vor und hinter der Sella turcica,

Sinus sphenoparietalis **B13,** er läuft beiderseits entlang der Kante der kleinen Keilbeinflügel,

Sinus petrosus superior **B15,** er zieht auf der oberen Felsenbeinkante jeder Seite zum Sinus sigmoideus,

Sinus petrosus inferior **B14,** er gelangt an der hinteren Unterkante jedes Felsenbeins in den vorderen Teil des Foramen jugulare,

Plexus basilaris **B16,** er hat durch das Foramen (occipitale) magnum **B17** Verbindung mit den Venengeflechten des Wirbelkanals, s. S. 60.

V. ophthalmica superior **B12,** sie verbindet die Sinus cavernosi über die

V. angularis des mittleren Augenwinkels mit den Gesichtsvenen (Weg für Infektionen, die vom Oberlippenbereich zur Thrombose des Sinus cavernosus führen können). Über die Orbita bestehen ferner venöse Wege zum *Plexus pterygoideus* der tiefen Gesichtsregion (s. S. 64).

Sinus sigmoideus B19, Zuflüsse. *Confluens sinuum* **B22** ist der Zusammenfluß von *Sinus sagittalis superior* **B10** und *Sinus rectus* (s. S. 60), aus dem Confluens sinuum geht beiderseits der

Sinus transversus **B21** hervor. Er verläuft zunächst im Ursprung des Tentorium cerebelli und wird an der Hinterfläche des Felsenbeins zum *Sinus sigmoideus,* der durch den hinteren Teil des Foramen jugulare in den *Bulbus venae jugularis* führt.

Sinus occipitalis **B20,** unpaarer Blutleiter, der sich am hinteren Umfang des Foramen (occipitale) magnum teilt und als *Sinus marginalis* **B18** Verbindung zum Sinus sigmoideus und zum Venengeflecht des Wirbelkanals gewinnt. **B11** Crista galli.

Vv. emissariae. Weitere Abflußwege der Sinus sind die Emissarien, direkte Verbindungen zwischen Sinus und extrakranialen Venen. Sie können Ausbreitungswege für Infektionen werden.

V. emissaria mastoidea (Sinus transversus – V. occipitalis),

V. emissaria parietalis (Sinus sagittalis superior – Venen der Kopfschwarte),

V. emissaria condylaris (Sinus sigmoideus – Plexus venosus vertebralis externus),

V. emissaria occipitalis (Confluens sinuum – V. occipitalis).

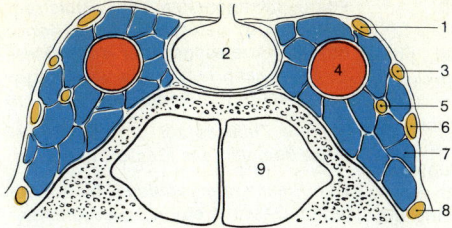

A Sinus cavernosus,
Querschnitt

B
Blutleiter der Schädelbasis,
Abflüsse

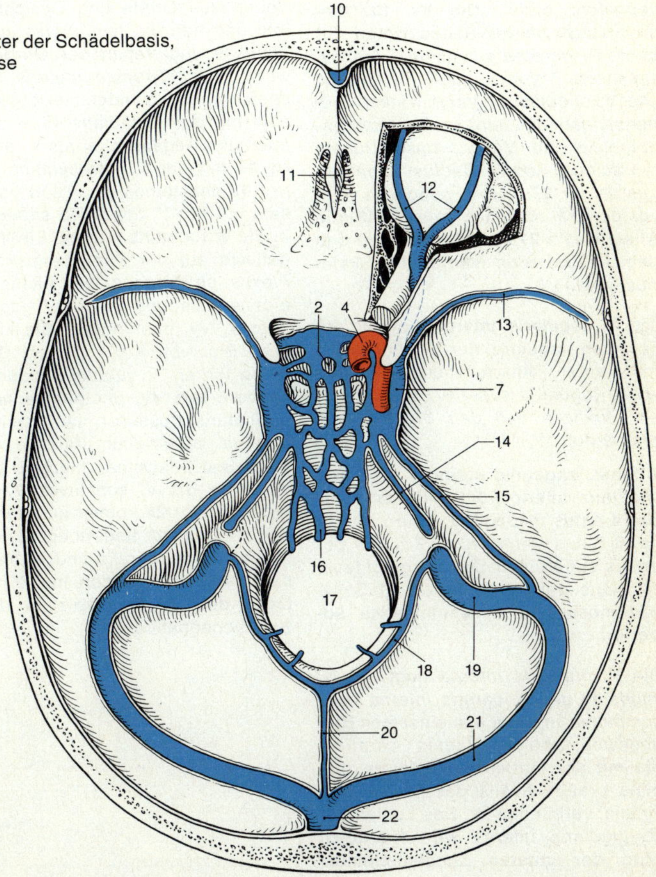

Gesichts- und Halsvenen

Das Blut aus Gesichtsschädel, oberem Teil der Halsorgane und größtenteils aus dem Gehirnschädel, also den Ausbreitungsgebieten von A. carotis interna und externa, wird in einer großen Halsvene, *V. jugularis interna* **25,** und mehreren kleinen Venen zur oberen Brustkorböffnung geleitet, wo die V. jugularis interna mit der aus Schulter und Arm kommenden *V. subclavia* **22** die *V. brachiocephalica* bildet. Die Vv. brachiocephalicae beider Seiten treten zur oberen Hohlvene zusammen. Am Zusammenfluß von V. jugularis interna und V. subclavia, „*Venenwinkel*" genannt, mündet ein großes Lymphgefäß in die Venen, links *Ductus thoracicus,* rechts *Ductus lymphaticus dexter* **27.** Die V. subclavia liegt vor dem M. scalenus anterior **19,** die A. subclavia **21** zwischen diesem und dem M. scalenus medius **18** (Skalenuslücke!).

Die **V. jugularis interna** beginnt im Foramen jugulare der Schädelbasis mit einer Anschwellung, *Bulbus venae jugularis superior.* Hier nimmt sie *Zuflüsse aus den Sinus durae matris* auf:

1 Sinus sagittalis superior, **2** Sinus sagittalis inferior, **3** Confluens sinuum, **4** Sinus rectus, **5** V. cerebri magna, **6** Sinus transversus, **7** Sinus petrosus superior, **8** Sinus sigmoideus, **10** Sinus petrosus inferior, **11** Sinus cavernosus, **12** V. ophthalmica superior.

Die *V. jugularis interna* liegt mit *N. vagus* **16** und *A. carotis interna* bzw. *communis* in einer gemeinsamen Bindegewebsscheide, *Vagina carotica,* die mit der mittleren Halsfaszie, Lamina praetrachealis der Fascia cervicalis, verbunden ist. Das Lumen der V. jugularis interna wird hierdurch (Zug der unteren Zungenbeinmuskeln!) offengehalten, der Blutstrom zum Herzen gefördert. Bei perforierenden Verletzungen der Vene (Messerstich) kann Luft in die Vene angesaugt werden (Luftembolie).

Weitere Zuflüsse zur V. jugularis interna kommen *aus Gesicht und Hals:*

Der *Plexus pterygoideus* **14,** in der tiefen Gesichtsregion zwischen Kaumuskeln gelegen, steht in Verbindung mit dem *Sinus cavernosus* **11** und mit zahlreichen Venen, darunter Venen aus Orbita und Gesicht. Aus ihm und den *Vv. temporales superficiales* **9** und Venen der Ohrgegend wird die *V. retromandibularis* **17** gespeist. Diese mündet meist gemeinsam mit der *V. facialis* **15** – die im medialen Augenwinkel als *V. angularis* **13** mit der *V. ophthalmica superior* **12** anastomosiert – und gemeinsam mit der *V. thyroidea superior* **24** in die V. jugularis interna. Ein Venengeflecht auf der Pharynxmuskulatur, *Plexus pharyngeus,* hat häufig eine eigene Mündung in die V. jugularis interna, Vv. pharyngeae. Sie können auch Blut von Kehlkopf und Schilddrüse führen. *V. jugularis externa* **20** entsteht aus Vv. occipitales und V. auricularis posterior, läuft zwischen Lamina superficialis fasciae cervicalis und Platysma, mündet häufig direkt in die V. subclavia. *V. jugularis anterior* **26** kommt aus der Zungenbeingegend, liegt ebenfalls extrafaszial. *V. vertebralis* und *V. thoracica interna* **23** münden meist in der Nähe des Venenwinkels in die V. brachiocephalica.

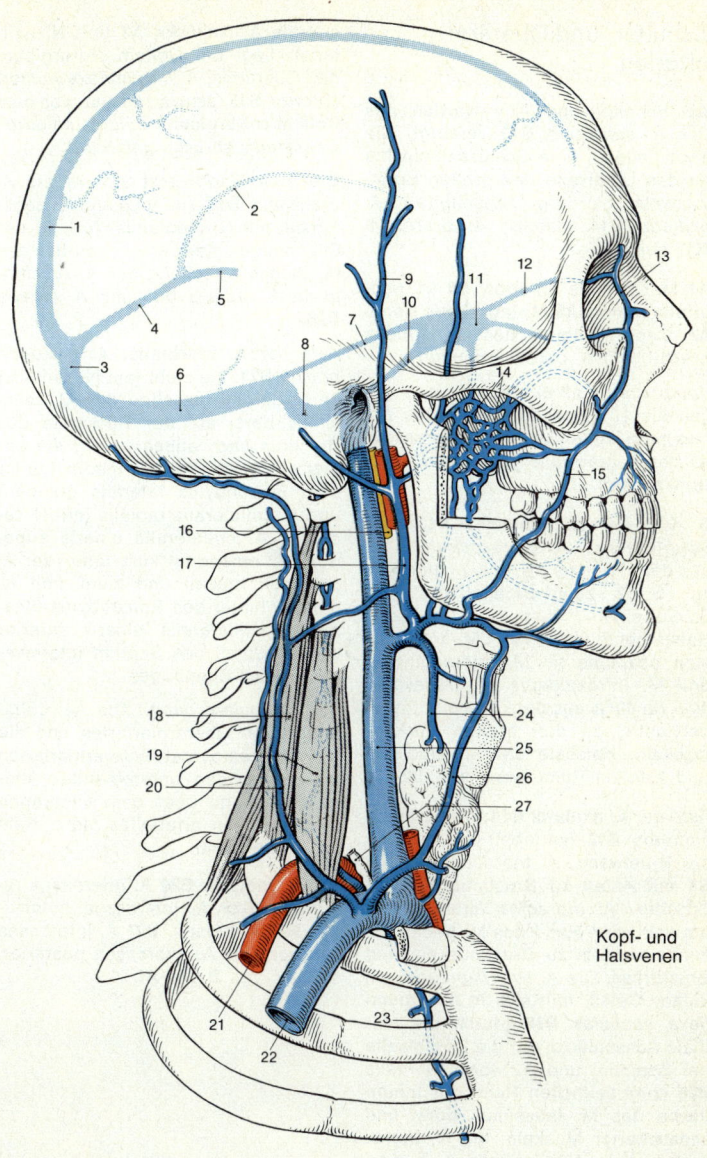

Kopf- und
Halsvenen

Schulter- und Oberarmarterien

AB Schulter und Arm werden aus der *A. subclavia* **B13** versorgt, die anschließend, vom Schlüsselbein bis an den Unterrand des großen Brustmuskels (vordere Achselfalte!) *A. axillaris* **B14,** danach *A. brachialis* **B17** heißt.

A1 M. scalenus anterior, **A4** M. pectoralis minor, **A5** M. latissimus dorsi, **A7** Caput longum des M. triceps brachii, **B11** A. carotis communis.

Kompression **A2** *der A. subclavia* gegen die 1. Rippe durch Zug des Armes nach hinten unten, *Kompression* **A6** *der A. brachialis* gegen den Oberarmknochen.

B *Äste der* **A. subclavia B13** *zum Schultergürtel: A. suprascapularis* **B9** aus dem *Truncus thyrocervicalis* **B10,** vgl. S. 52, zieht parallel mit dem Schlüsselbein durch die seitliche Halsgegend über das Lig. transversum scapulae zu M. supraspinatus und M. infraspinatus. *A. transversa colli* (in 40 % aus dem Truncus thyrocervicalis) zu den breiten Rückenmuskeln. Halsäste der A. subclavia und Äste zur Rumpfwand s. S. 52.

Äste der **A. axillaris B14:** A. thoracica suprema **B12** (variabel) zu Muskeln der Brustwand, *A. thoracoacromialis* **B8** mit Ästen zu Brustmuskeln und Schulter, *A. thoracica lateralis* **B19** am seitlichen Rand des M. pectoralis minor abwärts zu Brustmuskeln und Brustdrüse. Die *A. subscapularis,* ein kurzes Gefäß, teilt sich in *A. circumflexa scapulae* **B18** (durch die mediale Achsenlücke auf die Dorsalseite der Scapula) und *A. thoracodorsalis* **B20** (zum seitlichen Rand der Innenfläche des M. latissimus dorsi und benachbarter Muskeln, mit *N. thoracodorsalis). A. circumflexa humeri posterior* **B16,** starker Ast durch die laterale Achsellücke **A3** (mit N. axillaris), liegt am Collum chirurgicum des Oberarms, *A. circumflexa humeri anterior* **B15,** schwacher Ast, vor dem Collum chirurgicum; *beide sind durch Oberarmhalsbrüche gefährdet.*

Die *A. axillaris* setzt sich in die *A. brachialis* **B17** (in medialer Bizepsfurche, mit N. medianus) fort. In der Ellenbeuge unter der Aponeurose des M. biceps Aufteilung der *A. brachialis* in *A. radialis* **B23** und *A. ulnaris* **B26.**

Äste der **A. brachialis:** *A. profunda brachii* **B21,** sie zieht (mit N. radialis) unter der Ansatzsehne des M. latissimus dorsi auf der Rückseite des Humerus nach außen unten; sie endigt als A. collateralis media (hinter dem Epicondylus lateralis gelegen) und A. collateralis radialis (mit N. radialis). A. collateralis ulnaris superior **B22** entspringt kurz unter der A. profunda brachii und zieht (mit N. ulnaris) hinter den Epicondylus ulnaris. A. collateralis ulnaris inferior verläuft durch das Septum intermusculare zum Ellenbogen.

Rete articulare cubiti: Die Aa. collaterales der Oberarmarterien und die Aa. recurrentes der Unterarmarterien (s. S. 68) bilden untereinander Anastomosen und über dem Olecranon insgesamt ein arterielles Netz, Rete articulare cubiti.

B23 A. radialis, **B24** A. interossea recurrens, **B25** A. interossea communis, **B26** A. ulnaris, **B27** A. interossea anterior, **B28** A. interossea posterior, s. S. 68. Vgl. **B** und **A!**

A A. subclavia,
axillaris und
brachialis

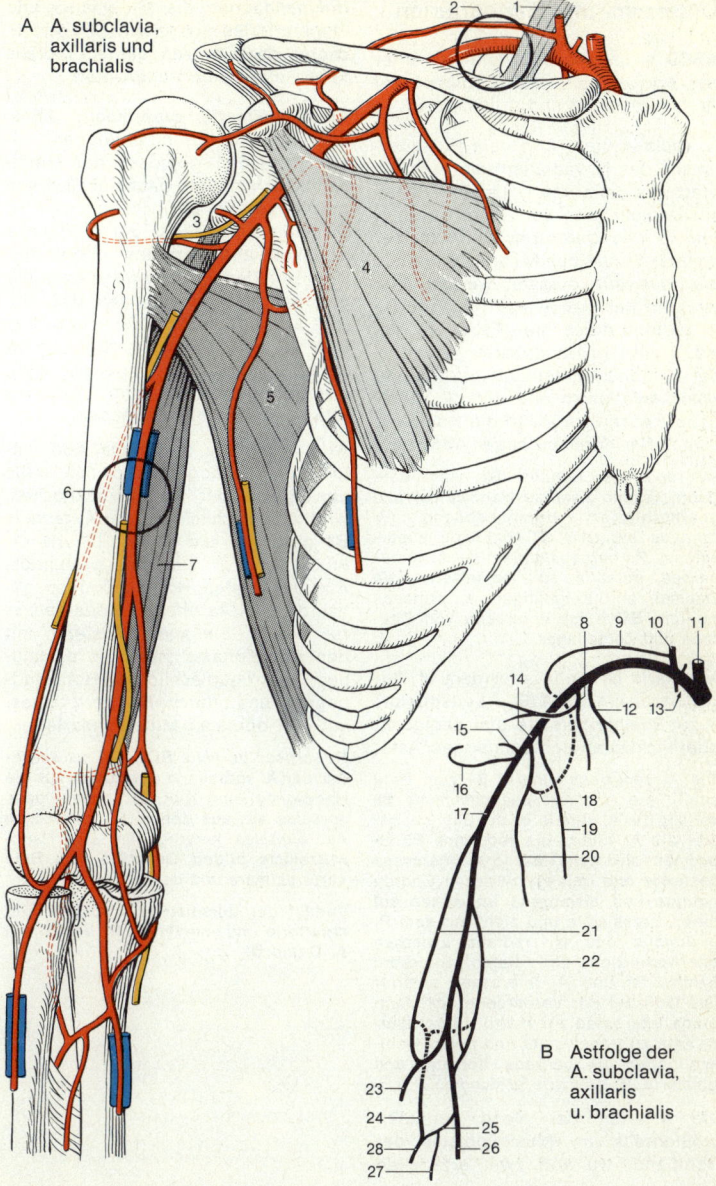

B Astfolge der
A. subclavia,
axillaris
u. brachialis

Unterarm- und Handarterien

ABCD *A. brachialis* **B1** teilt sich unter der Aponeurosis des M. biceps auf in *A. radialis* **B3** und *A. ulnaris* **B7**.

A. radialis zieht (mit dem R. superficialis des N. radialis) unter dem M. brachioradialis **A14** — Leitstruktur! — zur Daumenseite der Hand. Im unteren ⅓ des Unterarms kann medial von der Sehne des M. brachioradialis die *Pulswelle* getastet werden **A16.** In Höhe der Handwurzel gelangt die A. radialis durch die „Tabatière" (s. Bd. I) auf den Handrücken, läuft dorsal um den 1. Mittelhandknochen und zwischen diesem und dem 2. Mittelhandknochen zurück in die Hohlhand zum *tiefen Hohlhandbogen* **AB8.** Äste:

A. recurrens radialis **B2** zum Rete cubiti, kleine Äste zu Handwurzel und oberflächlichem Hohlhandbogen (R. carpeus palmaris, R. palmaris superficialis, R. carpeus dorsalis), *A. metacarpea dorsalis* zur Dorsalseite von Daumen und Zeigefinger, A. princeps pollicis **BC11** zur Volarseite von Daumen und Zeigefinger.

A. ulnaris B7 zieht unter dem M. flexor carpi ulnaris **A15** — Leitstruktur! — zur Kleinfingerseite und endigt im oberflächlichen Hohlhandbogen. Äste:

Die *A. recurrens ulnaris* **B4** zum Rete cubiti, die *A. interossea communis* **B6** verläßt die A. ulnaris in der Ellenbeuge, gibt die A. interossea recurrens **B5** ab und teilt sich sofort auf in *A. interossea posterior* (sie gelangt zwischen Chorda obliqua und Membrana interossea auf deren Dorsalseite und zieht mit dem R. profundus des N. radialis zwischen oberflächlichen und tiefen Streckern handwärts) und *A. interossea anterior* (sie läuft auf der Vorderseite der Membrana interossea zur Hand); ferner kleine Äste zu Handwurzel und tiefem Hohlhandbogen (R. carpeus dorsalis und palmaris, R. palmaris profundus).

Die Arterien der Hand verlaufen größtenteils im Muskelpolster der Hohlhand, wo von zwei arteriellen *Hohlhandbogen* die Mittelhand- und Fingerarterien ausgehen. Ein schwächerer dorsaler Ast der A. radialis führt Gefäße zum Handrücken.

Arcus palmaris superficialis AB10, *oberflächlicher Hohlhandbogen,* distal nahe den Köpfchen der Mittelhandknochen, wird hauptsächlich von der *A. ulnaris* **B7** gespeist (der R. palmaris superficialis der A. radialis ist inkonstant). Aus dem oberflächlichen Hohlhandbogen entspringen die 3 *Aa. digitales communes* **B12,** die je 2 *Aa. digitales palmares propriae* **B13** zu den einander zugekehrten Seiten benachbarter Finger schicken. Der 5. Finger erhält seine Arterie direkt aus dem Hohlhandbogen.

Arcus palmaris profundus AB8, *tiefer Hohlhandbogen,* proximal nahe den Basen der Mittelhandknochen, wird hauptsächlich von der *A. radialis* **B3** gespeist, aus der A. ulnaris erhält er den R. palmaris profundus. Aus dem tiefen Hohlhandbogen gehen die 3–4 *Aa. metacarpeae palmares hervor.* Sie anastomosieren mit den Aa. digitales palmares communes des oberflächlichen Hohlhandbogens und, durch *Rr. perforantes,* mit den dorsalen Mittelhandarterien.

R. carpeus dorsalis **BC9,** ein schwacher Ast der A. radialis, zieht dorsal auf die Handwurzel und gibt *Aa. metacarpeae dorsales* ab, aus denen die schwachen *Aa. digitales* hervorgehen. Die Handwurzeläste bilden Geflechte, ein Rete carpi palmare und dorsale.

Verlauf der dorsalen und volaren Fingerarterie und -nerven s. **D.** Vgl. **B** mit **A, C** und **D!**

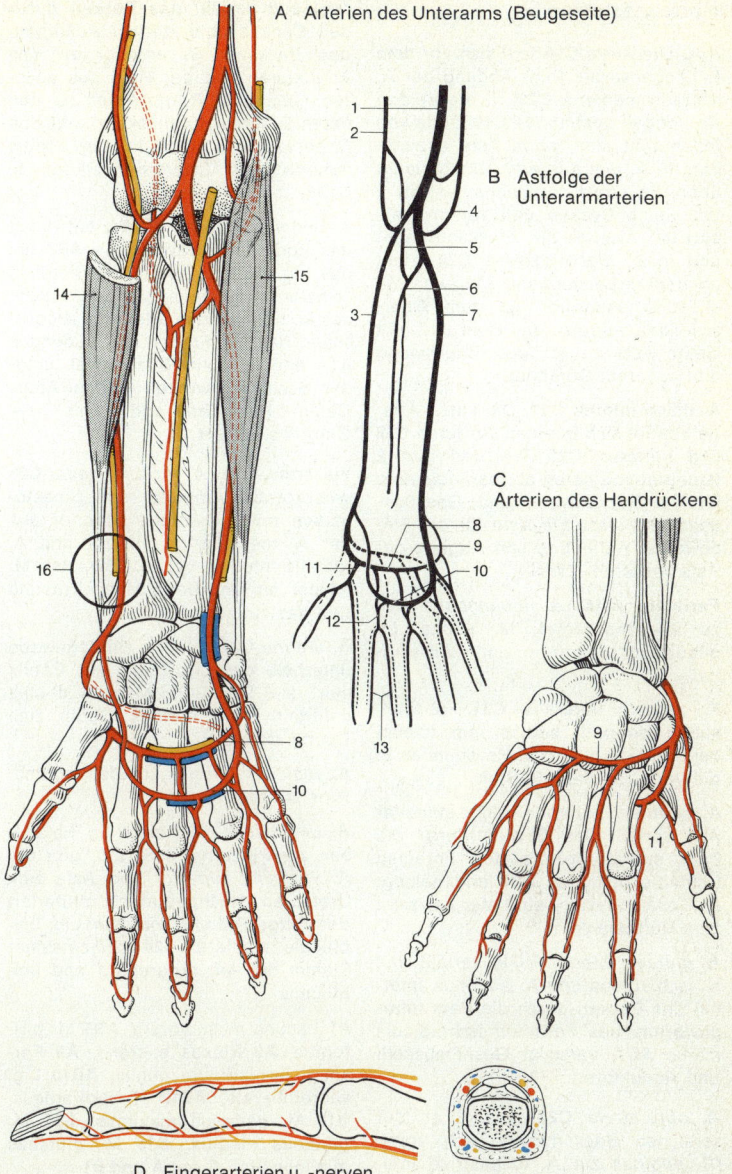

A Arterien des Unterarms (Beugeseite)

B Astfolge der Unterarmarterien

C Arterien des Handrückens

D Fingerarterien u. -nerven

Beckenarterien

ABC Die *Aorta* **C18** teilt sich vor dem 4. Lendenwirbel (hier Abgang der A. sacralis mediana **C29**) in die beiden *Aa. iliacae communes* **C19**. Jede von ihnen teilt sich, ohne Äste abzugeben, in *A. iliaca interna* **C21** (gelangt über die Linea terminalis, s. Bd. I, ins kleine Becken und versorgt als einzige Arterie die Beckenorgane) und in *A. iliaca externa* **C20** (zieht unter dem Leistenband **A2** durch die „Lacuna vasorum" **A3** zum Oberschenkel, versorgt das Bein und gibt kleine Äste zu vorderer Bauchwand und äußerem Genitale).

A. iliaca interna C21. Die kurze Arterie spaltet sich in einen vorderen **C22** und hinteren **C23** Teil und gibt 2 Gruppen von Ästen ab, *parietale Äste* für die Beckenwand und Gesäßgegend und *viszerale Äste* für die Eingeweide. Aufteilung und Abgang der Äste variieren stark.

Parietale Äste: *A. iliolumbalis* **C30** zu Beckenschaufel, M. psoas, M. quadratus lumborum und Wirbelkanal.

A. sacralis lateralis **C31,** verläuft, häufig doppelt, seitlich am Kreuzbein abwärts und gibt Rr. spinales in die vorderen Sakrallöcher.

A. glutaea superior **C32**, stärkster Ast, verläßt das Becken durch die Pars suprapiriformis des Foramen ischiadicum majus **AB4** und gelangt zu Gesäßmuskeln; ein tiefer Ast zieht zum Hüftgelenk.

A. glutaea inferior **BC16** verläßt (mit N. ischiadicus und A. pudenda interna) das Becken durch die Pars infrapiriformis des Foramen ischiadicum majus **AB7**, versorgt Gesäßmuskeln und Adduktoren.

A. obturatoria **C25** gelangt an der seitlichen Beckenwand nach vorne (*R. pubicus* zur A. epigastrica inferior) und verläßt das Becken durch den Canalis obturatorius. Außerhalb des Beckens: *R. anterior* zu den Adduktoren und der Haut des äußeren Genitales, *R. posterior* zu den tiefen äußeren Hüftmuskeln, gibt den *R. acetabularis* durch das Lig. capitis femoris zum Oberschenkelkopf, s. S. 72.

A. pudenda interna **BC17** zieht durch das Foramen infrapiriforme **AB7** um das Lig. sacrospinale **A8**, verläuft im Canalis pudendalis (in der Faszie des M. obturatorius internus). Alcockscher Kanal) mit dem N. pudendus **A11** entlang dem Sitzbeinast unter den Schambeinwinkel. Äste zu Anus, Damm, Harnröhre und Penis bzw. Clitoris s. S. 294.

Viszerale Äste: *A. rectalis media* **C28** versorgt die Ampulla recti (Anastomosen mit A. rectalis superior aus der A. mesenterica inferior und A. rectalis inferior, vgl. S. 232), den M. levator ani und beim Mann Prostata und Vesicula seminalis.

A. uterina **C27** zieht im Bindegewebe unterhalb des Lig. latum zur Cervix uteri, s. S. 288. Beim Mann A. ductus deferentis, ein dünnes Gefäß zum Ductus deferens.

A. vesicalis inferior zu Blasengrund, Prostata bzw. Vagina.

A. umbilicalis **C26** zieht im Fetalleben zur Placenta, s. S. 310, gibt die *A. vesicalis superior* und Äste zum Ureter ab. Nachgeburtlich obliteriert der übrige Teil und wird zum Lig. umbilicale mediale. **C24** gemeinsamer Stamm der Aa. obturatoria und umbilicalis.

A1 Lacuna musculorum, **AB5** M. piriformis, **A6** Plexus sacralis, **A9** Foramen ischiadicum minus, **AB10** Lig. sacrotuberale, **AB12** N. ischiadicus, **B13** M. glutaeus maximus, **B14** M. glutaeus medius, **B15** M. glutaeus minimus. Vgl. **C** mit **A** und **B**!

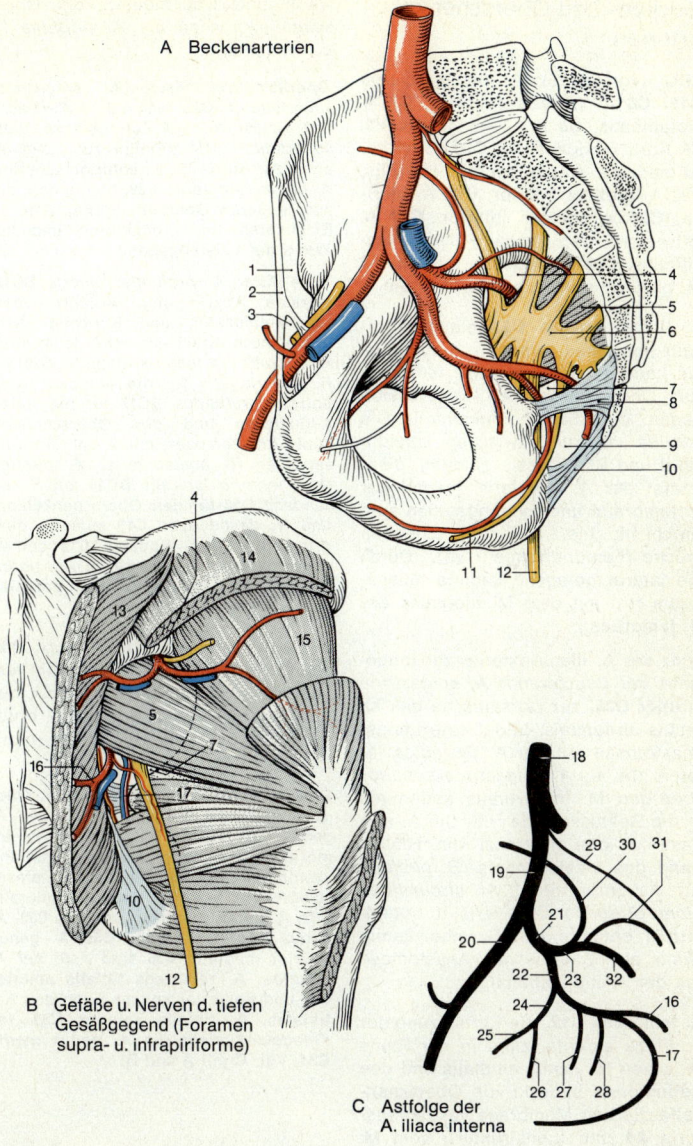

A Beckenarterien

B Gefäße u. Nerven d. tiefen
Gesäßgegend (Foramen
supra- u. infrapiriforme)

C Astfolge der
A. iliaca interna

Becken- und Oberschenkel-arterien

ABC (vgl. S. 70) *A. iliaca interna*
C19: C6 A. glutaea superior, **C7** A.
iliolumbalis, **C8** A. iliaca communis,
C9 Aorta abdominalis, **C20** A. sacralis mediana, **C21** A. sacralis lateralis,
C22 A. glutaea inferior, **C23** A. uterina, **C24** A. rectalis inferior, **C27** A.
obturatoria nach Abgang der A. umbilicalis, **C28** A. pudenda interna. **A2**
M. piriformis, **A3** Lig. sacrospinale.

A. iliaca externa C5 gelangt oberhalb der Linea terminalis und durch
die Lacuna vasorum als *A. femoralis*
zum Oberschenkel (**A1** Kompression
gegen den Schambeinkamm!). Die
Lacuna vasorum, zwischen Leistenband und Psoasfaszie gelegen, dient
lateral der *A. femoralis,* medial der
V. femoralis und *Lymphgefäßen* zum
Durchtritt; hier kommen Schenkel-
brüche (Femoralhernien) vor. (Durch
die lateral gelegene Lacuna musculorum tritt mit dem M. iliopsoas der
N. femoralis.)

Äste der A. iliaca externa zur Innenseite der *Bauchwand: A. epigastrica
inferior* **C25,** zur Dorsalfläche des M.
rectus abdominis, bildet eine Längsanastomose mit der A. thoracica interna, die als *A. epigastrica superior*
über den M. transversus abdominis
in die Rektusscheide tritt. Die A. epigastrica inferior kreuzt die Hinterwand des Leistenkanals *(R. pubicus*
zur A. obturatoria). *A. circumflexa
ilium profunda* **C10** verläuft bogenförmig entlang dem Darmbeinkamm
(Äste zur Bauchwand, Anastomose
mit der A. iliolumbalis).

A. femoralis C12, die Fortsetzung der
A. iliaca externa, zieht in der Rinne
zwischen M. vastus medialis und den
Adduktoren, bedeckt von Oberschenkelfaszie und Membrana vastoadductoria **A4** und (Leitstruktur!) vom M.
sartorius im *Canalis adductorius* ab-

wärts und tritt medial vom Ober-
schenkelknochen als *A. poplitea* in
die Kniekehle.

Oberflächliche Äste: *A. epigastrica
superficialis* **C26** an die Außenfläche
der Bauchwand, *A. circumflexa ilium
superficialis* **C11** parallel zum Leistenband zur Spina iliaca anterior superior.
A. pudenda externa **C29,** häufig doppelt,
zum äußeren Genitale. Ferner Äste zu
Extensoren und Adduktoren und zur
Wand der Leistengegend.

Tiefe Äste: *A. profunda femoris* **BC13,**
stärkste Abzweigung, ernährt Oberschenkelmuskeln und Knochen. Äste
(häufig auch direkt aus der A. femoralis):
A. circumflexa femoris medialis **C30** mit
R. superficialis für die oberflächlichen
und *R. profundus* **BC17** für die tiefen
Adduktoren und den Oberschenkelkopf. Anastomosen mit A. obturatoria,
variabler *R. acetabularis. A. circumflexa femoris lateralis* **BC15** mit *R. ascendens* **C14** für den Oberschenkelkopf
und *R. descendens* **C16** zum M. qua-
driceps femoris. Endäste **C18** der A.
profunda femoris sind 3 (−5) Aa. perfo-
rantes zu Adduktoren und dorsalen
Oberschenkelmuskeln.

B *Oberschenkelhals und -kopf* **B40**
und Gelenkkapsel werden mithin aus
beiden Aa. circumflexae femoris, der
Kopf wird zusätzlich aus der A. obturatoria (R. acetabularis im Lig. capitis femoris **B39**) ernährt.

Rete articulare genus, vor dem Kniegelenk, erhält folgende Zuflüsse. *A.
genus descendens* **C31,** aus der A. femoralis, durchbohrt die Membrana
vastoadductoria **A4** und läuft auf dieser
abwärts. A. genus superior lateralis
C32, A. genus superior medialis **C33,** A.
genus inferior lateralis **C35,** A. genus
inferior medialis **C36** sind *Äste der A.
poplitea.* A. recurrens tibialis anterior
C37 und posterior kommen von den Aa.
tibiales. A. tibialis anterior **C38.** *Ins
Kniegelenk zieht die A. genus media*
C34. Vgl. **C** mit **A** und **B**!

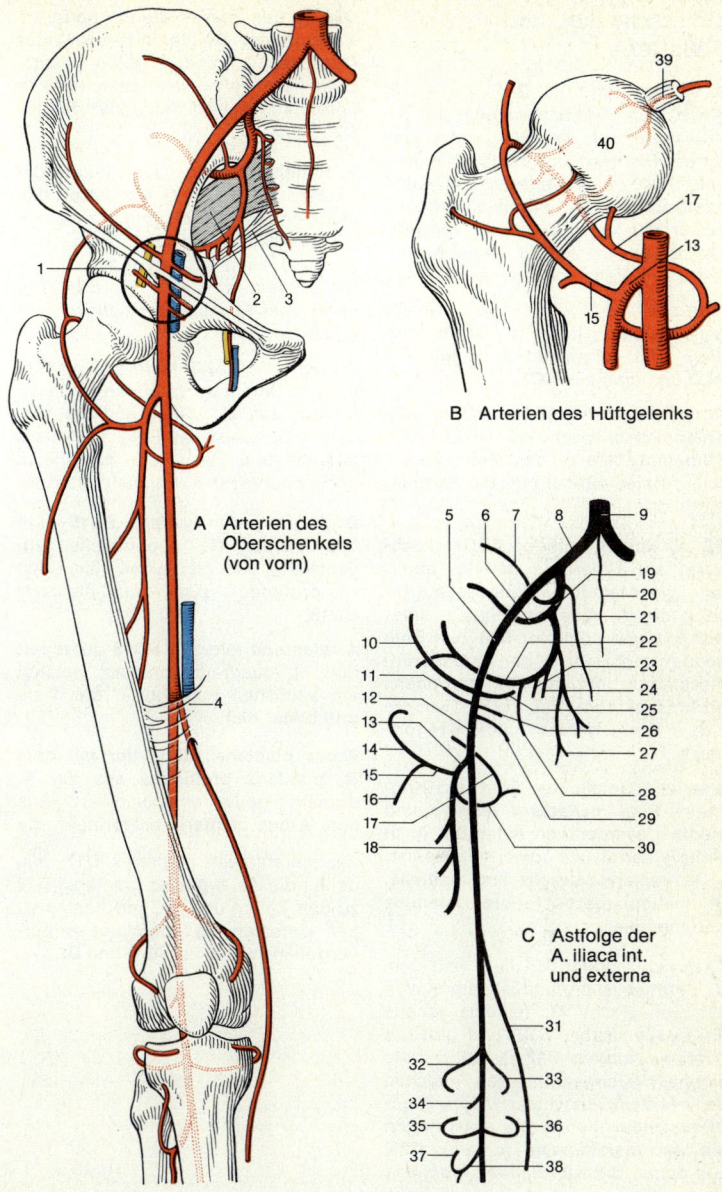

A Arterien des
Oberschenkels
(von vorn)

B Arterien des Hüftgelenks

C Astfolge der
A. iliaca int.
und externa

Unterschenkel- und Fußarterien

A A. poplitea. Die Beinarterie tritt durch den Adduktorenkanal in die Kniekehle auf die Beugeseite des Knies. Sie wird bis zu ihrer Aufteilung in *A. tibialis anterior* **ABC7** und *posterior* **AB9** A. poplitea genannt. In der Kniekehle **A3** liegen, von dorsal lateral nach ventral medial gestaffelt, Nerv, Vene und Arterie.

Äste zum *Rete genus* (vgl. S. 72): A. genus superior lateralis **AC4** und medialis **AC1**, A. genus inferior lateralis **AC6** und medialis **AC2**.

A. genus media **A5** durchbohrt die Kniegelenkskapsel und ernährt den Bindegewebsraum des Kniegelenks. Aa. surales versorgen die Wadenmuskulatur.

BC A. tibialis anterior ABC7 durchbohrt am Unterrand des M. popliteus die Membrana interossea (Abgang der A. recurrens tibialis anterior **B11** und posterior **B10** zum Rete genus) und zieht in der Extensorenmuskulatur (mit dem N. peronaeus profundus) zum Fußrücken, wo sie sich in die *A. dorsalis pedis* **B14** fortsetzt.

Arterielle Gefäßnetze über den Knöcheln, *Rete malleolare laterale* und *mediale,* werden von Ästen der A. tibialis anterior und posterior gespeist: A. malleolaris lateralis und medialis, Rr. malleolares posteriores laterales und mediales.

A. dorsalis pedis **B14** liegt (mit dem N. peronaeus profundus) lateral von der Sehne des M. hallucis longus (Pulswelle tastbar **C22**) und gibt die *A. tarsea lateralis* **B12** ab, mit der sie einen Gefäßbogen über den Köpfchen der Mittelfußknochen, *A. arcuata* **BD16,** bildet. Von dieser entspringen die *Aa. metatarseae dorsales* **C23,** aus denen die *Aa. digitales dorsales* **C24** zu den Zehen, die Rr. perforantes und der R. plantaris profundus (zwischen 1. und 2. Mittelfußknochen) zur Fußsohle ziehen. **C19** N. peronaeus superficialis, **C21** Fibula, **C20** Tibia.

A. tibialis posterior, die stärkere der beiden Aa. tibiales, tritt unter den Sehnenbogen des M. soleus zwischen die oberflächlichen und tiefen Beuger und zieht (mit dem N. tibialis) hinter dem medialen Knöchel, bedeckt vom M. abductor hallucis, zur Fußsohle. Äste:

A. peronaea **AB8** läuft am Wadenbein entlang zum lateralen Knöchel, ernährt den M. soleus und die Mm. peronaei, speist das Rete malleolare laterale und das Rete calcaneum (Verbindung zur A. tibialis posterior).

D *A. plantaris medialis* **BD15** geht oberflächlich (R. superficialis) zur Großzehe und gibt einen tiefen Ast (R. profundus) zum *Arcus plantaris* **BD16.**

A. plantaris lateralis **BD13** überquert den M. quadratus plantae, gelangt am seitlichen Fußrand in die Tiefe und bildet den

Arcus plantaris BD16, der mit dem R. plantaris profundus aus der A. dorsalis pedis anastomosiert. Aus dem Arcus plantaris entspringen die

Aa. metatarseae plantares **D17,** aus denen die *Aa. digitales plantares* **D18** zu den Zehen und Rr. perforantes zu den dorsalen Aa. metatarseae hervorgehen. Vgl. **B** mit **A, C** und **D**!

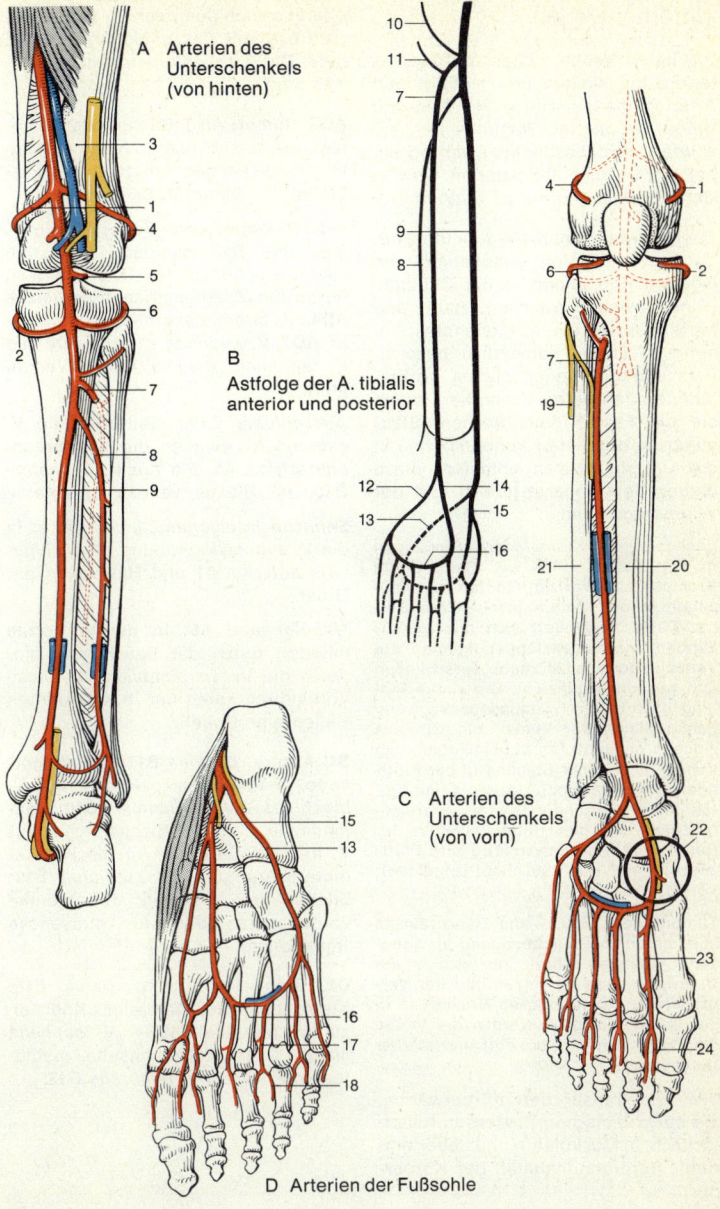

A Arterien des
Unterschenkels
(von hinten)

B
Astfolge der A. tibialis
anterior und posterior

C Arterien des
Unterschenkels
(von vorn)

D Arterien der Fußsohle

Unterhautvenen

Die **tiefen Venen** ziehen mit den Arterien, bei kleinen und mittelgroßen Arterien (hauptsächlich von Arm und Bein) als paarige Begleitvenen; sie werden nicht besonders besprochen, bei Darstellung der Arterien wird in den Abbildungen an sie erinnert.

Die **Unterhautvenen**, *Vv. subcutaneae,* dagegen verlaufen unabhängig von Arterien. Sie bilden in der Subcutis (Bindegewebe zwischen Haut und Muskelfaszie) ein ausgedehntes *Venennetz.* Einige namentlich bezeichnete stärkere Venen stellen Verbindung zu den tiefen Venen her, indem sie die Faszie durchbrechen. Stauungen in den tiefen Venen können in die Unterhautvenen ablaufen, diese dienen dem Druckausgleich und der Wärmeregulation.

Venenstauung, Krampfadern. Stauungen in den tiefen Venen der Beine (tiefe Krampfadern, *Varizen)* führen zu Stauungen in den Unterhautvenen der Beine. Dabei vergrößert sich das Venenkaliber, die Venenklappen können die Venenlichtung nicht mehr verschließen und werden insuffizient. Die starke Füllung führt zur Längsdehnung und Schlängelung der Venen, ein Circulus vitiosus entsteht. Bei Leberschrumpfung kommt es zu einer Stauung in der Pfortader. Diese hat über Lig. teres und Lig. falciforme Verbindungen, Vv. paraumbilicales, mit den Unterhautvenen der Bauchwand. Auf diesem Weg wird Pfortaderblut auf die Bauchhaut abgeleitet, vgl. S. 234.

Tumoren des Brust- und Bauchraumes können durch Raumbeengung zu venösen Stauungen führen, die sich in die Unterhautvenen fortsetzen. Mit der Vergrößerung der weiblichen Brustdrüse in der Schwangerschaft werden die Venen der Brust sichtbar vermehrt und stärker durchblutet.

Das Blut transportiert Körperwärme, die bei chemischen Prozessen hauptsächlich in Muskulatur und Leber entsteht. Infrarotaufnahmen der Körperoberfläche zeigen deshalb besonders eindrucksvoll das subkutane Venennetz. Die wichtigsten subkutanen Venen sind:

ABD Rumpf: An 7 Stellen des Rumpfes laufen subkutane Venen strangförmig zusammen, um durch die Faszie in tiefe Venen zu münden.

Leistenbeuge jeder Seite: In die *V. femoralis* **D13** münden durch den Hiatus saphenus der Oberschenkelfaszie die *V. epigastrica superficialis* **AD6**, *V. circumflexa ilium superficialis* **AD7**, *V. pudenda externa* **AD8** und *V. saphena magna* **D14** („Venenstern").

Achselhöhle jeder Seite: In die *V. axillaris* **A2** münden die *V. thoracoepigastrica* **A4** und die *V. cephalica* **B10. A3** Plexus venosus areolaris.

Seitliche Halsgegend jeder Seite: In die *V. subclavia* münden die *V. jugularis anterior* **A1** und Hautvenen der Brust.

Nabelgegend **A5:** In die *V. portae* münden durch die Bauchwand hindurch die *Vv. paraumbilicales.* Diese Verbindung spielt nur in krankhaften Fällen eine Rolle.

BC Arm. *V. basilica* **B11:** Kleinfingerseite, mediale Bizepsfurche, zur *V. brachialis* – *V. cephalica* **BC10:** Daumenseite, laterale Bizepsfurche, zur *V. axillaris* **B9** (Vene für die Herzkatheterisierung). – *Vv. medianae* **B12:** Ellenbeuge, zwischen den beiden vorgenannten (Vene für intravenöse Injektionen).

DE Bein. *V. saphena parva* **E16:** Kleinzehenseite, lateraler Knöchel, zur *V. poplitea* **E15.** – *V. saphena magna* **D14:** Großzehenseite, medialer Knöchel, zur *V. femoralis* **D13**.

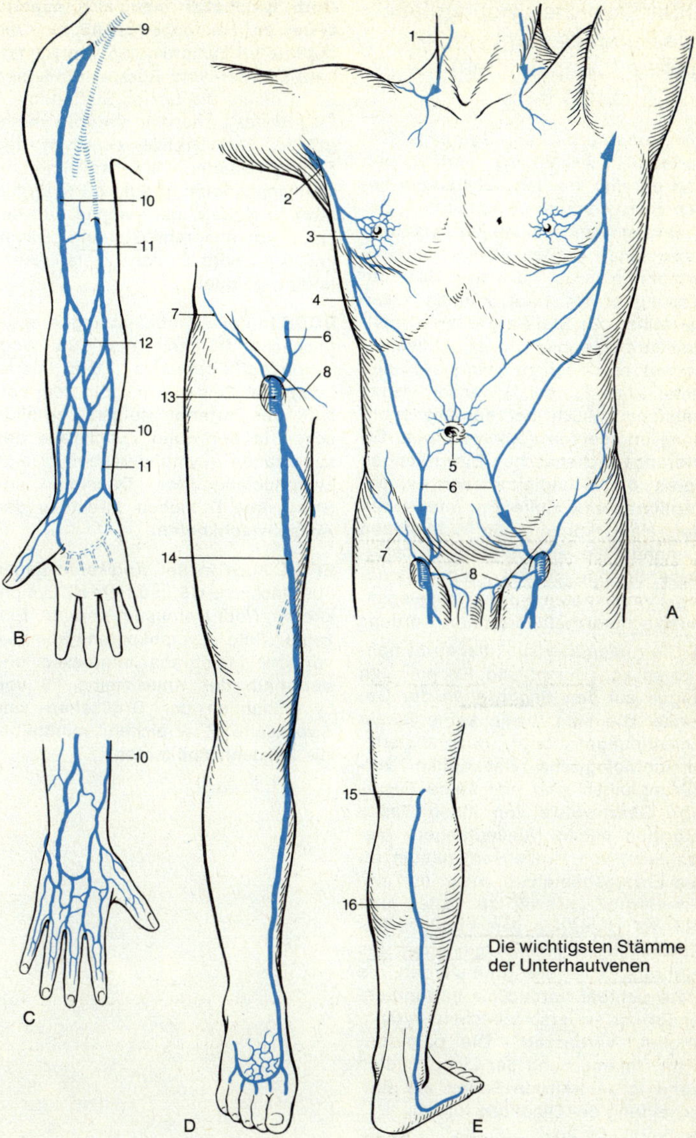

Die wichtigsten Stämme
der Unterhautvenen

Oberflächliche Lymphgefäße des Rumpfes und Lymphgefäße (Lymphknoten) von Arm und Bein

Die *oberflächlichen Lymphgefäße,* variabel in Anzahl und Verlauf, ziehen parallel mit den *subkutanen Venen* zu *regionären Lymphknoten.* Die Ursprünge der subkutanen Lymphgefäße sind großenteils intrakutane Lymphkapillaren. Durch Scherbewegungen der Haut können diese zerreißen. An Stellen großer Lymphkapillardichte (Handteller, Fußsohle) kommt es dabei zu Lymphergüssen unter das Epithel, „Wasserblasen" entstehen. Auch bei der Blasenbildung infolge von Verbrennungen, Erfrierungen, chemischen Einwirkungen spielt die Schädigung der Lymphkapillaren eine Rolle. Bei *Infektionen* der Haut können die subkutanen Lymphgefäße als *gerötete strichförmige Stränge* sichtbar, die regionalen Lymphknoten durch Kapselspannung schmerzhaft vergrößert werden.

A Die *regionären subkutanen Lymphknoten* von Rumpf und Extremitäten liegen auf den *Beugeseiten* der Gelenke. Sie sind, wenn keine lokale Entzündung oder generalisierte, immunbiologische Reaktionen vorausgegangen sind und keine bösartige Geschwülste von ihnen Besitz ergriffen haben (Absiedlungen, Metastasen, von Krebsgeschwülsten ihres Einzugsgebietes!), meist nur millimetergroß, schwer zu tasten und auf der Unterlage verschieblich. Bei Erkrankungen können sie einen bis mehrere Zentimeter groß werden, die Haut sichtbar vorbuckeln und miteinander zu unverschieblichen Lymphknoten „verbacken". Die palpatorische Untersuchung der Lymphknoten kann in zahlreichen Fällen zur Entscheidung der Diagnose führen.

Nodi lymphatici axillares, *Lymphknoten der Achselhöhle,* **AB1,** und

Nodi lymphatici inguinales superficiales *der Leistenbeuge,* **A2,** sind die regionären Lymphknoten von Rumpfhaut (Vorder- und Rückseite), Armen und Beinen, die letzten Stationen vor Eintritt der Lymphe in tiefere Lymphgefäße. Die Grenze zwischen den Einzugsgebieten der Achsel- und Leistenlymphknoten liegt gürtelförmig etwa in Nabelhöhe. Lymphe aus der Haut von äußerem Genitale, Damm und After wird zu den Leistenlymphknoten geleitet.

BCDF In der *Ellenbeuge* liegen oberflächliche **B3** und tiefe **C4** *Nodi lymphatici cubitales.* Die tiefen Lymphgefäße des Arms, die dem Verlauf der Arterien folgen, erhalten schon in der Hand Zufluß aus den subkutanen Lymphgefäßen. Einige Lymphgefäße der Daumen- und Streckseite **D** ziehen direkt zu den Achsellymphknoten.

EFGH Auch in der *Kniekehle* liegen oberflächliche **G6** und tiefe **H7** Lymphknoten, *Nodi lymphatici poplitei.* Einzelne tiefe Lymphknoten kommen vor der Membrana interossea und unterhalb der Kniescheibe **F5** vor. Lymphbahnen der Großzehen- und Streckseite **E** erreichen unmittelbar die Leistenlymphknoten.

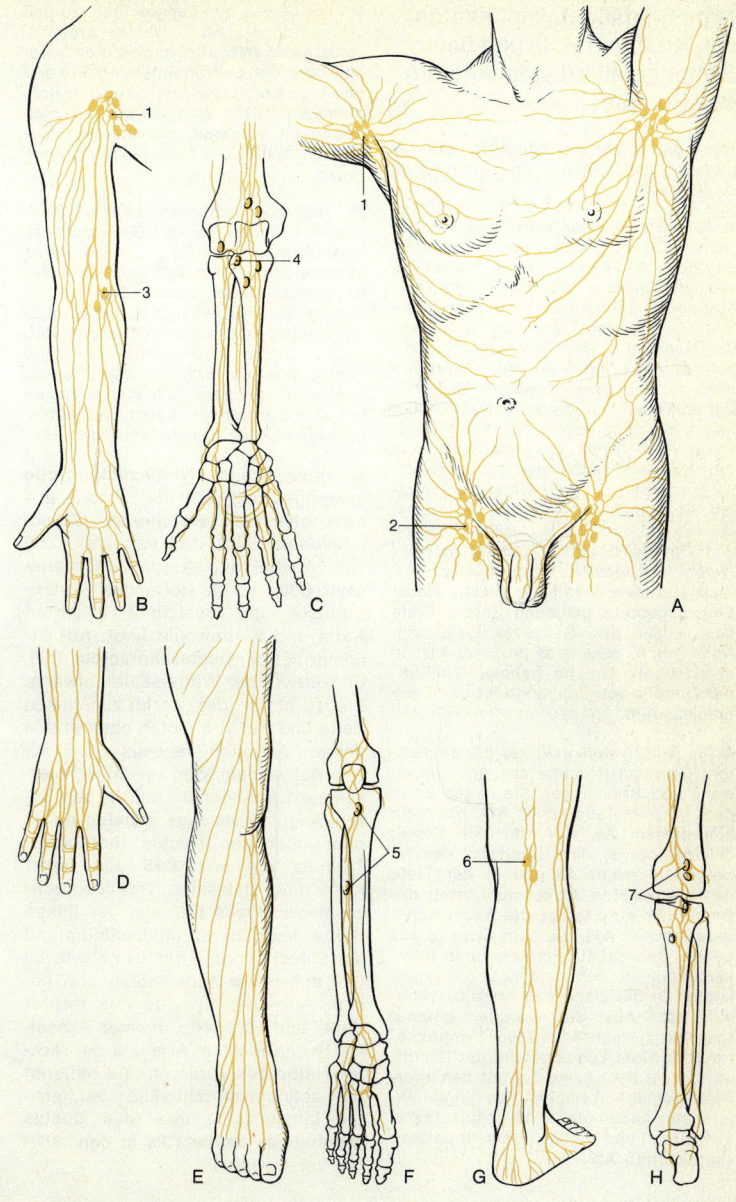

Lymphgefäße (Lymphknoten) von Kopf und Hals und tiefe Lymphgefäße (Lymphknoten) des Rumpfes

Über organnahe Lymphgefäße und regionäre Lymphknoten der Eingeweide s. Organe!

A Lymphknoten für Stirn und Oberlid liegen vor dem Ohr, *Nodi lymphatici parotidei* **A3,** Lymphknoten der mittleren und unteren Gesichtsregion (einschließlich Zähne des Ober- und Unterkiefers) und der Zunge am Unterrand der Mandibula, *Nodi lymph. submandibulares* **A9.** Lymphe aus der Unterlippe zieht zu *Nodi lymph. submentales* **A10,** Lymphknoten der hinteren Nasenhöhle liegen retropharyngeal vor der Wirbelsäule, *Nodi lymph. retropharyngei.* Aus der hinteren Hälfte der Kopfschwarte fließt Lymphe zu *Nodi lymph. occipitales* **A1** und zu *Nodi lymph. retroauriculares* **A2.** Lymphe aus Halsoberfläche und Ohrspeicheldrüse gelangt in *Nodi lymph. cervicales superficiales* **A4.** Nachgeordnete Lymphknoten dieser Einzugsgebiete umgeben in der Tiefe des Halses den Gefäß-Nerven-Strang, *Nodi lymph. cervicales profundi* **A11.** In deren oberste Gruppe gelangt unmittelbar Lymphe von Zungengrund und Gaumenmandeln.

A Die *Nodi lymph. axillares* bilden mehrere Gruppen (Lymphe aus Arm, Brustwand und Brustdrüse). Sie liegen unter dem M. pectoralis minor **A14,** oberhalb von diesem **A5, 6** (unter der Fascia clavipectoralis), am Unterrand des M. pectoralis major **A8** und in der Tiefe der Achselhöhle **A7.** Lymphknoten der Brustdrüse sind ferner die *Nodi lymph. parasternales* **A13,** die auch Lymphe aus Leber, Zwerchfell, Perikard und Interkostalräumen aufnehmen, und Lymphknoten in der Nähe des Angulus venosus **A12.** Aus der Schulter gelangt Lymphe zu subskapulären Lymphknoten **A15.** Tiefe Lymphgefäße der Rumpfwand verlaufen segmental mit den Interkostalgefäßen, Lymphknoten liegen interkostal neben der Wirbelsäule (paravertebral) und neben dem Brustbein (parasternal) **A13.**

B Lymphe aus den Lungen fließt zu den „Hilusdrüsen", *Nodi lymph. bronchopulmonales* **B19,** zu Lymphknoten unter und über der Luftröhrenteilung **B18** und entlang der Luftröhre, *Nodi lymph. tracheales* **B17.** Weitere Lymphknoten liegen im vorderen und hinteren Mediastinum **B20. B16** Nodi lymph. pulmonales.

B. Die oberflächlichen Leistenlymphknoten werden durch Gruppen von Lymphknoten entlang von A. iliaca externa und interna **B24** und Aorta **B23** fortgesetzt. Diese erhalten Zuflüsse aus den Beckenorganen und aus den intra- und retroperitonealen Organen **B22.** Eine wichtige Station sind die *Nodi lymph. coeliaci* **B21,** um den Truncus coeliacus gelegene Sammellymphknoten (Einzugsgebiete: Leber, Gallenblase, Magen, Milz, Duodenum, Pancreas).

C Über **Trunci lymphatici,** große Lymphgefäße, fließt die Lymphe aus dem gesamten Bauchraum *(Trunci intestinales* **C31** und *lumbales* **C32)** zur variabel ausgebildeten **Cisterna chyli C30,** die in Höhe des Aortenschlitzes im Zwerchfell zwischen Aorta und Wirbelsäule liegt. Aus ihr entspringt der **Ductus thoracicus C29.** Er läuft vor der Wirbelsäule aufwärts, kreuzt hinter der Aorta zur linken Seite und tritt von hinten oben in den linken Angulus venosus (s. S. 50) ein. Auf seinem Weg nimmt er interkostale Lymphgefäße auf. In den linken Angulus venosus münden direkt oder über den Ductus thoracicus: *Truncus jugularis* **C25** aus linker Kopf- und Halsseite, *Truncus bronchomediastinalis* **C27** aus der linken Hälfte des hinteren Mediastinum und der linken Lunge, *Truncus subclavius* **C26** aus linker Achselhöhle und linkem Arm. Die Lymphe aus rechter Kopf- und Halsseite, rechter Achselhöhle und rechtem Arm und der rechten Hälfte des vorderen und hinteren Mediastinum einschließlich der rechten Lunge fließt über den **Ductus lymphaticus dexter C28** in den rechten Venenwinkel.

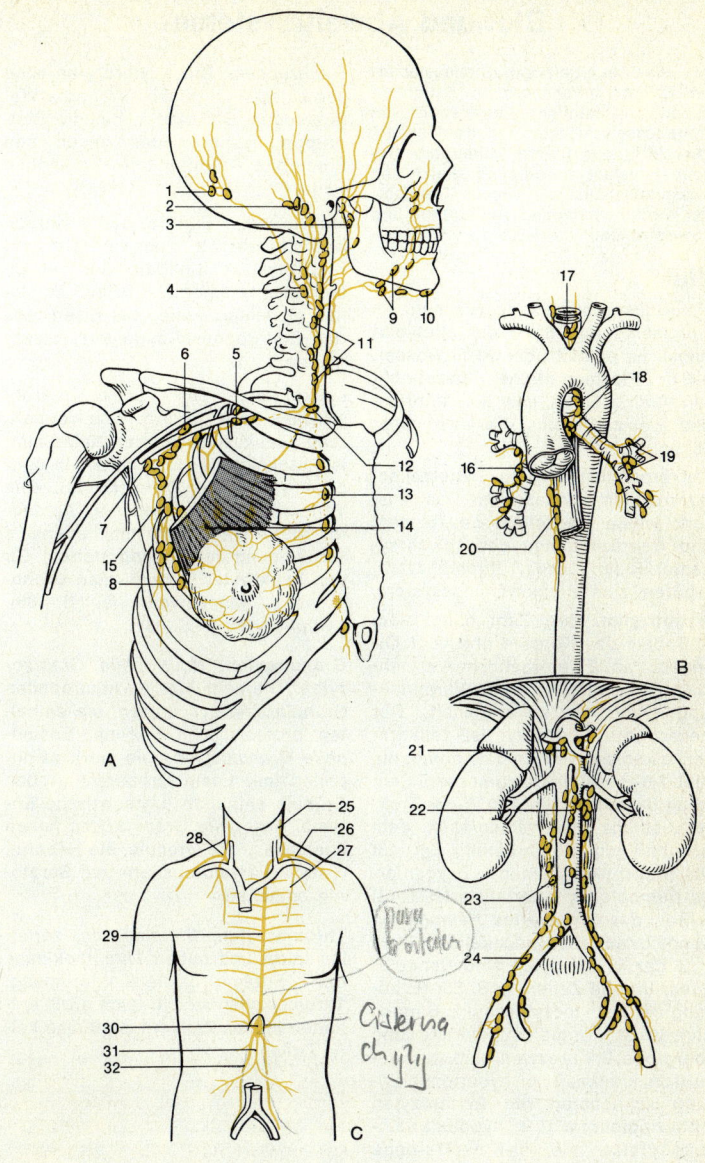

1
2
3
4
9 10
11
6 5
12
13
14
7
15
8
A
17
18
19
16
20
B
25
26
27
28
29
Ductus thoracicus
21
22
23
24
30
31
32
Cisterna chyli
C

Blut und Abwehrsysteme

Das *Blut* vermittelt den Stoffaustausch der Zellen (Antransport von Sauerstoff O_2 und Nährstoffen, Abtransport von Stoffwechselschlacken und Kohlensäure CO_2) hilft, das innere Milieu der Gewebe konstant zu erhalten (Salz- und Wasserhaushalt), dient dem Transport von Wärme, Hormonen, Antikörpern und Abwehrzellen.

Blut

Die *Blutkörperchen* schwimmen im *Blutplasma* (ca. 51 % des Blutvolumens). Es enthält über 90 % Wasser, 7–8 % Plasmaproteine, Salze. Mit den Aminosäuren aus der Nahrung sind Plasmaproteine die wichtigsten Zellbausteine.

Blutkörperchen. Rote Blutzellen, *Erythrozyten,* dienen dem Gastransport; weiße Blutzellen, *Leukozyten,* sind Repräsentanten der Abwehrsysteme; Blutplättchen, *Thrombozyten,* gehören zum Blutgerinnungssystem.

Erythrozyten. Ihre Zahl hängt vom O_2-Bedarf des Körpers und vom O_2-Angebot ab. Eine erhebliche Vermehrung *(Polyglobulie)* oder Verminderung *(Anämie)* ist krankhaft. Der menschliche Erythrozyt ist zellkernfrei, bikonkav, verformbar, homogen, mißt 7,5–8 µm im Durchmesser. Sein Inhalt besteht zu über 90 % der Trockensubstanz aus *Hämoglobin,* dem eisenhaltigen Blutfarbstoff. Er läßt das Blut rot erscheinen – *oxygeniertes Hämoglobin* (arterialisiertes Blut) hellrot, *desoxygeniertes Hämoglobin* (venosiertes Blut) dunkelrot. Etwa 5 ‰ der Erythrozyten sind *Retikulozyten,* unreife Zellen, s. S. 86. (Erhöhung der Retikulozytenzahl z. B. nach Blutverlust.) Ungleich geformte und übergroße Erythrozyten sind nachgeburtlich krankhaft. In hypertoner Lösung schrumpfen die Erythrozyten („Stechapfelform"); in hypotoner Lösung platzen sie, das deckfarbene Blut wird lackfarben.

Blutgruppen. Die Erythrozyten sind von einem Film (Mukopolysaccharide) überzogen, *Glykokalyx,* der die Blutgruppe bestimmt und gegen den Fremdblut Agglutinine enthalten kann.

Mauserung. Erythrozyten werden 3–4 Monate alt, dann in Milz und Knochenmark abgebaut. Aus den eisenfreien Hämoglobinteilen entstehen Gallenfarbstoffe, das Eisen wird der Erythropoese zugeführt (Eisenkreislauf).

Leukozyten. Die Leukozytenzahl schwankt tageszeitlich. Eine Vermehrung *(Leukozytose)* über 10 000/mm³ ist krankhaft (bei Entzündungen oder geschwulstartiger Vermehrung), eine Verminderung *(Leukopenie, Agranulozytose)* unter 2000/mm³ ebenfalls (Schädigung der Bildungsstätten). Zu den Leukozyten rechnet man *Granulozyten, Monozyten* (s. S. 86), *Lymphozyten* (s. S. 86).

Granulozyten. *Neutrophile Granulozyten:* Die sehr kleinen neutrophilen Granula sind *Lysosomen,* sie enthalten proteolytische Enzyme. *Eosinophile Granulozyten:* Die stark azidophilen (mit Eosin färbbaren) großen Granula enthalten proteolytische Enzyme. *Basophile Granulozyten* haben ebenfalls große Granula, die Heparin, Histamin, Hyaluronsäure und Serotonin enthalten.

Thrombozyten, *Blutplättchen,* zerfallen leicht und geben *Thrombokinase* frei – Enzyme für die Blutgerinnung. Thrombozyten sind 1–3 µm groß, enthalten keinen Zellkern, sind also keine Zellen.

Blutzellen (aus Faller)

A Abkömmlinge des roten Knochenmarkes

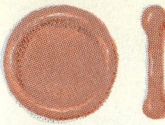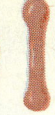
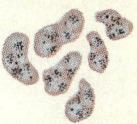

Rote Blutkörperchen
(Erythrozyten)

Blutplättchen
(Thrombozyten)

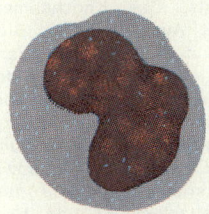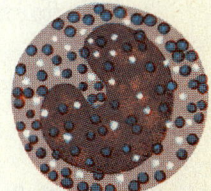

Neutrophiler
Granulozyt

Eosinophiler
Granulozyt

Basophiler
Granulozyt

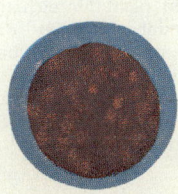

Monozyt

B Abkömmlinge der lymphatischen Organe

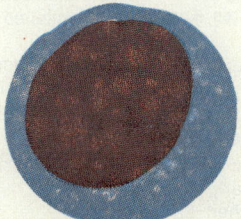

Kleiner Lymphozyt

Großer Lymphozyt

Zahlenverhältnisse der Blutzellen.

Ein mm³ Blut enthält:

4,5—5 Millionen Erythrozyten
4000—8000 Leukozyten

davon Granulozyten:

neutrophile	55	— 68 %
eosinophile	2,5	— 3 %
basophile	0,5	— 1 %
stabkernige	2	— 3 %
Monozyten:	4	— 5 %
Lymphozyten:	36	— 20 %

200 000—300 000 Thrombozyten.

C Blutbildung im fetalen Leben. Man unterscheidet folgende Blutbildungsperioden.

Megaloblastische Periode. Die erste Blutbildung beginnt im *extraembryonalen Bindegewebe des Dottersacks* und Bauchstiels des Keimes, etwa 2 Wochen nach der Befruchtung. Die Blutzellen sind kernhaltige große Erythrozyten, *Megaloblasten;* Leukozyten fehlen. Die megaloblastische Periode dauert bis Ende des 3. Monats.

Hepatolienale Periode. Ende des 2. Monats geht Blutbildung in *Leber* und *Milz,* in geringem Maße in *Lymphknoten* an, Leukozyten treten auf, die Erzythrozyten erreichen normale Größe. Die hepatolienale Periode endigt vor der Geburt.

Medulläre Periode. Im 5. Monat setzt Blutbildung im *Knochenmark* aller Knochen, den endgültigen Blutbildungsstätten, ein = „rotes Knochenmark".

AB Blutbildung im nachgeburtlichen Leben. Nachgeburtlich findet Blutbildung normalerweise nur noch im *Knochenmark* statt. Mit Abschluß des Längenwachstums zieht sich die Blutbildung auf das Mark der *Epiphysen* der Röhrenknochen und der *kurzen platten Knochen* zurück **A.** Bei chronischen Blutverlusten oder bei Schädigung der medullären Blutbildung kann im nachgeburtlichen Leben Blutbildung in den Diaphysen der Röhrenknochen, im Bindegewebe der Leber und anderen fetalen Blutbildungsstätten wieder angehen.

B Das *Knochenmark* wiegt insgesamt ca. 2600 g, das sind etwa 4,6 % des Körpergewichts. Das Knochenmark übertrifft, mit Ausnahme von Blut, Muskulatur und Skelett, alle Organe an Masse, es enthält bis zu 10 % des gesamten Blutes. Das rote, blutbildende Knochenmark beherbergt hauptsächlich die Zellen der *Granulopoese* und *Erythropoese* **B2** sowie Knochenmarksriesenzellen **B4** *(Thrombopoese),* Fettzellen **B3** und Knochenbälkchen **B1.** Die Übersicht **B** ergibt ein buntes, vielgestaltiges Bild. Lymphozyten werden vorwiegend in den lymphatischen Organen gebildet, doch kommen Lymphfollikel auch im Knochenmark vor. Über die *Stammzellen* der roten und weißen Blutzellen besteht nicht hinreichend Klarheit. Begründet erscheint die Vorstellung, daß alle Blutzellen über eine basophile Rundzelle, den *Hämozytoblasten* (eine undifferenzierte Zelle im retikulären Gewebe, s. S. 88), zurückgeführt werden können.

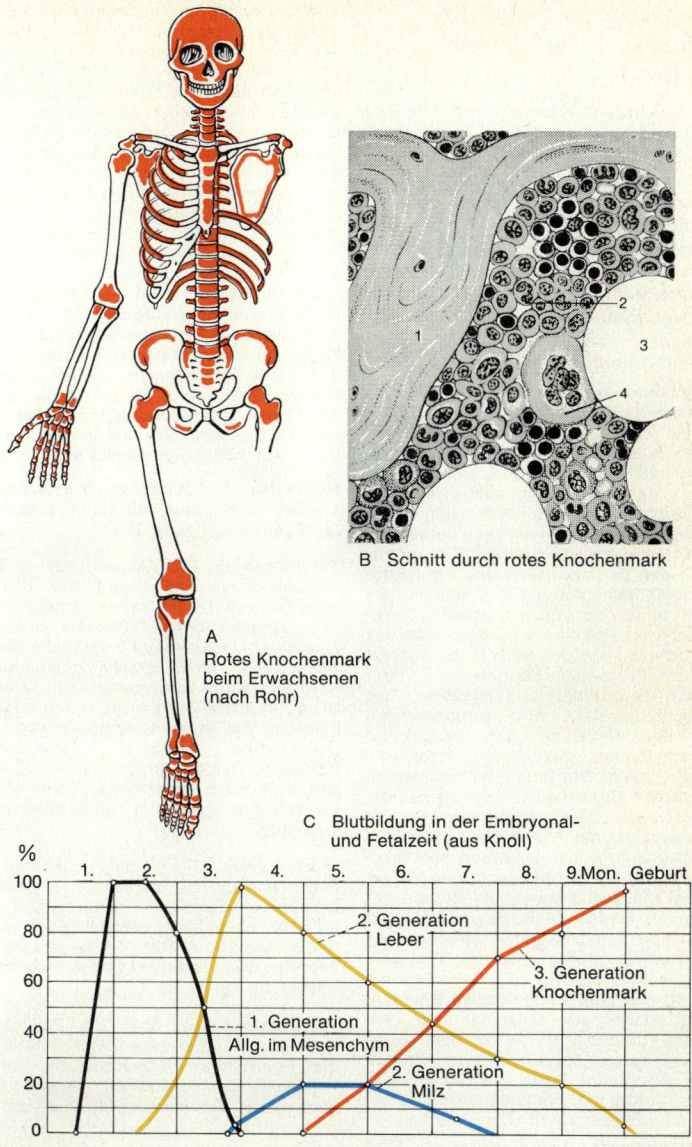

A   Rotes Knochenmark
beim Erwachsenen
(nach Rohr)

B   Schnitt durch rotes Knochenmark

C   Blutbildung in der Embryonal-
und Fetalzeit (aus Knoll)

2. Generation
Leber

3. Generation
Knochenmark

1. Generation
Allg. im Mesenchym

2. Generation
Milz

Ursprung der Zellen des Blutes und der Abwehrsysteme

Die Zellen des Blutes und der Abwehrsysteme entstehen in *retikulärem Bindegewebe* (s. S. 88), teils im *Knochenmark* (Erythro-, Granulo-, Monozyto-, Thrombopoese), teils in *lymphatischen Organen* (Zellen des Immunsystems). Die Herkunft der einzelnen Zellen ist umstritten. Man vermutet, daß Blutzellen und Zellen der Abwehrsysteme von einer (hypothetischen) *„undifferenzierten Retikulumzelle"* 1 herstammen.

Erythropoese. Etwa 30 % der unreifen Knochenmarksblutzellen gehören zur Erythropoese. Aus dem *Hämozytoblasten* 6 entsteht über Zwischenformen *(Proerythroblast* 7) der *Erythroblast* 8. Er bildet Hämoglobin und wird damit azidophil. Erythroblasten liegen in Gruppen um Retikulumzellen herum, die als *„Ammenzellen"* gelten. Sie vermitteln den Erythroblasten das zur Hämoglobinbildung nötige Eisen, das im Körper folgenden *„Eisenkreislauf"* durchmacht. Im retikulären Bindegewebe des Knochenmarks, der Milz (auch anderer Organe?) werden überalterte Erythrozyten phagozytiert und abgebaut. Das Hämoglobineisen wird vorübergehend in den Retikulumzellen gespeichert *(Hämosiderin,* Berliner-Blau-Reaktion!, bei starkem Blutzerfall makroskopisch sichtbare Eisenspeicherung, *Hämosiderose).* Aus Hämosiderin wird *Ferritin* freigesetzt, ein Molekülverband mit 6 Eisenkörpern, der elektronenmikroskopisch verfolgt werden kann. Ferritin gelangt auf dem Blutweg, an Protein gebunden, ins Knochenmark und wird dort von den Retikulumzellen aufgenommen und an die umliegenden Erythroblasten abgegeben. Es folgen Zellteilungen, die zu Nestern von *Normoblasten* 9 führen, aus denen nach Ausstoßen des Zellkerns *Erythrozyten* 11 werden. Nicht völlig ausgereifte Erythrozyten enthalten netzförmige Reste mit Ergastoplasma *(Substantia granulofilamentosa)* = *Retikulozyten* 10.

Granulopoese. Die Entwicklung führt über *Myeloblast* 12 und *Promyelozyt* 13 zum *Myelozyten* 14. Neutrophile, eosinophile oder basophile Körnchen treten auf. Von hier an lassen sich 3 Reihen von Granulopoese (neutrophile, eosinophile und basophile Granulopoese) unterscheiden, die über den Metamyelozyten zum segmentkernigen Granulozyten führen. Im *Metamyelozyten* 15 wird der Kern länglich, die Zelle wird zum (noch unreifen) *stabkernigen Granulozyten* 16. Mit zunehmender Kernsegmentierung entsteht der reife *segmentkernige Granulozyt* 17 (Kriterium der Reife: fadenförmige, extrem dünne Kerneinschnürungen mit meist 2—4 Segmenten; Übersegmentierung ist krankhaft). Der Granulozyt wandert durch die Wand der Knochenmarkskapillaren ins Blut. Das Knochenmark besitzt eine *Granulozytenreserve,* die ein vielfaches der Menge aller Granulozyten im strömenden Blut ausmacht und die bei Bedarf rasch mobilisiert werden kann.

Monozyten 19 stammen von Hämozytoblasten oder direkt von Retikulumzellen über *Monoblasten* 18 ab.

Thrombopoese. Die *Megakaryozyten* 4 (Knochenmarksriesenzellen), die Produzenten von Thrombozyten, entstehen über Zwischenformen *(Megakaryoblast* 2, *unreifer Megakaryozyt* 3). Megakaryozyten haben einen großen gelappten Kern und einen Durchmesser von über 50 µm. In ihrem Zytoplasma treten Granula auf, die in randständige pseudopodienartige Ausläufer gelangen; schließlich werden *Thrombozyten* abgeschnürt 5. Nach wiederholter Thrombozytenbildung geht der Megakaryozyt zugrunde.

Lymphopoese. Die (immunkompetenten) Lymphozyten werden aus einer basophilen Stammzelle, dem *Immunoblast* 20, hergeleitet, der sich über einen *großen* 21 und *mittelgroßen* 22 *Lymphozyten* zum *kleinen Lymphozyten* 23 entwickelt, vgl. S. 90.

Plasmazytogenese. Auch die *Plasmazelle* 25 soll über eine Zwischenform, die *jugendliche Plasmazelle* 24, von *Immunoblasten* oder direkt aus „undifferenzierten Retikulumzellen" abstammen, vgl. S. 90.

Bildung der Blut- und Abwehrzellen
in den Blutbildungsstätten

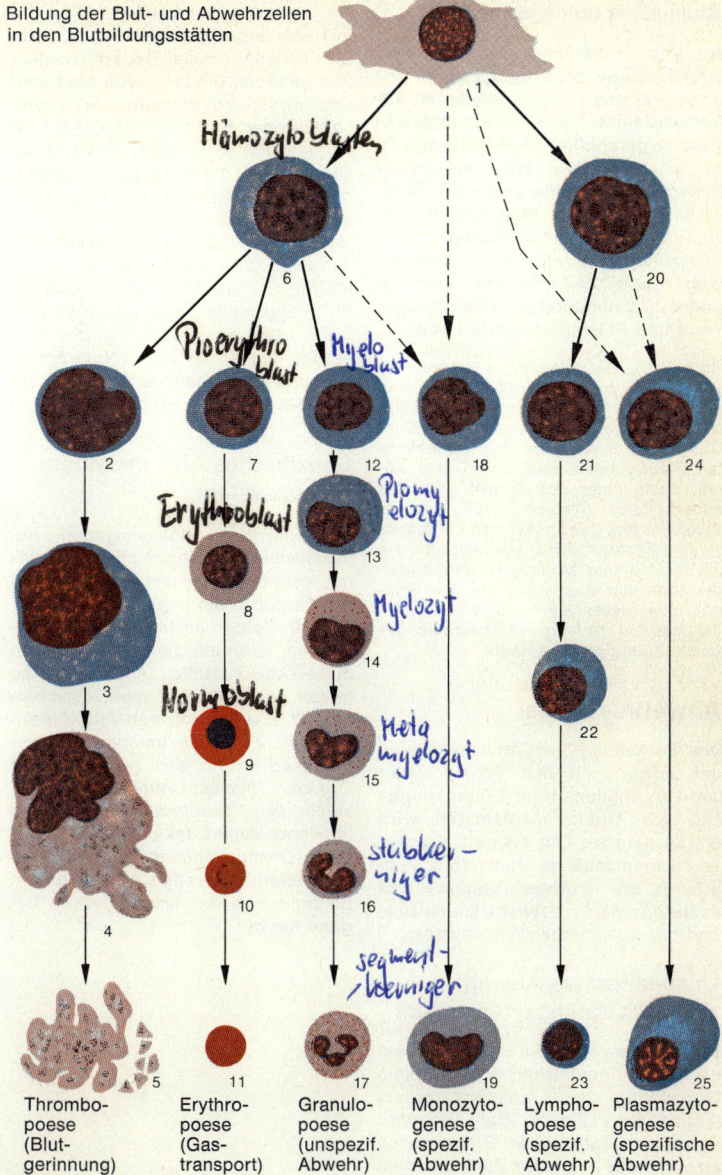

Hämozytoblasten

Proerythroblast

Myeloblast

Erythroblast

Promyelozyt

Normoblast

Myelozyt

Metamyelozyt

stabkerniger

segment-kerniger

| Thrombo-poese (Blut-gerinnung) | Erythro-poese (Gas-transport) | Granulo-poese (unspezif. Abwehr) | Monozyto-genese (spezif. Abwehr) | Lympho-poese (spezif. Abwehr) | Plasmazyto-genese (spezifische Abwehr) |

Retikuläres Bindegewebe

A Das **retikuläre Bindegewebe**, Grundgewebe der lymphatischen Organe und des Knochenmarks, ist ein **Zellschwamm,** den Retikulinfäserchen (argyrophile Fasern) ausstatten. In seinen Maschen liegen die (hypothetischen) **„undifferenzierten Retikulumzellen",** die **Stammzellen** der Blut- und Abwehrzellen und Megakaryozyten. Im retikulären Bindegewebe findet Erythropoese, Granulopoese, Lymphopoese, Monozytogenese und Plasmazytogenese statt.

RES, RHS. Die *Phagozytoseeigenschaft* von Zellen im retikulären Gewebe und von einigen Endothelien, die aus diesem hervorgehen *(Retikuloendothelien:* Uferzellen, Sinuszellen von Lymphknoten, Knochenmark und Leber), war Anlaß, diese unter den Begriff *„retikuloendotheliales System", RES,* zusammenzufassen. Der Begriff *„retikulohistiozytäres System", RHS,* schließt auch die Histiozyten und Monozyten des Bindegewebes und Blutes mit ein. Die *Phagozytose* dieser Zellen ist wahrscheinlich nur ein *Teilvorgang* innerhalb der immunbiologischen Abläufe.

Abwehrsysteme

Die Bedeutung der Abwehrsysteme des Körpers für den Verlauf vieler und verschiedenartiger Erkrankungen und von Organtransplantaten wird erst in jüngster Zeit erkannt. Folgende Zusammenhänge sind wahrscheinlich. Es gibt 2 Abwehrsysteme, das *unspezifische Granulozytensystem* und das *spezifische Immunsystem.*

Unspezifisches Abwehrsystem, Granulozytensystem

BC Das *unspezifische Abwehrsystem* hat eine augenblickliche und lokale Vernichtung des Krankheitserregers (Fremdkörpers) zum Ziel. Sie wird durch die *neutrophilen Granulozyten* erreicht, die in großer Zahl im roten Knochenmark heranreifen, z. T. hier in Reserve gehalten werden, z. T. im Blut kreisen, um bei Bedarf aus dem Blutgefäß ins Bindegewebe austreten und wirken zu können. Die Krankheitserreger **B1** (hier Streptokokken) werden von den durch Chemotaxis angelockten Granulozyten, **„Mikrophagen",** phagozytotisch aufgenommen und durch Enzyme der Granula *(Lysosomen)* der Granulozyten in Vakuolen **C3** abgebaut. Dabei verfetten die Granulozyten, es entsteht *Eiter.* Freigesetzte Enzyme können zum Durchbruch des Eiters auf die Körperoberfläche führen. Neutrophile Granulozyten leben ca. 10 Tage. **B2** Zellkern.

Spezifisches Abwehrsystem, Immunsystem

Das *spezifische Abwehrsystem, Immunsystem,* beruht auf differenzierteren Vorgängen. Es setzt den gesamten Körper in die Lage, langfristig eigene Proteine von fremden, den *Antigenen,* zu unterscheiden und gegen diese Abwehrstoffe, *Antikörper,* zu bilden, die die Antigene chemisch binden. Die Bildung von Antikörpern erfordert Zeit. Das Immunsystem ist hauptsächlich in den *lymphatischen Organen Thymus, Lymphknoten, Tonsillen, Milz, Darmschleimhaut* sowie im Knochenmark lokalisiert und wird durch *„immunkompetente Zellen"* repräsentiert. Sie reifen im retikulären Bindegewebe der lymphatischen Organe heran.

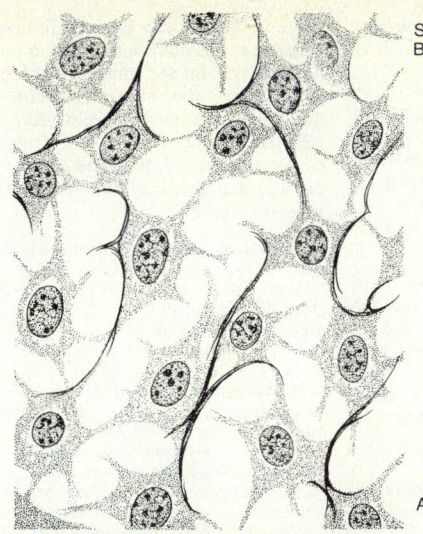

Schnitt durch retikuläres
Bindegewebe

A

Unspezifisches Abwehrsystem: Granulozytensystem

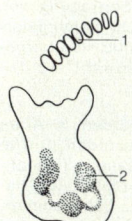 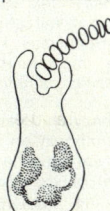 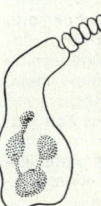 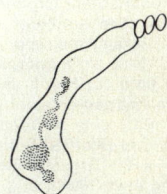

B Phagozytose einer Streptokokkenkette durch neutrophilen Granulozyten

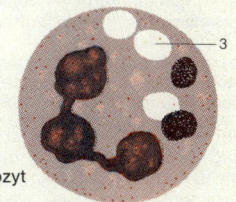

C Neutrophiler Granulozyt
mit Phagosom

*Im **Immunsystem** geschieht nach heutiger Kenntnis folgendes.*

A Das *Antigen* (Krankheitserreger) wird von den **„Makrophagen"** des Bindegewebes *(Histiozyten)* und des Blutes *(Monozyten)* phagozytiert **A1**. Sie bilden dabei eine *„antigene Information"*, wahrscheinlich eine „informative Ribonukleinsäure", die sie ausscheiden.

Diese wird von *undifferenzierten Retikulumzellen* und/oder *kleinen Lymphozyten* aufgenommen, die in ihren Proteinbildungsorganellen, dem granulierten endoplasmatischen Reticulum (ER), ein spezifisches Protein, den *Antikörper,* herstellen. Die Zellen werden dabei groß, rund, wegen des ausgedehnten granulierten ER basophil und heißen **Immunoblasten**. Aus ihnen gehen 2 Zellarten hervor.

BC Plasmazellen, große, basophile Zellen mit radspeichenähnlicher Kernstruktur (**B** licht-, **C** elektronenmikroskopisch), verbleiben im Bindegewebe von lymphatischen Organen, Knochenmark, Darm. Sie entleeren die *Immunglobuline,* ihren Antikörper, ins Bindegewebe und Blut — **humorales Immunsystem**. Bei erneuter Berührung des Körpers mit dem Antigen entsteht in *kurzer Zeit* (ca. 15 min.) eine *Antigen-Antikörper-Reaktion* (bei Hauttest Rötung). **C2** granuliertes ER = Ergastoplasma. **B** *Vergrößerung etwa 1000fach.*

DE Lymphozyten E, kleine basophile Zellen mit rundem, dichtem Kern, verbleiben teils in den lymphatischen Organen, teils gelangen sie ins Blut. Sie tragen den *Antikörper zellständig* an den Ort des Antigeneinbruchs — **zelluläres Immunsystem**. Die hierbei auftretende *Antigen-Antikörper-Reaktion* braucht *längere Zeit,* einen bis mehrere Tage (Hauttest!). **D** Lymphozyt während der Antikörperbildung = mittelgroßer Lymphozyt. *Vergrößerung etwa 2000fach.*

F Schließlich *phagozytieren* die **eosinophilen Granulozyten** des Blutes und des Bindegewebes die *Antigen-Antikörper-Verbindungen* und bauen sich enzymatisch ab.

Die *Entgleisung* von Immunisierungsvorgängen spielen als *Allergie* und *Anaphylaxie* in der Immunpathologie eine Rolle (dabei häufig Vermehrung der eosinophilen Granulozyten — *„Eosinophilie"*). Bei *Autoimmun- (Autoagressions-) Krankheiten* wendet sich das Immunsystem gegen den eigenen Körper.

Das **System der „immunkompetenten Zellen" B-E** wird im fetalen und postfetalen Leben aufgebaut. Der Körper „lernt" eigenes Protein (Gewebe) „zu erkennen". Gibt man ihm in dieser Zeit der *„Immuntoleranz"* fremdes Protein, so wird es ebenfalls „gelernt" und in späteren Jahren toleriert. Gegen einige Krankheitserreger besitzt der Mensch bereits bei der Geburt Antikörper, z. B. gegen die der Rinderpest oder Hundestaupe = *angeborene Immunität*. Gegen die meisten Krankheitserreger wird Immunität aber erst nach der Geburt erworben = *erworbene Immunität*. Sie kann vorsorglich durch abgeschwächte Erreger hervorgerufen werden = *aktive Immunisierung*. Durch Übertragung von Antikörper auf einen nicht immunisierten Organismus kann eine vorübergehende Immunisierung erreicht werden = *passive Immunisierung*.

Lymphozyten. Häufig werden 3 Arten von Lymphozyten unterschieden: Die in den lymphatischen Organen (Lymphknoten) entstehenden Lymphozyten haben eine monatelange Lebensdauer. Aus ihnen entstehen *Immunoblasten* und die kleinen „immunkompetenten" Lymphozyten, *Immunozyten.* Sie sind in einem Kreislauf durch Blut, Gewebe lymphatischer Organe und Lymphe begriffen. Von diesen sollen sich die Lymphozyten des Thymus, *Thymozyten,* unterscheiden (= Stammzellen der vorgenannten Zellart?). — Die kleinen Lymphozyten im Knochenmark mit kurzer Lebensdauer (etwa 3 Tage) gelten dagegen als *Blutstammzellen* ohne immunologische Aufgaben.

Spezifisches Abwehrsystem: Immunsystem

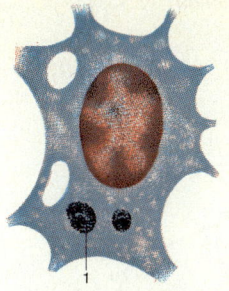

A   Histiozyt mit Phagosom

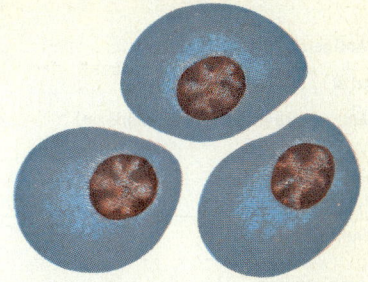

B   Plasmazellen, lichtmikroskopisch

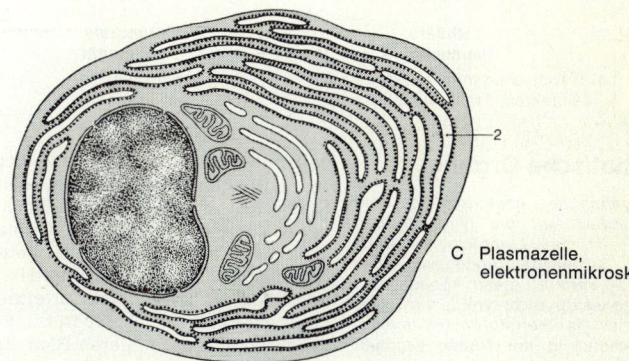

C   Plasmazelle,
    elektronenmikroskopisch

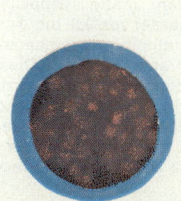

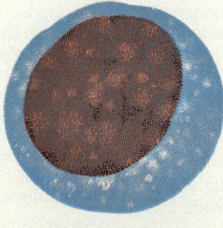

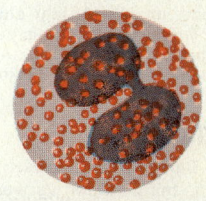

E   Kleiner Lymphozyt   D   Großer Lymphozyt   F   Eosinophiler Granulozyt

Entstehung von humoraler und zellulärer Immunität

(nach Scheurlen)

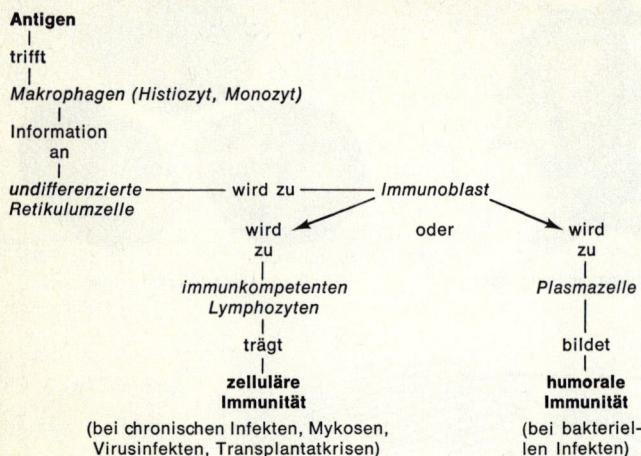

Antigen
|
trifft
|
Makrophagen (Histiozyt, Monozyt)
|
Information
an
|
undifferenzierte ——— wird zu ——— *Immunoblast*
Retikulumzelle

wird   oder   wird
zu   zu
| |
immunkompetenten   *Plasmazelle*
Lymphozyten
| |
trägt   bildet
| |
zelluläre   **humorale**
Immunität   **Immunität**
(bei chronischen Infekten, Mykosen,   (bei bakteriel-
Virusinfekten, Transplantatkrisen)   len Infekten)

Lymphatische Organe

Die *Aufgaben des Immunsystems sind unterschiedlich auf die lymphatischen Organe* — Thymus, Lymphknoten, Milz, Tonsillen, Schleimhautbindegewebe des Darmes — *verteilt,* diese können sich also gegenseitig nicht völlig vertreten, der *Thymus* als *übergeordnetes Immunorgan* scheint in der frühen Kindheit überhaupt unersetzbar zu sein. Die aktiven Immunisierungsvorgänge in der Kindheit gehen einher mit verstärktem, oft dramatischem Wachstum der lymphatischen Organe. Sie erreichen etwa im 6. Jahr die Größe der erwachsenen Organe, im 10.—12. Jahr etwa die doppelte Größe, um dann bis zum 20. Lebensjahr auf das endgültige Ausmaß zurückzugehen. Weitere Rückbildung erfolgt im Alter.

Thymus

A Der **Thymus**, *Bries,* ist aus 2 ovalen, miteinander verwachsenen Lappen zusammengesetzt. Er liegt im Mediastinum über dem Herzbeutel, vor der V. brachiocephalica sinistra und V. cava superior, zwischen den beiden Mediastinalblättern der Pleura und hinter dem Sternum; beim Kind reicht er bis zum Sternalansatz der 4. Rippe nach unten. Der Thymus kann beim Kind zu einer Verbreiterung des Röntgenschattens der Herzbasis führen. Die Lappen erreichen den Unterrand der Schilddrüse. Sie liegen unter dem mittleren Blatt der Halsfaszie. Bei starker Entwicklung kann ein Gewebsstrang in den Hals hinaufragen.

Nach Entfernung der zarten Bindegewebskapsel werden glatte Läppchen mit einem Durchmesser von 0,5 bis 1 cm sichtbar, die an einem gemeinsamen zentralen Gefäßstrang hängen. Diese sind wieder aus kleineren Läppchen zusammengesetzt, in denen mikroskopisch Rinden- und Markzone unterschieden werden, s. S. 94. **A1** Vv. brachiocephalicae, **A2** Herz, rotes Dreieck: Thymusdreieck.

BCD Der *Thymus* ist beim *Kind* und beim *Jugendlichen* voll ausgebildet, beim *Erwachsenen* zum Thymusfettkörper umgebildet.

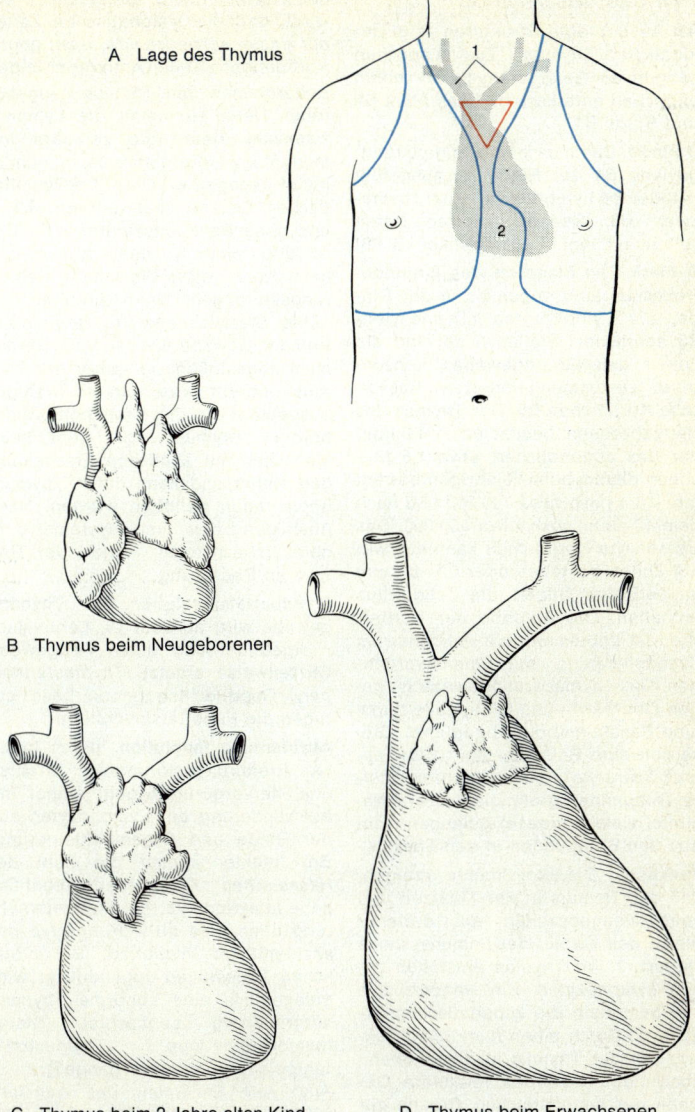

A   Lage des Thymus

B   Thymus beim Neugeborenen

C   Thymus beim 2 Jahre alten Kind

D   Thymus beim Erwachsenen

Feinbau des Thymus

AB Ausgeprägte Strukturen zeigt der kindliche Thymus. Die Läppchen hängen an Gefäßsträngen, in jedem Läppchen unterscheidet man *Mark* **B2** und *Rinde* **B1**.

B Rinde. Das maschenförmige Grundgewebe **B4** der Rinde ist ausgefüllt mit kleinen Lymphozyten, den *Thymozyten* **B3**, Reaktionszentren treten selten auf, vgl. Lymphfollikel, S. 96!

B Mark. Die Maschen des Grundgewebes **B4** sind enger als in der Rinde, die Lymphozyten (Thymozyten) **B3** spärlicher. Stellenweise sind die Zellen des Grundgewebes konzentrisch zusammengelagert — *Hassalsche Körperchen* **B5.** Der Thymus des Neugeborenen besitzt ca. 1 Million, der des Jugendlichen etwa 1,5 Millionen davon, beim 20jährigen beträgt ihre Zahl noch etwa 700 000 und nach dem 40. Jahr noch etwa 250 000. Das *Hassalsche* Körperchen kann aus wenig Zellen bestehen oder 0,1–0,5 mm große Zysten bilden, die Zelldetritus enthalten. Die Aufgabe der Körperchen ist unbekannt, sie entstehen im Zusammenhang mit Immunvorgängen. Das Thymusgrundgewebe ist gegen Oberfläche und Blutgefäße durch eine Basalmembran abgegrenzt. Diese soll eine Rolle bei der *„Blut-Thymus-Schranke"* spielen: Mehrere Stoffe (Albumine, großmolekulare Farbstoffe, viele Antigene) gelangen nicht aus den Blutgefäßen in den Thymus.

Funktion. Tierexperimente zeigen, daß der Thymus in der Fetalzeit und beim Neugeborenen auf dreierlei Weise den Aufbau des Immunsystems steuert. 1. Im Thymus entstehen zuerst *Lymphozyten.* Sie wandern aus und besiedeln die lymphatischen Organe. 2. Durch einen *humoralen Faktor,* den der Thymus in die Blutbahn abscheidet, wird das retikuläre Gewebe der lymphatischen Organe zur Reifung stimuliert, die zur Ausbildung *„immunkompetenter Zellen"* (Immu-

noblasten) führt. 3. Der Thymus bewirkt, daß die lymphatischen Zellen *nur gegen körperfremde,* nicht gegen körpereigene Zellen Antikörper bildet. Entfernt man den Thymus neugeborener Tiere, so nimmt die Lymphozytenzahl, damit die zelluläre Immunität ab – die humorale Immunität bleibt dagegen erhalten. Die lymphatischen Organe sind unterentwickelt und ohne Reaktionszentren. Die Tiere fallen einer Kümmerkrankheit anheim (verzögertes Wachstum, Behaarungsstörungen, Darmstörungen, erhöhte Sterblichkeitsrate); Implantate fremder Gewebe werden vom Körper nicht abgestoßen. Je später der Thymus entfernt wird, um so weniger ausgeprägt ist die Krankheit. Angeborener Thymusmangel geht beim Menschen mit ähnlichen Erscheinungen einher und kann durch Thymusimplantation behoben werden. Nach Ausbildung des Immunsystems, d. h. beim Erwachsenen, verliert der Thymus an Bedeutung.

C Pubertätsinvolution. Das Thymusgewebe wird ab dem 18. Lebensjahr rückgebildet und durch Fettgewebe **C6** teilweise ersetzt *(Thymusfettkörper).* Geschlechtshormone beschleunigen die Pubertätsinvolution.

Akzidentelle Involution, durch Infekte, Ernährungsstörungen, Strahlen u. a. hervorgerufen, geht einher mit Auswanderung der Lymphozyten aus der Rinde und Organverkleinerung. Bei Infekten nimmt die Zahl der *Hassalschen* Körperchen erheblich zu — *Infektionstyp;* bei Mangelernährung nimmt sie ab – *Hungertyp* der akzidentellen Involution. Bei plötzlichen Todesfällen Jugendlicher wird gelegentlich eine abnorme Thymusvergrößerung beobachtet (Status thymolymphaticus, „Thymustod"; fehlgeleitete Immunvorgänge?). Auch nach Entfernung des Wurmfortsatzes bei Kleinstkindern wurden Entwicklungsstörungen ähnlich denen bei Thymusmangel beobachtet.

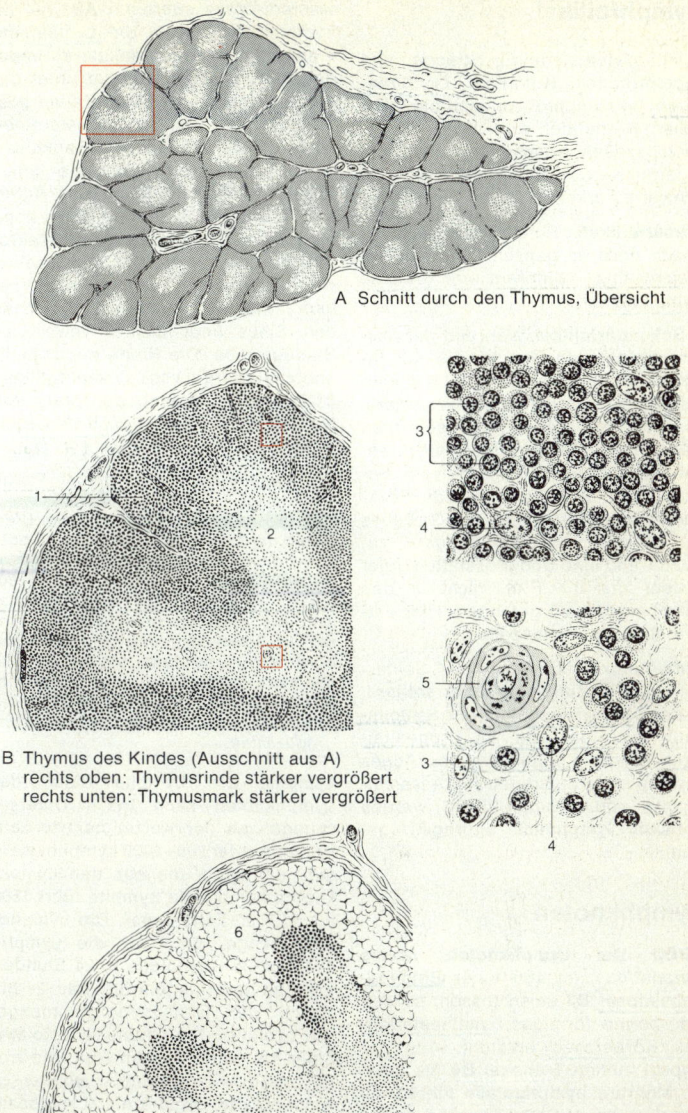

A Schnitt durch den Thymus, Übersicht

B Thymus des Kindes (Ausschnitt aus A)
rechts oben: Thymusrinde stärker vergrößert
rechts unten: Thymusmark stärker vergrößert

C Thymus des Erwachsenen

Lymphozyten:

Lymphfollikel

Lymphozyten siedeln in Strängen und kugelförmigen Kolonien, *Lymphfollikeln*. Im Lymphfollikel sind die spärlichen Kerne der retikulären Bindegewebszellen zwischen den dicht gelagerten Kernen der Lymphozyten nur schwer zu erkennen.

Primärfollikel. Beim *Neugeborenen* liegen noch im ganzen Lymphfollikel gleichmäßig differenzierte kleine Lymphozyten.

D Sekundärfollikel. Während der Auseinandersetzung des Kindes mit Infektionen entsteht im Follikel ein helles Zentrum *(Reaktionszentrum)*, das sich von der dunkler gefärbten Randzone *(Lymphozytenwall)* abhebt. Die hellen Zentren dieser Sekundärfollikel kommen durch Reaktionsformen des retikulären Gewebes bei Immunisierungsvorgängen zustande und sind Bildungsstätten freier Zellen, die ins Blut, nicht in den Lymphozytenwall gelangen. Hier entstehen auch Plasmazellen.

Lymphfollikel kommen als *Solitärfollikel*, **Folliculi lymphatici solitarii**, in der Darmschleimhaut, der Schleimhaut der Atemwege, im Urogenitaltrakt, in der Konjunktiva des Auges und an anderen Stellen vor. *Ansammlungen* von Lymphfollikeln werden **Folliculi lymphatici aggregati** genannt.

Lymphknoten

ABCD Der **Lymphknoten,** *Nodus lymphaticus,* ist von einer Bindegewebskapsel **B3** umschlossen, so daß ein bohnenförmiges, millimeterlanges Körperchen entsteht. Aus der Kapsel ziehen Trabekel **B4** ins Innere. Mehrere Lymphgefäße führen auf der konvexen Seite Lymphe heran *(Vasa afferentia* **AB2)**. Im Hilus verläßt die Lymphe den Lymphknoten in

wenigen *Vasa efferentia* **AB1,** — der Lymphknoten ist in die Lymphbahn eingeschaltet. Das retikuläre Bindegewebe des Organs bildet unter der Kapsel einen von platten Zellen ausgekleideten Randsinus *(Marginalsinus* **BCE5)**, den einzelne Retikulumzellen durchqueren. Radiäre Sinus führen in zentrale Marksinus *(Intermediärsinus* **BC6)**. In den Sinus kommen neben Lymphozyten auch Makrophagen vor. Die Sinuswandzellen (Uferzellen) sind *„Retikuloendothelien",* sie phagozytieren. Zwischen den Sinus liegt dichtes retikuläres Bindegewebe. Die *Rinde* des Lymphknotens wird von Lymphfollikeln **BC7** und **D** gebildet, das *Mark* von Marksträngen. Am Hilus treten Blutgefäße ein.

Gewebe der Sinus

Die *Lymphe* berührt in großer Fläche retikuläres Gewebe. Fremdkörper, Krankheitserreger werden von den Uferzellen, im retikulären Gewebe und/oder von freien Zellen phagozytiert *(„biologischer Filter")*. Krebszellen bilden auf diesem Weg in Lymphknoten Metastasen. Die entzündlichen Vorgänge führen zu Schwellung und zu Schmerzen durch Kapselspannung. Mit der Lymphe des Vas efferens **AB1** gelangen Lymphozyten ins Blut; Lymphknoten sind die wichtigsten postfetalen *Lymphozytenproduzenten.*

Lymphe. Die Lymphe distal der Lymphknoten kann (nach Untersuchungen an der Katze) nahezu zellfrei sein oder 200—2000 Lymphozyten/mm³ enthalten; die aus den Lymphknoten kommende Lymphe führt 1500 bis 150 000 Zellen/mm³. Die Lymphozytenmenge, die über die Lymphe des Ductus thoracicus in 24 Stunden ins Blut gelangt, beträgt das 2- bis 3fache der Blutlymphozytenmenge. Die Lymphozyten verweilen also weniger als einen Tag im Blut und treten dann wahrscheinlich wieder in lymphatische Organe ein *(Lymphozytenkreislauf).*

Trabecula = Bälkchen

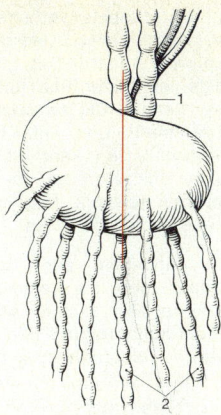

A   Lymphknoten

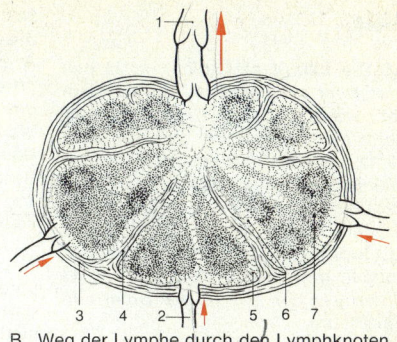

B   Weg der Lymphe durch den Lymphknoten, Schema

3   4   2   5   6   7

Randsinus

Lympho-zyten wall

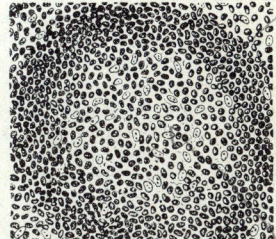

D   Lymphfollikel (Ausschnitt aus C)

helle Zone

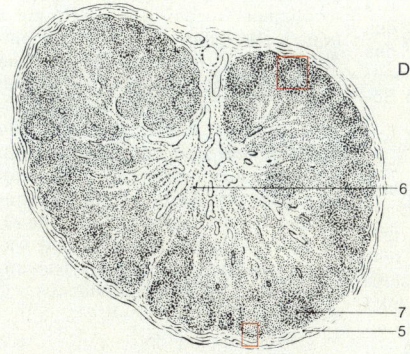

C   Schnitt durch den Lymphknoten

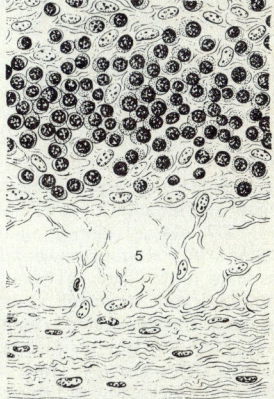

E   Randsinus (Ausschnitt aus C)

Milz

AB Die **Milz**, *Lien (Splen),* ist in den *Blutstrom* eingeschaltet. Sie ist blaurot, weich, faustgroß und hat die Form einer Kaffeebohne. Die Milz ist 10–12 cm lang, 6–8 cm breit, 3–4 cm dick und wiegt 150–200 g. Das Organ liegt hinten im linken Oberbauch unter dem Zwerchfell in Höhe der 9. bis 11. Rippe, die Längsachse der Milz verläuft parallel zur 10. Rippe **A3. A1** Unterrand der Lunge, **A2** Unterrand der Pleura.

[handwritten note in left margin: Gewicht ungefähr wie Niere]

BCD Die *Zwerchfellfläche* **B** ist konvex, die facettierte *Unterfläche* konkav und gegen die Eingeweide gerichtet. Der vorn oben gelegene Milzrand ist schmal und trägt Einkerbungen, der nach hinten unten gerichtete Rand ist breit und stumpf. Der hintere (obere) Pol der Milz reicht bis zu 2 cm an den Querforsatz des 10. Brustwirbels heran, der vordere (untere) Pol bis etwa zur mittleren Axillarlinie, er ist schwer zu tasten. Die Milz wird hauptsächlich durch das *Lig. phrenicocolicum* gehalten, das von der linken Kolonflexur zur seitlichen Rumpfwand zieht und den Boden der Milznische bildet.

CD Der *Hilus* ist die Ein- und Austrittsstelle der Gefäße und Nerven und liegt auf der Eingeweidefläche **C.** Er ist bandartig schmal und lang und verläuft in der „*Hilusrinne*". Die hinter dem Hilus gelegene Eingeweidefläche der Milz **D9** berührt die linke Niere **D7,** die vor ihm gelegenen den Magen **D10,** Pankreasschwanz **D8** und die linke Kolonflexur. **D11** Leber. Die Milz wird vom Bauchfell überzogen, sie liegt intraperitoneal. Vom Milzhilus zieht zur großen Kurvatur des Magens **D10** das *Lig. gastrolienale* **CD4,** zur rückwärtigen Rumpfwand das *Lig. phrenicolienale* **CD5.** Bis hierher reicht der Recessus lienalis — Pfeil! — der *Bursa omentalis,* s. S.

228. Im Lig. gastrolineale verlaufen die A. und V. gastrica brevis und die A. gastroepiploica sinistra. Das Lig. phrenicolienale ist kürzer und führt die A. und V. lienalis **C6,** es reicht bis zum Zwerchfell. Die Milz ist atemverschieblich, sie kann bei Rechtsverlagerung des Körpers, dem Zug der Baucheingeweide folgend, etwas tiefer und nach vorn treten.

Nebenmilzen entstehen aus versprengten Milzanlagen, sie kommen einzeln oder in der Mehrzahl vor und sind erbsen- bis hühnereigroß. Meist liegen sie bei der Hauptmilz oder an Ästen der A. lienalis, treten an der großen Kurvatur des Magens, im großen Netz und anderen Stellen auf.

D *Gefäße und Nerven.* Die *A. lienalis* (vgl. S. 226) gelangt hinter dem Oberrand des Pancreas **D8** nach links (Lig. phrenicolienale!) und zum Milzhilus. Sie hat eine dicke Muskelwand und ist häufig stark geschlängelt. Die ersten Aufteilungen liegen im Lig. phrenicolienale, so daß die Arterie mit 6 oder mehr Ästen in das Organ eindringt. Die *V. lienalis* setzt sich aus mehreren Venen der Milz zusammen und ist eine der 3 großen Wurzelvenen der Pfortader, s. S. 234. Die *Lymphgefäße* stammen hauptsächlich aus dem subserösen Bindegewebe. *Lymphknoten:* Nodi lymphatici pancreaticolienales und coeliaci, s. S. 80. *Nerven:* Viszerosensible und viszero- bzw. vasomotorische Nervenfasern aus dem Plexus coeliacus.

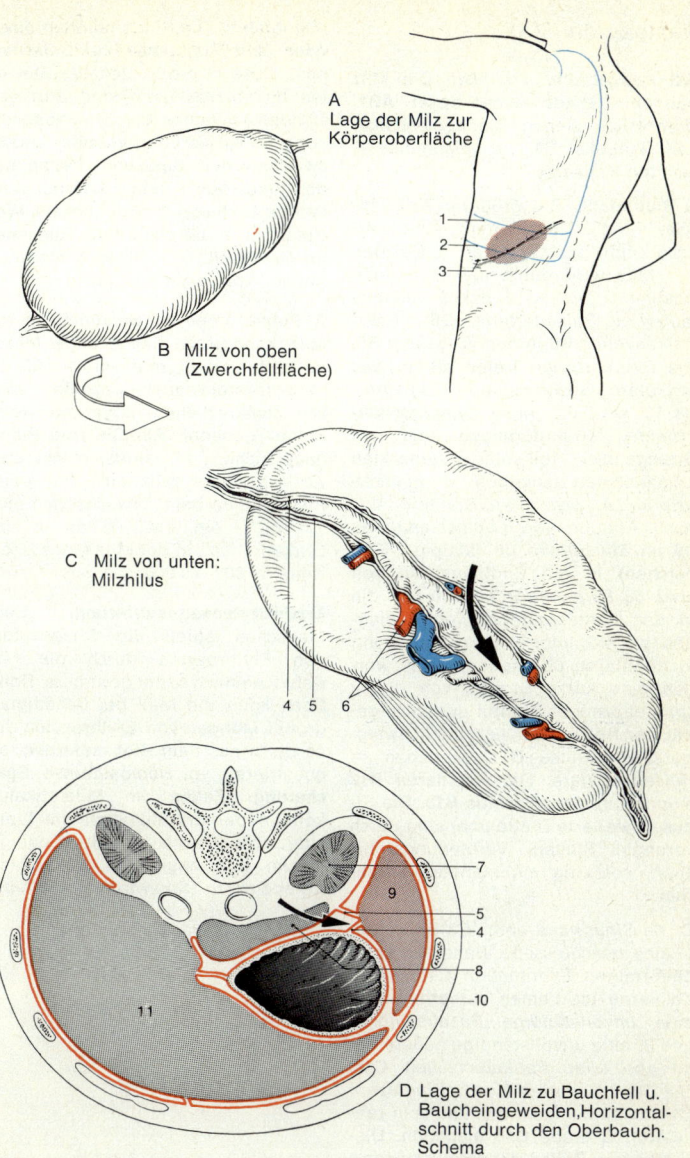

A Lage der Milz zur
Körperoberfläche

1
2
3

B Milz von oben
(Zwerchfellfläche)

C Milz von unten:
Milzhilus

4 5 6

7
9
5
4
8
10
11

D Lage der Milz zu Bauchfell u.
Baucheingeweiden, Horizontal-
schnitt durch den Oberbauch.
Schema

Pulpa = weiches musartiges Milzgewebe

Feinbau der Milz

AB *Kapsel und Trabekel.* Die Milz hat eine Bindegewebskapsel **AB1**. Vom Hilus ziehen Bindegewebsbalken, Trabekel **B4**, zur gegenüberliegenden Kapsel.

B Blutgefäße. Die größeren Arterienäste sind „Endarterien", ihr Verschluß führt zu Milzinfarkten. Der Bau der Milz wird durch die Blutgefäße bestimmt. Die Äste der A. lienalis laufen als *Balkenarterien* **B6** mit den *Balkenvenen* **B5** in den *Trabekeln* **B4**. Als Pulpaarterien treten sie in das retikuläre Gewebe. Jede *Pulpaarterie* **B7** wird von einer *Lymphozytenscheide*, strangförmigen und am Strangende follikulär gepackten Lymphozyten umgeben = *Follikelarterie (A. centralis)*. Sie teilt sich nach Abgabe von *Follikelkapillaren* **B9** im *Milzfollikel* **B8** (Malpighi-Körperchen) in ein Endbäumchen von etwa 50 *Pulpaarteriolen* **B10** auf, die in das umgebende Gewebe gelangen, wo sie unter weiterer Aufteilung in Kapillaren übergehen. Diese werden eine kurze Strecke von einem spindelförmigen Mantel aus dicht gepackten Retikulumzellen, der *Schweiger-Seidel*-Hülse **B11**, umgeben = *Hülsenkapillare*. Die Kapillaren **B12** münden in die *Milzsinus* **B13**. Die Sinus (erweiterte Bluträume) sind durch verengte Stellen, Verbindungsröhrchen, netzartig miteinander verbunden.

C Die *Sinuswand* enthält 3 Elemente, 1. eine geschlossene Wand aus spindelförmiger *Endothelien* **C15**, deren Zellkerne ins Lumen vorspringen, 2. eine *unvollständige Basalmembran* und 3. eine unvollständige äußere Lage *spezieller Retikulumzellen* **C16**. Die Sinus werden durch *Ringfasern* **C14** zusammengehalten und vom retikulären Gewebe **C18** umgeben. Dieses ist von Zellen des Immunsystems und von Blutzellen erfüllt (in **C** nicht abgebildet). Die Sinus münden direkt oder über *Pulpavenen* in *Balkenvenen*, diese in die V. lienalis. Blutzellen im Milzretikulum sind dort entstanden (Immunzellen, Lymphopoese) oder durch vorübergehende Lücken zwischen den Sinusendothelien aus den Sinus ausgetreten (**C17** durchtretender Erythrozyt). Auf diesem Weg treten auch neugebildete Blutzellen ins Sinusblut. **C19** Mitose, **C20** Makrophage. Abb. nach *W. Specht*.

A Pulpa. Von der Schnittfläche der Milz kann man eine blutige Masse abstreifen, die *„rote Pulpa"* **A2**. Es bleiben stecknadelkopfgroße, weißliche Punkte stehen, insgesamt *„weiße Pulpa"* genannt. **A3**. Die rote Pulpa, hauptsächlich Milzsinus, macht etwa 77 Vol. % der Milz aus. Die weiße Pulpa nimmt beim Erwachsenen etwa 19 Vol. % ein, etwa $^1/_3$ davon sind Lymphfollikel, in der Milz eines 20jährigen 10 000—20 000.

Erythrozytensequestrierung. Beim Menschen spielt die Phagozytose von Erythrozyten durch die Milz wahrscheinlich eine geringere Rolle. Doch kann die Milz bei Schädigung großer Mengen von Erythrozyten diese rasch aus dem Blut entfernen, sequestrieren, vgl. *Hämosiderose*. **Speicherung.** Zellen im Milzretikulum können bei Erkrankungen im Lipidstoffwechsel auch Lipoide (Sphingomyelin, Zerebroside) in großer Menge speichern *(Speicherkrankheiten)*.

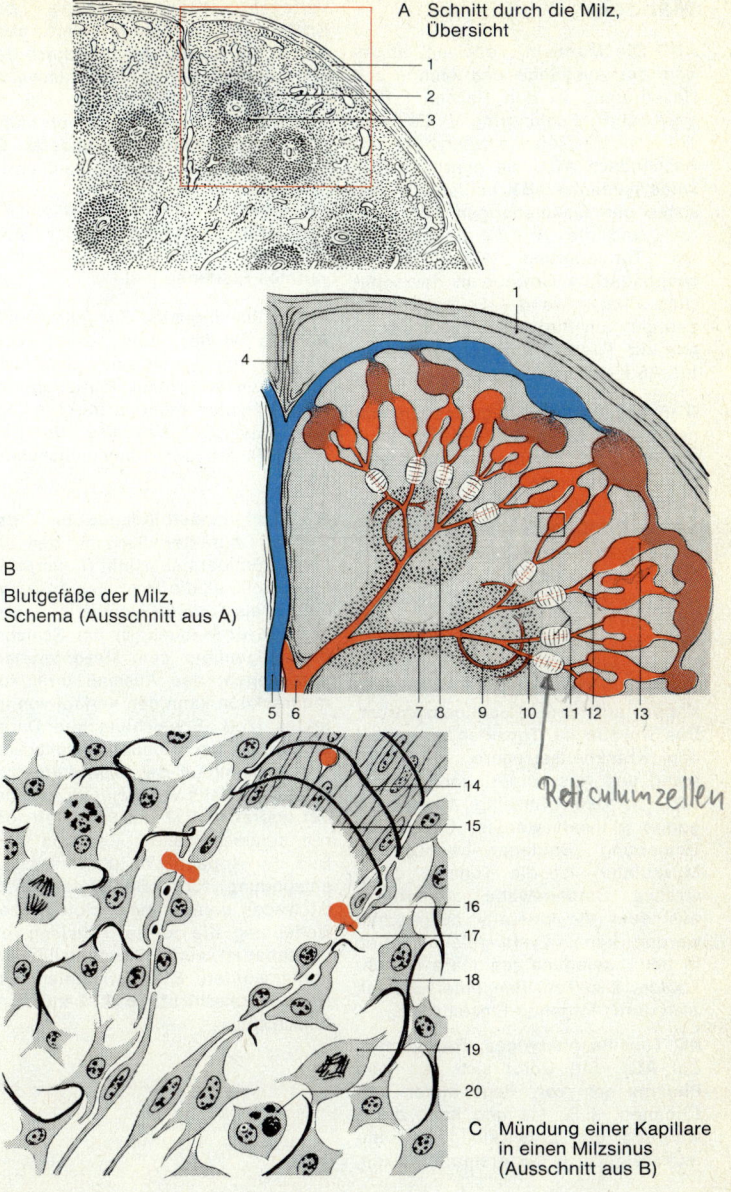

A Schnitt durch die Milz,
Übersicht
— 1
— 2
— 3

B
Blutgefäße der Milz,
Schema (Ausschnitt aus A)

Reticulumzellen

C Mündung einer Kapillare
in einen Milzsinus
(Ausschnitt aus B)

Mandeln

ABC Die **Mandeln,** *Tonsillen,* umgeben die Ausgänge des Mund- und Nasenraums in den Rachen *("Waldeyerscher Schlundring").* Es sind die unpaare *Tonsilla pharyngea* am Rachendach **AC1,** die paarigen *Tonsillae palatinae* **AB3,** beiderseits zwischen den Gaumenbogen **AB5** gelegen, und die *Tonsilla lingualis* **A4** am Zungengrund. Hinzu kommt lymphatisches Gewebe in der seitlichen Pharynxwand *("Seitenstrang"),* das sich am Eingang der Tuba auditiva zur *Tonsilla tubaria* **A2** verdichtet. **A6** Kehlkopfeingang.

D In den *Tonsillen* liegt das lymphatische Gewebe in Form von *Folliculi aggregati* **D9** unmittelbar unter dem Epithel, dessen Oberfläche durch Einstülpungen *(Krypten* **D10)** zerklüftet ist. Die Lymphozyten wandern in die interzellulären Spalten der Epithelien ein. In den Krypten entstehen Detrituspfröpfe aus abgestoßenen Epithelien und Leukozyten. Der Lymphozytenrandwall der Sekundärfollikel, in Richtung zum Epithel zu verdickt, sitzt als halbmondförmige Kappe auf dem Reaktionszentrum. Das Gewebe der Tonsillen kommt mit den Krankheitserregern, die durch Mund und Nase eindringen, in Kontakt, so daß frühzeitig Abwehrvorgänge aktiviert werden. Gegen die Umgebung (Bindegewebe, Drüsen, Muskulatur) ist die Tonsille durch straffes Bindegewebe abgegrenzt, aus dem sie operativ ausgeschält werden kann. Lymphgefäße führen in tiefer gelegene regionäre Lymphknoten. Die Tonsillen unterscheiden sich durch folgende Einzelheiten.

AC Tonsilla pharyngea, *Rachenmandel* **AC1.** Sie wölbt sich aus dem Pharynxdach vor, liegt hinter den Choanen, s. S. 112 und kann diese während der Entwicklung des Immunsystems, in der ersten Schulzeit,

verlegen. (Beeinträchtigung des Schlafs und mangelnde Aufmerksamkeit in der Schule, Atmung durch den stets offenen Mund mit Fehlentwicklung des Gesichtsschädels sind die Folgen.) Die Tonsille wird von mehrreihigem Flimmerepithel bedeckt. **C7** Sella turcica, **C8** weicher Gaumen.

AB Tonsillae palatinae, *Gaumenmandeln* **AB3.** Sie haben 10—20 Krypten und tragen mehrschichtiges, unverhorntes Plattenepithel.

A Tonsilla lingualis, *Zungenmandeln* **A4.** Sie ist flach und besitzt kurze Krypten, überzogen von mehrschichtigem, unverhorntem Plattenepithel. In die Krypten münden muköse Drüsen, *Glandulae linguales,* die zwischen Fasern der Zungenmuskulatur liegen.

E   Schleimhautbindegewebe des Darms. Charakteristisch für den unteren Dünndarmabschnitt *(Ileum)* sind Lymphfollikel, die in großen Ansammlungen als *Folliculi lymphatici aggregati,* Peyer-Plaques, in der Schleimhaut gegenüber dem Mesenterialansatz liegen; das Ausmaß ihrer Immunreaktion kann den Verlauf von Infekten (z. B. Erweichung und Darmdurchbruch bei Typhus) beeinflussen. Die Schleimhaut des *Wurmfortsatzes* **E** ist gleichfalls von *Folliculi lymphatici aggregati* **E12** ausgepolstert, deren überschießende Reaktion zum Bild der *Appendizitis* (Wurmfortsatzentzündung) führt. Der Wurmfortsatz ist wegen seiner immunbiologischen Bedeutung, die der der Tonsillen vergleichbar ist, auch "Darmtonsille" genannt worden. **E11** Darmlumen, **E13** Ringmuskelschicht, **E14** Längsmuskelschicht.

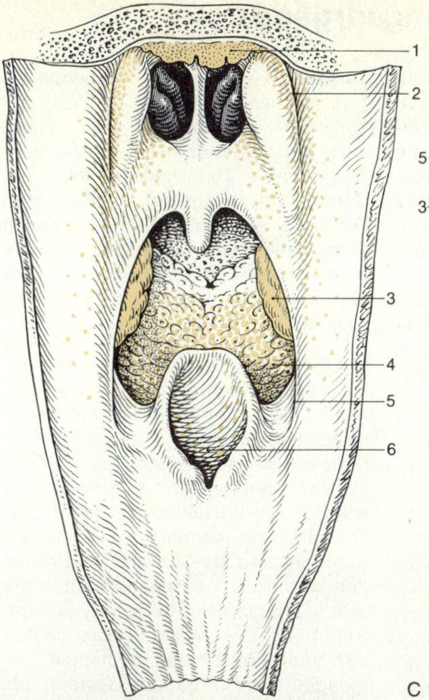

A   Rachen v. hinten eröffnet: Lage d.
     Mandeln an den Racheneingängen

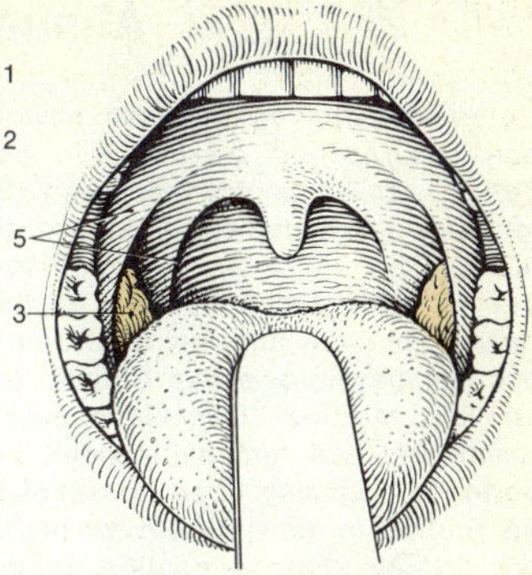

B   Blick in die Mundhöhle:
     Lage der Gaumenmandeln

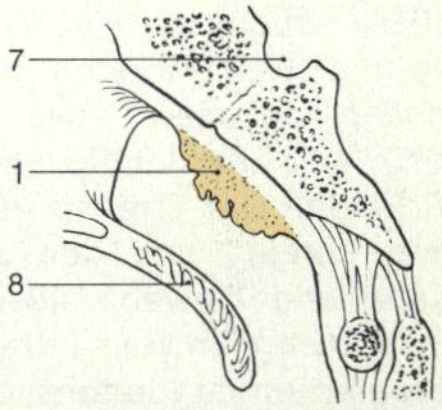

C   Lage der Rachenmandel beim
     Neugeborenen (Medianer Sagittal-
     schnitt durch das Rachendach)

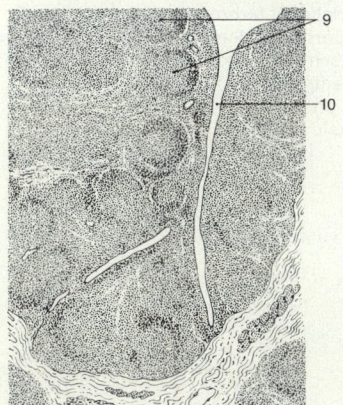

D   Schnitt durch die Gaumenmandel

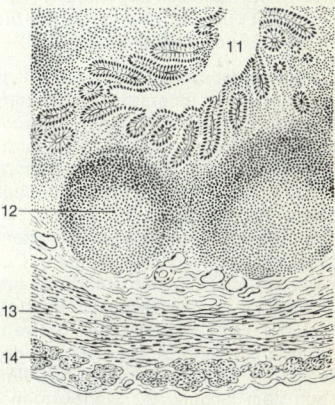

E   Schnitt durch den Wurmfortsatz
     des Dickdarmes

Atmungsorgane

Unter *Atmung* versteht man sowohl den *Gastransport* zu und von den Zellen – er ist der anatomischen Untersuchung zugänglich – als auch die biologischen *Oxydationsvorgänge,* die mit Hilfe des Sauerstoffs in den Zellen ablaufen und mit den Methoden der physiologischen Chemie untersucht werden. Der Gastransport nimmt bei den lungenatmenden Lebewesen den Weg über die *Atemwege,* Luftröhre und Bronchien bis in die Lungen. Hier diffundiert Sauerstoff aus der Atemluft ins Blut und Kohlensäure aus dem Blut in die Atemluft. Die *Inspirationsluft* enthält etwa 10,9 % Sauerstoff, 0,03 % Kohlendioxyd und 80 % Stickstoff, die *Exspirationsluft* dagegen etwa 16 % Sauerstoff, 4 % Kohlendioxyd und 80 % Stickstoff. Der Transport zwischen den Lungen und den Zellen der Organe und Gewebe geschieht über den *Blutweg.* In den intrazellulären biologischen Oxydationsvorgängen werden hochmolekulare Nahrungsstoffe unter Freisetzung von Energie zu niedermolekularen, energiearmen Stoffen abgebaut, „verbrannt", Fette und Kohlenhydrate bis zu Wasser und Kohlendioxyd.

Die **Atmungsorgane** dienen dem Gastransport. Man unterscheidet die *luftleitenden* Atmungsorgane, *Nasenhöhle, Schlund, Kehlkopf* und *Luftröhre,* von den dem *Gasaustausch* zwischen Luft und Blut unmittelbar dienenden *Lungen.* Ein großer Teil des luftleitenden Weges, die *Bronchien,* stecken in den Lungen. Der Kehlkopf dient außerdem der Lautbildung. Das Geruchsorgan kontrolliert die Luft, es dient der Umweltorientierung und zusammen mit der sensiblen Innervation der Schleimhaut dem Schutz (s. Sinnesorgane, Bd. III). Der eine Teil der luftleitenden Organe liegt im Kopf: *Obere Luftwege* – Nase mit Nasenhöhlen, Nasennebenhöhlen und Rachen; bei klinischer Betrachtung wird häufig auch die Mundhöhle dazu gerechnet. Der andere Teil liegt in Hals und Rumpf: *untere Luftwege* – Kehlkopf, Luftröhre, Bronchien und Lungen. In allen Teilen des Luftweges wird die eingeatmete Luft präpariert, sie wird auf mehrfache Weise gereinigt, befeuchtet und erwärmt.

Die Höhe des *Rachenraumes* und die mit dem aufrechten Gang erworbene rechtwinklige Stellung der Nasenhöhle zur Längsachse der Luftröhre führen beim erwachsenen Menschen dazu, daß Kehlkopf und Luftröhre nicht wie bei den Wirbeltieren, unmittelbar an die Nasenhöhle anschließen. Kehlkopf und Nasenhöhle sind durch den mittleren Rachenabschnitt, *Pars oralis pharyngis* (Mesopharynx), getrennt. Da der Mesopharynx beiden sich hier kreuzenden Systemen, *Atmungs-* und *Verdauungssystem,* als Weg dient, muß beim Menschen zur Nahrungsaufnahme **2** der Atemweg **1** durch den Schluckakt (s. S. 190) kurzfristig unterbrochen werden. **3** Luftröhre. Der Säugling, dessen Rachen noch nicht gestreckt ist, kann gleichzeitig atmen und Nahrung aufnehmen. **4** Lungenhilus, *rot:* Vv. pulmonales, *blau:* Aa. pulmonales.

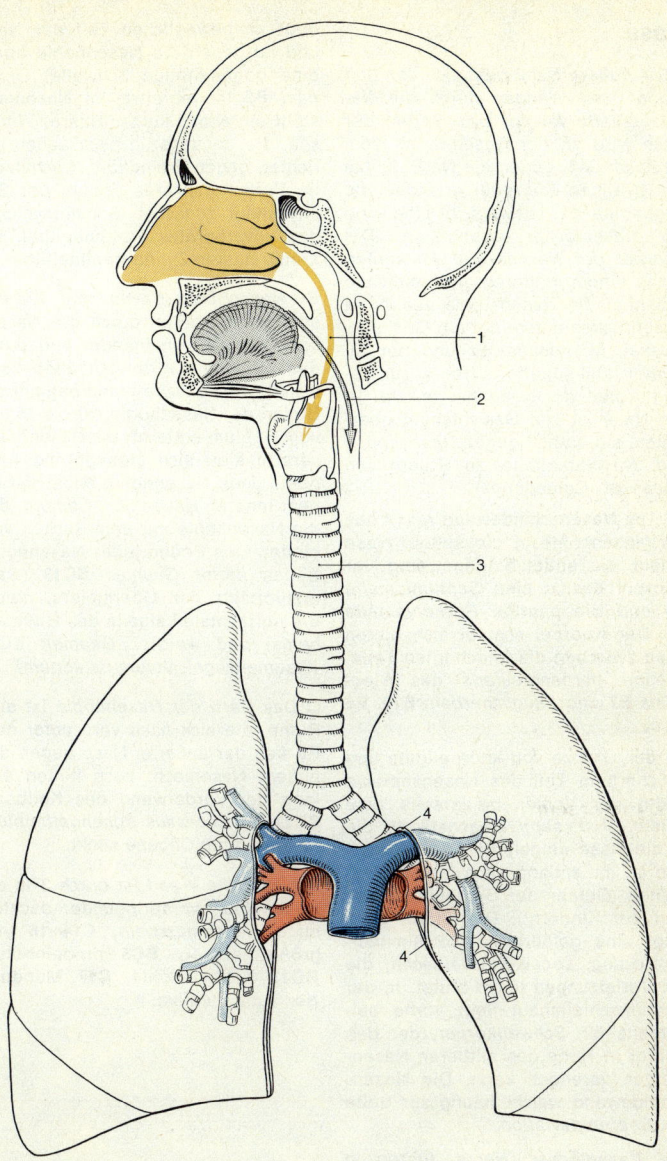

Atmungsorgane, Übersicht

Nase

A Die **äußere Nase** hebt sich von den Lippen und Wangen durch die *Nasolabialfalte* **A4** ab. Das Gerüst der Nase wird an der *Nasenwurzel* vom *Os nasale* **A1**, gegen die Nasenspitze von hyalinen Knorpeln gebildet, die gegeneinander beweglich sind und die Nasenlöcher offenhalten. Die *Knorpel der Nasenspitze* **A3** steifen mit je einem mittleren und seitlichen Schenkel die Nasenspitze aus. Vom Nasenrücken entspringt ein Gesichtsmuskel, M. nasalis. Er und der M. levator labii superioris tragen zur Beweglichkeit der Nase bei (s. Bd. I). Die Nase ist von Gesichtshaut überzogen, sie enthält gegen Nasenspitze und Nasolabialfalte zu Talgdrüsen (Mitesser, Comedones).

AB Die **Nasenscheidewand** reicht aus der Nasenhöhle in die äußere Nase hinein, sie endet bindegewebig. Ihr Knorpel besitzt eine *Septumlamelle* **B8** und die paarige *Rückenlamelle* **A2**. Der Knorpel schiebt sich hinten oben zwischen die knöchernen Teile, *Lamina perpendicularis* des Siebbeins **B7** und *Pflugscharbein* **B10**. **B6** Haut.

An der Grenze von knorpeligem und knöchernem Teil des Nasenseptums bildet der Vomer beiderseits eine Leiste, *Crista septi*. Gegenstände, die in die Nase eingeführt werden, können an ihr entlang nach hinten oben gleiten (Gefahr der Siebbeinperforation bei Kindern!). Die Crista septi trägt eine gefäßreiche Schleimhautverdickung, *Locus Kiesselbachii*, die bei Verletzungen leicht blutet. In der Septumschleimhaut liegt vorne beiderseits ein *Schwellkörper*, der den Vorhof in Höhe des mittleren Nasenganges verengen kann. Die Nasenscheidewand weicht häufig zur Seite ab, *Septumdeviation*.

Die **Nasenlöcher**, *Nares*, führen in den Nasenvorhof, *Vestibulum nasi*. Er liegt im beweglichen Teil der Nase und ist gegen die Nasenhöhle durch eine bogenförmige Schwelle, *Limen nasi* **B9**, abgegrenzt. Im Nasenloch steht ein Kranz kurzer Haare, *Vibrissae*, die reusenartig nach außen gerichtet, gegen Fremdkörper schützen. Im Vorhof geht das Epithel der Gesichtshaut zunächst in mehrschichtiges unverhorntes Plattenepithel, am Limen nasi in Zylinderepithel über.

BC Nasenhöhle, *Cavum nasi*. Die Nasenhöhlen werden durch die *Nasenscheidewand* voneinander und durch den *Gaumen* von der Mundhöhle getrennt. Die seitliche Wand beginnt am Boden der Nasenhöhle, 10 bis 15 mm vom Septum entfernt; die Nasenhöhle verschmälert sich giebelförmig nach oben. Jede Nasenhöhle endet mit einem inneren Nasenloch, *Choane*, das die Nasenhöhle mit dem Rachen verbindet. Den Boden jeder Nasenhöhle bilden *harter Gaumen* **BC13** (Gaumenfortsatz des Oberkiefers, hinten die horizontale Lamelle des Gaumenbeins) und *weicher Gaumen* **BC12** (Gaumensegel, *Velum palatinum*).

C Das *Dach der Nasenhöhle* ist eine Rinne, die sich nach vorn unter dem Rücken der äußeren Nase gegen das äußere Nasenloch, nach hinten entlang der Vorderwand des Keilbeins **BC11** im *Recessus sphenoethmoidalis* gegen die Choane senkt.

Die *seitliche Wand* ist durch 3 in die Nasenhöhle vorspringende, dachförmige *Nasenmuscheln*. **C14—16** vergrößert, s. S. 108. **BC5** Stirnbeinhöhle, **BC11** Keilbeinhöhle, **C17** Mündung der Tuba auditiva.

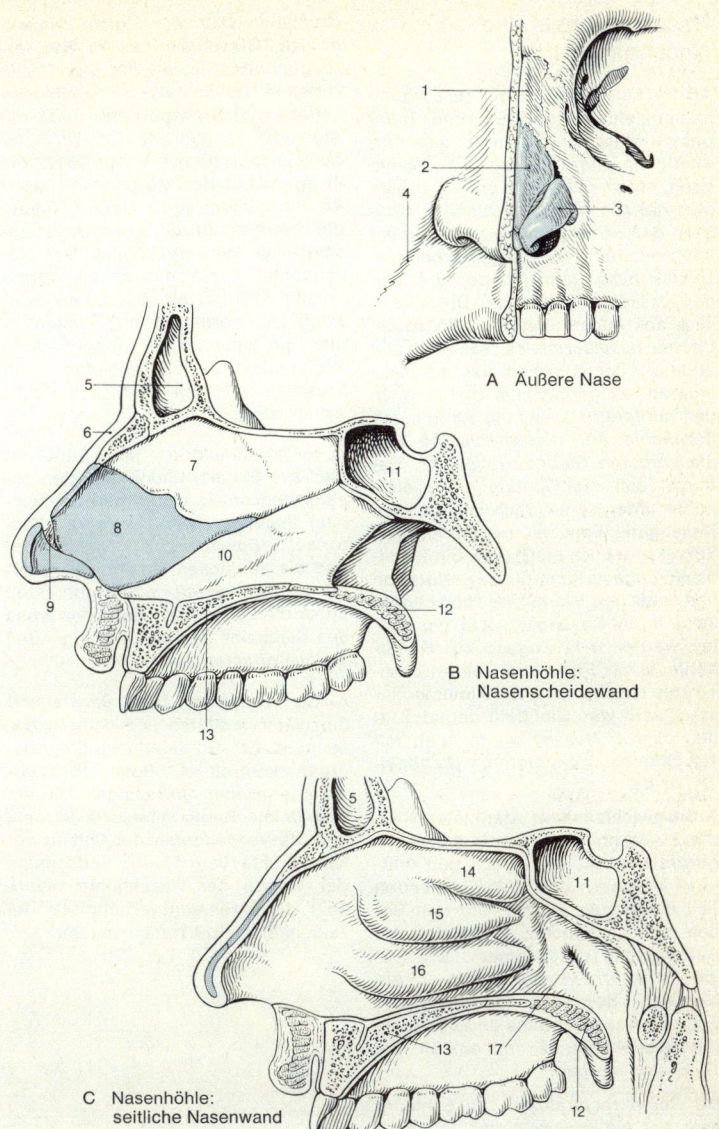

A Äußere Nase

B Nasenhöhle:
Nasenscheidewand

C Nasenhöhle:
seitliche Nasenwand

Nasenmuscheln und Nasengänge I

AB Die **Muscheln** sind dünne, schleimhautbekleidete Knochen. Unter jeder der 3 Muscheln, *Concha superior, media et inferior,* liegt ein Nasengang, *Meatus nasi.* Die untere, größte Muschel **A11** hat einen eigenen Knochen **B18.** In den *unteren Nasengang* **A10** mündet der Tränennasengang, *Ductus nasolacrimalis,* der die Tränenflüssigkeit aus dem Bindehautsack des Auges über zwei Röhrchen, *Ductuli nasolacrimales,* sammelt und ableitet. Der Knochen der mittleren Muschel **A9** gehört zum Siebbein. In den *mittleren Nasengang* **A8** münden *Stirnhöhle* **A3,** *Kieferhöhle* **A5** und die *vorderen Siebbeinzellen* **A7.** Dadurch, daß die Öffnung der Kieferhöhle unter deren Dach im mittleren Nasengang liegt, ist der Abfluß von Sekret erheblich erschwert. Ein künstlicher Zugang kann durch Perforation der seitlichen Wand der Nasenhöhle im unteren Nasengang **A13** geschaffen werden. **A12** Zugang zur Kieferhöhle durch Perforation einer Zahnalveole. Auch die obere, kleinste Muschel wird vom Siebbein gebildet. In den *oberen Nasengang* münden mit 1–2 Öffnungen die *hinteren Siebbeinzellen* **A6.**

A Nasenschleimhaut. Man unterscheidet 2 Abschnitte. 1. Die *Regio respiratoria* bedeckt die untere und mittlere Muschel, den entsprechenden Teil des Nasenseptums und den Boden der Nasenhöhle und dient der Aufbereitung der Atemluft. Die *Regio olfactoria* bedeckt die obere Muschel, den gegenüberliegenden Teil des Nasenseptums und das Dach der Nasenhöhle **A2** und enthält das Riechsinnesorgan.

BC *Regio respiratoria.* Die Schleimhaut hat ein (zweireihiges) *Flimmerepithel* **B16, C19,** dessen Zilien rachenwärts schlagen und den von Becherzellen **C20** und kleinen Nasendrüsen, *Glandulae nasales* **B15,** erzeugten Schleim auf der Oberfläche verteilen. Durch ihn wird Staub festgehalten, abtransportiert und die Atemluft angefeuchtet. In der Schleimhaut liegen Venen **B17,** die in der Wand der Muscheln *Schwellkörper* bilden, durch deren Füllung die Schleimhaut auf 5 mm Dicke anschwellen kann (Verschluß der Nasenhöhle). Die Venen geben Wärme an die Atemluft ab. Die Zilienbewegung ist koordiniert und wellenförmig, sie kann an der überlebenden Schleimhaut (z. B. Rachendach vom Frosch) unter dem Mikroskop beobachtet werden.

A *Regio olfactoria.* Das Epithel ist hier aus Sinnes- und Stützzellen zusammengesetzt. Unter der Schleimhaut liegen seröse *Glandulae olfactoriae (Bowmansche* Spüldrüsen) und die marklosen Fasern der Riechnerven, *Nn. olfactorii,* die gebündelt durch die Löcher der Lamina cribrosa des Siebbeins zum darüberliegenden *Bulbus olfactorius* **A1** treten.

A Der *Luftstrom* zieht vorwiegend durch den mittleren und unteren Nasengang. Er wird dabei vom Geruchsorgan kontrolliert. Beim „Schnuppern" entstehen Strömungen, die die Luft in die Regio olfactoria wirbeln und die Verweildauer der Luft in der Nasenhöhle vergrößern. Verformung der Wände der Nasenhöhle beeinflußt die Strömungsverhältnisse. **A4** Augenhöhle, **A14** Nasenseptum.

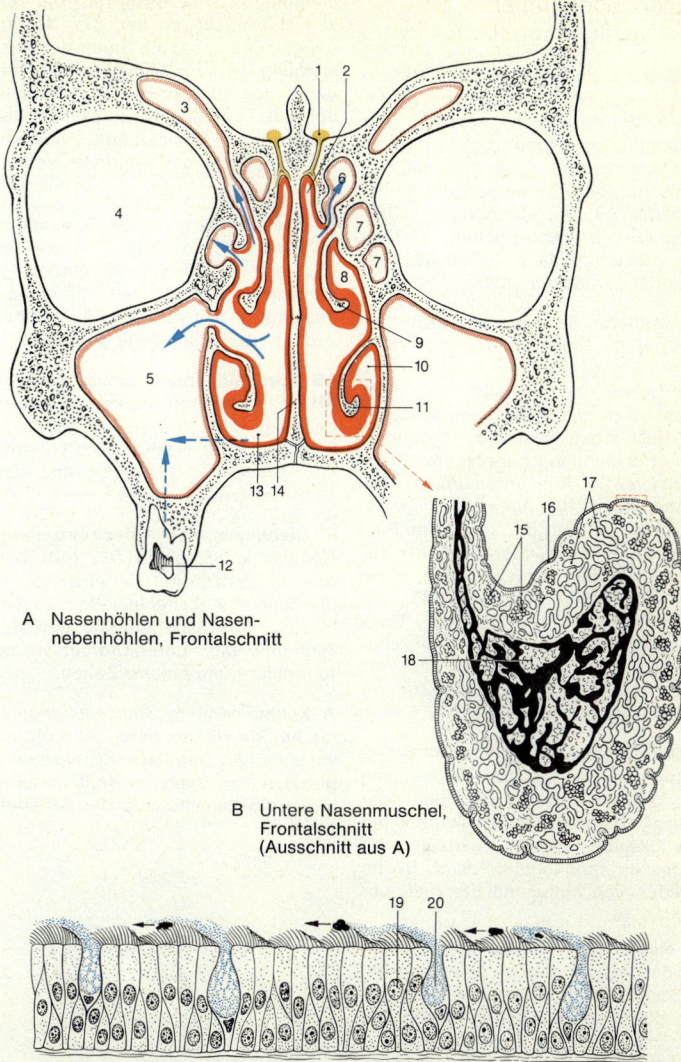

A Nasenhöhlen und Nasen-
nebenhöhlen, Frontalschnitt

B Untere Nasenmuschel,
Frontalschnitt
(Ausschnitt aus A)

C Epithel der Nasenschleimhaut (Pars respiratoria)   (Ausschnitt aus B)

Nasennebenhöhlen und Nasengänge II

A Unterer Nasengang. Der *Tränennasengang* **A7** mündet in den vorderen Teil der unteren Muschel. Die Tränenflüssigkeit läuft bei Vorneigen des Kopfes durch die äußeren Nasenlöcher, bei Rückneigung durch die Choanen ab. Die Mündung der Ohrtrompete in den Rachen, *Ostium pharyngeum tubae auditivae* **A8,** liegt in Verlängerung der unteren Muschel.

AB Mittlerer Nasengang. Nach Entfernung der mittleren Muschel in **A** wird ein bogenförmiger Spalt, *Hiatus semilunaris* sichtbar. Er wird von oben durch die schwalbennestförmige, nach oben offene *Bulla ethmoidalis* (**A3** Mündung der *vorderen Siebbeinzellen*) — von unten durch eine Schleimhautfalte, *Plica semilunaris,* begrenzt. Ihr liegt der knöcherne Processus uncinatus des Siebbeins zugrunde. In den Spalt münden vorne oben **A2** die *Stirnbeinhöhle* **AB1,** hinten unten die *Kieferhöhle* **A4.** Etwa 1 cm hinter der mittleren Muschel liegt unter der Schleimhaut das Foramen sphenopalatinum, ein Zugang zur Fossa pterygopalatina.

A Oberer Nasengang. Hier sind 1–2 Öffnungen der *hinteren Siebbeinzellen.* Zwischen dem Hinterrand der oberen Muschel und der Vorderwand des Keilbeinkörpers verläuft der *Recessus sphenoethmoidalis.* In ihn münden von hinten **A5** die *Keilbeinhöhlen* **A6.**

B Nasennebenhöhlen. Die Nasennebenhöhlen, *Sinus paranasales,* wachsen hauptsächlich nachgeburtlich. Stirn- und Kieferhöhlen sind bei Neugeborenen als Buchten angelegt, die erst Ende des 1. Jahres geringfügig in den Knochen vorwachsen, um das 10. Jahr etwa die Hälfte ihrer endgültigen Größe und um das 15.–20. Jahr (Streckung des Gesichts) endgültige Größe erreichen. Die Nasenschleimhaut kleidet die Nasennebenhöhlen aus, die Stelle der Ausstülpung wird zur Mündung. Die Nebenhöhlen dienen der Vorwärmung der Luft. In ihnen können sich schwer zugängliche Infektionen einnisten. Man unterscheidet folgende Nebenhöhlen.

B Kieferhöhlen, *Sinus maxillares* (*Highmor*-Höhlen) **B10.** Sie reichen bis unter die Orbita, ihr Boden ist stellenweise durch nur millimeterdicken Knochen von den Wurzeln der Backen- und Mahlzähne getrennt.

AB Stirnbeinhöhlen, *Sinus frontales* **AB1.** Sie variieren stark in der Ausdehnung und sind häufig asymmetrisch. In ihrer Nachbarschaft liegen die vordere Schädelgrube und das Dach der Orbita.

B Siebbeinhöhlen (Siebbeinzellen), *Cellulae ethmoidales* **B9,** früh entwickelt, grenzen mit stellenweise papierdünnen Knochenlamellen an Orbita, vordere Schädelgrube und Nasenhöhle. Man unterscheidet vordere, mittlere und hintere Zellen.

A Keilbeinhöhlen, *Sinus sphenoidales* **A6.** Sie werden durch eine oft unvollständige, sagittale Scheidewand getrennt. Das Dach der Keilbeinhöhle bildet die Sella turcica der Schädelbasis.

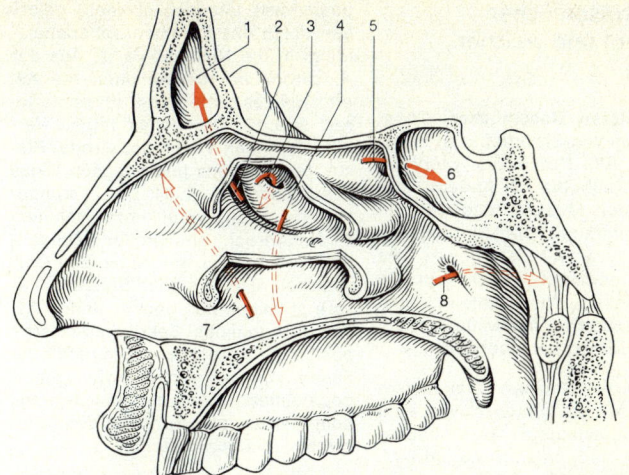

A Mündungen der Nasennebenhöhlen
  und des Tränennasenganges

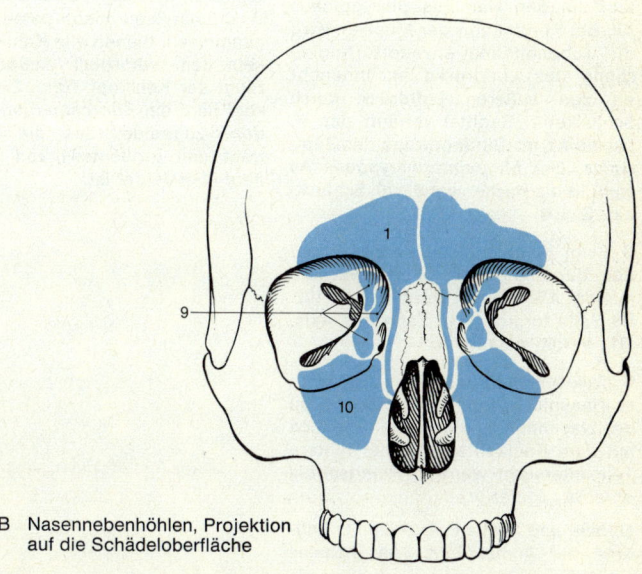

B Nasennebenhöhlen, Projektion
  auf die Schädeloberfläche

Hintere Nasenlöcher (Choanen) und weicher Gaumen

A Die **hinteren Nasenlöcher,** *Choanen,* werden von Schädelbasis, Pflugscharbein **A8,** Processus pterygoideus des Keilbeins **A5,** hartem Gaumen und den Muskeln des weichen Gaumens umrahmt. Die Mündung der *Tuba auditiva* **A2** ist gegen die Choanen gerichtet (Verschleppung von infektiösem Nasenschleim durch die Tuba auditiva ins Mittelohr bei Nasensäuberung mit Überdruck).

A Der **weiche Gaumen** (Gaumensegel, *Velum palatinum)* ist eine schleimhautbekleidete Muskelplatte. *M. levator veli palatini* **A3** und *M. tensor veli palatini* **A4** entspringen von der Schädelbasis, der letztere auch von der Tubenlippe. Beide strahlen in die Gaumenaponeurose ein; der Levator hebt diese, der Tensor spannt sie, entsprechend seinem Verlauf um den Hamulus pterygoideus **A5.** Bei Kontraktion der Muskeln wird die Tubenöffnung erweitert (Angleichung des Luftdrucks im Innenohr an den äußeren Luftdruck durch Schlucken!). Sagittal verläuft der *M. uvulae* **A7** ins Bindegewebe des Zäpfchens. Der *M. palatopharyngeus* **A6** zieht in die Rachenwand, vgl. Schluckakt, S. 190.

B Beim *Kleinkind* können die Choanen durch die vergrößerte *Rachenmandel* **AB1** verlegt werden, s. S. 102. **B9** Sella turcica, **B10** Zahn des Axis, **B11** Velum palatinum.

C *Nasenspiegelung.* Durch das äußere Nasenloch kann der vordere Teil der Nasenhöhle, durch die Choanen mit dem Kehlkopfspiegel der hintere Teil untersucht werden *(Rhinoscopia anterior, posterior).*

Gefäße und Nerven. Arterien: 1. Endäste der *A. maxillaris* (Aa. nasales posteriores laterales et septi) gelangen durch das Foramen sphenopalatinum in die Nasenhöhle. 2. Aus der *A. carotis interna* stammen die Aa. ethmoidales anteriores et posteriores, s. S. 58. Die *Venen* haben Verbindungen mit Venen der Orbita, Plexus pterygoideus und venösen Sinus des Schädels, s. S. 64. Die *Lymphgefäße* führen in Lymphknoten vor dem 2. Halswirbel, am großen Zungenbeinhorn und in der Nähe der Ohrspeicheldrüse. *Nerven:* Sensible Fasern stammen aus dem 1. und 2. Ast des N. trigeminus. Sekretomotorische postganglionäre parasympathische Fasern kommen vom Ganglion pterygopalatinum, die sympathischen aus dem Karotisgeflecht. Außerdem sind die Nn. olfactorii beteiligt.

Kehlkopf

Der **Kehlkopf,** *Larynx,* kann die unteren Luftwege gegen den Rachen *verschließen* (Husten, Erbrechen!); den M. cricoarytaenoideus posterior ausgenommen, dienen alle Kehlkopfmuskeln dem Verschluß. Außerdem erzeugt der Kehlkopf *Töne.* Dem Kehlkopf liegt ein *Knorpelgerüst* mit *Bändern* zugrunde, das die *Muskeln* trägt und großenteils von *Schleimhaut* überkleidet ist.

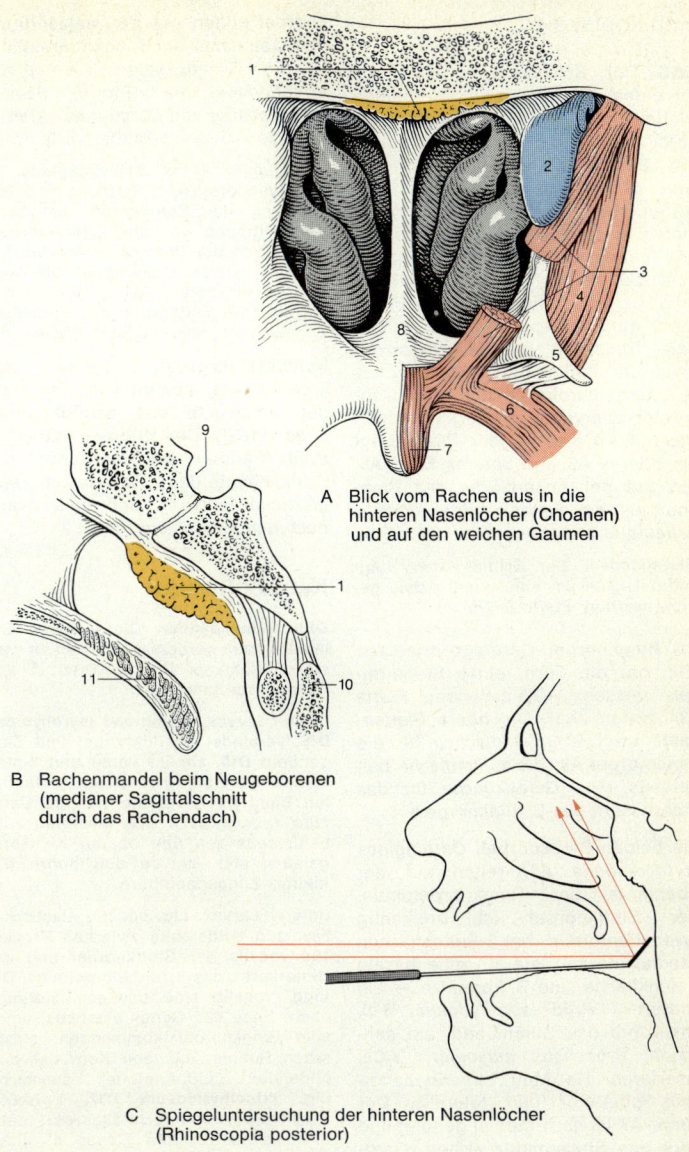

A Blick vom Rachen aus in die
hinteren Nasenlöcher (Choanen)
und auf den weichen Gaumen

B Rachenmandel beim Neugeborenen
(medianer Sagittalschnitt
durch das Rachendach)

C Spiegeluntersuchung der hinteren Nasenlöcher
(Rhinoscopia posterior)

Kehlkopfskelett

ABC Der **Schildknorpel,** *Cartilago thyroidea* **A5,** hat zwei vierseitige Platten, die vorne schiffsbugförmig vereinigt sind. An der Bugspitze liegt ein Einschnitt, *Incisura thyroidea superior* **A4,** als „Adamsapfel" zu tasten. Die Platten weichen nach hinten in einem Winkel auseinander und geben einem Raum Schutz, in dem die meisten übrigen Kehlkopfteile liegen. Außen ist jede Platte durch eine *schräge Linie* in eine vordere (Ursprung des M. thyrohyoideus) und hintere Facette (Ansatz des M. sternothyroideus und des Constrictor pharyngis inferior) unterteilt. Die hintere Kante jeder Platte trägt ein *oberes* **A3** und *unteres Horn* **A6,** das mit der Außenfläche des Ringknorpels ein Gelenk bildet (Pfeil!), *Articulatio cricothyroidea.*

Bewegungen: Der Schild- bzw. Ringknorpel kann um eine quere Achse gekippt werden, *Pfeile in D!*

Der **Ringknorpel,** *Cartilago cricoidea* **A12,** hat die Form eines Siegelringes, dessen 2–2,5 cm hohe *Platte* **A11** hinten liegt. Die obere Plattenkante trägt *2 Gelenkflächen* für die Stellknorpel **A8,** die *Außenfläche* beiderseits eine *Gelenkfläche* für das untere Horn des Schildknorpels.

Die beiden **Stellknorpel,** *Cartilagines arytaenoideae* **A8,** reiten auf der Oberkante der Ringknorpelplatte. Der Stellknorpel ist dreikantig pyramidenförmig, hat 3 Seitenflächen (medial, dorsal, lateral), eine basale Gelenkfläche und 3 Fortsätze – am vorderen, *Processus vocalis* **B10,** entspringt das Stimmband, am seitlichen, *Processus muscularis* **AC9,** inserieren die Mm. circoarytaenoideus posterior und lateralis. Der obere **A7** ist nach medial geneigt und trägt das Spitzenknorpelchen, *Cartilago corniculata (Santorini).* Die Stellknorpel bilden mit der walzenförmigen Oberkante der Ringknorpelplatte je ein Zylindergelenk, *Articulatio cricoarytaenoidea* (Pfeil!), dessen Achse schräg von dorso-mediokranial nach ventro-latero-kaudal verläuft.

Bewegungen: Durch Seitwärtsgleiten in der Zylinderachse Entfernung und Annäherung der Stellknorpel um etwa 2 mm; Kippen um die Zylinderachse, wobei sich die Processus vocales heben und senken; Drehung um die vertikale Achse (lockere Gelenkkapsel!), wobei sich die Entfernung der Processus vocales voneinander ändert, *Pfeile in F!*

Kehldeckelknorpel, *Cartilago epiglottica* **AD1,** kommt von der Mitte der Innenseite des Schildknorpelbugs (Pfeil!). Der Knorpel hat einen Stiel, *Petiolus* **A2,** der unter der Schleimhaut das *Tuberculum epiglotticum* aufwirft, und eine ovale, nach hinten konkave *Platte.*

Kehlkopfbänder

DEF Gelenkbänder. Die lockeren Gelenkkapseln werden durch Bänder verstärkt. Kehlkopf **D** von vorne, **E** von links, **F** von hinten.

Oberer Larynx. **Membrana thyrohyoidea** **D16,** verbindet Schildknorpel und Zungenbein **D15,** sie ist vorne und hinten seitlich bandförmig verstärkt (im lateralen Band **D14** liegt das winzige *Cartilago triticea* **E19**). Die Membran wird beiderseits von den oberen Kehlkopfgefäßen und -nerven durchbohrt. **D13** kleines Zungenbeinhorn.

Unterer Larynx. **Lig. vocale,** elastischer Faserzug beiderseits zwischen Processus vocalis der Stellknorpel und der Hinterfläche des Schildknorpelbugs. Die Ligg. vocalia sind das schlitzförmige obere Ende des **Conus elasticus,** eines vom Ringknorpel kommenden, elastischen Rohres, das den Kern der tonbildenden „Lippenpfeife" ausmacht. **Lig. cricothyroideum D17,** zwischen Ringknorpel und Schildknorpel, setzt sich seitlich in den Conus elasticus fort. **D18** Luftröhrenknorpel.

A B C

D E F

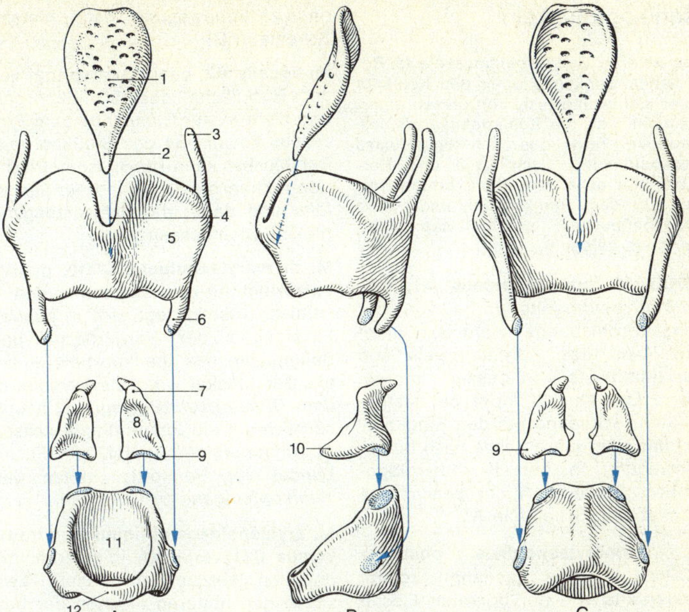

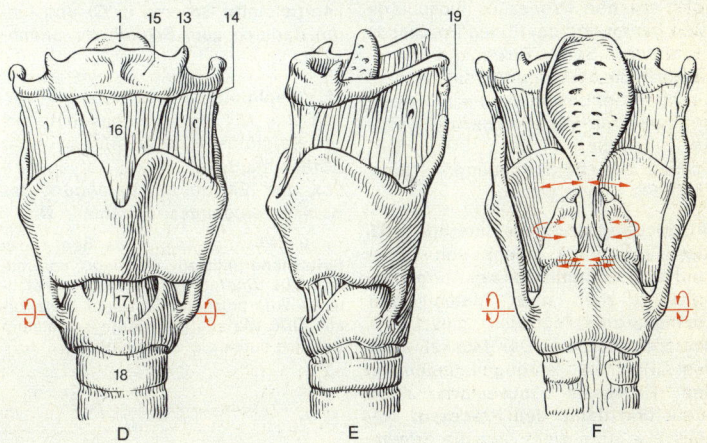

Kehlkopfskelett

oben: Kehlkopfknorpel isoliert
unten: Kehlkopfknorpel durch Bänder verbunden

Kehlkopfmuskeln

Die *unteren Zungenbeinmuskeln* (s. Bd. I) heben, senken, kippen den Kehlkopf oder stellen ihn fest. Von diesen unterscheidet man die *Kehlkopfmuskeln,* sie bewegen Teile des Kehlkopfgerüstes gegeneinander. Nach Lage und Herkunft gibt es *äußere* (Mm. cricothyroidei, vor dem Ringknorpel) und *innere* Kehlkopfmuskeln (innerhalb des Schildknorpels gelegen).

ABCD M. cricothyroideus A1, entspringt beiderseits vorne von der Ringknorpelspange, zieht zum unteren Rand des Schildknorpels und zur Innenseite von dessen unterem Horn. Der Muskel kippt bei festgestelltem Schildknorpel den Ringknorpel um eine quere Achse nach hinten (Bewegung in den Krikothyroidgelenken, Pfeile in **A**), er *spannt das Stimmband,* Schema in **A**!

M. cricoarytaenoideus posterior BCD6 („Postikus" genannt) kommt beiderseits von der dorsalen Fläche der Ringknorpelplatte, zieht nach seitlich oben zum Processus muscularis des Stellknorpels **B5.** Der Muskel zieht den Processus muscularis nach hinten und damit den Processus vocalis zur Seite (Bewegung hauptsächlich um die longitudinale Achse, geringe Kippbewegung nach hinten) und *erweitert die Stimmritze;* einziger Erweiterer der Stimmritze! Schema in **B. B3** Stimmband = Oberrand des Conus elasticus.

M. cricoarytaenoideus lateralis BD7 (der „Lateralis") kommt von Oberrand und Außenfläche der Ringknorpelseite, zieht nach hinten oben ebenfalls zum Processus muscularis des Stellknorpels. Der Muskel wirkt dem „Postikus" entgegen, indem er den Processus muscularis nach vorne und damit den Processus vocalis zur Mitte zieht und die *Stimmritze verengt* (Bewegung hauptsächlich um die longitudinale Achse, ge-

ringe Kippbewegung nach hinten), Schema in B!

M. vocalis B2, paarig, entspringt von der Rückfläche des Schildknorpels und zieht in der Stimmfalte zum Processus vocalis **B4** des Stellknorpels. Der Muskel kann durch isometrische Kontraktion die *Spannung der Stimmfalte* und damit die Schwingungsfähigkeit beeinflussen.

M. thyroarytaenoideus CD10, paarig, entspringt mit dem M. vocalis, den er seitlich fortsetzt, legt sich in dünnen Faserzügen der Vorderfläche und Seitenkante des Stellknorpels außen an. Der Muskel wirkt als *Verengerer der Stimmritze* (Bewegung hauptsächlich um die longitudinale Achse). *M. thyroepiglotticus* **D12** = Faserbündel zur Epiglottis, helfen den *Kehlkopfeingang zu verengen.*

M. arytaenoideus obliquus und **transversus C11** verlaufen in queren und dorsalen kreuzenden Fasern zwischen den hinteren Flächen der beiden Stellknorpel, nähern die Stellknorpel einander (gleitende Bewegung auf der Oberkante der Ringknorpelplatte Schema in **C**) und führen dadurch zum *Schluß der Stimmritze.*

M. aryepiglotticus D13, setzt den Verlauf des M. arytaenoideus obliquus zur Epiglottis fort, verläuft in einer Schleimhautfalte, Plica aryepiglottica, und hilft bei der *Verengung des Kehlkopfeinganges,* Schema in **D**.

In der *Plica aryepiglottica* liegen das Spitzenknorpelchen, *Cartilago corniculata* **CD9** *(Santorini)* und das inkonstante Keilknorpelchen, *Cartilago cuneiformis* **CD8** (Wrisbergi). Beide schimmern gelblich durch die Schleimhaut.

Kehlkopfmuskeln
u. ihre Funktion

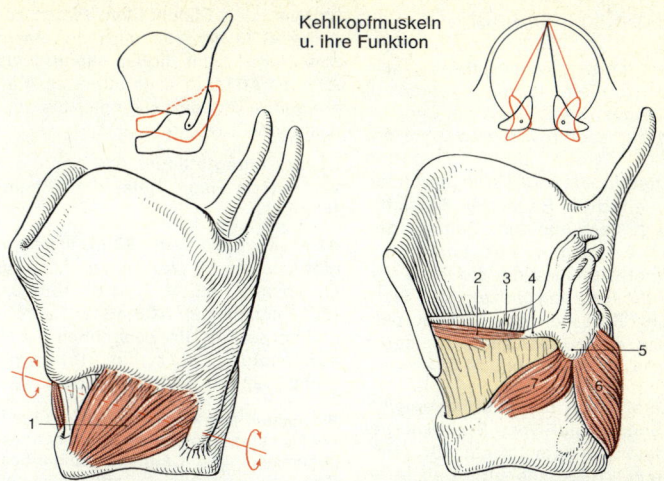

A M. cricothyroideus

B M. cricoarytaenoideus posterior et lateralis

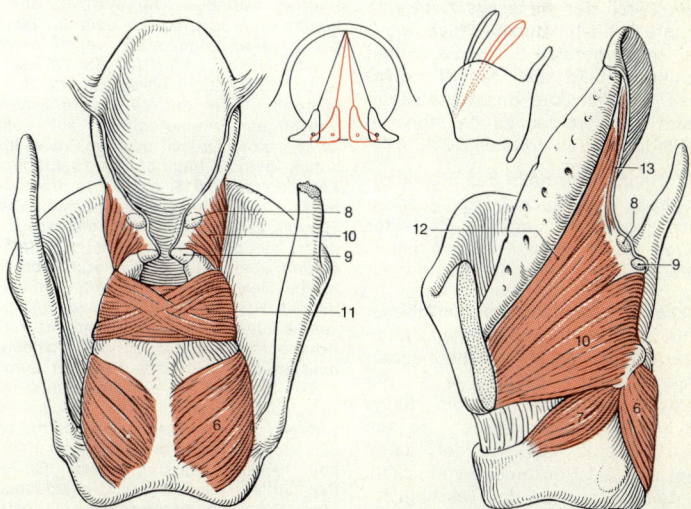

C Kehlkopfmuskeln von hinten.
Wirkung der Mm. arytaenoideus
transversus und obliquus

D Kehlkopfmuskeln von der Seite
(Schildknorpelplatte entfernt).
Wirkung d. Mm. thyroepiglotticus
und aryepiglotticus

Kehlkopfschleimhaut

Kehlkopfgerüst, Bänder und Muskeln werden großenteils von *Schleimhaut* überkleidet. Sie zieht vom Zungengrund zur oberen vorderen Seite der Epiglottis, wobei sie *3 Falten* und zwischen ihnen *2 Vertiefungen* bildet. Vom seitlichen Rand der Epiglottis verläuft nach beiden Seiten, den ovalen Eingang in den Vorhof des Kehlkopfes umfassend, die *Plica aryepiglottica* zu den Spitzen der Stellknorpel. Zwischen den Stellknorpeln entsteht eine Reservefalte für deren seitliche Verschiebung.

AC Lateral von der *Plica aryepiglottica* und medial vom *Schildknorpel* **AC1** lenkt beiderseits eine Schleimhautrinne, **Recessus piriformis AC9**, die Speisen am Kehlkopfeingang vorbei in die Speiseröhre, Pfeil in **AC**. Quer durch den Recessus zieht eine weitere Schleimhautfalte, *Plica laryngea*, hervorgerufen durch die oberen Kehlkopfgefäße und den N. laryngeus superior, die durch die Membrana thyrohyoidea zu den inneren Kehlkopfmuskeln treten.

Der Raum unterhalb des Kehlkopfeingangs wird durch *2 Paar* übereinanderliegender, sagittal gestellter *Falten* **AC11, 13** in *3 Etagen* unterteilt.

Vestibulum laryngis. Bis zum oberen Faltenpaar, den **Taschenfalten**, *Plicae ventriculares* **AC11** (Taschenbänder, „falsche Stimmbänder") reicht der Vorhof, *Vestibulum laryngis*. Seine 4–5 cm lange Vorderwand wird von der Epiglottis **C20** gebildet, deren Stiel sich als Höckerchen vorbuckelt. In der Submucosa der Taschenbänder liegen einige Muskelfäserchen und die schwache elastische Membrana quadrangularis.

Ventriculus laryngis. Zwischen den *Taschenfalten* und dem unteren Fal-

tenpaar, den **Stimmfalten**, *Plicae vocales* **AC13** erweitert sich der Raum zum etwa 1 cm hohen *Ventriculus laryngis* **AB12**. Er kann mit einer Ausstülpung (Sacculus laryngis) bis zum Zungenbein reichen.

Cavum infraglotticum A14 heißt der verbreiterte Raum unter den Stimmfalten.

A2 M. thyrohyoideus, **A3** M. thyroepiglotticus, **A4** M. sternothyroideus, **A5** M. vocalis, **A6** M. cricothyroideus, **AC7** Ringknorpel, **AC8** erster Luftröhrenknorpel, **AC10** Zungenbein, **C19** Zungengrund, **C21** Lig. thyrohyoideum, **C22** Lig. cricothyroideum.

B Feinbau. Das Knorpelgerüst des Kehlkopfes ist aus hyalinem Knorpel, ausgenommen die Cartilago epiglottica, Cartilago corniculata, Cartilago cuneiformis und den Processus vocalis des Stellknorpels, die aus elastischem Knorpel bestehen. Die hyalinen Kehlkopfknorpel können ab dem 2. Jahrzehnt verschieden stark verknöchern. Die Schleimhaut führt auf der Oberseite der Epiglottis mehrschichtiges Plattenepithel, auf der Unterseite mehrschichtiges Flimmerepithel, auf dem sereomuköse Drüsen münden. Im Vestibulum laryngis beginnt das zweireihige *Flimmerepithel* **B16**, das bis in die kleineren Bronchien hineinreicht. Die *Stimmlippen* werden von mehrschichtigem, stellenweise verhorntem *Plattenepithel* überkleidet **B17** (starke mechanische Beanspruchung bei der Stimmbildung), sie heben sich bei der *Kehlkopfspiegelung* weißgrau von der rötlichen Färbung der übrigen Schleimhaut ab. Die Schleimhaut ist hier durch starke Papillen des Bindegewebes unverschieblich mit diesem verbunden, während sie oberhalb der Stimmlippen und an allen anderen Stellen im Kehlkopf lockerer den umgebenden Geweben aufliegt (Gefahr des Glottisödems, einer Schleimhautschwellung im Vestibulum laryngis, die zum Ersticken führen kann). Die Taschenbänder und der Ventriculus laryngis enthalten zahlreiche *Drüsen* **B15**, deren Sekret die drüsenlosen Stimmfalten beträufelt. **B18** M. vocalis. Elastische Fasern schwarz.

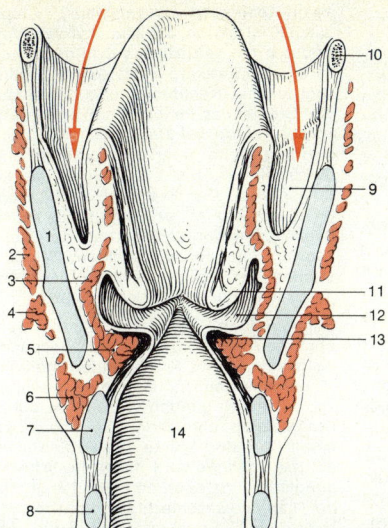

Kehlkopfräume

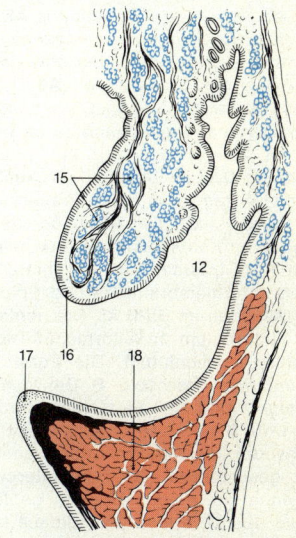

A Frontalschnitt durch den Kehlkopf

B Stimmfalte und Taschenfalte im
   Frontalschnitt (Ausschnitt aus A)

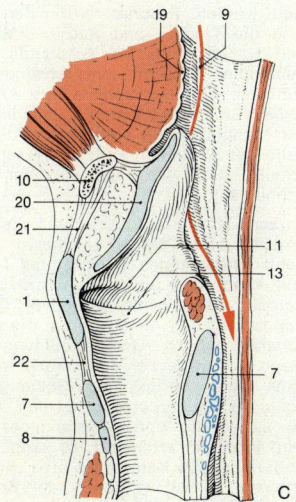

C Sagittalschnitt durch den Kehlkopf

Glottis, Glottisschluß, Stimmbildung

„*Glottis*" heißen die stimmbildenden, d. h. alle die Stimmritze begrenzenden Strukturen. „*Stimmlippe*", *Labium vocale*, ist die gesamte Schleimhautfalte, „*Stimmfalte*", *Plica vocalis*, ihr freier Rand — häufig auch „Stimmband" genannt.

ABDE Die **Stimmritze** wird in den vorderen $2/3$ von den Stimmfalten **A2** begrenzt, *Pars intermembranacea*, im hinteren Drittel von den Processus vocales der Stellknorpel (**A6** Spitze des Processus vocalis), *Pars intercartilaginea*. Die Stimmritze ist beim Mann 2,0–2,4 cm lang, bei ruhiger Atmung 0,5 cm, bei heftiger Atmung bis 1,4 cm breit. Bei Frauen und Kindern sind die Ausmaße geringer. **E** Im *Kehlkopfspiegel* erscheinen die Pars intercartilaginea unten, die Pars intermembranacea und Epiglottis **A1** oben im Bild. **A3** Taschenfalte, **A4** Tuberculum cuneiforme, **A5** Tuberculum corniculatum. Die *Form der Stimmritze* wechselt. **D** Bei *ruhiger Atmung* und bei Flüstersprache liegen die Processus vocales meist aneinander, die Pars intermembranacea ist geschlossen, die Pars intercartilaginea zu einem Dreieck geöffnet (Zug des M. cricoarytaenoideus lateralis). **A** Bei mittlerer *Atmung* werden Pars intercartilaginea und intermembranacea geöffnet (Zug des M. cricoarytaenoideus posterior), die Stimmritze ist rautenförmig, **B** *heftige Atmung*. – Die Bewegungen sind *symmetrisch*. Bei einseitiger Lähmung (Rekurrenslähmung!) bleibt die betroffene Stimmlippe in ihren Exkursionen zurück.

C Glottisschluß. Zu *Stimmbildung* und *Husten* wird die Stimmritze zunächst geschlossen, — *Glottisschluß*, *Phonationsstellung*. Beim *Husten* wird der Glottisschluß durch stoßartige Exspiration gesprengt. Beim *Schluckakt* wird der Kehlkopf verschlossen durch den Zungengrund, der den Kehldeckel auf den Kehlkopfeingang drückt (*Zungen-*

grund-Kehldeckel-Mechanismus) und durch Kontraktion der Mm. thyrohyoidei, wodurch ein seitlich des Schildknorpels gelegener Fettkörper zwischen Schildknorpel und Kehldeckel und dieser auf die Taschenbänder gedrängt wird *(Fettkörper-Kehldeckel-Mechanismus).* Die Nahrung gleitet über die Epiglottis und durch die Recessus piriformes in die Speiseröhre. Den Kehlkopfverschluß unterstützen die M. aryepiglotticus durch Senken des Kehldeckels und der Stellknorpel durch Vorwärtsneigen. Bei Zerstörung der Epiglottis kann der Zungengrund den Kehldeckel ersetzen.

Stimmbildung. Zur Stimmbildung werden die geschlossenen und gespannten Stimmlippen — Phonationsstellung — durch einen Luftstromstoß geöffnet und in Schwingungen versetzt, wodurch Schallwellen entstehen. Die *Lautstärke* hängt von der Stärke des Luftstromes ab, die *Tonhöhe* wird durch die Schwingungsfrequenz bestimmt. Sie hängt von der Länge (Geschlechts- und Altersunterschiede!), Spannung und Dicke der Stimmlippen ab (vgl. die Saiten eines Musikinstrumentes!), die vom M. cricothyroideus und den am Processus muscularis ansetzenden Muskeln grob eingestellt, vom M. vocalis fein nachgestellt werden. *Resonatoren* für den Ton sind die Trachea und Rachen-, Mund- und Nasenhöhlen als *Ansatzrohr* des Kehlkopfes. Die in ihm schwingende Luftsäule gibt der Stimme ihre *Klangfarbe* (Brust-Kopfstimme; Veränderung der Klangfarbe bei Verschluß einzelner Teile des Ansatzrohres, z. B. Nasenverschluß durch den Gaumen oder bei Schnupfen).

Sprache. Der exspiratorische Luftstrom erreicht beim Menschen wegen des Kehlkopftiefstandes Gaumen und Mund und kann hier zur Sprache artikuliert werden. Die *Vokale* entstehen durch Umformung des Ansatzrohres, die *Konsonanten* durch Geräuschbildung im Mund. Mit Hilfe der Taschenbänder **A3** kann nach Verlust der Stimmlippen ebenfalls ein Ton erzeugt werden. Auch ein auf andere Weise entstandener Ton wird im Mund artikuliert; so kann nach Entfernung des Kehlkopfes eine „Rülpssprache" erlernt werden — der Betroffene artikuliert die durch Freigabe verschluckter Luft entstehenden Töne.

Glottis (Kehlkopfspiegelung)
(nach Pernkopf)

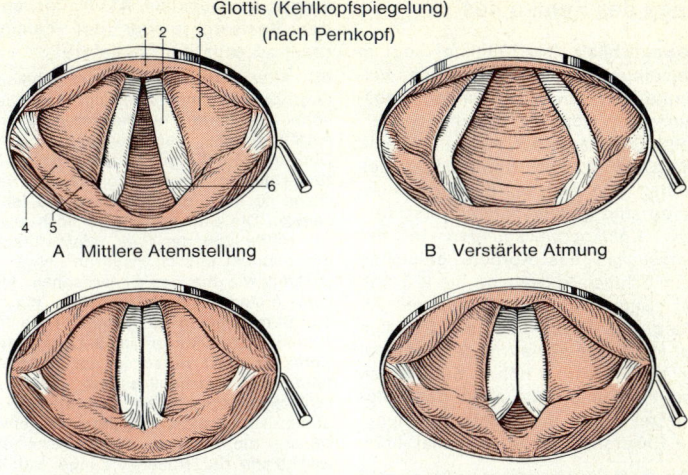

A Mittlere Atemstellung

B Verstärkte Atmung

C Phonationsstellung (Glottisschluß)

D Flüstersprache

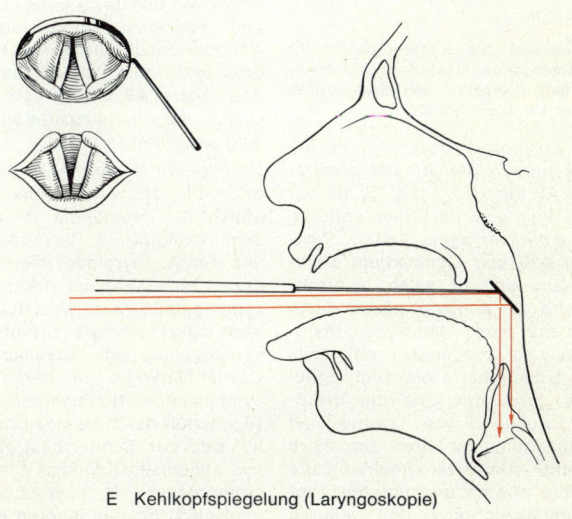

E Kehlkopfspiegelung (Laryngoskopie)

Lage des Kehlkopfes

Beweglichkeit. Der Kehlkopf liegt im Halseingeweideraum, *Spatium viscerale colli,* das in die Bindegewebsräume von Kopf und Brustkorb übergeht. Die Lage der Halseingeweide verändert sich bei Bewegungen des Kopfes und Halses, die Halseingeweide sind gegeneinander verschieblich. *Kehlkopfbewegungen in der Längsachse* des Körpers entstehen beim Schluckakt (Hebung um 2–3 cm), bei Stimmbildung, verstärkter Atmung. Bei Kopfheben und Strecken der Halswirbelsäule tritt der Kehlkopf um über 1 Wirbel höher, bei Beugen von Kopf und Hals sinkt der Ringknorpel bis in die Brustkorböffnung, die Exkursion beträgt maximal 4 cm.

A Lage. Beim erwachsenen Mann und aufrechter Kopfhaltung liegt das Zungenbein **A1** in Höhe des 3.–5. Halswirbels. Der Oberrand des Schildknorpels steht 1 Segment tiefer, der Unterrand des Ringknorpels an der Grenze von Hals- und Brustwirbelsäule.

Der Tiefstand des Kehlkopfes ist für den erwachsenen Menschen charakteristisch (vgl. Sprache), bei Säugetieren steht der Kehlkopf höher.

A Den Kehlkopf bedecken vorne die *Lamina superficialis* **A7** und *praetrachealis* **A8** der *Halsfaszie.* Er ist nur wenige mm von der Haut entfernt, *Prominentia laryngea* **ABC3**, *Ringknorpel* **A10** und *Ligamentum cricothyroideum* sind zu tasten. In dieser Lage wird der Kehlkopf passiv durch Vermittlung von Membrana thyrohyoidea und Zungenbein einerseits an der Schädelbasis befestigt, andererseits durch den Zug der elastischen Strukturen von Trachea und Bronchialbaum mit dem Brustkorb verspannt. Aktiv wird seine Lage durch die oberen und unteren Zungenbeinmuskeln und den unteren Schlundschnürer bestimmt. **A2** Kehldeckel, **A9** Brustbein, **A11** Hinterwand der Speiseröhre vor der Lamina praetrachealis der Halsfaszie.

BC Altersunterschiede. Der Kehlkopf liegt bei *Neugeborenen* um 3 Wirbel höher als beim Erwachsenen und unmittelbar unter dem Zungenbein. Der Oberrand der Epiglottis reicht noch bis zum Gaumen, die Pars oralis des Rachens ist kurz, die Pars laryngea fehlt nahezu. Die Stimmritze wird noch etwa zur Hälfte von der Pars intercartilaginea gebildet und ist insgesamt etwa $1/3$ so lang wie die des Erwachsenen. Mit dem ersten Kehlkopfwachstum nimmt der Stimmumfang zu (etwa 3 Töne im 1. Jahr, $1^{1}/_{2}$ Oktaven im 2. Jahr), der Kehlkopf rückt tiefer. In der *Pubertät* führt ein Wachstumsschub zu Geschlechtsunterschieden, die männliche Stimmritze erreicht das doppelte (etwa 2,5 cm), die weibliche das $1^{1}/_{2}$fache (etwa 1,5 cm) der früheren Länge, vgl. **B** männlicher, **C** weiblicher Kehlkopf! **C13** Schilddrüse.

A Kehlkopf- und Luftröhrenschnitt. Bei Verlegung des höher gelegenen Luftweges (Erstickungsgefahr) kann durch Spaltung des Lig. cricothyroideum und der davor gelegenen Haut- und Faszienschichten (*Koniotomie* **A4**) oder durch Luftröhrenschnitt über bzw. unter dem Schilddrüsenisthmus **A12** (*obere* **A5** bzw. *untere* **A6** *Tracheotomie*) ein lebensrettender Luftweg geschaffen werden.

Gefäße und Nerven. A. laryngea superior aus der A. thyroidea superior (durch die Membrana thyrohyoidea zum Kehlkopf), A. laryngea inferior aus der A. thyroidea inferior (steigt dorsal zum Kehlkopf hoch), s. S. 52. Lymphgefäße aus Vestibulum und Ventriculus laryngis zu infrahyalen, Lymphgefäße aus Stimmlippen und Cavum laryngis zu paratrachealen Lymphknoten. N. laryngeus superior (R. internus durch die Membrana thyrohyoidea zur Schleimhaut, R. externus außen am Kehlkopf zum M. cricothyroideus), N. laryngeus inferior (motorisch für alle inneren Kehlkopfmuskeln) vgl. Bd. III.

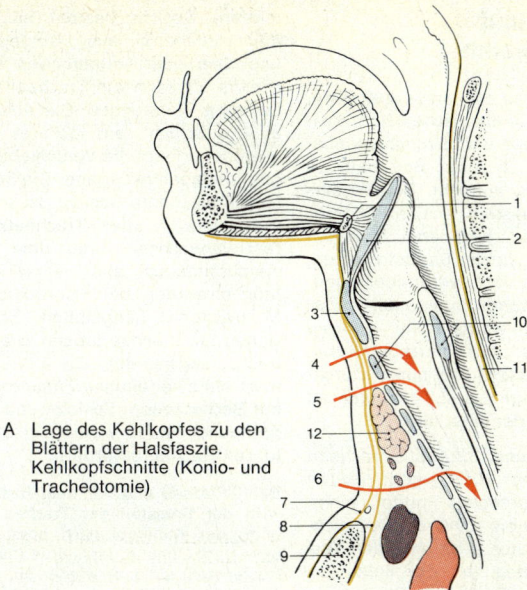

A Lage des Kehlkopfes zu den
Blättern der Halsfaszie.
Kehlkopfschnitte (Konio- und
Tracheotomie)

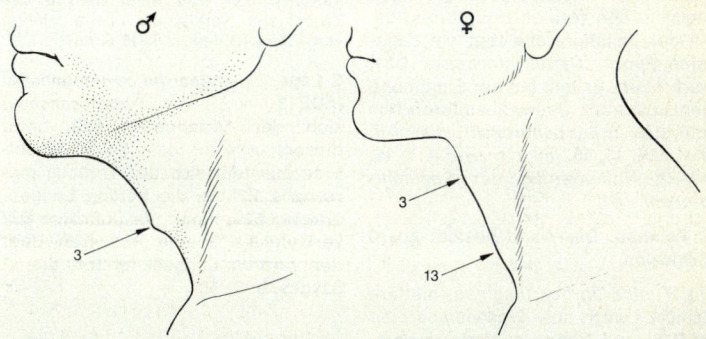

Ausbildung und Lage des Kehlkopfes

B   beim alten Mann   C   bei der jungen Frau

mukös = schleimig, zäh !
serös = dem Serum ähnlich !

Luftröhre und Bronchialbaum

ABD Die 10—12 cm lange **Luftröhre,** *Trachea,* ist als elastisches Rohr zwischen Kehlkopf und Bronchien ausgespannt. Durch ihren Bau hält sie die Luftleitung aufrecht. Die Vorderseitenwand besteht aus 16—20 hufeisenförmigen hyalinen *Knorpeln* **BCD18,** die durch Bandstrukturen, *Ligg. anularia* **B17,** verbunden sind. In der Hinterwand, *Paries membranaceus* **BCD19,** werden die Knorpel bindegewebig und muskulär zum Ring geschlossen. Der quere Durchmesser beträgt 1,3—2,2 cm und ist $1/4$ größer als der sagittale.

AD die **Aufteilung,** *Bifurcatio tracheae* **A11,** in *linken* **ADE13** und *rechten* **AD12** *Hauptbronchus* bildet einen Winkel von 50 bis 100 Grad. Der rechte Hauptbronchus setzt etwa den Verlauf der Trachea fort, der linke verläuft mehr zur Seite; die Bifurkation liegt infolge des unterschiedlich starken Zugs der verschieden großen Lungen etwas rechts von der Medianebene in Höhe des 5. Brustwirbels. Aspirierte Fremdkörper gelangen meist in den rechten Hauptbronchus. An der Teilungsstelle ragt ein sagittaler Sporn, *Carina trachealis* **D21,** nach oben. Er teilt bei der Einatmung den Luftstrom. Jeder Hauptbronchus teilt sich in *Lappenbronchi, rechts* in *drei* **A14, 15, 16,** *links* in *zwei* **A14, 16.** **A1—10** Numerierung der *Segmentbronchi.*

C Feinbau. Die Wand besteht aus 3 Schichten.

Die *Tunica fibrocartilaginea,* mittlere Schicht, wird aus *Trachealknorpeln* **BCD18** und *Ligg. anularia* zusammengesetzt. Das Perichondrium strahlt in die Ligg. anularia ein. Das Bindegewebe enthält kollagene und elastische Fasern, ihre Längsverspannung hält die Luftröhre offen. Die

mittlere Schicht besteht im *Paries membranaceus* aus Bindegewebe und dem quer verlaufenden *M. trachealis.* Er kann die Tracheallichtung um etwa $1/4$ verengen. Die *Adventitia,* äußere Schicht, ein lockeres Bindegewebe, erlaubt die Verschiebung gegen umgebende Organe. Die *Schleimhaut* **C20,** innere Schicht, ist mit dem Perichondrium der Trachealknorpel fest verwachsen, über dem Paries membranaceus aber verschieblich; hier entstehen bei Kontraktion des M. trachealis Längsfalten, zwischen denen seromuköse Drüsen, *Glandulae tracheales,* münden. Die Schleimhaut trägt ein zweireihiges *Flimmerepithel* mit Becherzellen; Schleim und eingedrungener Staub werden in Stunden in den Rachen befördert.

Beim *Pressen* und vor dem *Hustenstoß* wird der Brustteil der Trachea eingeengt, der Kehlkopf nach oben getrieben. Nach Öffnung der Glottis (nach dem Hustenstoß) sinkt er wieder ab, die Bifurkation steigt durch elastische Verkürzung der Trachea und Zwerchfellentspannung um etwa 5 cm an. Bei der *Einatmung* wird die Trachea um ca. 1,6 cm verlängert, die Bifurkation um maximal 1 Segment gesenkt. Der Bifurkationswinkel wird beim Senken des Zwerchfells verkleinert, beim Heben vergrößert (Differenz 5—16 Grad).

E Lage. Über den *linken* Lungenstiel (**ADE13** = linker Hauptbronchus) zieht der Aortenbogen **E23,** unter diesem und vor dem linken Hauptbronchus teilt sich der Truncus pulmonalis **E25** in die beiden Lungenarterien **E24,** hinter der Luftröhre **E22** verläuft die Speiseröhre **E26.** Über den *rechten* Lungenstiel tritt die V. azygos, s. S. 50.

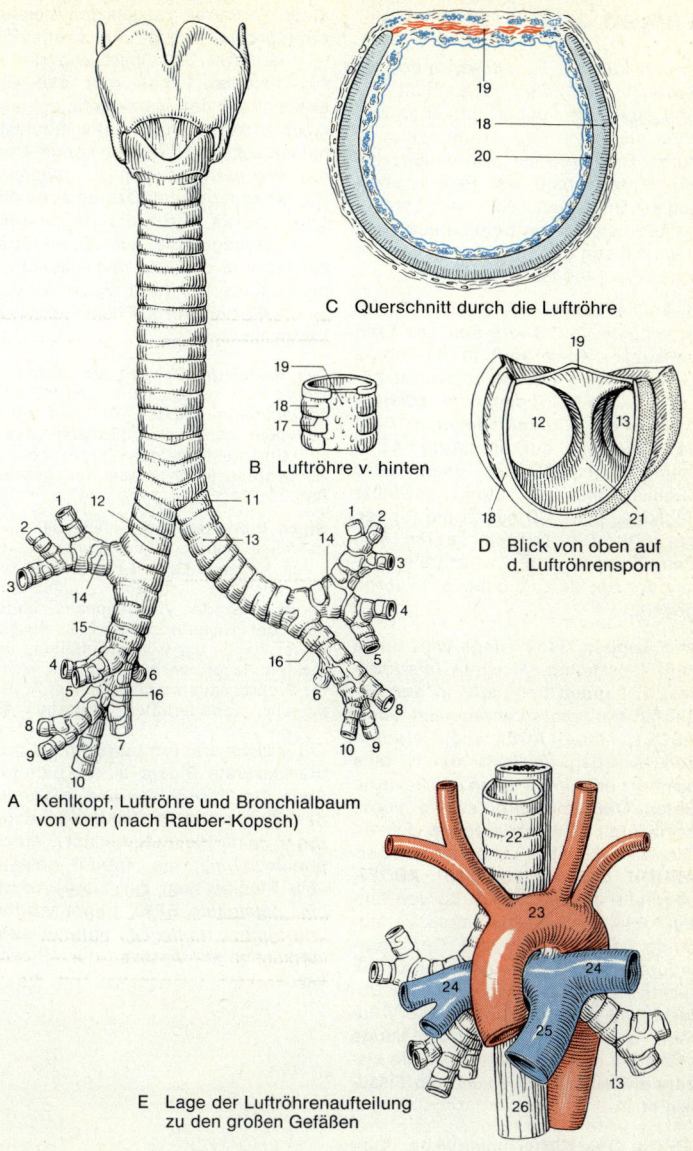

C Querschnitt durch die Luftröhre

B Luftröhre v. hinten

D Blick von oben auf
   d. Luftröhrensporn

A Kehlkopf, Luftröhre und Bronchialbaum
   von vorn (nach Rauber-Kopsch)

E Lage der Luftröhrenaufteilung
   zu den großen Gefäßen

Lungen

In den Lungen, *Pulmones,* findet der Gasaustausch zwischen Atemluft und Blut statt. Die Lungen enthalten den *Bronchialbaum.* Die Strukturen sind durch Bindegewebe verbunden und von einer Serosa, der *Pleura,* überzogen. Bronchien, Blut- und Lymphgefäße und Nerven treten im *Lungenhilus* ein und aus. Jede Lunge liegt in einer *Pleurahöhle.*

A–F Die **Lunge** füllt ihren Teil der Brusthöhle vollständig aus. Die Lungenspitze, *Apex,* ragt in die obere Thoraxöffnung und steht ventral höher als die 1. Rippe. Die Lungenbasis, *Facies diaphragmatica,* liegt dem Zwerchfell auf, die flache *Facies mediastinalis* **EF** ist gegen das Mediastinum, die stark gewölbte *Facies costalis* **CD** gegen die Rippen gerichtet. Die Lungen passen sich den Thorax- und Zwerchfellverformungen an, sie sind dabei andauernd gedehnt.

A–F Lappen. Jede Lunge wird durch tiefe Einschnitte, *Fissurae interlobares,* in Lappen unterteilt. In der Regel hat die *rechte* Lunge einen *Ober-* **ABCE1,** *Mittel-* **ACE2** und *Unterlappen* **ABCE3,** getrennt durch eine schräg von hinten oben nach vorne unten **CE5** und eine zweite vorne horizontal **CE4** verlaufende Fissur. Die *linke,* kleinere Lunge ist in *Ober-* **ABDF1** und *Unterlappen* **ABDF3,** ebenfalls durch eine schräg von hinten oben nach vorne unten verlaufende **DF6** Fissur, geteilt. Der Oberlappen erreicht links das Zwerchfell, rechts liegt zwischen Ober- und Unterlappen der Mittellappen. Die Volumina der rechten und linken Lunge verhalten sich etwa wie 4 : 3. Die viszerale Pleura kleidet auch die Fissuren aus.

EF Die **Oberfläche** jugendlicher Lungen ist blaßrosa. Im Alter wird sie durch Verunreinigungen der Atemluft schiefergrau fleckig und streifenförmig verfärbt. Die Oberfläche der in situ fixierten Lunge gibt alle Unebenheiten der mediastinalen und kostalen Wand wieder. Die mediastinale Fläche der *rechten* Lunge trägt die Impressionen von A. subclavia **E7,** V. azygos und Oesophagus **E9.** *Links* ist sie durch die Herzimpression geprägt, die am Oberlappen zur Incisura cardiaca und Ausbildung der Lingula **F13** führt. Auch A. subclavia **F7** und Aorta **F12** hinterlassen Impressionen.

Das *spezifische Gewicht* der beatmeten Lunge liegt zwischen 0,13 und 0,75, sie schwimmt im Wasser. Die noch nicht beatmete geht unter *(Schwimmprobe,* zur Entscheidung der Frage, ob ein Neugeborenes vor seinem Tod geatmet hat).

Hilus. Bronchien und Gefäße des Lungenstiels haben in der Lungenpforte, Hilus, folgende Lage. *Linker Hilus:* Vorne oben liegen Äste der A. pulmonalis, vorne unten der V. pulmonalis, hinten liegt der Hauptbronchus **F11.** *Rechter Hilus:* Wegen der frühen Aufteilung des rechten Hauptbronchus liegt ein weiterer Bronchusquerschnitt über der A. pulmonalis, „eparterieller" Bronchus **E8.**

Lig. pulmonale. Am Lungenhilus geht die viszerale Pleura in die parietale über. Der Umschlagsrand ist gegen das Zwerchfell zipfelförmig ausgezogen, eine Pleuraduplikatur, *„Mesopneumonium",* die, frontal gestellt, vom Mediastinum zur Lunge reicht, Lig. pulmonale **EF10,** trennt vordere und hintere Hälfte des unteren paramediastinalen Anteils der Pleurahöhle.

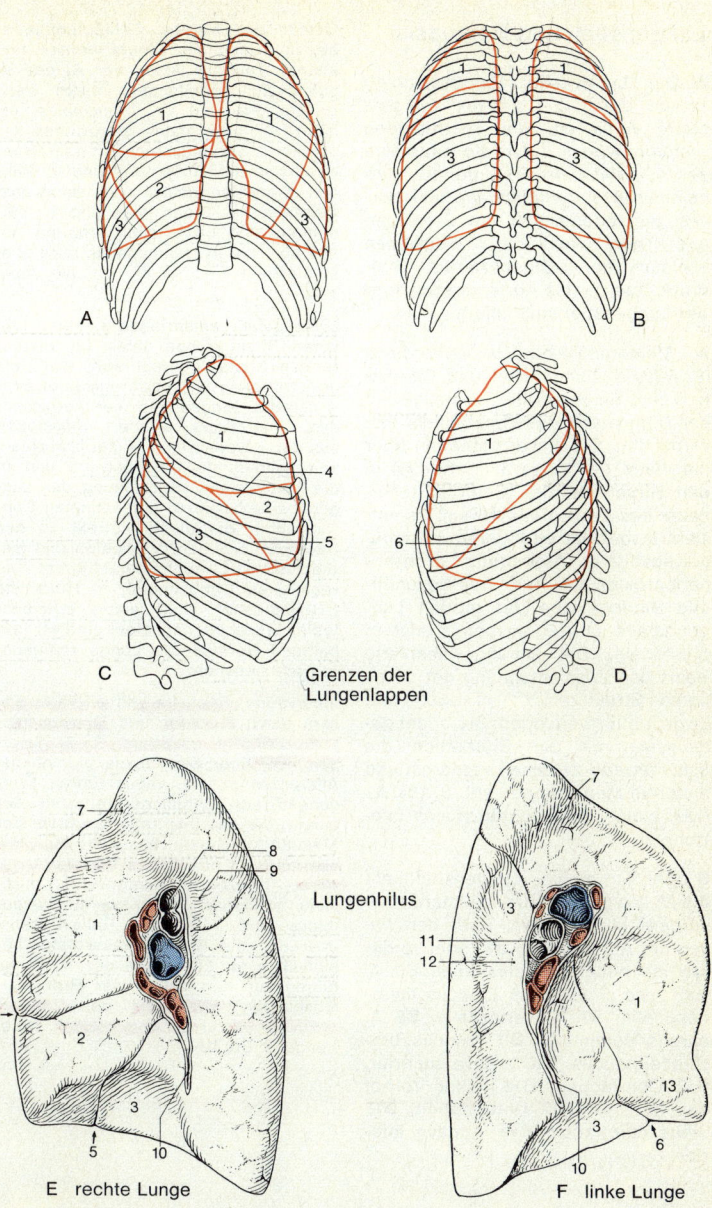

Grenzen der
Lungenlappen

Lungenhilus

E rechte Lunge

F linke Lunge

Lungenstiel und Herzbasis

B Der **Lungenstiel** *(Lungenwurzel)* kommt durch die an der Lungenpforte, *Hilus,* ein- und austretenden *Hauptbronchien,* durch die Hauptäste der *A. pulmonalis* **B14,** der *Vv. pulmonales* **B15,** *Lymphgefäße* und *Nerven* zustande. Durch die Bronchien und den elastisch biegsamen Schlauch der Lungenarterien (Blutdruck etwa 1/3 des Aortendrucks) wird der Lungenstiel stabilisiert.

A *Membrana bronchopericardiaca (v. Hayek).* Lungenstiel und Bifurkation sind durch straffe Faserzüge mit der Hinterwand des Herzbeutels fest verbunden. Die Fasern strahlen über die Wand der V. cava inferior **A4** in den Hinterrand des Centrum tendineum des Zwerchfells **A3** ein. Es entsteht insgesamt eine zentrale Bindegewebsplatte, Membrana bronchopericardiaca **A2.** Auch das adventielle Bindegewebe der großen Lungengefäße und Bronchien strahlt in diese ein. Die Bindegewebsplatte wahrt den Zusammenhang der beteiligten Strukturen bei Thorax- und Zwerchfellbewegungen. Sie bildet gemeinsam mit der Bifurkation die *Scheidewand* zwischen vorderem und hinterem Mediastinum, vgl. S. 134. **A1** Nodi lymph. tracheobronchiales inferiores.

B Über den *rechten* Lungenstiel zieht die V. azygos **B11** vom hinteren ins vordere Mediastinum, über den *linken* der Aortenbogen **B13** vom vorderen ins hintere Mediastinum. **B5** A. subclavia sinistra, **B6** Truncus thyrocervicalis, **B7** A. vertebralis, **B8** A. carotis communis, **B9** Truncus brachiocephalicus, **B10** V. cava superior, **B12** Oberlappen, **B16** linker Vorhof des Herzens, **B17** Unterlappen, **B18** Sinus coronarius, **B19** V. cava inferior.

Gefäße und Nerven. Gefäßbindegewebe, Bronchien und Pleura werden zum kleinen Teil aus Ästen der A. und V. pulmonalis, größtenteils durch *Vasa privata, Aa.* und *Vv. bronchiales,* ernährt. Aa. bronchiales entspringen aus der Aorta. Sie teilen sich mit dem Bronchialbaum auf. Subpleural und an kleinen Bronchien bestehen Anastomosen zwischen Aa. bronchiales und A. pulmonalis. Vv. bronchiales erhalten Abfluß über die Vv. pulmonales, auch über Mediastinalvenen in die V. cava superior.

Lymphgefäße entspringen aus dem lokkeren Bindegewebe unter der Pleura, in den Septa interlobularia, aus dem periarteriellen und peribronchialen Bindegewebe. Wegen des hier herrschenden Unterdrucks wandert Flüssigkeit aus den Alveolen in das peribronchiale und subpleurale Bindegewebe und in die Lmphgefäße (Schwärzung der Lungenoberfläche durch eingeatmeten Kohlenstaub!), die diese indirekt zu den tracheobronchialen, trachealen und mediastinalen Lymphknoten führen. Die regionären Lymphknoten in Hilusnähe („Hilusdrüsen", Nodi lymph. pulmonales et bronchopulmonales) sind im lufthaltigen Gewebe der Lunge röntgenologisch zu sehen.

innervation: Efferente und afferente Fasern durch N. vagus und Tr. sympathicus (Ganglion stellatum, 2.–5. Brustganglion) über den Plexus pulmonalis. Afferenzen des N. vagus führen Erregungen aus Dehnungsrezeptoren der Lunge, die das Inspirationszentrum der Medulla oblongata hemmen. Der Hustenreflex ist nur bis zur Bifurcatio tracheae, in den Lappenbronchien nicht mehr auslösbar. Afferenzen im Sympathicus sind Teil eines Reflexbogens, über den die Bronchialmuskulatur beeinflußt wird. Efferenzen des N. vagus führen zur Kontraktion der Bronchialmuskulatur, Efferenzen des Truncus sympathicus zur Gefäßverengung in der Lunge, s. Bd. III.

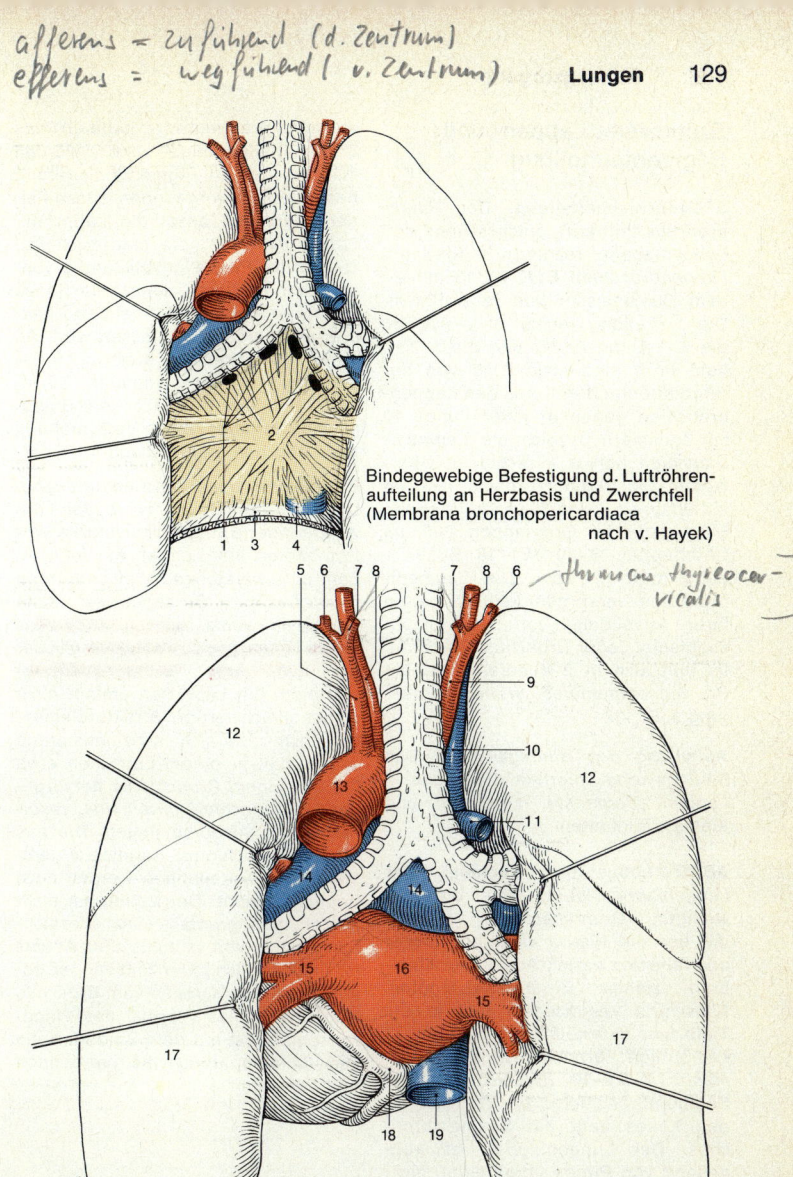

Bindegewebige Befestigung d. Luftröhrenaufteilung an Herzbasis und Zwerchfell
(Membrana bronchopericardiaca
nach v. Hayek)

truncus thyreocervicalis

B Luftröhrenaufteilung und
Herzbasis von hinten
(nach Rauber-Kopsch)

Bronchien-, Lappen- und Segmentaufteilung

E Bronchienaufteilung. Der Hauptbronchus teilt sich, entsprechend den Lungenlappen, rechts in 3, links in 2 *Lappenbronchien* **E11, 12, 13** mit einem Durchmesser von je 8–12 mm. Die 1. Teilung rechts ist 1–2$^{1}/_{2}$ cm, die 2. Teilung rechts und die 1. Teilung links sind etwa 5 cm von der Bifurkation entfernt. Aus den Lappenbronchien gehen in jeder Lunge 10 mit Nummern bezeichnete *Segmentbronchien* hervor – rechts im Oberlappen die Segmentbronchi 1–3, im Mittellappen 4 und 5, im Unterlappen 6–10, links im Oberlappen 1–5, im Unterlappen 6–10 (**E1–10** Bezeichnung nach *Boyden*). Die Segmentbronchien versorgen keilförmige, in ihrer Ausbildung variable Lungensegmente. Jeder Bronchus segmentalis teilt sich in 2 ebenfalls variable *Rr. subsegmentales.* Weitere Aufteilung s. S. 132.

Aufteilung des Bindegewebes. Das Bindegewebe unterteilt die Lunge in *Lappen, Segmente, Läppchen* und kleinere Einheiten.

ABCD Lobus und **Segment.** Der *Lungenlappen* ist von einer bindegewebigen *Grundmembran* umhüllt, auf der die Pleura visceralis locker und faltenlos haftet. Aus dieser Membran ziehen Bindegewebssepten, hiluswärts verschieden weit in die Tiefe und unterteilen den Lappen in keilförmige bronchoarterielle *Segmente* **A–D1–10** (Bezeichnung wie Segmentbronchien). Im Zentrum jedes Keiles liegt ein Segmentbronchus. Der Lungenlappen ist weitgehend von Pleura überkleidet, nicht aber das Segment.

Lobulus. Die Oberfläche der Lunge (nicht in den Interlobulärspalten!) zeigt polygonale Felder. Sie sind un-vollständig abgegrenzt, haben 0,5 bis 3 cm Kantenlänge und werden manchmal durch Pigmenteinlagerung besonders hervorgehoben. Diese Felder begrenzen basal die Läppchen, *Lobuli pulmonis,* die man nach Abziehen der Pleura unvollständig voneinander isolieren kann, da jedes Läppchen wieder von einer *Läppchengrenzmembran* umschlossen wird. An dieser inserieren die elastischen Fasernetze des interalveolären Gewebes. Das interlobuläre lockere Bindegewebe erlaubt eine Verschiebung der Läppchen gegeneinander.

Einzelheiten der Läppchenaufteilung. Die Läppchenbildung ist in der Lungenperipherie ausgeprägt (starke Verformbarkeit der Lunge), sie fehlt im Zentrum weitgehend. Im lockeren *interlobulären Bindegewebe* kann krankhafterweise ein interstitielles Ödem (Flüssigkeitsansammlung) oder ein Emphysem (Luftansammlung) auftreten. Ein Läppchen umfaßt nicht immer gleichwertige Strukturelemente, doch läßt sich schematisierend sagen, daß in einem Läppchen etwa die aus einem *Bronchiolus* hervorgehenden *Bronchioli terminales, respiratorii* und *Alveolen* liegen. Die aus einem Bronchiolus terminalis entstandenen Aufteilungen werden auch *Acinus* genannt. Der Acinus ist nicht septal abgegrenzt. (Die Bezeichnungsweise von Lobulus und Acinus ist uneinheitlich.) Der Luftweg ist besonders an der Grenze vom Bronchus zum Bronchiolus (Verlust des Wandknorpels!) fest mit dem Bindegewebe des Lungenparenchyms verbunden und verspannt.

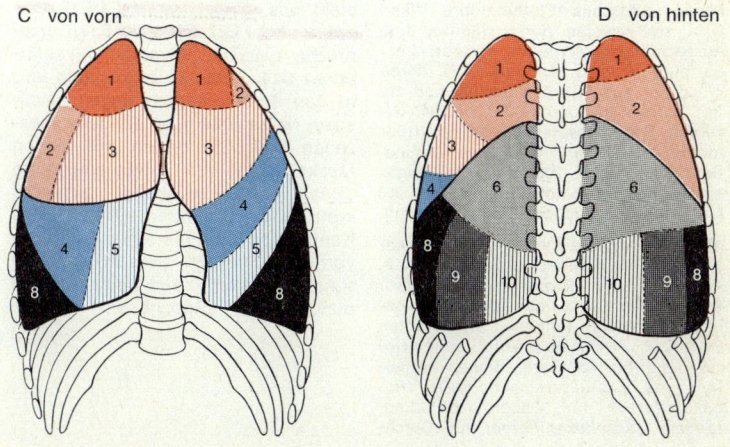

Lungensegmente
(nach Zenker)

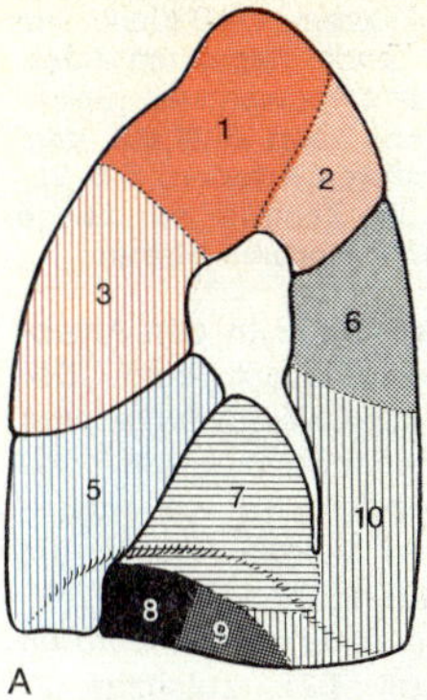

A
rechte Lunge, mediale Seite

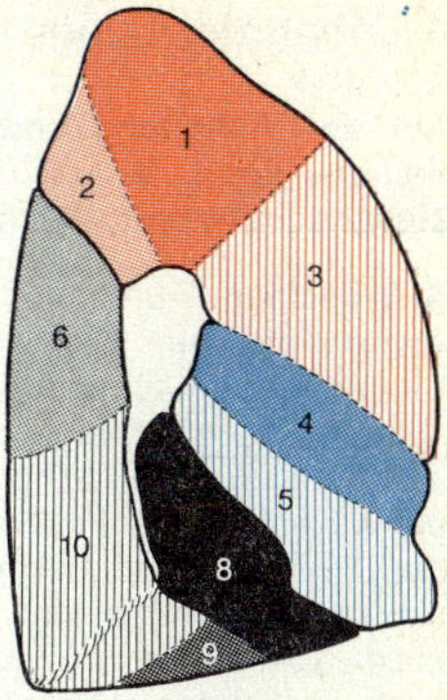

B
linke Lunge, mediale Seite

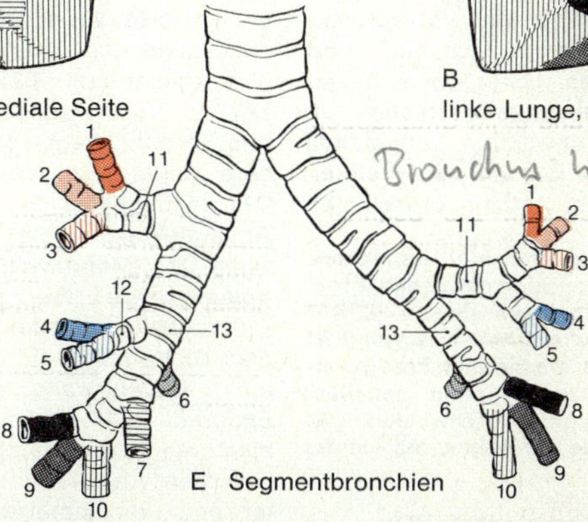

E Segmentbronchien

Bronchus hat noch Wandknorpel (Bronchiolen nicht)

C von vorn

D von hinten

Feinbau der Lunge

Mit der Aufteilung ändert sich der Feinbau des Luft- und Blutwegs, der Gesamtquerschnitt der Äste wächst.

A Bronchien. Aufteilung in 6–12 Teilungen bis zum Kaliber von 1 mm. Die Adventitia führt zunehmend elastische Fasern. Die Knorpel werden unregelmäßig, plättchenförmig, erhalten elastische Fasern. Die Höhe des Flimmer- und Becherzellen führenden Epithels nimmt ab, seromuköse Glandulae bronchiales sind noch vorhanden. Unter der Schleimhaut tritt ein Ringmuskelschlauch auf, bei dessen Kontraktion Längsfalten entstehen, das Lumen wird verkleinert (z. B. beim Asthma bronchiale).

A Bronchioli und **Bronchioli terminales.** Aus kleinen Bronchien **A5** gehen Bronchioli **A4** hervor, aus diesen je 4–5 Bronchioli terminales **A3.** Ihre Wand ist knorpelfrei, mit elastischen Fasern verbunden und dadurch offen gehalten; die Becherzellen verschwinden. **A1** Pleura visceralis, **A2** Acinus, **A6** Ast der V. pulmonalis.

BC Bronchioli respiratorii BC9, 1–3,5 mm lang und ca. 0,4 mm weit, gehen aus Bronchioli terminales hervor. Sie haben kubisches Epithel, ihre Wand wird stellenweise durch dünnwandige Aussackungen, Alveolen, unterbrochen. Es folgen Ductus alveolares **C13,** deren Wand nur aus Alveolen besteht und die im Saccus alveolaris **C11** enden. Alveolen **C12** messen 0,06–0,2 mm oder mehr. An einem Bronchiolus terminalis hängen etwa 200 Alveolen, insgesamt besitzen beide Lungen ca. 300 Millionen (Gesamtoberfläche ca. 55 m³).

ABC Blutweg Die Äste der A. pulmonalis folgen dem Bronchialbaum **A5, 4, 3,** Arteriolen den Bronchioli respiratorii **B10,** Präkapillaren den Ductus alveolares, Kapillaren umgeben die Alveolen **BC7, C12.** Zwischen präkapillaren Arterien und postkapillaren Venen verlaufen 4–12 Kapillarmaschen, kurze (Ruhekapillaren) für Dauerdurchblutung, längere (Arbeitskapillaren) für Durch-

blutung bei größerem O₂-Bedarf. Die postkapillaren Venen liegen im interlobulären und intersegmentalen Gewebe **B8.** Jede Vene führt Blut aus dem Gebiet von mehreren Arterien. Die Venen **A6** treffen im Zentrum der Lunge auf den Arterien-Bronchien-Stamm.

DE Blut-Luft-Schranke. In den Alveolen findet Gasaustausch statt. Der Feinbau der Blut-Luft-Schranke wird nur elektronenmikroskopisch erkannt. Die Alveole wird von niedrigen Deckzellen ausgekleidet, die stellenweise zu dünnen Platten gedehnt sind und einer Basalmembran (Grenzmembran) **E21** aufsitzen – "kleine Alveolarzellen" **DE18.** In ihrem Verband liegen fortsatzlose, höhere Zellen – "große Alveolarzellen" **D15,** mutmaßliche Produzenten eines Antiatelektasefaktors. Auch Phagozyten **D17** (Monozyten aus dem Blut) kommen vor. Sie nehmen Staub ("Staubzellen") oder, nach Blutungen, Blutfarbstoff auf ("Herzfehlerzellen".) Kapillarwand: Das lückenlose Endothel **DE16** sitzt auf einer Basalmembran (Grenzmembran). Im Spalt zwischen Alveolarepithel und Kapillarwand verschmelzen die beiden Basalmembranen **E22** auf große Strecken, die Blut-Luft-Schranke besteht aus ~~Alveolarepithel~~ **DE18,** ~~Basalmembran~~ **E22,** ~~Endothel~~ **E16.** Durchbrüche zwischen Alveolen, Alveolarporen **C14,** kommen regelmäßig vor. In den Alveolarsepten liegen elastische Netze **D20** und Bindegewebszellen **D19.** Sie bilden mit glatten Muskelzellen am Alveoleneingang "Basalringe", winkelig einander kreuzende Strukturen. Durch ihre Kontraktion kann die atmende Fläche verringert werden (Reserveatektasen). Lymphkapillaren beginnen erst außerhalb des Läppchens.

Septum — Scheidewand [handwritten]

Ringmuskelschlauch: Die Der Verschluß der Bronchien durch Muskelkontraktion findet erst in den kleineren Bronchien statt, weil dort [handwritten]

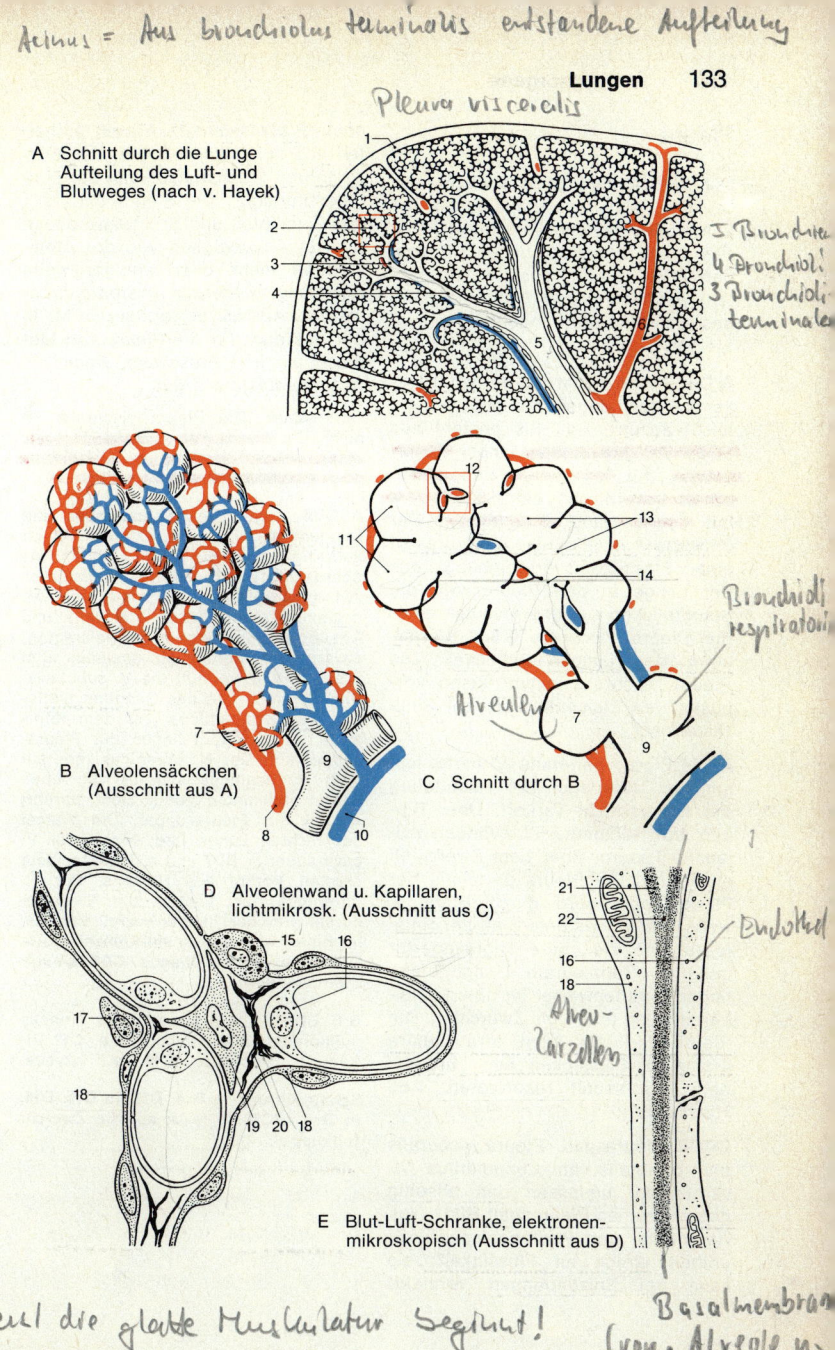

Acinus = Aus bronchiolus terminalis entstandene Aufteilung

Pleura visceralis

A Schnitt durch die Lunge
Aufteilung des Luft- und
Blutweges (nach v. Hayek)

5 Bronchien
4 Bronchioli
3 Bronchioli-
terminales

12

11

13

14

Bronchioli
respiratorii

Alveolen

7

9

B Alveolensäckchen
(Ausschnitt aus A)

8   9   10

C Schnitt durch B

D Alveolenwand u. Kapillaren,
lichtmikrosk. (Ausschnitt aus C)

15   16

17

18

19 20 18

21

22

Endothel

16

18

Alveo-
larzellen

E Blut-Luft-Schranke, elektronenmikroskopisch (Ausschnitt aus D)

evtl die glatte Muskulatur beginnt!

Basalmembran
(von. Alveole u.
Kapillare ge-
bildet)

Pleura

Die *Serosa* der Lunge heißt **Pleura,** *Brustfell.* Man unterscheidet das die Lunge überziehende viszerale Blatt, *Pleura pulmonalis* (Lungenfell) vom parietalen, *Pleura costalis* (Rippenfell), *mediastinalis et diaphragmatica,* das die Wand der Lungenhöhlen auskleidet.

A Die **Pleura visceralis A4** haftet locker auf der Lungenoberfläche und ist leicht abzutrennen. Sie besteht aus einschichtigem Epithel, einer Faserschicht mit kollagenen und elastischen Fasern und einer Subpleura mit Lymph- und Blutgefäßen. Der *Unterdruck* im Pleuraspalt verursacht eine Flüssigkeitsverschiebung aus der Lunge in den Pleuraspalt, die Staubteilchen aus den Alveolen unter die Pleura visceralis trägt (Verfärbung der Lungenoberfläche). Die Pleura visceralis nimmt keine korpuskulären Elemente aus dem Pleuraspalt auf.

A Die **Pleura parietalis A3** haftet fest auf der Unterlage. Die Ausbildung der Faserschicht variiert. Über Rippen und Herzbeutel überwiegen kollagene Fasern, über dem Zwerchfell elastische. Die Pleura parietalis der Pleurakuppel wird durch Bindegewebszüge an das tiefe Blatt der Halsfaszie und die obere Thoraxapertur geheftet. Subpleurale Lymphgefäße liegen streifenweise im Interkostalbereich und über dem Zwerchfell. Die Pleura parietalis kann korpuskuläre Elemente, Flüssigkeit und Luft aus dem Pleuraspalt resorbieren. **AB5** Herzbeutel.

BCDE Pleuraspalt. Pleura visceralis und parietalis, am Lungenhilus **CD** verbunden, umfassen den allseitig geschlossenen Pleuraspalt **BD11** (vgl. Herzbeutel und Peritonealspalt!). Er enthält einige ml Flüssigkeit; sie kann bei Entzündungen vermehrt

sein *(Pleuraexsudat),* Eiweiß enthalten und zu Verwachsungen der Blätter führen (Einschränkungen der Lungenentfaltung). Die Pleura parietalis von Zwerchfell und Brustwand bilden eine in Abhängigkeit von der Atemstellung mehr oder weniger weite Abfaltung, *Recessus costodiaphragmaticus* **ABCE6.** In geringerem Maße gilt das auch für die Pleura von Mediastinum und Brustwand, *Recessus costomediastinalis* **D18.**

Innervation. Die Pleura visceralis ist nicht, die Pleura parietalis ist dagegen stark schmerzempfindlich (Afferenzen über Interkostalnerven, N. phrenicus).

ABCDE *Lage* von **Pleurakuppel** und **Lungenhilus.** Die *Pleurakuppel* **A2** ist zeltartig von den 3 Mm. scaleni **A1** überdacht. Durch die „Skalenuslücke" zwischen vorderem und mittlerem M. scalenus treten Plexus brachialis und A. subclavia in die seitliche Halsregion, zwischen vorderem M. scalenus und Schlüsselbein verläuft die V. subclavia. Diese Gefäße und das Ganglion stellatum des Sympathicus (vor dem Köpfchen der 1. Rippe) liegen der Pleurakuppel auf. Der N. phrenicus, der auf dem M. scalenus anterior von oben lateral nach unten medial zieht, berührt medial die Pleurakuppel. Die Wurzel der rechten Lunge liegt hinter der V. cava superior **BD7** und z. T. hinter dem rechten Vorhof des Herzens. Der N. phrenicus zieht ventral, der N. vagus dorsal von der Lungenwurzel abwärts. Im hinteren Mediastinum kreuzen Aorta **CDE15** und Oesophagus **CDE14,** vgl. Mediastinum.

B-E BD7 V. cava superior **B9** Truncus pulmonalis, **BC8** Arcus aortae, **C12** Bifurcatio tracheae, **C13** V. azygos.

Schnittführung in **B** s. **D17,** in **C** s. **D16,** in **D** s. **BC10. E** Blick auf die Zwerchfellkuppel.

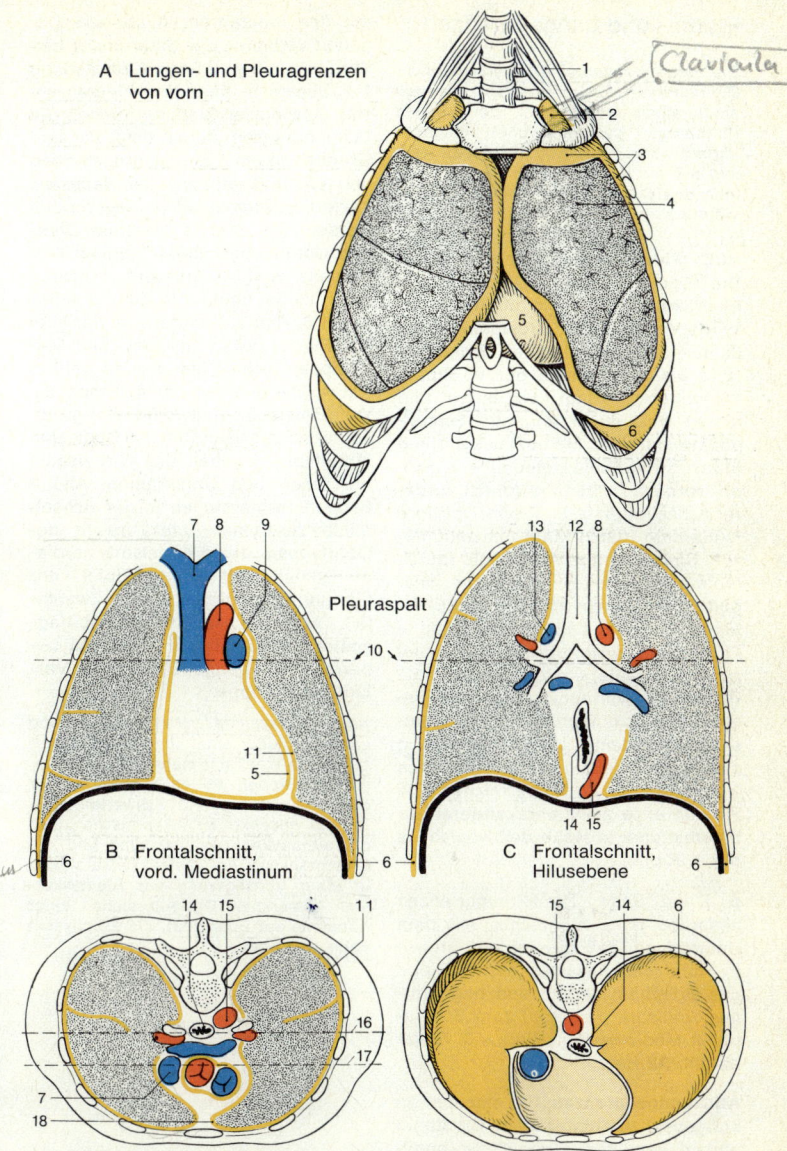

A Lungen- und Pleuragrenzen von vorn

Clavicula

Pleuraspalt

B Frontalschnitt, vord. Mediastinum

C Frontalschnitt, Hilusebene

D Horizontalschnitt, Hilusebene

E Pleura- u. Perikardüberzug d. Zwerchfells

Pleura- und Lungengrenzen

Die *Pleuragrenzen* sind unverschieblich. Die unteren *Lungengrenzen* dagegen sind atemverschieblich; sie können (lufthaltiges Lungengewebe) röntgenologisch und perkutorisch festgestellt und auf die Kreuzung von Meridionallinien des Rumpfes mit Rippen bezogen werden.

ABC Pleuragrenzen. *Rechte Seite.* Die Pleura parietalis zieht von der Pleurakuppel **A1** 3 cm oberhalb der 1. Rippe hinter den Brustbeinwinkel, dann medial vom rechten Brustbeinrand bis zum Ansatz der 6. Rippe. Ihr weiterer Verlauf nach lateral und hinten wird durch folgende Schnittpunkte markiert: Medioklavikularlinie (durch Mitte Schlüsselbein) — 7. Rippe; vordere Axillarlinie (durch vordere Achselfalte) — 8. Rippe; mittlere Axillarlinie (durch Mitte Achselhöhle) — 9. Rippe; hintere Axillarlinie (durch hintere Achselfalte) — 10. Rippe; Skapularlinie (durch unteren Schulterblattwinkel bei hängendem Arm) — 11. Rippe; Paravertebrallinie (parallel zur Wirbelsäule) — Unterrand der 12. Rippe. Paravertebral kann der *Recessus costodiaphragmaticus* entsprechend dem variablen Ursprung der Pars lumbalis des Zwerchfells bis 2 cm unter die 12. Rippe reichen. Die Pleuragrenze zieht paravertebral zur Pleurakuppel in Höhe des Köpfchens der 1. Rippe.

A *Linke Seite.* Die Pleuragrenzen verlaufen links wie rechts, mit dem Unterschied, daß die vordere Grenze in Höhe des Ansatzes der 4. Rippe das Brustbein verläßt und bogenförmig *(Incisura cardiaca)* zum Schnittpunkt Medioklavikularlinie — 6. Rippe abfällt. **A2** Herz.

ABC Lungengrenzen. Sie stimmen an Lungenspitze, hinter dem Brustbein und neben der Wirbelsäule annähernd *(Recessus costomediastinalis!)* mit den Pleuragrenzen überein. Dagegen verlaufen die Unterränder beider Lungen bei mittlerer Atemstellung 1–2 Segmente über den Pleuragrenzen. Aus dieser Stellung können die Lungengrenzen durch tiefe In- und Exspiration um 1 Segment nach oben und unten (Eröffnung des *Recessus costodiaphragmaticus*) verschoben werden. Die Grenze zwischen Ober- und Unterlappen verläuft dorsal beiderseits vom 4. Brustwirbel schräg nach vorne unten bis zum Schnittpunkt 6. Rippe — vordere Axillarlinie. Die Furche zwischen Ober- und Mittellappen rechts zieht von der mittleren Axillarlinie mit der 4. Rippe bis zum Brustbein. *Rechts* findet man also neben dem Sternum nur Ober- und Mittellappen, neben der Wirbelsäule nur Ober- und Unterlappen. Alle 3 Lappen rechts stoßen in der Achselhöhle zusammen. *Links* reicht der Oberlappen, der die Incisura cardiaca enthält, mit einem Zipfel, der Lingula pulmonis, bis zum Zwerchfell. **AC3** Recessus costodiaphragmaticus, **ABC4** Rippenbogen, **A5** Leberrand **BC6** Lunge, **B7** Milz, **B8** Verlauf der 9. Rippe.

Altersunterschiede. Während Säugling und Kleinkind eine „habituelle Inspirationsstellung" mit mehr horizontal gestellten Rippen zeigen, werden später durch Muskelzug und Schwerkraft die Rippen gesenkt. Im Alter machen sich die allgemeine Organsenkung und die Einschränkung der Gelenksexkursionen in einer Verringerung der Atemexkursion bemerkbar. Die Alterslunge zeigt Abnahme der Elastizität, ein Emphysem kann entstehen.

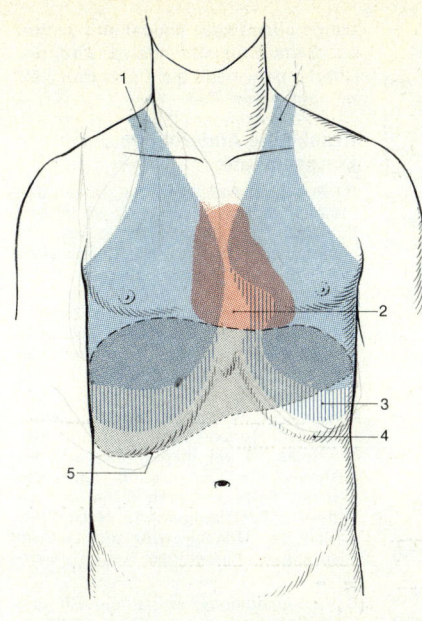

Lungen- und
Pleuragrenzen

A   von vorn

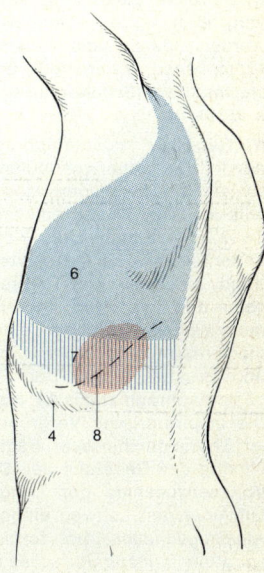

B   von links

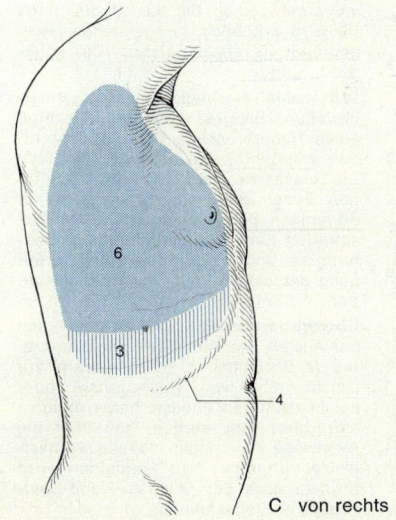

C   von rechts

Lungenkinetik

A Atmung. Der Luftdruck preßt die Lunge **A3** über die Atemwege **A1** an die Brustwand. Im geschlossenen Pleuraspalt **A2** herrscht ein *Unterdruck (Donders*scher Druck*)*. Die Lunge kann sich deswegen nicht von der Brustwand lösen, sie muß den Atembewegungen von Brustkorb und Zwerchfell folgen. Der Unterdruck entsteht durch Zug der auch in Ausatmung, Exspiration, noch gedehnten elastischen Fasern der Lunge, er wird durch Einatmung, Inspiration, vergrößert. Die Atembewegungen werden durch die *Atemmuskeln* (Rumpfwand, Zwerchfell) und *Hilfsatemmuskeln* (Schultergürtel) bewirkt, s. Bd. I.

A *Recessus costodiaphragmaticus* **A4.** In Exspiration verlaufen die erschlafften Muskelfasern des Zwerchfells steil am Thorax aufwärts in die Zwerchfellkuppel. Bei Kontraktion entfernen sie sich von der Brustwand, indem sie das Centrum tendineum des Zwerchfells in den Bauchraum ziehen. Sie geben einen Komplementärraum zwischen Zwerchfell und Brustwand frei, den Recessus costodiaphragmaticus **A4**: *Inspiration.* Die inspiratorische Vergrößerung aller Thoraxdurchmesser trägt zur Eröffnung des Recessus bei. Durch die Volumenzunahme der Lungen wird Luft über den Luftweg eingesaugt = *Atemzugvolumen,* bei forcierter Inspiration = *inspiratorisches Reservevolumen.* Bei *Exspiration* wird das *Atemzugvolumen,* bei forcierter Exspiration das *exspiratorische Reservevolumen* ausgestoßen, danach verbleibt noch ein *Residualvolumen* an Luft in der Lunge.

Recessus costomediastinalis, beiderseits hinter dem Brustbein und neben der Wirbelsäule gelegen, dient ebenfalls der Ausdehnung der Lunge. Die inspiratorische Vergrößerung der Lunge nimmt nach kaudal und ventral zu. Beim Brustatmungstyp wird der Oberlappen mehr als beim Bauchatmungstyp ventiliert.

Krankhafte Änderungen der Lungenkinetik

B **Pneumothorax.** Eröffnet man den Pleuraspalt von außen **B7**, so strömt Luft in ihn ein **B6**, der Unterdruck wird aufgehoben, die elastische Lunge zieht sich auf etwa ⅓ (Minimalvolumen) zusammen **B5**, sie folgt nicht mehr den Bewegungen von Thorax und Zwerchfell = *äußerer Pneumothorax.* Das gleiche geschieht, wenn bei Zerreißung von Lunge und Pleura visceralis Luft aus dem Atemweg in den Pleuraspalt gelangt = *innerer Pneumothorax* (Spontanpneumothorax). Dabei wird das Mediastinum **B8** bei Inspiration nach dem gesunden, bei Exspiration nach der kranken Seite verzogen („*Mediastinalflattern*", Kreislaufgefahr). Nach Verschluß der Öffnung wird die Luft im Pleuraraum in wenigen Tagen resorbiert.

C **Ventilpneumothorax.** Ist die Öffnung beim Pneumothorax ventilartig **C10**, so kann bei Inspiration zwar Luft nachströmen, bei Exspiration aber nicht mehr entweichen **C9**, das Mediastinum **C8** wird erheblich zur gesunden Seite gedrängt (Kreislaufgefahr). **C5** kollabierte Lunge.

D **Bronchialverschluß.** Eine Mediastinalbewegung entsteht auch bei Verschluß eines Hauptbronchus **D11**; bei Inspiration unterbleibt der Zugausgleich durch die elastische Dehnung der betroffenen Seite, das Mediastinum wird zur erkrankten Seite verzogen **D8**. Bei Exspiration führt die mangelhafte Entleerung der erkrankten Seite zur Verdrängung des Mediastinum nach der gesunden Seite (Kreislaufgefahr).

Überdruckbeatmung. Die Atmung kann bei Ausfall des Atembewegungsapparates (z. B. Lähmung durch Curare zur Durchführung von Operationen) oder bei beidseitigem Pneumothorax dadurch aufrechterhalten werden, daß über die Atemwege das Lungenvolumen wechselweise vergrößert und verkleinert wird (Prinzip auch der *Mund-zu-Mund-Beatmung* bei Atemlähmung).

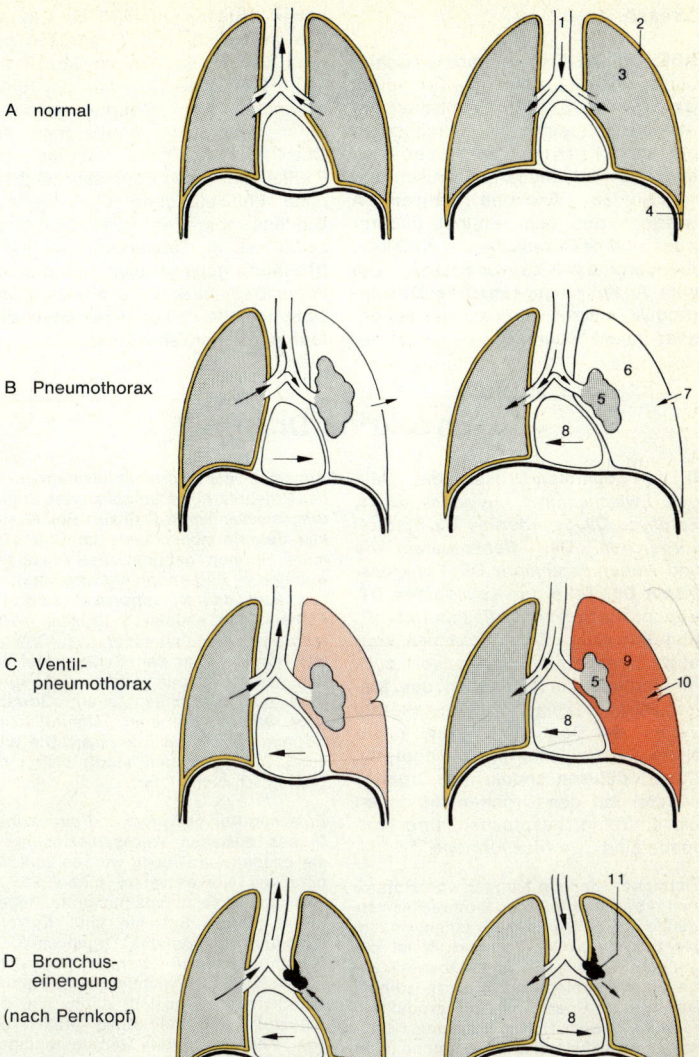

A normal

B Pneumothorax

C Ventil-
   pneumothorax

D Bronchus-
   einengung

(nach Pernkopf)

Ausatmung   Einatmung

Drüsen

ABC Drüsen können nach verschiedenen Gesichtspunkten eingeteilt werden, vgl. S. 142. Nimmt man die Anwesenheit eines Ausführungsganges zum Kriterium, so lassen sich exokrine und endokrine Drüsen unterscheiden. **Exokrine Drüsen A** wachsen aus dem Epithel äußerer oder innerer Oberflächen in die Tiefe, die Verbindung zur Oberfläche wird zum **Ausführungsgang.** Das Drüsenprodukt, **Sekret,** wird auf die äußere oder innere Oberfläche an umschriebener Stelle abgegeben (z. B. Schweiß-, Duft- und Talgdrüsen der Haut, Drüsen des Magen-Darm-Traktes). **Endokrine Drüsen** entstehen entweder aus Oberflächenepithel unter Verlust der Verbindung zur Oberfläche (z. B. Schilddrüse, mit Follikelbildung **B;** Epithelkörperchen, ohne Follikelbildung **C**) oder aus Bindegewebszellen (z. B. Zwischenzelldrüse). Ihr Drüsenprodukt, **Inkret (Hormon),** gelangt über das interzelluläre Bindegewebe in die Blut- und Lymphgefäße und über den **Blutkreislauf** in den ganzen Körper.

Endokrine Drüsen

D Die **endokrinen Drüsen** sind: Teile des *Zwischenhirns, Hypophyse* **D1,** *Epiphyse* **D2,** *Schilddrüse* **D3,** *Epithelkörperchen* **D4,** *Nebennierenrinde* und *Nebennierenmark* **D5,** *Pankreasinseln* **D6,** Teile der *Keimdrüsen* **D7.** Sie produzieren *„Drüsenhormone".* Endokrin tätige Zellen kommen aber auch in anderen Organen vor, z. B. im Verband der Epithelien des Magen-Darm-Traktes („basalgekörnte Zellen" der Darmkrypten) und in der Niere („juxtaglomerulärer Apparat"). Diese **„diffusen endokrinen Organe"** werden mit den Organen, in denen sie auftreten, besprochen. Ihre Hormone sind *„Gewebshormone".*

Hormone. Kleinste Mengen von Hormonen koordinieren die Stoffwechselvorgänge in Zellen und Organen, indem sie *Enzyme aktivieren.* Wichtig ist die an den Organismus abgegebene Menge eines Hormons, meßbar an seinem Blutspiegel; Über- und Unterproduktion führt bei jedem Hormon zu einem typischen Krankheitsbild — Hormone sind lebensnotwendig. Da viele Hormone nicht artspezifisch sind, kann ein Hormonmangel beim Menschen häufig durch tierische Hormone ausgeglichen, substituiert, werden. Einige Hormone werden auch synthetisch hergestellt. Die Konstanz des *Hormonblutspiegels* ist das Ergebnis eines komplizierten *Steuerungsmechanismus* (Prinzip: Bei Absinken des Hormonspiegels im Blut wird mehr Hormon gebildet, bei Ansteigen weniger = Rückkopplungsvorgänge), in das auch das Nervensystem eingreift. Ferner üben endokrine Drüsen Wechselwirkungen aufeinander aus. Obwohl das Hormon über den Blutkreislauf auf den ganzen Körper verteilt wird, sprechen nur bestimmte Zellen, Gewebe oder Organe, die eine *„Affinität"* zum Hormon haben, auf dieses an. Die Wirkung von Hormonen macht sich morphologisch bemerkbar.

Zwischen *Nervensystem* und *endokrinen Drüsen* bestehen Wechselbeziehungen, die endokrinen Drüsen werden vom vegetativen Nervensystem innerviert, es gibt gemischte nervös-humorale Regelkreise. Beide Systeme sind *Korrelationseinrichtungen* des Organismus, in beiden Systemen werden *Wirkstoffe* freigesetzt. Ein wichtiger Unterschied zwischen ihnen besteht darin, daß die Wirkstoffe der endokrinen Drüsen auf dem Blutweg verteilt werden, entsprechend lange Zeit bis zum Erfolgsorgan brauchen und an alle Organe gelangen, wogegen die nervöse Erregung zu einer raschen, lokalisierten Freisetzung von Wirkstoffen führt.

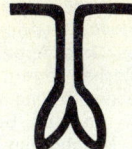 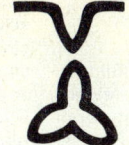 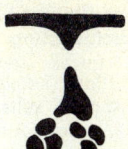

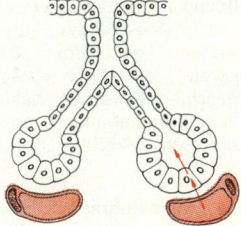

A   Exokrine Drüse

B   Endokrine Drüse
    mit Follikelbildung

C   Endokrine Drüse
    ohne Follikelbildung

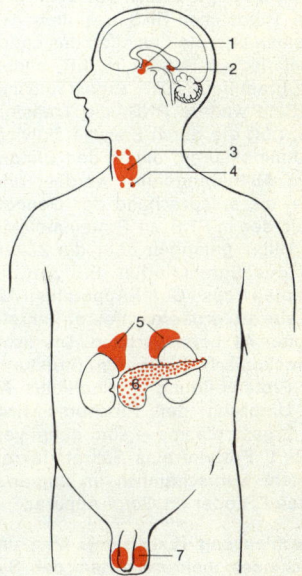

D   Die endokrinen Drüsen,
    Übersicht

Sekret- (Inkret-) Bildung und -Ausschleusung

„Sekretion" nennt man die Bildung und Abgabe zellspezifischer, eigens zur Ausscheidung synthetisierter Stoffe. Sekretion findet in Drüsenzellen statt, kommt aber auch bei anderen Zellarten vor (z. B. Bildung und Abgabe von Vorstufen der Bindegewebsfasern durch Bindegewebszellen). Die Sekretion kann über vegetative Nerven veranlaßt werden.

A Bildung: Proteinhaltiges Sekret (bei Inkret = „Proteohormon") entsteht auf dem generellen Weg der zellulären Proteinbildung. Am Gen, d. h. an Chromosomen-DNS, wird eine „Matrize", Boten-Ribonukleinsäure (Messenger-RNS, m-RNS), gebildet. Sie wandert aus dem Zellkern **A4** in den Zelleib zur Proteinbildungsstätte an der Oberfläche der Ribosomen, die hauptsächlich aus einer stabilen Ribosomen-RNS bestehen. Ribosomen und die Lamellen des endoplasmatischen Reticulum, ER, bilden das „granulierte ER", Ergastoplasma **A6.** Eine weitere RNS, die Transfer-RNS, holt die durch Enzyme aktivierten Aminosäuren, die in den Blutgefäßen **A5** herangeführt werden, und bildet sie entsprechend der Genbotschaft der m-RNS zu Proteinmolekülen. Diese gelangen über die Zisternen des „granulierten ER" in die Vakuolen des *Golgi*-Apparates **A2,** wo sie zu größeren Sekret-(Inkret-) Tropfen **A1** heranwachsen. Die lichtmikroskopisch sichtbaren Strukturen der Proteinbildung — Nucleolus **A3** als Ursprung der Ribosomen-RNS und Ergastoplasma — sind dabei vergrößert. Proteinfreies Sekret (Inkret) entsteht wahrscheinlich im ungranulierten ER oder im *Golgi*-Apparat.

Ausschleusung (Extrusion): Man unterscheidet mehrere Arten der Sekret-(Inkret-)Ausschleusung.

ACD Extrusion ohne Membranausscheidung, Krinozytose. Die noch von einer Membran des *Golgi*-Apparates umschlossenen Bläschen lagern sich an die Innenfläche der Zellmembran (Plasmalemm) **C9.** An der Berührungsstelle beider Membranen wird die sekretumhüllende Membran in die Zellmembran eingebaut und damit eine Öffnung in den extrazellulären Raum zur Ausscheidung des Sekrets (Inkrets) geschaffen **C8.** Sekrete (Inkrete), die durch Krinozytose ausgeschieden werden, besitzen keine Membranumhüllung mehr (lichtmikroskopisch **„ekkrine"** Extrusion **D**).

BE Extrusion mit Membranausscheidung. Bei der Ausschleusung des Milchfettes aus den Epithelien der Milchdrüse werden die Fettgranula zunächst an der Zelloberfläche ausgestülpt **B7,** wobei die vorgebuchtete Zellmembran einen Überzug über die Fettkugel bildet. Nach Ablösung von der Zelle ist das Sekret von einer Membran umgeben (lichtmikroskopisch **„apokrine"** Extrusion **E**). Diese Ausscheidungsform gilt wahrscheinlich auch für andere Drüsen, wobei mit den Membranen noch weiteres Zytoplasma abgegeben werden kann.

F Extrusion mit Zelluntergang. Bei einigen Drüsen nimmt die Sekretproduktion derart überhand, daß die ganze Zelle von Sekret ausgefüllt wird und dabei zugrunde geht; die Lamellen des ER und *Golgi*-Apparates verschwinden, Kernpyknose und Kernzerfall treten ein (lichtmikroskopisch **„holokrine"** Extrusion **F**).

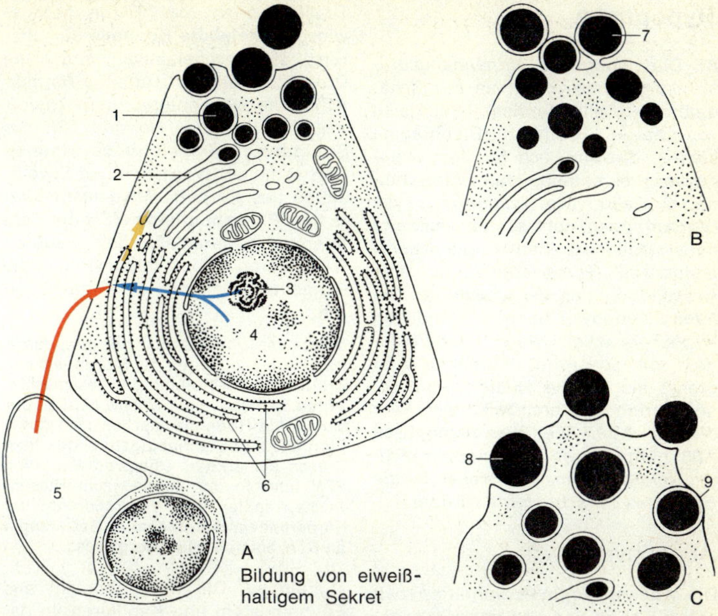

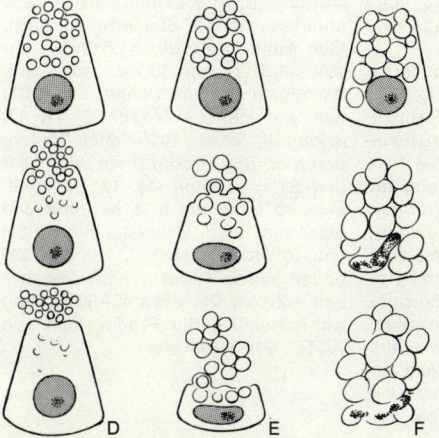

A
Bildung von eiweiß-
haltigem Sekret

Formen der Ausschleusung, elektronenmikroskopisch (Schema):

A,C   Ausschleusung ohne Membranverlust (ekkrine Extrusion, Krinozytose)
B   Ausschleusung mit Membranverlust (apokrine Extrusion)

Formen der Ausschleusung,
lichtmikroskopisch (Schema):

D   ekkrine Extrusion

E   apokrine Extrusion

F   holokrine Extrusion

Hypophyse

AB Die **Hypophyse,** *Hirnanhangsdrüse,* 0,6 g schwer, liegt an der Schädelbasis (Sella turcica), überdacht von harter Hirnhaut (Diaphragma sellae), die ein Loch für den Hypophysenstiel enthält. Man unterscheidet 2 Teile: Die *Adenohypophyse (Vorderlappen)* geht aus dem embryonalen Munddach hervor, die *Neurohypophyse (Hinterlappen)* ist eine Ausstülpung des Zwischenhirns. Die **Adenohypophyse** bedeckt vorne den Hypophysenstiel *(Pars infundibularis),* mit der Pars intermedia **AB4** grenzt sie an die Neurohypophyse, der übrige größere Teil heißt *Pars distalis* **AB3.** Die **Neurohypophyse AB5** geht in den Zwischenhirntrichter *(Infundibulum)* **A2,** dieser in die Basis des *Zwischenhirns* **A1** über.

Adenohypophyse

Die **Adenohypophyse** vermittelt zwischen Gehirn und den übrigen endokrinen Drüsen; unter dem Einfluß von Neurohormonen aus dem Zwischenhirn (s. S. 147) gibt sie *glandotrope Hormone* ab, die andere endokrine Drüsen stimulieren. Außerdem produziert sie ein *Wachstums-* und bei niederen Tieren ein *Pigmenthormon.*

Gonadotrope Hormone stimulieren die Geschlechtsdrüsen zur Produktion von Hormonen und zur Reifung der Geschlechtszellen. *Follikelstimulierendes Hormon FSH* regt die Follikelreifung bzw. Spermienbildung an. *Zwischenzellstimulierendes Hormon ICSH (LH)* stimuliert die Ovulation, den Umbau des leeren Follikels zum Corpus luteum und in Ovar und Hoden die Produktion von Geschlechtshormonen durch die Zwischenzellen. *Luteotropes (laktotropes) Hormon LTH* stimuliert das Corpus luteum zur Bildung des Gelbkörperhormons und regt Wachstum und Sekretion der Brustdrüse an (bei Tieren nachgewiesen). **Metabole Hormone** stimulieren stoffwechselaktive endokrine Drüsen: *Adrenokortikotropes Hormon ACTH* die Nebennierenrinde, *Thyroidea-stimulierendes Hormon TSH* die Schilddrüse. **Somatotropes Hormon** *STH* stimuliert Wachstum und Eiweißanbau des Körpers. *Melaninstimulierendes* **Pigmenthormon** *MSH* der Pars intermedia veranlaßt bei niederen Wirbeltieren unter Lichteinwirkung die Pigmentausbreitung in Pigmentzellen.

Unter- und *Überfunktion* der *gonadotropen* Hormone führen zu Störungen des Zyklus und der Reifung der Geschlechtszellen. *Über-* und *Unterfunktion* der *metabolen* Hormone machen sich durch Störungen der abhängigen endokrinen Drüsen bemerkbar. *Überproduktion* von *STH* führt in der Jugend zum Riesenwuchs, später zur Vergrößerung der Körperenden, Akromegalie. Bei *Mangel* an *STH* entsteht ein Zwergwuchs.

C Feinbau. Die Drüse besteht aus Epithelnestern und Kapillaren. In der Pars intermedia kommen Kolloidzysten vor. Die Zellen werden nach dem färberischen Verhalten ihrer Granula (azidophil, basophil, neutrophil, hyper- und hypochromatisch) klassifiziert. Alle Zellen wachsen aus undifferenzierten Stammzellen nach. Man kann nicht einen Zelltyp ausschließlich einem Hormon zuordnen. Wichtigste Typen: *Stammzellen* **C7,** hell und klein. *α-Zellen* **C9, 11, 12,** azidophil, etwa 40 % aller Zellen, darunter die Produzenten von LTH und STH. *β-Zellen* **C8, 10,** basophil, etwa 10 %, liegen teils peripher und erzeugen hier wahrscheinlich FSH und ICSH, teils zentral, wo sie TSH bilden sollen. Unter den chromophoben *γ-Zellen* **C6,** etwa 45–50 %, sind wahrscheinlich die Produzenten von ACTH. **C13** Kapillare.

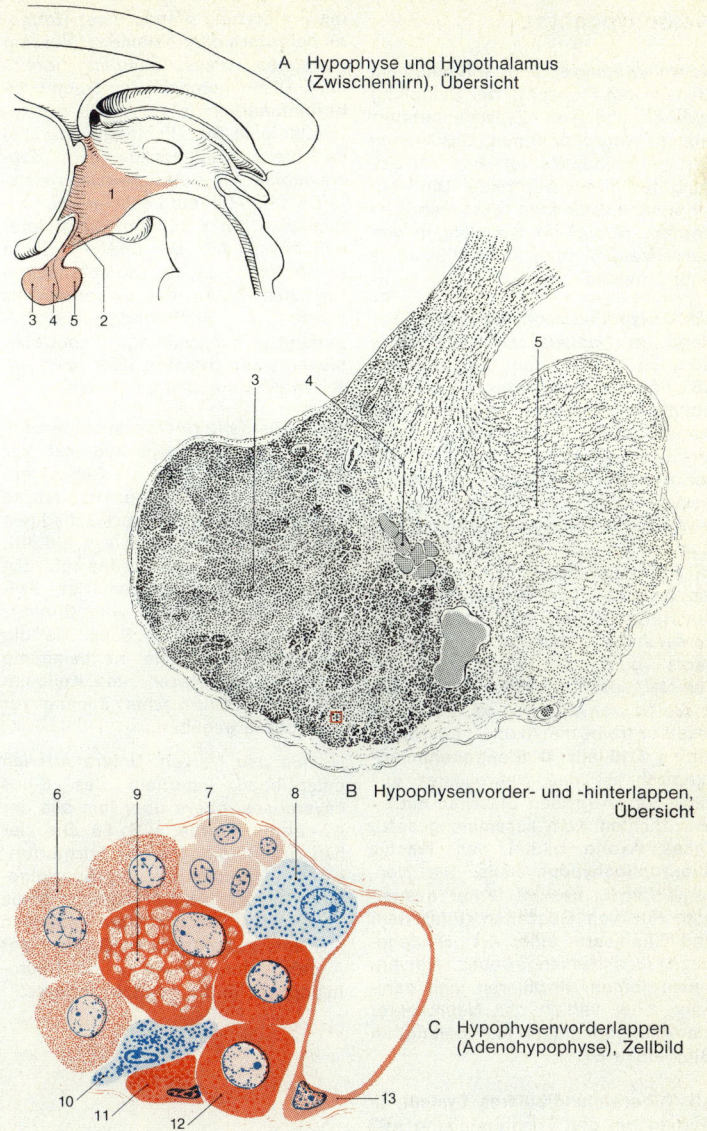

A Hypophyse und Hypothalamus (Zwischenhirn), Übersicht

B Hypophysenvorder- und -hinterlappen, Übersicht

C Hypophysenvorderlappen (Adenohypophyse), Zellbild

Neurohypophyse

Neurohypophyse und **Infundibulum** dienen dem Transport, der Stapelung und Abgabe von Zwischenhirnhormonen, **Neurohormonen**. Das Lumen des Infundibulums ist eine Ausziehung des III. Hirnventrikels. Die Neurohormone stammen aus mehreren Kernen, *Nuclei* (Ansammlungen von Nervenzellen). Man kann 2 Systeme unterscheiden.

ABCD Hypothalamohypophysäres System. Im *Nucleus paraventricularis* **AB1**, und im *Nucleus supraopticus* **AB2** entstehen *Vasopressin*, das den Blutdruck steigert und die Rückresorption von Wasser aus den Nierenkanälchen fördert, und *Oxytocin*, das die Uterusmuskulatur zu Wehen anregt und die epithelialen Muskelzellen der Milchdrüsenendstücke zur Kontraktion bringt (Abgabe von Milch). Unterfunktion führt zu Diabetes insipidus bzw. Wehenschwäche. Die Hormone gelangen, an eine Trägersubstanz gebunden, als anfärbbares *Neurosekret* in den absteigenden Nervenzellfortsätzen, Axonen **C9**, in die *Neurohypophyse* **A4**. Das Neurosekret treibt die Axone perlschnurförmig **C10** auf. **D** Elektronenmikroskopisch ist das Neurosekret aus 1200–3000 Å großen Bläschen mit einem dichten Kern zusammengesetzt. Diese Axone bilden den *Tractus supraopticohypophysialis*. Die Neurohypophyse besteht ferner aus einem Filz von Gliazellen (Pituizyten) und Gliafasern, einer Art „Bindegewebe" des Nervengewebes. Nervenzellen fehlen, Kapillaren sind zahlreich. Hier verläßt das Neurosekret die Axonenden **C11** und gelangt in Blutgefäße **B7**.

AB Tuberoinfundibuläres System. In Kernen um den Trichtereingang **AB3** (*Nuclei tuberales*) entstehen Hormone, die in der Adenohypophyse die Freisetzung glandotroper Hormone befördern oder hemmen *(releasing hormones, release inhibiting hormones)*. Diese gelangen im **Tractus tuberoinfundibularis** zur Wand des Infundibulums **B6**. Hier liegen parallel gerichtete Kapillarschlingen, „Spezialgefäße". Ihre Abflußwege *(„portale Gefäße")* führen die Releasing hormones in die Kapillaren der *Adenohypophyse* **A5, B8** und zu deren glandotropen Zellen. Die neurosekretorischen Kerne des Hypothalamus werden vom Bluthormonspiegel beeinflußt (Rückmeldung, Feedback), stehen wahrscheinlich aber auch unter zentralnervösen Einflüssen.

Lage. Die *Sella turcica* ist beiderseits vom Sinus cavernosus begrenzt. Vor der Hypophyse liegt die Sehnervenkreuzung. Tumoren der Hypophyse können diese durch Druck schädigen *(bitemporale Hemianopsie,* s. Bd. III). Auf dem *Diaphragma sellae* ruht das *Tuber cinereum* (Boden des Zwischenhirns), umgeben vom *Circulus arteriosus cerebri,* s. S. 58. Da die Sella turcica in die Keilbeinhöhle ragt, ist über Nasen- und Keilbeinhöhle ein chirurgischer Zugang zur Hypophyse gegeben.

Gefäße und Nerven. Untere *Arterien* entspringen innerhalb des Sinus cavernosus, obere über ihm aus der A. carotis interna, s. S. 58. Sie ziehen zu Infundibulum und Trichterfortsatz und bilden u. a. die Spezialgefäße. *Venöser* Abfluß über den Sinus cavernosus. *Nervenfasern* gelangen aus dem sympathischen Geflecht der A. carotis interna und aus der Neurohypophyse in die Adenohypophyse.

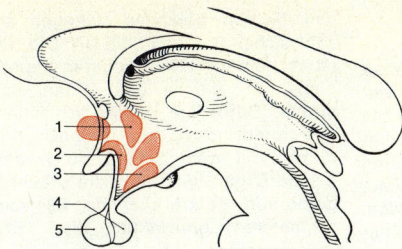

A Neurosekretorische Kerngebiete des
  Hypothalamus (Zwischenhirn), Übersicht

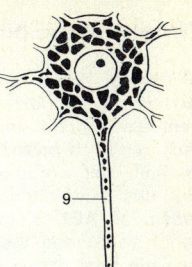

C Neurosekretorische
  Zelle

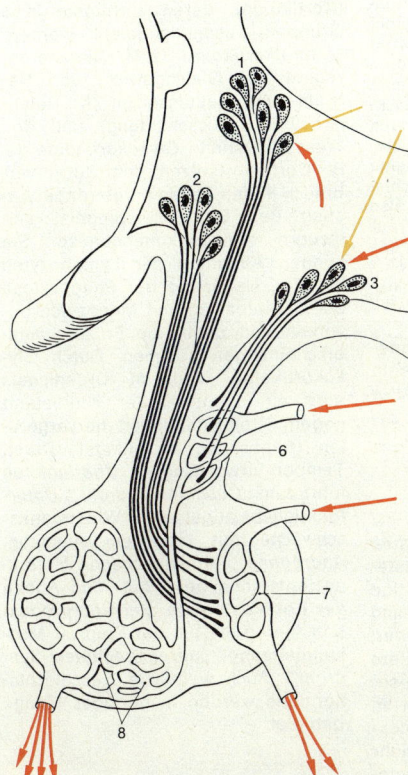

B Tuberoinfundibuläres und hypothalamohypophysäres neurosekretorisches System,
                              Schema

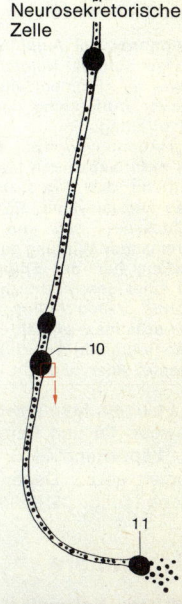

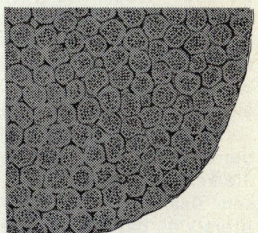

D Neurosekret,
  elektronenmikroskopisch

Zirbeldrüse (Epiphyse)

AB Die ca. 12 mm lange **Zirbeldrüse AB1** *(Epiphyse, Corpus pineale)* entsteht als zapfenförmiges Organ im Dach des III. Hirnventrikels und liegt oberhalb der vorderen zwei Hügel **AB3** des Mittelhirns. Durch Stiele, *Habenulae* **AB2,** bleibt sie mit dem Gehirn verbunden. Sie ist phylogenetisch ein Rest des Parietalauges der Reptilien, eines Lichtsinnesorgans.

Hormone. Bei Amphibien ruft das Epiphysenhormon *Melatonin* eine Kontraktion der Pigmentzellen, Melanozyten, hervor (Aufhellung der Haut), es wirkt also antagonistisch zum Melanotropin der Adenohypophyse. Bei Ratten kommt es nach Gaben von Melatonin zur Rückbildung des Ovars und zu Störungen des Sexualzyklus. Es ist nicht ausgeschlossen, daß die Epiphyse eine bremsende Wirkung auf die Geschlechtsreifung hat, der *Epiphysenausfall* also zu einer geschlechtlichen Frühreife *(Pubertas praecox)* führt. Die Epiphyse des Erwachsenen enthält häufig mm-große, im Röntgenbild sichtbare Kalkkonkremente, *Acervulus.*

C Feinbau. Man sieht Gefäße, Bindegewebe **C6** und Parenchymzellinseln in Läppchenstruktur **C4.** Im Alter kommt es zur Degeneration und Zystenbildung. **C5** Kalkkonkremente.

Nebenniere

DE Jede **Nebenniere (NN),** *Glandula suprarenalis,* enthält 2 nach Entstehung und Funktion verschiedenartige endokrine Organe, *NN-Rinde* und *NN-Mark.* Jede NN, ca. 5 g schwer, sitzt dem oberen Pol einer Niere kappenartig auf. Sie wird von dieser durch Fettgewebe getrennt, aber in die Fettkapsel der Niere eingeschlossen. Das rechte Organ **D7** ist mehr dreieckig, das linke **E8** mehr halbmondförmig. Auf der Rückseite hat jede NN einen *Hilus,* in dem Venen und Lymphgefäße austreten. Arterien und Nerven gelangen dagegen an zahlreichen Stellen in die NN. Die NN ist von einer bindegewebigen Kapsel eingehüllt, die in das Organ einstrahlt. Durch die Kapsel schimmert das lipoidreiche Organ gelblich hindurch. Auf dem Schnitt durch das frische Organ kann man die breitere, gelbbraun gefärbte *Rinde* **E9** vom schmäleren, grauweißen *Mark* **E10** unterscheiden.

Hormone. Die **NN-Rinde** produziert zahlreiche Hormone, **Kortikosteroide (Kortikoide),** deren wichtigste in 3 Gruppen zusammengefaßt werden: *Mineralkortikoide* (z. B. Aldosteron) regeln das Gleichgewicht von Natrium- und Kaliumsalzen (Na-Retention bei K-Ausscheidung) und den Wasserhaushalt. *Glykokortikoide* (z. B. Cortisol) setzen den Zuckerverbrauch in den Zellen herab (dabei Anstieg des Blutzuckerspiegels) und steuern die Glykoneogenese. Sie können Abnahme der Lymphozyten im Blut, Hemmung der Phagozytose bei Granulozyten und Monozyten bewirken und damit die Entzündungserscheinungen hemmen. Durch Glykokortikoide wird im Organismus auch ein unspezifischer Widerstand gegen Streß-Situationen hervorgerufen (Anpassung an Hunger, Durst, Temperaturwechsel). *Überfunktion* führt zum „Cushing-Syndrom", *Unterfunktion* zu allgemeiner Widerstandsschwäche mit tödlichem Ausgang. *Androgene,* vermännlichende Hormone, entstehen beim Auf- und Abbau der Kortikosteroide. Bei *Überproduktion* führen sie bei der Frau zu Maskulinisierung, „adrenogenitales Syndrom". Auch weibliche Geschlechtshormone werden in geringer Menge gebildet.

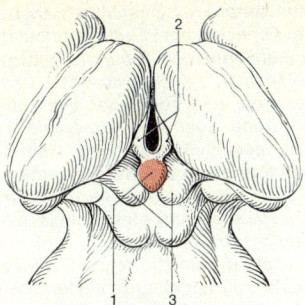

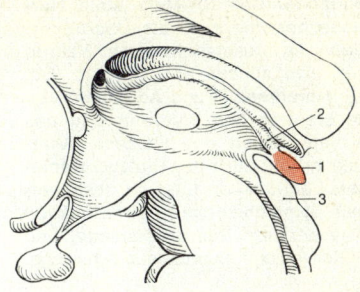

A Lage der Zirbeldrüse von
hinten oben (Blick auf das
Zwischenhirndach u. Mittelhirn)

B Lage der Zirbeldrüse zum
III. Hirnventrikel (Sagittalschnitt durch d. Zwischenhirn)

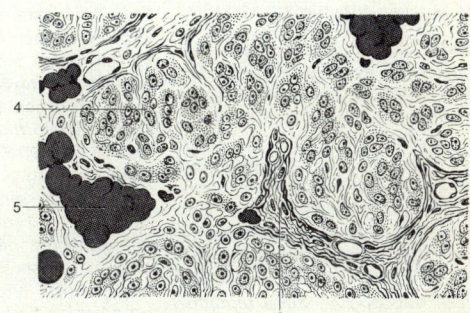

C Schnitt durch
die Zirbeldrüse

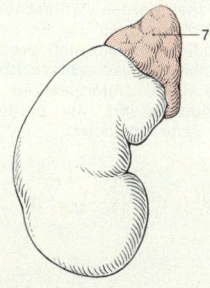

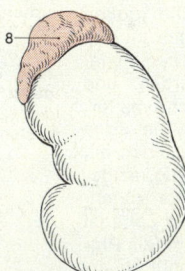

D Rechte Nebenniere

E Linke Nebenniere,
rechts
quergeschnitten

s. auch nächste Seite!

Hormone. Das **NN-Mark** stellt Hormone her, die auch als Überträgerstoffe im postganglionären Neuron des **Sympathicus** entstehen (s. Bd. III), **Noradrenalin** und **Adrenalin;** beide erhöhen den Blutdruck und das Schlagvolumen des Herzens, Adrenalin erhöht auch den Blutzuckerspiegel. *Überfunktion* führt zu gesteigertem Sympathikotonus, *Unterfunktion* zu niedrigem Blutzuckerspiegel und Blutdruck und allgemeiner Schwäche.

Nebennierenrinde

A Die **Rinde A1** macht 80—90 % des Organgewichts aus. Neben Lipoiden, Lipofuszin u. a. enthält die Rinde große Mengen von Vitamin C. **A2** Mark.

B Feinbau. Das Parenchym der NN-Rinde besteht aus Epithelzellsträngen und -nestern, zwischen denen Bindegewebe, Blutgefäße und Nerven radiär von der Kapsel ins Mark verlaufen. Die NN-Rinden-Epithelien werden im Laufe des Lebens mehrfach umgebaut. Zur Zeit der Geschlechtsreife unterscheidet man 3 Schichten. Die *Zona glomerulosa* **B3** liegt in Form von Zellnestern außen unter der Kapsel. Die *Zona fasciculata* **B4** folgt nach innen als breite Schicht paralleler säulenartiger Epithelzellstränge, sie nimmt den größten Teil der Rinde ein. Die großen polygonalen Zellen enthalten Lipoidtropfen, die bei den üblichen Fixierungen herausgelöst werden und Löcher hinterlassen. Lipochrome färben die Rinde goldgelb. Die *Zona reticularis* **B5** schließt sich innen an, die Zellstränge sind netzartig, azidophil und enthalten im Alter zunehmend Lipofuszingranula. Die Zone ist deshalb bereits mit der Lupe als Pigmentzone am frischen Schnitt zu erkennen.

C Rindenumbau. Die Zonen erleiden während des Lebens Veränderungen.

Dabei treten Verschiebungen an beiden Grenzen der Zona fasciculata, dem *äußeren* und *inneren Transformationsfeld,* auf. Die wichtigsten Formationen sind folgende. Die *fetale* und *frühe postfetale NN-Rinde* besitzt, beeinflußt von den Choriongonadotropinen aus der Placenta, eine stark entwickelte Zona reticularis, während die Zona glomerulosa fehlt. *Kindliche NN-Rinde:* Im 1. Jahr nach der Geburt geht die fetale Zona reticularis zugrunde, anschließend wird eine dreigeschichtete Rinde mit schwach ausgeprägter Zona glomerulosa und reticularis aufgebaut. *Geschlechtsreife NN-Rinde:* Die Zonae glomerulosa und reticularis werden breiter, die Dreischichtung ist bei der Frau deutlicher als beim Mann. *Postklimakterische NN-Rinde:* Im Alter verschmälern sich, bei der Frau abrupter als beim Mann, Zona glomerulosa und reticularis wieder — *regressive Transformation. NN-Rinde im Streß:* Bei Streß-Belastung des Organismus erfolgt ACTH-Ausschüttung, die rasch zu einer vorübergehenden Verbreiterung der Zona fasciculata mit Zunahme der Lipoideinlagerung und zu einer Entfaltung von Zona glomerulosa und reticularis führt — *progressive Transformation.*

Die Produktion einzelner Hormone kann bestimmten Zellformen oder Zonen nicht sicher zugeordnet werden. Wahrscheinlich werden die Vorstufen der Kortikosteroide von allen Rindenzellen produziert, die letzten Syntheseschritte aber durch spezialisierte Zellorganellen in den Zonen durchgeführt. Am produktivsten ist die Zona fasciculata.

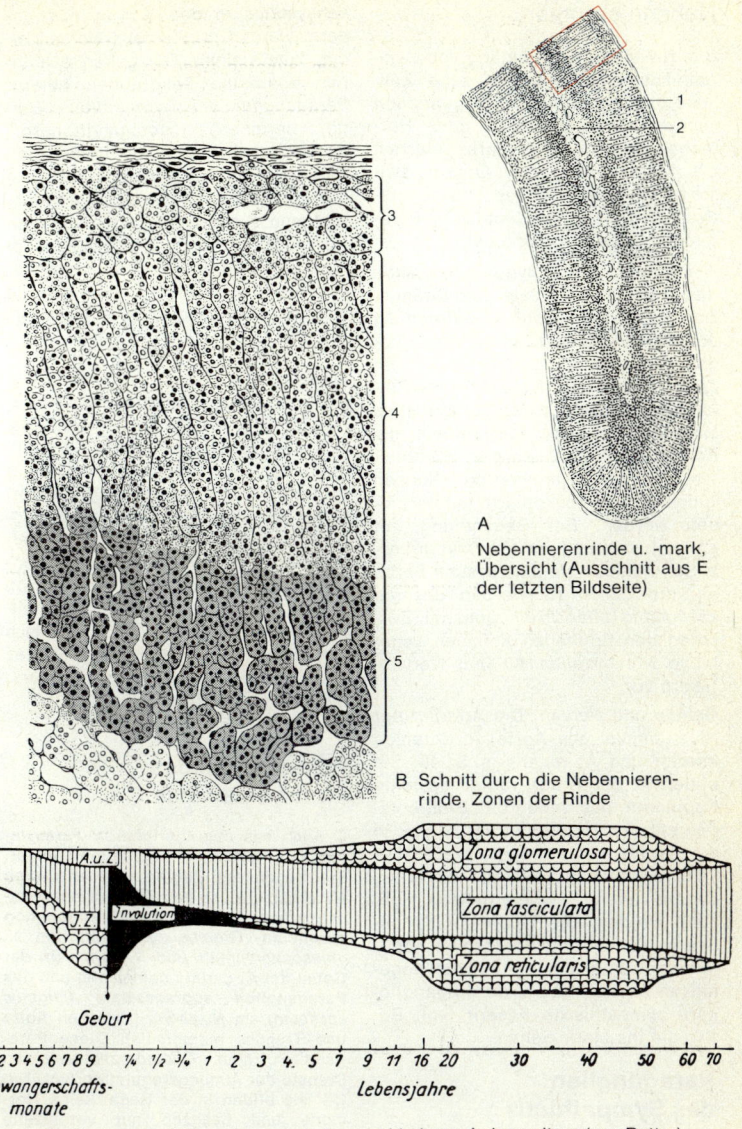

A
Nebennierenrinde u. -mark,
Übersicht (Ausschnitt aus E
der letzten Bildseite)

B Schnitt durch die Nebennierenrinde, Zonen der Rinde

C Umbau der Nebennierenrinde in verschiedenen Lebensaltern (aus Rotter)

Nebennierenmark

Das **NN-Mark,** Abkömmling von Sympathikusstammzellen, ist eine Zellinsel des *Sympathicus, Paraganglion suprarenale.* Innervation und Hormonbildung des NN-Marks machen die Mittelstellung des Organs zwischen endokriner Drüse und vegetativem Nervensystem deutlich, s. Paraganglien des Sympathicus!

A Feinbau. Die polygonalen Zellen des Marks bilden Nester und Stränge, zwischen denen weite *Kapillaren* **A1** und größere, muskelstarke *Venen* liegen. Charakteristisch für die meisten Zellen des NN-Marks wie für die Zellen aller sympathischen Paraganglien sind stark reduzierende *Granula,* die *Noradrenalin* oder *Adrenalin* enthalten. Beide Granulaarten können fluoreszenzmikroskopisch unterschieden werden. Bei Behandlung mit Kaliumbichromat, einem Oxydationsmittel, nehmen sie eine braune Farbe an, die Zellen **A2** werden deshalb *chromaffin (phäochrom)* genannt. Zwischen den Epithelien kommen vegetative *Nervenzellen* **A3** und Nervenfasern vor.

Gefäße und *Nerven.* Die *Arterien* der NN stammen aus Aorta, A. phrenica inferior und A. renalis, s. S. 48. Sie bilden in der Rinde radiär gestellte Kapillaren, aus denen das Blut, beladen mit den Hormonen der Rinde, in die Kapillaren des Marks fließt. Hier kann es durch muskelstarke *Venen,* Drosselvenen, vorübergehend gestaut werden. Die *Lymphgefäße* bilden in Kapsel und Parenchym Kapillarnetze. Unter den zahlreichen vegetativen *Nerven* sind viele präganglionäre sympathische Fasern (vgl. Bd. III), die ins Mark ziehen.

Paraganglien des Sympathicus

Aus den *Sympathikusstammzellen,* die aus der Anlage des Zentralnervensystems in den Körper auswandern, werden größtenteils *Nervenzellen,* zum kleinen Teil gehen aus ihnen endokrine Zellgruppen hervor, *Paraganglien des Sympathicus.* Beide, periphere ("postganglionäre") Nervenzellen des Sympathicus und Paraganglien des Sympathicus produzieren *Noradrenalin* und *Adrenalin.* Während diese Stoffe aber von den Nervenzellen als Transmitter-Substanz an begrenzter Stelle abgegeben werden (s. Bd. III), gelangen sie aus den Paraganglien wie Hormone ins Blut.

B Das größte Paraganglion des Sympathicus ist das **Paraganglion suprarenale,** das *NN-Mark.* Ein weiteres, 1 cm langes sympathisches Paraganglion liegt am Ursprung der A. mesenterica inferior, **Paraganglion aorticum abdominale B.** Beim Neugeborenen finden sich im Retroperitonealraum noch *weitere kleinere Paraganglien,* doch werden diese meist schon in den ersten 2 Jahren zurückgebildet. Morphologisch und färberisch verhalten sich alle Paraganglien des Sympathicus so wie das NN-Mark, sie sind *chromaffin.*

Paraganglien des Parasympathicus

C Auch aus dem peripheren *Parasympathicus* gehen Paraganglien hervor. Sie liegen am Beginn von afferenten Nervenfasern der betreffenden parasympathischen Nerven, das **Paraganglion caroticum** *(Glomus caroticum)* am *N. glossopharyngeus* und *N. vagus* (in der Gabel der A. carotis communis) und das **Paraganglion supracardiale** *(Glomus aorticum)* am *N. vagus* (zwischen Aorta und Truncus pulmonalis). Diese Paraganglien sind *Chemorezeptoren* im Dienste der Atmungsregulation (vgl. Bd. III), sie bilden in der Regel keine Hormone und besitzen nur vereinzelte chromaffine Zellen. **C4** Nervenfasern, **C5** Parenchymzellen.

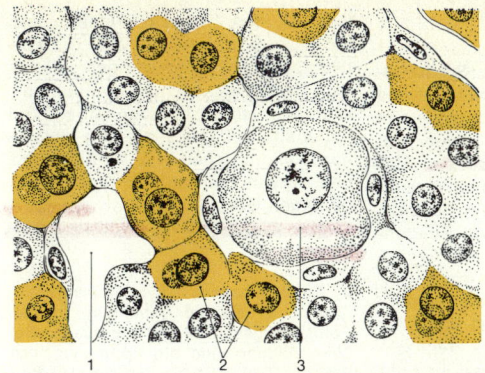

1   2   3

A   Schnitt durch das
    Nebennierenmark
    (= Paraganglion
       suprarenale)

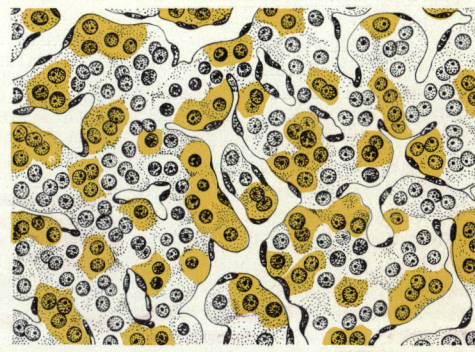

B   Schnitt durch ein
    retroperitoneales
    sympath. Paraganglion
    (nach Watzka)

4   5

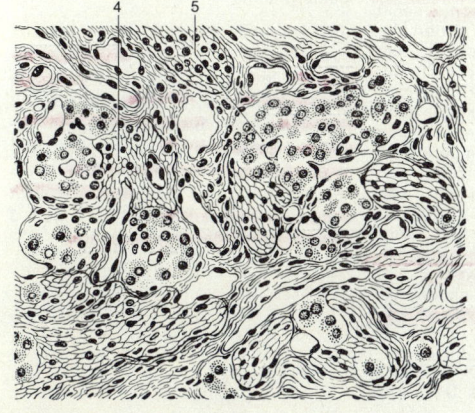

C
Schnitt durch das
parasympath. Paraganglion
caroticum (n. Watzka)

Handwritten note at top: *Isthmus = verengte Stelle, z.B. Brücke*

Schilddrüse

ABC Die 18–60 g schwere **Schilddrüse**, *Glandula thyroidea,* hat 2 ovale Lappen, **ABC2, 4**, die beiderseits von Luftröhre und Kehlkopf liegen und durch eine Brücke, den *Isthmus* **AC3** (Höhe 2.–4. Trachealknorpel) verbunden sind. In 50% zieht ein Fortsatz, *Lobus pyramidalis* **A1** zum Zungenbein. Die Drüse wird von einer *Organfaszie* **C12** eingehüllt und durch Bindegewebe unterteilt. Eine weitere derbe *Capsula fibrosa* **C11** ist vorne locker mit der Schilddrüse verwachsen, hinten heftet sie diese an Luftröhre und Gefäßnervenscheide **C13** des Halses. Vor der Schilddrüse liegen Unterzungenbeinmuskeln und mittleres Blatt der Halsfaszie **C10**. Zwischen Organfaszie und Capsula fibrosa liegen hinten die *Epithelkörperchen* **B5, BC6**.

C7 Haut des Halses, **C8** Platysma, **C9** oberflächliches Blatt der Halsfaszie und M. sternocleidomastoideus, **C14** tiefes Blatt der Halsfaszie **C15** Speiseröhre.

Hormone. Die Schilddrüse produziert zweierlei Hormone. **Thyroxin** und **Trijod-thyronin** stimulieren Zellstoffwechsel und Wachstum und sensibilisieren die Organe für die Wirkung des Sympathicus (s. Bd. III). **Calcitonin** senkt den Blutkalziumspiegel und fördert die Knochenbildung (Antagonismus zum Hormon der Epithelkörperchen). Bei *Überfunktion (Hyperthyreose)*, „weicher Kropf", *Basedowsche Krankheit)* nehmen die Verbrennungsvorgänge in den Zellen zu (Abmagerung, Temperaturerhöhung, beschleunigte Herztätigkeit), nervöse Überregbarkeit entsteht. Bei *Unterfunktion (Hypothyreose)* sind Stoffwechsel, Wachstum und geistige Tätigkeit verlangsamt, *Myxödem* (Verquellung des Unterhautbindegewebes) tritt auf. Bei angeborener Unterfunktion entstehen Zwergwuchs und Idiotie *(Kretinismus).*

D Feinbau. Die Drüse besteht aus bläschenförmigen *Follikeln* **D16** und Gängen, den *Thyroxin*-Bildnern, und lockerem Bindegewebe **D17**. Die Follikel besitzen einschichtiges, plattes bis hochprismatisches Epithel. Ihr Hohlraum ist von homogenem Kolloid angefüllt, bei der Fixierung entstehen Randbläschen. Im Verband der Follikelepithelien und im Bindegewebe liegen Gruppen hellerer, *parafollikulärer C-Zellen* **D18**, die Calcitonin-Bildner.

E Follikelphasen. Thyroxin wird zunächst, an Kolloid gebunden, in den Follikeln gestapelt *(Stapeldrüse).* Bei Sekretbildung sind die Epithelien hoch **E20**, bei Stapelung werden sie niedriger **E19**. Bei Sekretausschwemmung werden die Epithelien wieder höher **E20** (im Tierexperiment 30 min nach Injektion von TSH), das Kolloid wird enzymatisch verflüssigt, die Hormone gelangen durch die Epithelien in Bindegewebe und Blutkapillaren. Der Follikel kann zu einem gefalteten Bläschen schrumpfen, aber innerhalb eines Tages erneut gefüllt werden. Kälte und Dunkelheit aktivieren die Schilddrüse, Wärme und Licht inaktivieren sie. In Pubertät und Gravidität wird die Drüse vergrößert, im Alter verkleinert, Hunger führt zu Degeneration. Die Schilddrüse benötigt zur Hormonsynthese *Jodid,* bei Jodmangel in der Nahrung entsteht ein gutartiger Kropf, Struma. Die C-Zellen enthalten Calcitonin — Sekretgranula.

Gefäße und Nerven. A. thyroidea superior, s. S. 52. Die *A. thyroidea inferior* teilt sich nahe dem *N. laryngeus inferior* auf. *Venen* ziehen zur V. jugularis und brachiocephalica sinistra, *Lymphgefäße* zu tiefen und prätrachealen Halslymphknoten. *Nerven* stammen aus den Nn. laryngeui superior et inferior und aus den 3 Halsganglien des Sympathicus.

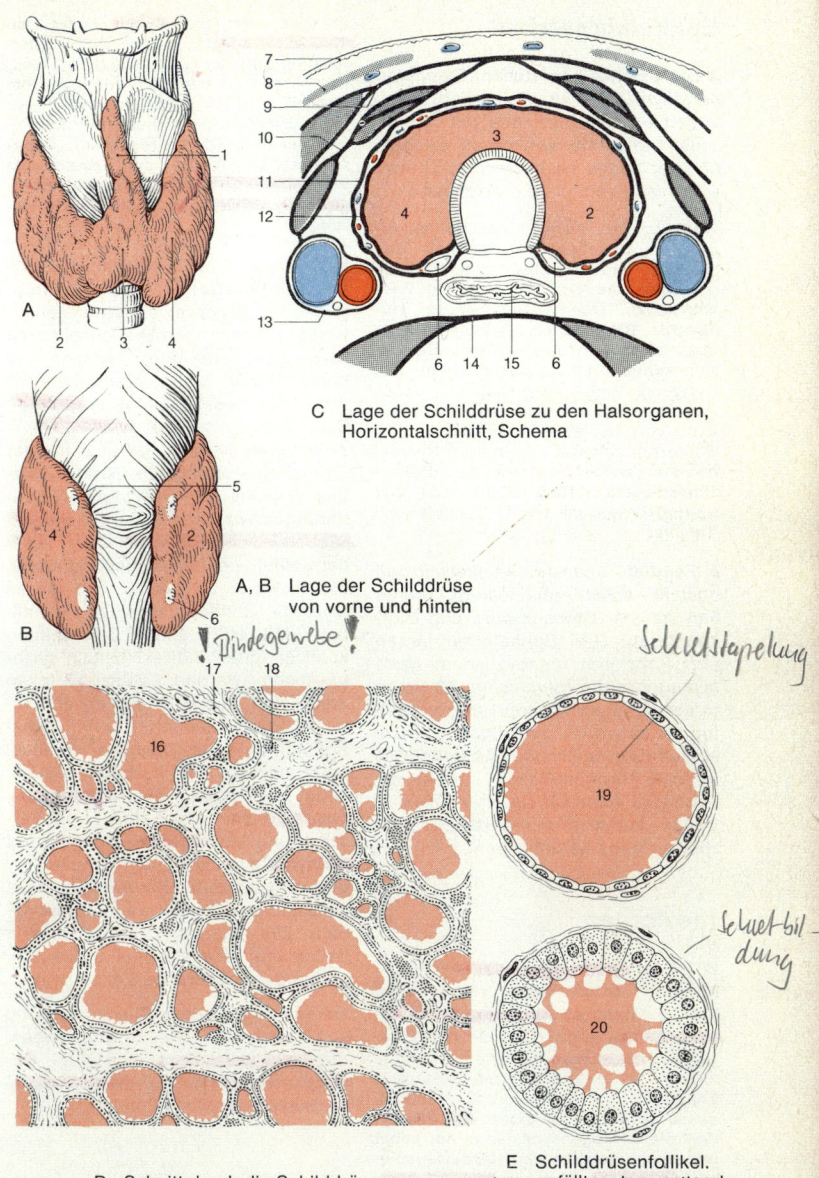

A

2 3 4

B

4 2 5

A, B Lage der Schilddrüse
von vorne und hinten

7
8
9
10
11
12
13

3 4 2 6 14 15 6

C Lage der Schilddrüse zu den Halsorganen,
Horizontalschnitt, Schema

6 *Bindegewebe!*
17 18
16

Schleimstapelung

19

*Schleimbil-
dung*

20

D Schnitt durch die Schilddrüse

E Schilddrüsenfollikel.
oben: gefüllt, unten: entleert

Epithelkörperchen

A Die 4 **Epithelkörperchen,** *Glandulae parathyroideae* **A1** (Beischilddrüsen), liegen an der Rückseite der Schilddrüse innerhalb von deren Capsula fibrosa. Jedes ist linsenförmig, etwa 8 mm lang und 30–50 mg schwer.

Hormon. Das Hormon der Epithelkörperchen, **Parathormon,** reguliert den Kalzium- und Phosphatstoffwechsel, es stimuliert die Osteoklasten zum Knochenabbau. *Überfunktion* erzeugt vermehrte Phosphataussscheidung, Knochenabbau und Anstieg des Blutkalziumspiegels mit Kalziumablagerung in Blutgefäßwänden, Nierensteine. *Unterfunktion* führt zur fehlerhaften Verkalkung von Skelett und Zähnen und zu Übererregbarkeit (Zunahme der Nervenerregbarkeit bei Absinken des Blutkalziumspiegels). Nach Entfernung der Epithelkörperchen treten Krämpfe auf, *Tetanie.*

A Feinbau. Jedes Epithelkörperchen besteht aus Epithelnestern, wenig Fett **A2** und Bindegewebe und Blutkapillaren. Drei Epithelarten lassen sich färberisch unterscheiden: *Helle* glykogenreiche *Hauptzellen* **A3** treten in der Kindheit vermehrt auf, sie gelten als aktive Hormonbildner. *Dunkle* azidophile *Hauptzellen* **A4** gelten als inaktive Hormonbildner, ihre Anzahl nimmt im Alter zu. *Oxyphile (Welsh-)* Zellen kommen nur vereinzelt vor; ihre Aufgabe ist unbekannt.

Inselorgan

B In der *Bauchspeicheldrüse* liegen über das ganze Organ verstreut 0,5 bis 1,5 Millionen *Langerhans* — **Pankreasinseln;** endokrines Gewebe, insgesamt *Inselorgan* genannt.

Hormone. Es produziert 2 antagonistisch wirkende Hormone: **Insulin** fördert die Glykogensynthese in der Leber und senkt dadurch den Blutzuckerspiegel. **Glukagon** führt zur Glykogenolyse

in der Leber und erhöht damit den Blutzuckerspiegel. Über- und Unterfunktion sind im Hinblick auf das Insulin bekannt. *Überfunktion* kommt bei Geschwülsten, Inseladenomen, vor (hypoglykämischer Schock mit Krämpfen, der zum Tod führen kann). *Unterfunktion* besteht bei der Zuckerkrankheit, *Diabetes mellitus,* die mit Hyperglykämie, Glykosurie und Polyurie einhergeht.

B Feinbau. Eine Insel mißt 100–200 µm. Die Inselzellen liegen in Gruppen oder Bändern, sie sind stellenweise mit exokrinen Drüsenzellen **B5** verbunden, aus deren Anlage sie hervorgehen. Man unterscheidet 3 Arten von Inselzellen. Die *A-Zellen* **B8**, Produzenten des Glukagons — beim Erwachsenen etwa 20 % der Epithelien — enthalten fixierungsstabile Granula, die sich durch Versilberung schwärzen lassen. Die insulinproduzierenden *B-Zellen* **B6** — 80 % der Zellen — enthalten Sekretgranula, die schwerer zu fixieren und färben sind, die Zellen erscheinen deshalb hell. Mit Hilfe einer Zinkreaktion kann in ihnen indirekt Insulin nachgewiesen werden. Durch Alloxan kann man die B-Zellen experimentell elektiv schädigen, das Versuchstier erkrankt an Diabetes mellitus. Beim menschlichen Diabetes mellitus findet sich häufig eine Schädigung der B-Zellen, immer aber eine Verschiebung der Relation von A- und B-Zellen zugunsten der A-Zellen, — der Glukagon-Insulin-Antagonismus ist zugunsten der Glykogenolyse gestört. Die seltenen *D-Zellen,* dunkle Zellen mit verwaschenen Strukturen, sollen degenerierende Zellen sein.

Gefäße und Nerven. Die Inseln sind von weiten *Kapillaren* **B7** durchzogen, die direkte Abflüsse in größere Venenstämmchen haben, marklose Nervenfasern werden gefunden.

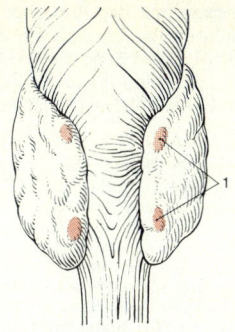

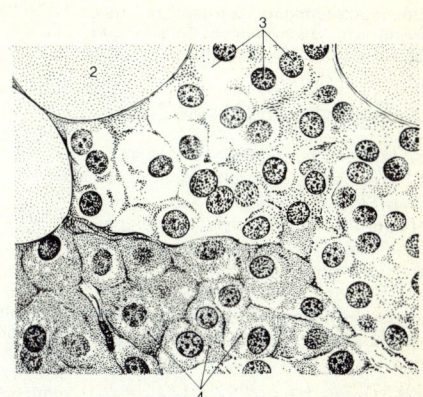

A   Lage der Epithelkörperchen
rechts: Schnitt durch ein
Epithelkörperchen

B   Bauchspeicheldrüse
unten: Schnitt durch eine Insel
der Bauchspeicheldrüse

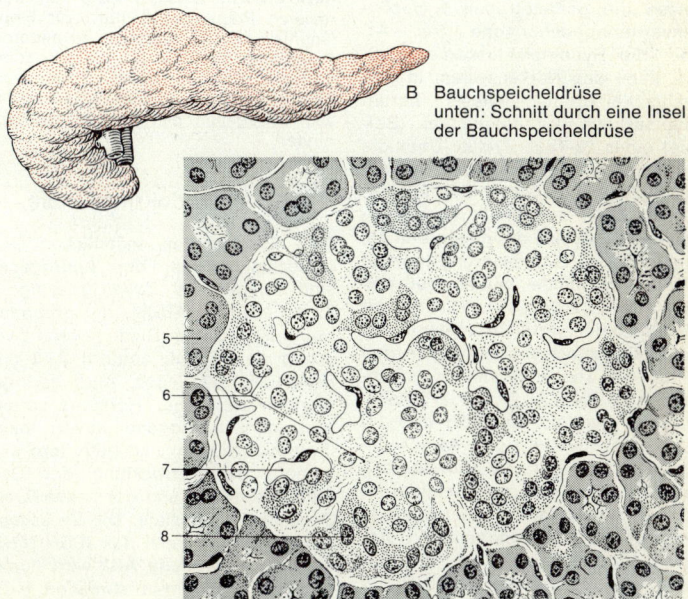

Keimdrüsen als endokrine Drüsen

Geschlechtshormone werden in den Keimdrüsen, zum kleinen Teil in der NN-Rinde (s. S. 150) gebildet.

Eierstock als endokrine Drüse

Die Steuerung endokriner Vorgänge ist besonders augenfällig beim weiblichen Sexualzyklus. Man unterscheidet die Wirkungen, die die *Hypophyse* (und indirekt der *Hypothalamus)* auf das Ovar ausübt, von denen, die das *Ovar* auf die Uterusschleimhaut und (rückwirkend) auf Hypothalamus und Hypophyse ausübt.

A Ovarieller Zyklus. *Releasing hormones* des *Hypothalamus* (vgl. S. 146) setzen die gonadotropen Hypophysenvorderlappenhormone frei **A1**. Über die Hypothalamuskerne, s. S. 146, kann das Nervensystem in den Zyklus eingreifen. Dieser beruht hauptsächlich auf folgendem (Beispiel eines 28-Tage-Zyklus. Über die Vorgänge an der Uterusschleimhaut vgl. S. 286). *Hypophyse:* Das follikelstimulierende Hormon *FSH* steigt zu Beginn des Zyklus an, gegen den 15. Tag folgt das Luteinisierungshormon *ICSH (LH)*, beide wirken auf das Ovar (vgl. S. 276). *Ovar:* FSH fördert die Produktion von **Östrogenen** (weiblichen Geschlechtshormonen) in den Zellen der Theca interna des wachsenden Follikels **A3** (vgl. S. 276); eine *kritische Relation von FSH und LH führt zum Follikelsprung* **A4** (Ovulation); LH befördert die Umwandlung des Follikelepithels zum Gelbkörper, *Corpus luteum* **A5**. Dieser erzeugt **Progesteron,** das seinerseits, in großer Menge ausgeschüttet, die Bildung von LH bremst, wodurch der Gelbkörper rasch rückgebildet wird. Kleine Mengen von Progesteron stimulieren aber die FSH-Produktion

der Hypophyse, mit der Rückbildung des Gelbkörpers ist deshalb ein Anstieg von FSH gegen Ende des Zyklus verbunden, der eine neue Follikelreifung in Gang setzt (vgl. Schema S. 286).

Schwangerschaft: Kommt die für den Follikelsprung nötige Relation von FSH und LH nicht zustande, so bleibt die Ovulation aus. Da in der Schwangerschaft vom Keim *Choriongonadotropine* gebildet werden, — Hormone, die u. a. die Wirkung von LH entfalten — bleibt in diesem Fall der Gelbkörper erhalten, ein Anstieg von FSH findet nicht statt, *die kritische Relation FSH/LH wird nicht erreicht,* Menstruation und ein neuer Follikelsprung unterbleiben. **Empfängnisverhütung:** Der gleiche Effekt kann erreicht werden, wenn vom 5. bis 25. Tag des Zyklus eine progesteronartige Verbindung oral verabreicht wird; auch dann wird die kritische Relation FSH/LH nicht erreicht. Dieses Prinzip liegt den meisten Präparaten („Pille") zur Empfängnisverhütung zugrunde. In anderen Präparaten wird die für die Ovulation kritische Relation durch Gaben von Östrogenen oder durch Mischpräparate aus Östrogenen und Progesteron verhindert.

Hoden als endokrine Drüse

ABC Produzenten männlicher Geschlechtshormone, der **Androgene,** sind *interstitielle Zellen (Leydig – Zwischenzellen* **ABC6**), die gruppenweise im lockeren Bindegewebe zwischen den Tubuli contorti **AB2** um Blutgefäße **C7** liegen. Auch geringe Mengen weiblicher Hormone sollen entstehen. Androgene wirken lokal (Spermienreifung) und befördern allgemein die Entwicklung der Geschlechtsorgane und der sekundären Geschlechtsmerkmale. Die *Zwischenzellen* werden durch das *ICSH (LH),* die *Spermienreifung* **AB2** wird durch *FSH* der Hypophyse stimuliert (vgl. S. 144).

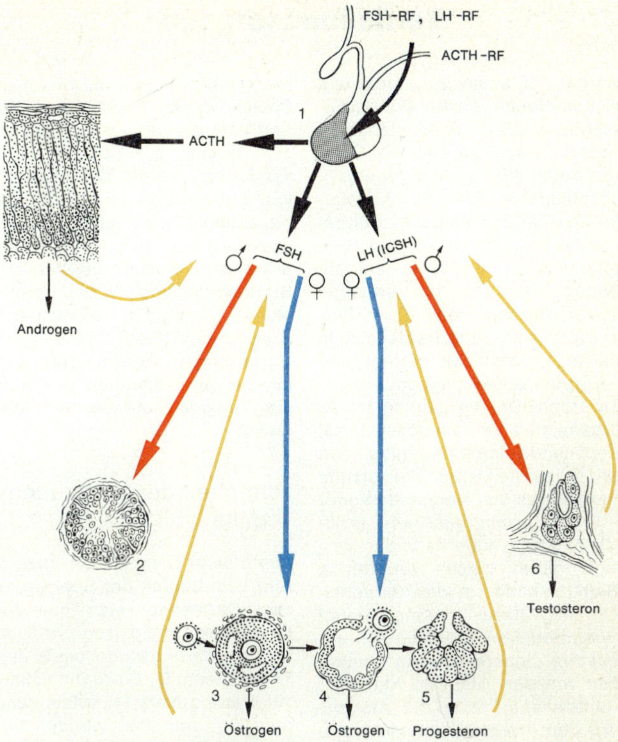

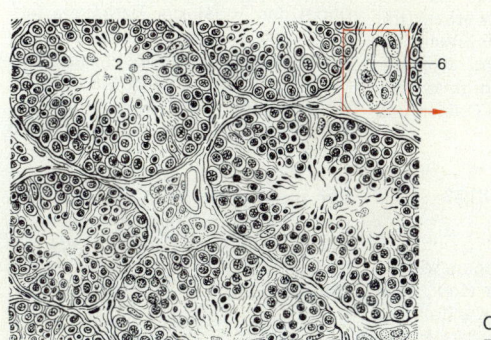

FSH-RF , LH-RF

ACTH-RF

1

ACTH

Androgen

♂ FSH LH (ICSH) ♂
♀ ♀

2

3 4 5

Östrogen   Östrogen   Progesteron

6

Testosteron

A   Geschlechtshormone, Abhängigkeit von Hypothalamus und Hypophyse
und Wirkung auf diese (Regelkreise)

B   Schnitt durch den Hoden

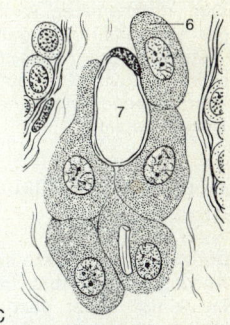

C
Zwischenzellen des Hodens
(Ausschnitt aus B)

Verdauungsorgane

Der Körper hält seine Strukturen und deren Funktionen durch *Energiezufuhr* aufrecht, er steht im ständigen Stoffaustausch mit der Umwelt. Energie wird durch die Nahrung zugeführt, die hauptsächlich aus den *Nährstoffen Eiweiß, Fett* und *Kohlenhydrat* besteht, außerdem lebenswichtige Spurenstoffe, z. B. Vitamine enthält. **Verdauung** nennt man die Vorgänge, bei denen die Nährstoffe durch Fermente aus der Nahrung freigesetzt, in chemische Bruchstücke zerlegt und vom Körper aufgenommen, resorbiert, werden. Die Verdauung ist an die Organe des Verdauungssystems, den Kopf- und Rumpfdarm mit seinen Drüsen, gebunden. Die Freisetzung der Energie aus den Nährstoffen oder ihren Bruchstücken geschieht größtenteils oxydativ außerhalb der Verdauungsorgane durch Vermittlung des Blutkreislaufes in den Geweben der Organe. Diese Vorgänge nennt man *intermediären Stoffwechsel*. An ihm hat die „innere Atmung" anteil, die man von der „äußeren Atmung", dem Lufttransport über die Atemorgane zu den Alveolen, unterscheidet. Voraussetzung für den intermediären Stoffwechsel ist schließlich ein geregelter Salz- und Wasserhaushalt. Zum intermediären Stoffwechsel tragen also mehrere Organsysteme bei – Verdauungs-, Atem- und uropoetisches System, Kreislauforgane und, koordinierend, endokrine Drüsen und Nervensystem.

Kopfteil der Verdauungsorgane

Die Verdauungsorgane liegen, wie die Atmungsorgane, teils im *Kopf*, teils im *Rumpf*. Unter dem Kopfteil der Verdauungsorgane *(Kopfdarm)* versteht man die *Mundhöhle* **1** mit zahlreichen kleinen und drei Paar großen Speicheldrüsen, und den mittleren und unteren Teil des *Schlundes* **2** bis zum Beginn der Speiseröhre **3**. Im Kopfdarm wird die Nahrung mit Hilfe von *Lippen, Zähnen* und *Zunge* aufgenommen, zerkleinert, durch den Speichel gleitfähig gemacht und in einzelnen Bissen geschluckt. Die Stärkeverdauung wird bereits im Mund eingeleitet; eingespeicheltes Brot schmeckt süß. *Geschmacks-* und *Geruchsorgan* kontrollieren die chemische Beschaffenheit der Nahrung, die *Tonsillen* dienen der Infektabwehr.

Rumpfteil der Verdauungsorgane

Rumpfdarm nennt man das Darmrohr vom Beginn der Speiseröhre bis zum Darmende. Man gliedert den Rumpfdarm in *Speiseröhre* **3**, *Magen* **12**, *Dünndarm* (Duodenum **5**, Jejunum **13** und Ileum **9**), *Dickdarm* (Blinddarm **10**, Wurmfortsatz **11**, aufsteigender **8**, querer **7** und absteigender **14** Dickdarm, S-förmiger Dickdarm **15** und Mastdarm **16**). Die Speiseröhre ist lediglich ein Transportrohr, im Magen findet der Abbau der Nährstoffe teilweise, im Dünndarm vollends statt, hier werden die Bausteine der Nährstoffe resorbiert. Ähnlich wie im Kopfdarm wirken dabei eine große Anzahl kleiner Drüsen und die beiden großen Verdauungsdrüsen *Leber* **4** und *Pancreas* **6**. Im Dickdarm wird der nicht resorbierte Teil der Nahrung durch Wasserentzug eingedickt, durch Gärung und Fäulnis in Kot umgewandelt und zum Darmausgang transportiert.

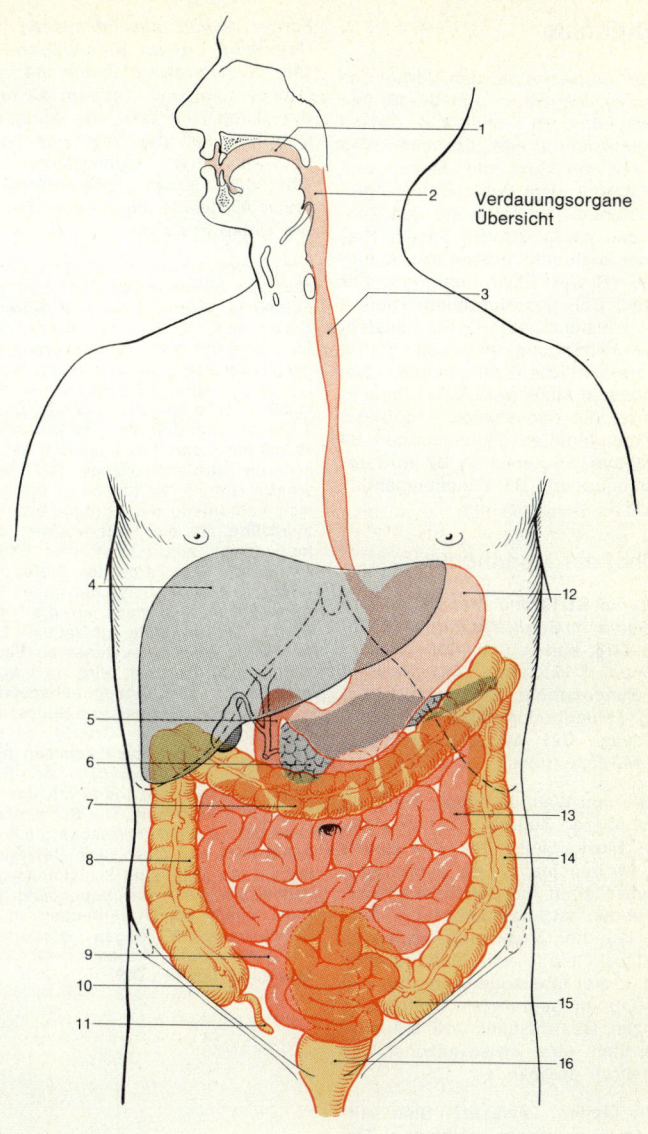

Verdauungsorgane
Übersicht

Mundhöhle

B Man unterscheidet den Vorhof des Mundes, *Vestibulum oris* **BC 10,** von der eigentlichen Mundhöhle, *Cavum oris proprium.* Beide zusammen sind im weiteren Sinn die Mundhöhle. Der Vorhof liegt zwischen Wangen und Lippen einerseits und den Zähnen und Alveolarfortsätzen der Kiefer andererseits; eigentliche Mundhöhle ist der Raum innerhalb der Zähne. Bei geschlossenen Kiefern und vollständigem Gebiß besteht keine Verbindung zwischen Vorhof und eigentlicher Mundhöhle. Bei geöffnetem Mund wird deren hintere Grenze, die *Rachenenge* — gebildet von den hinteren Gaumenbogen **B8** — sichtbar. **B6** Zäpfchen, **B7** vorderer Gaumenbogen, **B9** Gaumenmandel, **B5, 11** Lippenbändchen.

Vorhof der Mundhöhle

C *Vorhof* **BC10** *und Mundhöhle* **C14** *im medianen Sagittalschnitt:* **C12** Lippen, **C13** harter und **C16** weicher Gaumen, **C15** Zunge, **C17** Rachen, **C18** Zungengrund, **C19** Kehlkopfeingang, Mundboden (**C22** M. mylohyoideus, **C21** M. geniohyoideus, **C20** M. digastricus).

Lippen und *Wangen* bilden die stark verformbare äußere Vorhofswand, eine Muskelplatte (M. orbicularis oris, M. buccinator), die außen stellenweise straff mit der Gesichtshaut verbunden ist; bei der Mimik folgt die Haut der Muskulatur. Innen ist die Muskelplatte von Mundschleimhaut locker überzogen. In der von den Lippen begrenzten *Mundspalte* grenzen Gesichtshaut und Schleimhaut über eine Zwischenzone, das Lippenrot, aneinander.

A Die **Lippen,** *Labia oris,* sind seitlich im Mundwinkel verbunden. Die Oberlippe reicht bis zur Basis der äußeren Nase und zur Nasen-Lippen-Furche, *Sulcus nasolabialis* **A1,** die Unterlippe bis zur Kinn-Lippen-Furche, *Sulcus mentolabialis* **A4,** der Grenze zum Kinn. *Philtrum* **A2** heißt die Rinne, die über die Mitte der Oberlippe von der Nase herabzieht und in deren Verlängerung die Oberlippe einen beerenförmigen Wulst **A3** besitzt, der in eine Furche der Unterlippe paßt.

D *Hautzone, Lippenrot und Schleimhautzone.* Die *Hautzone* **D26** der Lippe trägt Epidermis, Haare, Talg- und Schweißdrüsen (vgl. S. 322). Ihre Grenze zum *Lippenrot* **D23** tritt als *Lippenrand* **D25** hervor, verursacht durch den nach außen gerichteten Anteil **D24** des Mundschließmuskels, *M. orbicularis oris* **D28.** Dieser Teil dient zum Einrollen und festen Verschluß der Lippe. Das Lippenrot hat gegen die Schleimhautzone **D27** keine scharfe Grenze. Im Lippenrot **D23** nehmen Verhornung des Epithels und Pigmentation ab, die Haut trocknet deshalb leicht aus. Durch das Epithel scheint die rote Farbe des Blutes hindurch, da die Kapillaren der hohen Bindegewebspapillen nahe an die Oberfläche des Epithels gelangen. Eine dunkle Verfärbung des Blutes bei Sauerstoffmangel, Zyanose, wird im Lippenrot sichtbar Die Bindegewebspapillen sichern die Verzahnung von Epithel und Bindegewebe. An der Grenze von Lippenrot und Schleimhaut kommen beim Erwachsenen in etwa 50 % der Fälle Talgdrüsen vor. Sie treten mit der Pubertät in Erscheinung. Die *Schleimhautzone* **D27** setzt sich taschenartig auf das Zahnfleisch von Ober- und Unterkiefer fort. In der Mitte sind Schleimhaut und Zahnfleisch durch die Lippenbändchen, *Frenula labii* **B5, 11,** verbunden. In der Schleimhautzone liegen stecknadelkopfgroße Lippendrüsen, seromuköse Glandulae labiales **D29.**

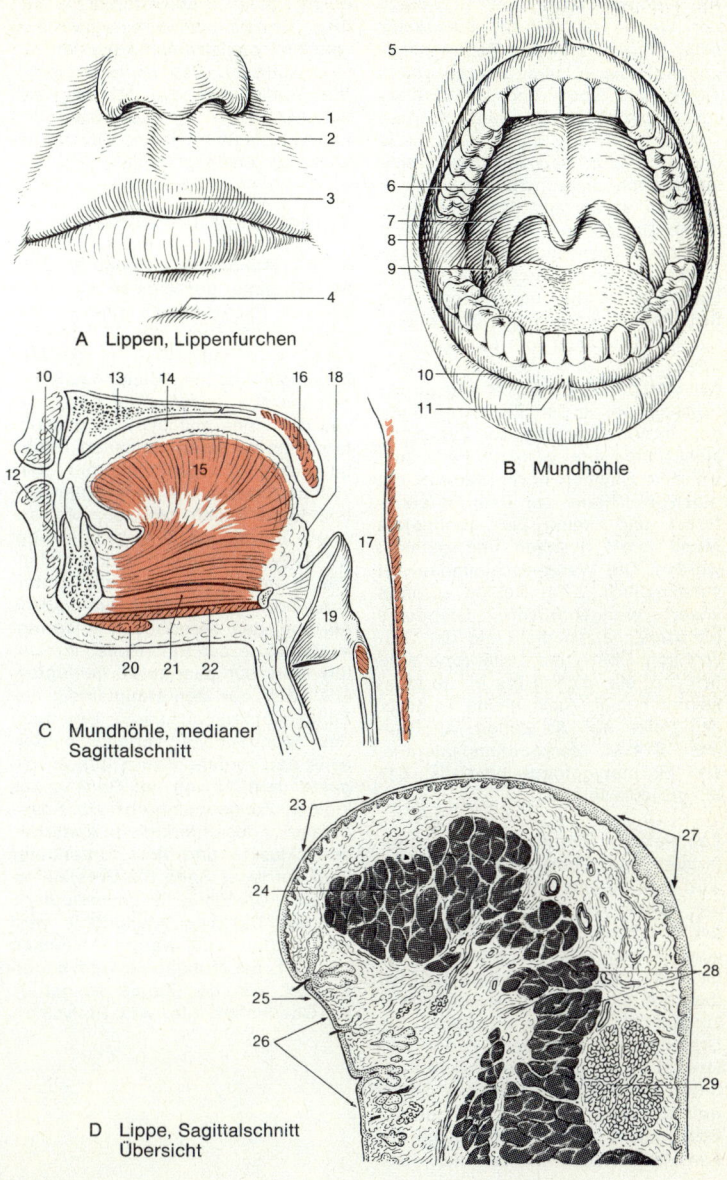

A Lippen, Lippenfurchen

B Mundhöhle

C Mundhöhle, medianer Sagittalschnitt

D Lippe, Sagittalschnitt Übersicht

AB Wangen. Muskuläre Grundlage der Wange ist der *M. buccinator* **AB8;** er zieht von der Raphe pterygomandibularis und angrenzenden Teilen des Ober- und Unterkiefers zum Mundwinkel. Der Muskel spielt beim Saugen und Kauen eine Rolle und kann zur Backentasche erweitert werden. Außerhalb des Muskels liegt am Vorderrand des M. masseter als Baufett das *Corpus adiposum buccae* (*Bichat*-Fettpfropf). Der Fettpfropf soll beim Saugen die Wange aussteifen. M. buccinator und Schleimhaut werden in Höhe des 2. oberen Mahlzahns vom *Ductus parotideus* **B16,** dem Ausführungsgang der Ohrspeicheldrüse, schräg durchbrochen, der in den Vorhof **A5** mündet. In Verlängerung der Zahnreihe zieht hinten eine vertikale Falte zum weichen Gaumen hoch. Sie entsteht durch Weichteile vor dem Unterkieferast und kann bei geöffnetem Mund leicht gesehen und getastet werden. Die Wangenschleimhaut ist verschieblich. Zwei Reihen seromuköser Wangendrüsen, Glandulae buccales, setzen die Linie der Drüsen von Ober- und Unterlippe seitlich fort; sie reichen bis in die Muskulatur hinein. Auch kleine Talgdrüsen treten auf. **A1** Zunge, **A2** Gaumen. **B14** M. pterygoideus lateralis, **B15** M. pterygoideus medialis, **B17** M. orbicularis oris.

Zahnfleisch, *Gingiva.* Der Alveolarfortsatz von Ober- und Unterkiefer wird von *Mundschleimhaut* überzogen, deren Bindegewebe fest mit der Knochenhaut verwachsen ist. In einer Übergangszone zwischen Wange bzw. Lippe und Zahnfleisch ist die Verbindung dagegen locker, hier können entzündliche Prozesse die Schleimhaut vorwölben (dabei verstreicht häufig die Nase-Lippen- bzw. Kinn-Lippen-Furche). *Äußeres Saumepithel* nennt man das Epithel der Schleimhaut auf der Außenfläche der Alveolarfortsätze; es ist hoch und durch hohe Papillarfortsätze mit dem Schleimhautbindegewebe fest verzahnt, stellenweise kann Verhornung auftreten. Das *innere Saumepithel* reicht über den oberen Rand der Alveole an den Zahnhals und bedeckt die Wurzelhaut, *Desmodontium,* von oben, vgl. S. 168.

Eigentliche Mundhöhle

AC Die **Mundhöhle** *im engeren Sinn* **A4** liegt hinter den Zähnen, sie reicht bis zur Rachenenge, *Isthmus faucium,* im Bereich des Zungenrückens, s. S. 162. Den muskulären *Mundhöhlenboden* (Mundboden) bilden die *Mm. mylohyoidei* **AC11,** die von der Linea mylohyoidea des Unterkiefers zu einer medianen Raphe und zum Zungenbeinkörper **C18** ziehen. Oberhalb dieses Mundhöhlenbodens liegen nahe der Medianebene die beiden *Mm. geniohyoidei* **AC10,** zwischen ihnen und der Mandibula liegt beiderseits die Unterzungendrüse, *Glandula sublingualis* **A6.** Über dem Mundboden entspringt in der Mitte der Innenseite des Unterkiefers der paarige *M. genioglossus* **AC9,** der den Hauptanteil des Zungenkörpers ausmacht. Unterhalb des Mundbodens verläuft beiderseits der vordere Bauch des *M. digastricus* **AC12** von der Gegend des kleinen Zungenbeinhorns zur Fossa digastrica des Unterkiefers. Zwischen dem Muskel und dem Unterkiefer liegt auf jeder Seite die Unterkieferdrüse, *Glandula submandibularis* **A7.** Das *Dach* der Mundhöhle wird vom harten und weichen Gaumen gebildet, die Mundhöhle wird hauptsächlich von der Zunge ausgefüllt. **A3** Oberkieferhöhle, **A13** Platysma.

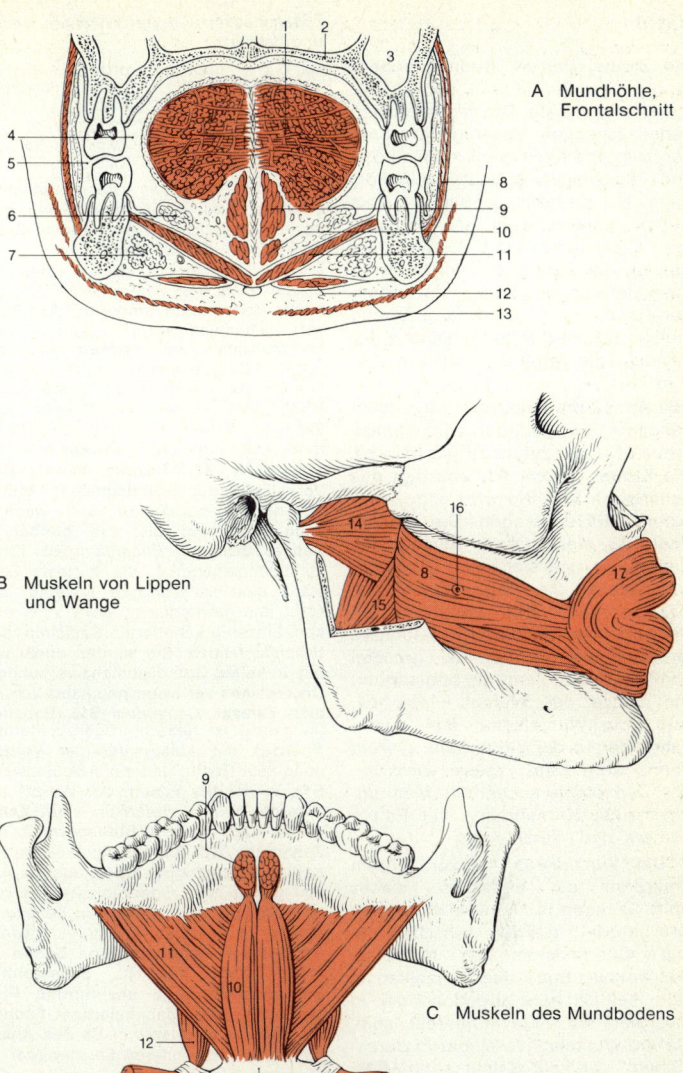

A Mundhöhle, Frontalschnitt

B Muskeln von Lippen und Wange

C Muskeln des Mundbodens

Zahn

Die **Zähne,** *Dentes,* trennen bogenförmig den Vorhof von der eigentlichen Mundhöhle. Die menschlichen Zähne schließen lückenlos aneinander. Sie sind funktionell spezialisiert und verschieden gebaut. Meißelförmige Schneidezähne dienen dem Abbiß, lange und in der Verankerung stark gesicherte Eckzähne dem Reißen und Halten, die mit breiterer Krone versehenen Backenzähne dem Zerreiben und Quetschen, während die Mahlzähne (breite Mahlfläche der Kronen) die größte Kauarbeit leisten.

AB Am Zahn, dessen Kern vom *Zahnbein* **B6** gebildet wird, unterscheidet man folgende Abschnitte. Die Krone, *Corona* **A1,** überragt das Zahnfleisch **B10.** Sie wird vom *Zahnschmelz* **B5** überzogen. Die Wurzel, *Radix* **A3,** steckt in der Alveole des Kiefers, in der sie durch Bindegewebsfasern, die sog. Wurzelhaut, *Desmodontium* **B12,** verankert ist; sie wird vom *Zement* **B15** bekleidet. Im Zahnhals, *Collum* **A2,** grenzen Schmelz und Zement aneinander. Die Spitze der Wurzel, *Apex* **A4,** wird vom *Wurzelkanal* **B14** durchbohrt, der in die Zahnhöhle, *Cavum dentis* **B11,** führt; diese wird von der *Zahnpulpa* ausgefüllt. Man unterscheidet Kronenpulpa mit Pulpahörnern und Wurzelpulpa.

C Der *Wurzelkanal* ist vor seinem Verschluß ein einfaches, weites Rohr. Es kann in kleinere Kanälchen **C16** unterteilt werden, zwischen denen Queranastomosen auftreten. Das apikale Ende des Wurzelkanals kann seitlich Äste abgeben oder in divergierende Äste aufgeteilt sein, die die Wurzelspitze siebartig durchlöchern, *„apikale Ramifikation"* **C17,** und eine Wurzelbehandlung erschweren.

B Feinbau. *Zahnbein, Zahnschmelz* und *Zement,* die Hartsubstanzen des Zahnes, sind knochenähnlich. Vergleich der

Zusammensetzung von Knochen, Dentin und Schmelz:

	anorganische Substanz	organische Substanz	Wasser
Knochen:	46 %	22 %	32 %
Dentin:	67 %	20 %	13 %
Schmelz:	96 %	1,7 %	2,3 %

Zahnbein, *Dentinum* **B6** (Substantia eburnea) wird von *Odontoblasten* produziert, die sich mit den Knochenbildnern, den Osteoblasten, vergleichen lassen. Doch mauern sich die Zahnbeinbildner nicht wie Osteoblasten ein, sie liegen den Zähnen innen an, ihre Fortsätze *(Thomes*-Fasern) stecken in Dentinkanälchen und reichen bis zur Schmelz-Dentin- bzw. Zement-Dentin-Grenze. Auch enthält das Dentin keine Blutgefäße. Nahe der Grenze zum Schmelz findet man im Zahnschliff rhombenförmige und gezackte *Interglobularräume* **B7,** -Bezirke mangelhafter Verkalkung der Grundsubstanz. Milchzahndentin ist dünner und weniger widerstandsfähig als das bleibender Zähne. **Schmelz,** *Enamelum* **B5** (Substantia adamantina), die härteste Substanz des menschlichen Körpers, besteht aus gewundenen, etwa 5 µm dikken, einseitig kanelierten Säulchen, den *Schmelzprismen.* Sie werden durch wenig verkalkte Grundsubstanz verbunden. Die Prismen verlaufen hauptsächlich radiär. **Zement,** *Cementum* **B15** (Substantia ossea) ist geflechtartiger, zellarmer *Knochen* mit kollagenfasriger Verbindung zum Dentin und zur Alveolenwand **B13,** in der die Fasern der Wurzelhaut *(Sharpey*-Fasern) verankert sind. **Zahnpulpa:** Das lockere Bindegewebe der Zahnpulpa **B11** führt Blutgefäße, markhaltige und marklose Nervenfasern. Aus ihm gehen neue Odontoblasten hervor, es ist für die Ausbildung von *Sekundärdentin* im späteren Leben verantwortlich, eine Regeneration von Dentin ist grundsätzlich möglich. **Saumepithel:** Das mehrschichtige unverhornte Plattenepithel des Zahnfleisches bedeckt als *äußeres Saumepithel* **B9** den Alveolarfortsatz. Als *inneres Saumepithel* **B8** (Taschenepithel) zieht es über den Alveolarrand hinweg zum Zahnhals und bedeckt das Desmodontium **B12** von oben. Taschenbildung an dieser Stelle von mehr als 1 mm Tiefe ist krankhaft (Parodontopathie).

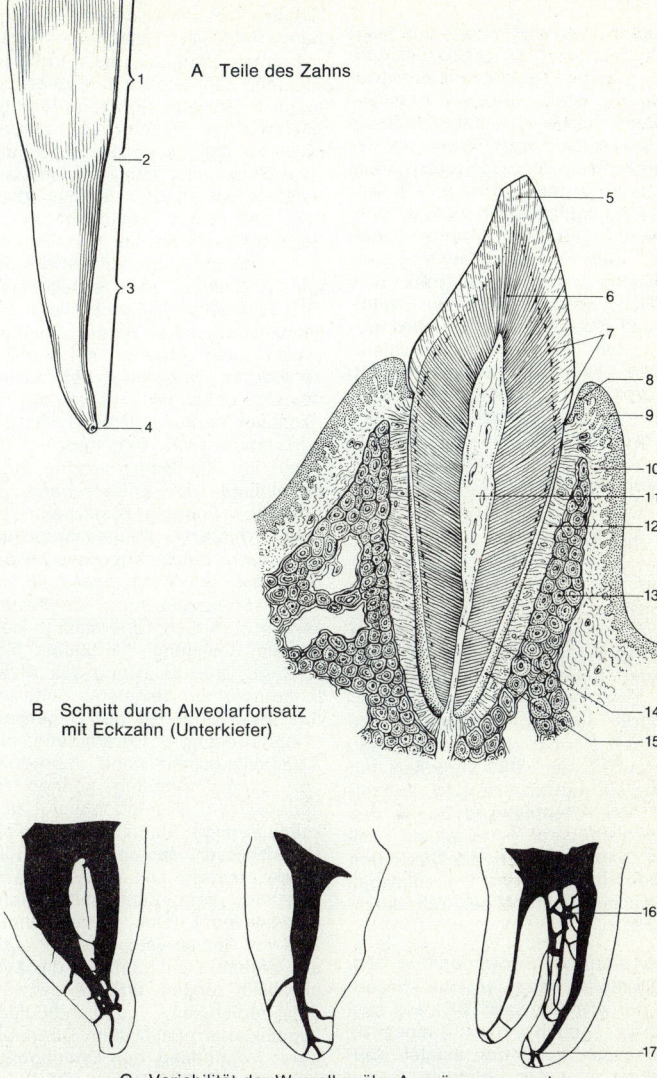

A   Teile des Zahns

B   Schnitt durch Alveolarfortsatz
    mit Eckzahn (Unterkiefer)

C   Variabilität der Wurzelkanäle: Ausgüsse von ersten
    und zweiten Mahlzähnen (nach Keller)

Orientierung der Zähne im Kiefer

A Gegen das Vestibulum oris liegt die *vestibuläre (labiale* bzw. *bukkale)* Fläche, gegen das Cavum oris proprium die *orale (linguale* bzw. *palatinale)* Fläche des Zahnes. Seine *mesiale (proximale)* Fläche ist der Medianebene des Gesichtsschädels zu-, seine *distale* Fläche von ihr abgewandt; beide sind Kontaktflächen, *Facies contactus (Approximalflächen)*. Die Kaufläche heißt *Facies occlusalis (Okklusionsfläche)*. Die *mesiale* Fläche wird bei den Schneide- und Eckzähnen auch *Facies medialis*, bei den Backen- und Mahlzähnen *Facies anterior* genannt, während die *distale* Fläche der Schneide- und Eckzähne auch als *Facies lateralis*, die der Backen- und Mahlzähne als *Facies posterior* bezeichnet wird.

Zahnhalteapparat

BCDE Die Zähne sind durch die **Wurzelhaut,** *Desmodontium (Periodontium)* federnd in den knöchernen Alveolen **B** der Alveolarfortsätze des Kiefers aufgehängt *("Gomphose")*. Das Desmodontium besteht hauptsächlich aus Kollagenfasern, die zwischen Periost der Alveolenwand **DE1** und Zement **DE3** verlaufen, mit denen sie verwachsen sind. Wurzelhaut und Alveolenwand bilden den *Zahnhalteapparat,* zusammen mit dem Zement werden die Strukturen **Parodontium** genannt; sie entstehen gemeinsam während des Zahndurchbruchs.

Faserverlauf im Desmodontium **DE2.** Größtenteils verlaufen die Fasern von der Alveolenwand **DE1** aus steil abwärts gegen die Zahnspitze, werden also durch den axialen Kaudruck belastet, *Lig. obliquum.* Gegen den Alveolenrand zu wird der Faserverlauf mehr horizontal-radiär, *Lig. horizontale,* im Interdentalraum ver-

binden die Fasern die benachbarten Zähne. Vom Alveolenrand aus ziehen schließlich ansteigende Fasern gegen den Zahnhals, sie werden bei Zug am Zahn belastet. Ferner gibt es noch tangentiale, spiralförmige, geflechtartige Fasern, *Lig. tangentiale,* so daß gegen jede mechanische Einwirkung ein Zugwiderstand entsteht, vgl. **C.** Die oberflächlichen, vom Zahnfleisch zum Zahnhals ziehenden Fasern werden *Lig. circulare dentis* genannt. In der Entwicklung und Anordnung der Kollagenfaser des Desmodontiums wirken sich einzelne funktionelle Glieder des Kausystems aus. Muskeln mit vertikalzentrischer Belastung verursachen das Lig. obliquum, Muskeln mit horizontaler Wirkungsrichtung das Lig. horizontale usw. Der Knochen reagiert auf Kaubeanspruchung durch Ausbildung von entsprechend gerichteten Spongiosabälkchen, bei fehlgerichteter Kaubeanspruchung aber auch durch Knochenschwund. *Störungen des Bewegungsapparates* ziehen *Störungen in der Zahnverankerung* nach sich. Übermäßige horizontale Belastung des Zahns führt z. B. zu Druckbelastung des Alveolengrundes der belasteten Seite und des Alveolenrandes der Gegenseite (Kippbewegung); Rückbildung des Alveolenknochens und Lockerung der Zahnverankerung können folgen. Das Desmodontium führt knäuelförmige Blutgefäße, ein Flüssigkeitskissen, das den axialen Kaudruck bremsen soll. Ihre Pulsation teilt sich dem Zahn mit *("Ruheschwankung")*. Das Desmodontium wird von Nerven versorgt *(Drucksinn)* und enthält Lymphgefäße, die Lymphe fließt zungen- und wangenwärts zu regionalen submandibulären Lymphknoten (aus dem Oberkiefer unter Vermittlung der Lymphgefäße der Wange). **DE4** Dentin, **D5** Pulpahöhle.

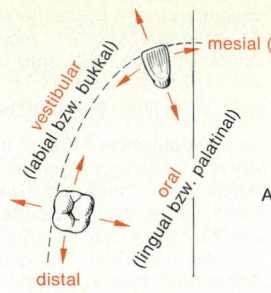

A Richtungs- und Lagebezeichnungen
im Gebiß

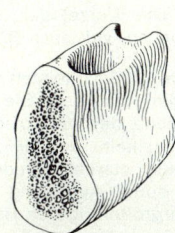

B Alveolarfortsatz
Unterkiefer (Ausschnitt)

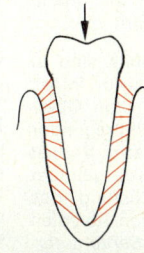

C Beanspruchung der Wurzelhautfasern bei
senkrechter (links) und waagrechter (rechts)
Belastung d. Zahns. D= Druckbeanspruchung
Z = Zugbeanspruchung (nach Schröder)

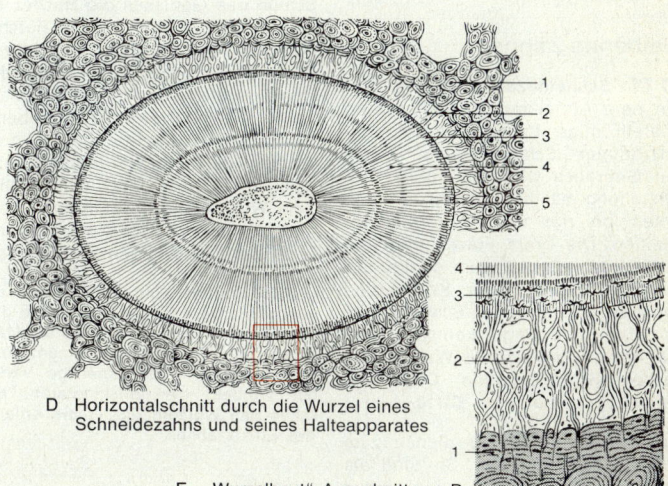

D Horizontalschnitt durch die Wurzel eines
Schneidezahns und seines Halteapparates

E „Wurzelhaut", Ausschnitt aus D

170   Verdauungsorgane

A Zahnbogen. Die Zähne stehen in
Ober- und Unterkiefer in je einem
Zahnbogen, *Arcus dentalis*. Der Bogen des *Oberkiefers* hat die Form
einer *halben Ellipse*, der des *Unterkiefers* die Form einer *Parabel,* die
Zähne stehen also nicht genau übereinander. Ihre Stellung entspricht
den verschiedenen Aufgaben der
Schneide-, Eck-, Backen- und Mahlzähne. Im Verband des Gebisses
werden die Schneidezähne auch
Frontzähne, die Backen- und Mahlzähne *Seitenzähne* genannt.

B Zahnalveolen. Die Zähne sind in
den Alveolen des Alveolarfortsatzes
befestigt, s. S. 168, der dem Ober-
und Unterkiefer als zahntragender
Knochenteil aufsitzt; nach Verlust
der Zähne wird er rückgebildet
(Greisenkiefer mit Verkürzung des
Gesichts!). Die knöchernen Alveolen
sind durch keilförmige *Septa inter-
alveolaria* **B1** voneinander getrennt.
Bei Zähnen mit mehreren Wurzeln
sind die Alveolen durch Septa inter-
radicularia **B2** unterteilt.

Bleibende Zähne

CD Die **Schneidezähne CD3, 10** dienen dem Abbeißen, sie haben eine
meißelförmige Krone mit scharfer,
horizontaler *Schneidekante.* Durch
den Gebrauch wird sie infolge der
Bißstellung bei den oberen Zähnen
hinten, bei den unteren vorn abge-
schliffen. Die orale Fläche trägt ein
Höckerchen, Tuberculum dentis. Die
seitlichen Flächen der Krone sind
annähernd dreieckig. Schneidezähne haben eine lange, konische, seitlich etwas abgeplattete Wurzel. Die
oberen Schneidezähne **CD3** sind
breiter als die unteren **CD10.**

Die **Eckzähne, CD4, 9** dienen zum
Reißen und Festhalten. Sie sind als
längste Zähne durch eine lange
Wurzel gegen Kippbelastung gesichert, die Eckzähne des Oberkiefers

besonders im Eckzahnpfeiler des
Gesichtsskeletts. Die Krone hat zwei
Schneidekanten, die spitz zulaufen
(Kauspitze). Die Wurzel ist einfach,
stark, lang und seitlich abgeplattet.

Die **Backenzähne, CD5, 8** führen
schon Mahlbewegungen durch, sie
haben eine *Kaufläche, Okklusionsfläche,* eine zweihöckerige Krone.
Die Wurzel ist auf der Approximal-
seite längsgefurcht, bei den oberen
Prämolaren häufig in eine vestibuläre und orale Wurzel gespalten; wo
die Spaltung fehlt, bestehen doch 2
Wurzelkanäle. Die Wurzel der unteren ist ungespalten, vgl. auch **B.**

Die **Mahlzähne, CD6, 7** leisten den
größten Teil der Kauarbeit. Sie liegen in oder nahe der Verlaufsrichtung der Kaumuskeln, so daß zwischen ihnen ein starker Kaudruck
entsteht, der durch Aufteilung der
Wurzel und Vergrößerung des Halteapparates aufgefangen wird. Die
Kaufläche der Mahlzähne trägt 4
Höcker. Sie stehen so, daß beim
Schluß des Gebisses die Höcker der
oberen Mahlzähne in die Furchen
zwischen den Höckern der unteren
Mahlzähne reichen und umgekehrt.
Der 1. Molar hat die größte Mahlfläche. Die oberen Molaren haben 2
vestibulare Wurzeln und 1 orale
Wurzel, die unteren Molaren eine
mesiale (vordere) und distale (hintere) Wurzel. Die 3. Molaren („Weis-
heitszähne") variieren stark in der
Ausbildung von Krone und Wurzel.

Die **Milchzähne** sind bläulichweiß und
porzellanartig durchscheinend. Sie gleichen mit Ausnahme der ersten Mahlzähne den bleibenden Zähnen. Praktisch wichtig ist der sperrige Verlauf
der Wurzeln der Milchmolaren; zwischen den Wurzeln liegen die Anlagen
des Ersatzzahnes

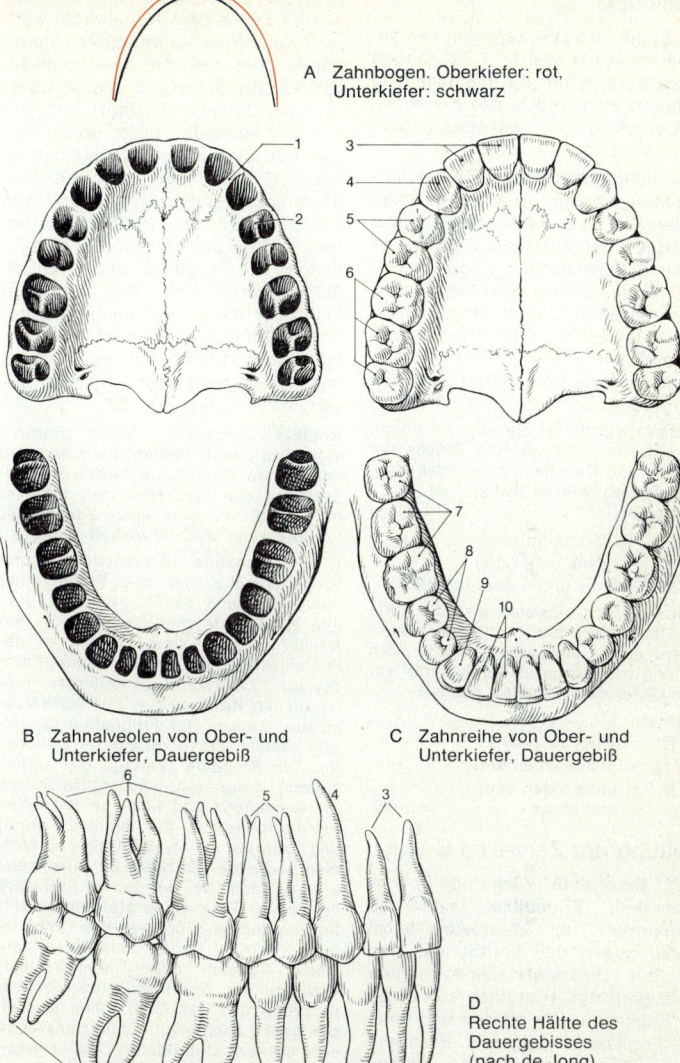

A Zahnbogen. Oberkiefer: rot,
Unterkiefer: schwarz

B Zahnalveolen von Ober- und
Unterkiefer, Dauergebiß

C Zahnreihe von Ober- und
Unterkiefer, Dauergebiß

D
Rechte Hälfte des
Dauergebisses
(nach de Jong)

Zahnformel

Das Gebiß ist aus 4 *Zahngruppen* zusammengesetzt, die in 2 Zahnbogen spiegelbildlich um die Medianebene gruppiert sind und in der Kauebene (Okklusionsebene) einander gegenüberstehen.

A Die **bleibenden Zähne,** *Dentes permanentes,* haben oben und unten beiderseits von mesial nach distal folgende Anordnung. Auf 2 Schneidezähne, *Dentes incisivi,* folgen 1 Eckzahn, *Dens caninus* oder *cuspidatus,* 2 Backenzähne, *Dentes praemolares,* und 3 Mahlzähne, *Dentes molares,* – insgesamt *4 x 8 = 32 Zähne.* Die Zähne werden von mesial nach distal durchnumeriert, vgl. **A**

Praktisch wichtig ist die Kennzeichnung des einzelnen Zahnes. Die Striche der Median- und Kauebene geben dabei an, welches Gebißviertel gemeint ist.

Beispiel:

$\underline{|1}$ = links oben eins

$\overline{3|}$ = rechts unten drei

$\overline{|26}$ = links unten zwei und sechs

In neuerer Schreibweise wird die Mitte des Oberkiefers mit +, die des Unterkiefers mit – angegeben und je nach Stellung des Zahns im Gebißviertel vor oder hinter die Zahnziffer gestellt.

Beispiel:

$\underline{|1}$ = links oben eins = +1

$\overline{3|}$ = rechts unten drei = 3–

$\overline{|26}$ = links unten zwei und sechs = –26

Stellung der Zähne im Gebiß

BCD Neutralbiß *(Scherenbiß).* Im Normalfall, **Eugnathie,** sind die Zahnkronen im Oberkiefer leicht schräg gegen den Vorhof, die Kronen der Unterkieferzähne zungenwärts gerichtet. Hierdurch schneiden die Kaukanten der oberen und unteren Frontzähne wie die Branchen einer Schere aneinander vorbei, beim Schluß des Gebisses liegen die Kaukanten der oberen Schneidezähne vor denen der unteren, vgl. **C.** Bei den Backen- und Mahlzähnen

verdeckt der äußere Kaurand der oberen Zähne den der unteren, während der innere Kaurand der unteren Zähne über den der oberen reicht, vgl. **D.** Dabei liegen die entsprechenden Zähne von Ober- und Unterkiefer einander nicht genau gegenüber. Sie sind so gegeneinander versetzt, daß jeder Zahn mit zwei gegenüberliegenden artikuliert, dem Hauptantagonisten (größere Berührungsfläche) und dem Nebenantagonisten, vgl. **B.** Allein der 1. untere Schneidezahn und der 3. obere Mahlzahn haben nur einen Antagonisten. Die *Okklusionslinie* in Schlußbißstellung bildet auf jeder Seite meist einen nach oben konkaven Bogen, *Spee-Kurve,* vgl. **B6.**

Kopfbiß *(Zangenbiß).* Selten (Rasseneigentümlichkeit) stehen die Kaukanten der oberen Frontzähne nicht vor, sondern auf den Kaukanten der unteren; der Biß gleicht dem einer Zange. Der Kopfbiß kann auch krankhaft auftreten.

Eine **Dysgnathie** (Zahnstellungs- und Kieferanomalie) ist die Folge einer Fehlentwicklung des Kausystems, d. h. alle Körperteile und Gewebe, die am Kauakt beteiligt sind, können an der Fehlentwicklung teilhaben: Zähne, Parodontium, Oberkiefer, Unterkiefer, Kiefergelenke, Kaumuskeln, mimische Muskulatur, Zunge. Bei *Prognathie (Distalbiß)* besteht ein vorverlagerter Oberkiefer. Die *Progenie* (Vorlage des Unterkiefers) zeigt eine außergewöhnliche Kinnprominenz und einen umgekehrten Frontzahnüberbiß. Sie ist meist ererbt und kann bereits im Milchgebiß vorkommen. Auch der *Deckbiß* ist eine meist ererbte Anomalie, bei der im Schlußbiß die oberen Frontzähne die unteren völlig überdecken (Rücklage des Unterkiefers, *Tiefbiß*). Dabei findet man eine starke Sagittal- oder Transversalentwicklung des Mittelgesichtes *(Großnasenprofil)* und des Oberkiefers und einen gering nach sagittal und transversal entwickelten Unterkiefer. Bei starken Bißanomalien können auch Schluckvorgang, Nasenatmung und Sprachbildung beeinträchtigt sein. **B1** Processus styloideus, **B2** Caput mandibulae, **B3** Jochbein, **B4** Maxilla, **B5** Mandibula.

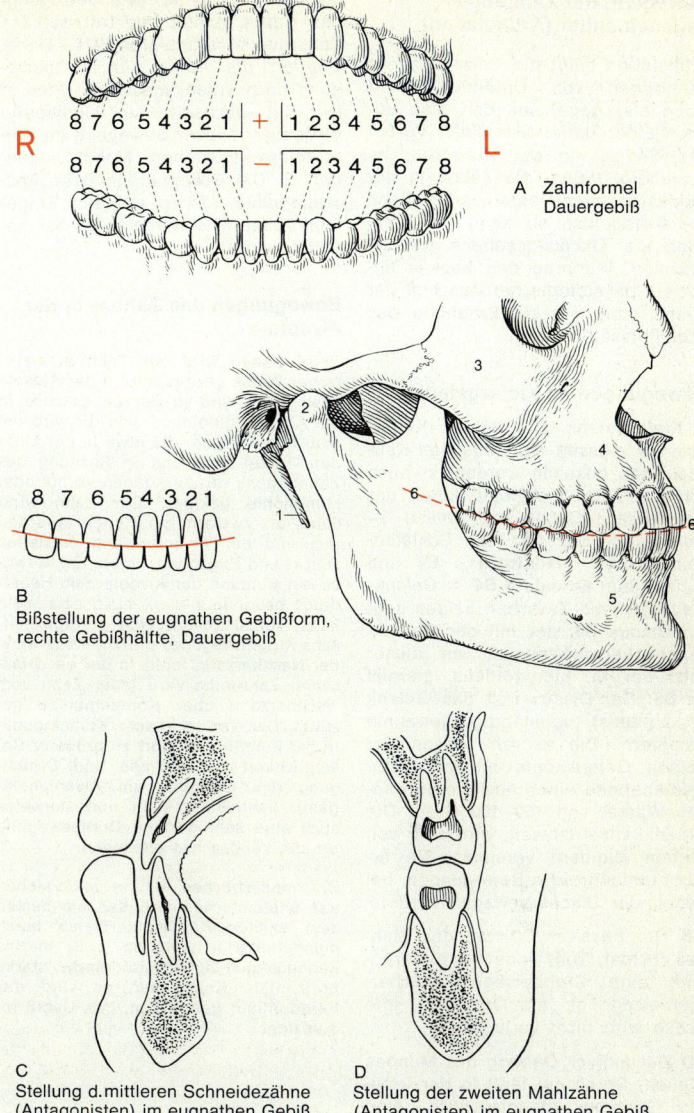

A Zahnformel
    Dauergebiß

B
Bißstellung der eugnathen Gebißform,
rechte Gebißhälfte, Dauergebiß

C
Stellung d.mittleren Schneidezähne
(Antagonisten) im eugnathen Gebiß

D
Stellung der zweiten Mahlzähne
(Antagonisten) im eugnathen Gebiß

Bewegung der Zahnbogen gegeneinander (Artikulation)

Artikulation heißt die Bewegung der Zahnbogen von Unterkiefer und Oberkiefer gegeneinander. Man unterscheidet dabei *Schlußbiß, Vorbiß* und *Seitbiß*. In der Ruhelage, im Schlußbiß, treffen die Zähne in der Okklusionsebene aufeinander. Fehlt der Antagonist, so kann ein Zahn über die Okklusionsebene hinauswachsen. Während des Lebens findet ein physiologischer Abschliff der Zähne statt, der zur Erhaltung des Schlußbisses beiträgt.

Bewegungen im Kiefergelenk

B Kiefergelenk. Die beiden Kiefergelenke müssen als Teile des Kauapparates gesehen werden, s. auch Bd. I. An ihrem Aufbau haben der Unterkiefer (Caput mandibulae = *Gelenkkopf* **B1**) und das Schläfenbein (Fossa mandibularis **B2** und Tuberculum articulare **B4** = *Gelenkpfanne*) Anteil. Zwischen beiden liegt ein Discus **B3**, der mit der Gelenkkapsel verwachsen ist; an dieser setzt der M. pterygoideus lateralis an **B5**. Der Discus teilt das Gelenk in 2 meist vollständig getrennte Kammern. Die queren Achsen der beiden Gelenkköpfe bilden in der Medianebene einen nach vorne offenen Winkel von 150—160 Grad. Die Gelenkkapsel ist weit, wird aber von derben Bändern verstärkt. Sie erlaubt umfangreiche Bewegungen, bei denen der Discus verlagert wird.

AB Bei *passiver Öffnung* des Mundes (Schlaf, Tod) findet im Kiefergelenk eine Drehbewegung (Scharnierbewegung) „am Ort" statt, ihre Achse wird nicht verlagert.

CD Bei *aktiver Öffnung* des Mundes (Kauen, Sprechen) läuft in der unteren Kammer hauptsächlich eine Drehbewegung (Scharnierbewegung) ab, in der oberen Kammer kommt es dagegen zu einer Gleitbewegung, das Caput mandibulae tritt auf das Tuberculum articulare **BD4**. Dabei *wandert die Achse der Drehbewegung* nach unten und vorne (Pfeil in **D**). Bei wechselweise vorwiegend einseitiger aktiver Bewegung im Kiefergelenk entstehen Mahlbewegungen **E**. Die Bewegungen des Caput mandibulae können mit dem Finger vom äußeren Gehörgang **D6** her getastet werden.

Bewegungen des Zahnes in der Alveole

Beim Kauen wird der Zahn in mehrfacher Weise geringfügig in der Alveole bewegt. Er wird in der Längsachse in die Alveole hineingedrückt. Er wird um eine quere Achse, die etwa in der Mitte der Wurzel liegt und in Richtung des Zahnbogens verläuft, gegen Vorhof oder Mundhöhle gekippt. Der Zahn wirkt dabei als zweiarmiger Hebel; zwischen ihm und der Alveolenwand entstehen Druck- und Zugzonen, wobei das Gewebe am Eingang der Alveole dem Hebeldruck besonders stark ausgesetzt sein kann. Hinzu kommt eine geringe seitliche Kippbewegung, die zunimmt, wenn der Nachbarzahn fehlt. In der geschlossenen Zahnreihe wird jeder Zahn vom Nachbarzahn über Kontaktpunkte gestützt. Der Verlust dieser Kontaktpunkte bei Zahnlücken führt zu größerer Beweglichkeit des Zahnes und Schädigung des Gewebes am Alveoleneingang. Schließlich kann normalerweise auch eine sehr geringe Drehbewegung um die Längsachse entstehen.

Die menschlichen Zähne widerstehen aus anatomischen Gründen am besten dem axialen Kaudruck. Treten durch mangelhafte Artikulation (z. B. infolge Zahnausfalls) unphysiologisch starke horizontale Kräfte auf, so wird das Parodontium geschädigt, das Gebiß insuffizient.

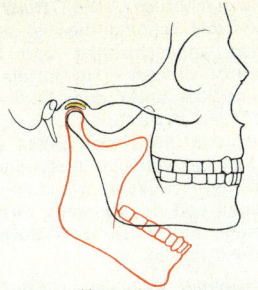

A Passive Öffnung des Mundes
(Schlaf, Leiche) (nach Töndury)

C Aktive Öffnung des Mundes
(nach Töndury)

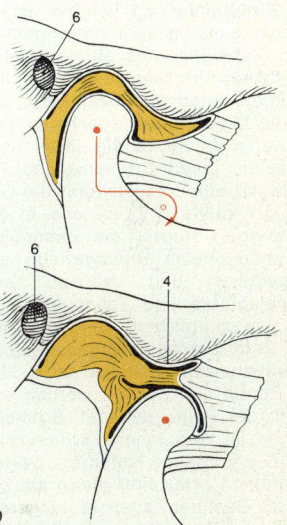

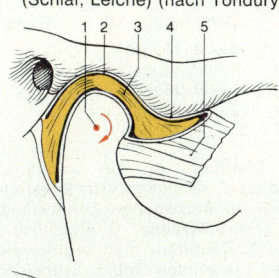

B Kiefergelenk bei passiver Öffnung des
Mundes. Oben: Schluß, unten: Öffnung

D Kiefergelenk bei aktiver Öffnung des
Mundes. Oben: Schluß, unten: Öffnung
(nach Rees)

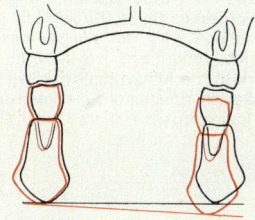

E Mahlbewegung (Schrägführung
des Unterkiefers gegen den Oberkiefer) (nach Strasser)

Milchzähne

ABC Unter den **Milchzähnen,** *Dentes decidui,* unterscheidet man in jedem Gebißviertel 2 Schneidezähne, 1 Eckzahn, 2 „Milchmolaren", insgesamt 20 Zähne **A.** Für das Milchgebiß werden römische Ziffern **BC** verwandt. Der Zahn „links oben I" des Milchgebisses wird also wie |I oder + I geschrieben.

EF Zahnentwicklung. Milchzähne und bleibende Zähne entstehen in 2 Schüben. Aus dem Epithel von Ober- und Unterkiefer **E1** wächst im 2. Embryonalmonat je eine bogenförmige Zahnleiste ins Bindegewebe. Aus dieser sprossen je 10 epitheliale, knospenförmige *Schmelzorgane* **F6,** die Glockenform annehmen. Die Glocke ist doppelwandig, ihre innere Wand, das *innere Schmelzepithel* **F5,** hat in Art einer Negativform die Gestalt der späteren Zahnkrone. In die Negativform wächst die Zahnpulpa **F4,** embryonales Bindegewebe mit Blutgefäßen und Nerven, ein. Schmelzglocke und Zahnpulpa werden von zellreichem Bindegewebe, dem *Zahnsäckchen,* umgeben. Erste Hartsubstanzen entstehen im 4. Monat. Dentin und Zement werden von Zellen der Pulpa gebildet, Schmelzbildner ist das innere Schmelzepithel. Die Vorgänge laufen bei beiden Dentitionen prinzipiell gleich ab, bei der 2. Dentition aber in längerem Zeitraum. Die Anlagen der bleibenden Zähne entstehen bereits im 6. Embryonalmonat, können also z. B. bei Hebelextraktion von Milchzähnen geschädigt werden. **E2** *Meckel*-Knorpel, **E3** Zunge, **F7** Mundhöhlenepithel.

Zahndurchbruch, Dentition

D Kurz vor dem Durchbruch des Zahns ist die Krone vollständig ausgebildet, während die Wurzel noch wächst; ihre Verlängerung führt zum Zahndurchbruch. Die Durchbruchstelle des Zahnfleisches ist zunächst etwas angeschwollen und blaurot verfärbt, danach erscheint die weiße Zahnspitze unter dem Epithel, das bald darauf perforiert wird; die Gewebe über der Krone gehen zugrunde. Die gewebliche Ausbildung der knöchernen Alveolenwand, der Wurzelhaut und des Zements wird größtenteils erst nach dem Durchbruch abgeschlossen.

1. Dentition. Reihenfolge und Zeit des Durchbruchs der Milchzähne:

	Zahndurchbruch	Reihenfolge
I	6.— 8. Monat	1
II	8.—12. Monat	2
III	15.—20. Monat	4
IV	12.—16. Monat	3
V	20.—40. Monat	5

2. Dentition. An die beiden „Milchmolaren" schließen sich 3 weitere Molaren in wachsenden Zeitabständen an — „Zuwachszähne" — eigentlich Zähne der 1. Dentition, man rechnet sie aber zum bleibenden Gebiß. Schneidezähne, Eckzähne und „Milchmolaren" erhalten in der 2. Dentition dagegen Ersatzzähne, vgl. **D.** Reihenfolge und Zeit des Durchbruchs der bleibenden Zähne:

	Zahndurchbruch	Reihenfolge
1	6.— 9. Jahr	2
2	7.—10. Jahr	3
3	9.—14. Jahr	5
4	9.—13. Jahr	4
5	11.—14. Jahr	6
6	6.— 8. Jahr	1
7	10.—14. Jahr	7
8	16.—30. Jahr	8

Die *Durchbruchszeiten* können erheblich variieren. Beim Durchbruch des Ersatzzahnes wird die Wurzel des Milchzahnes resorbiert, schließlich hängt nur noch die Milchzahnkrone mit dem Zahnfleisch zusammen, sie kann leicht abgelöst werden.

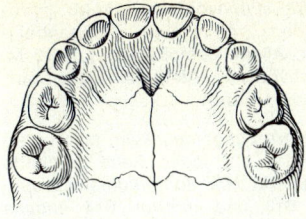

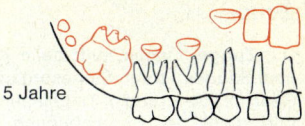

5 Jahre

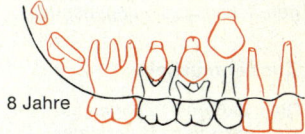

8 Jahre

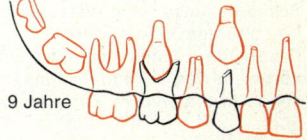

9 Jahre

A   Zahnreihe von Ober- und
    Unterkiefer, Milchgebiß

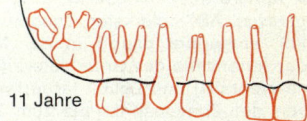

11 Jahre

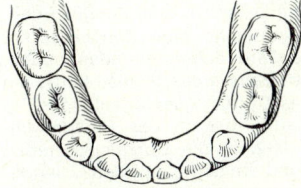

$\text{V IV III II } \underline{\text{I}} \;+\; \underline{\text{I}} \text{ II III IV V}$
$\text{V IV III II } \overline{\text{I}} \;-\; \overline{\text{I}} \text{ II III IV V}$

B   Zahnformel, Milchgebiß

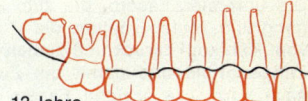

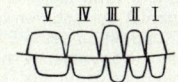

V   IV   III   II   I

C
Bißstellung rechte Gebißhälfte,
Milchgebiß

D   13 Jahre
Durchbruch der Dauerzähne (2. Dentition)
(nach Korkhaus)

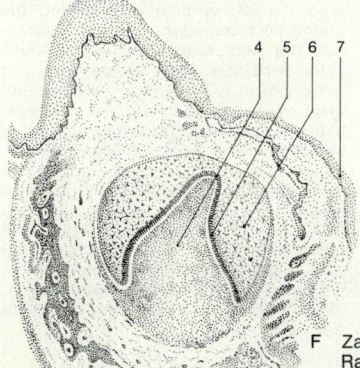

4 5 6 7

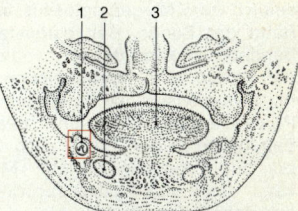

1 2   3

E   Zahnanlage (Zahnleiste),
    Frontalschnitt durch
    3monatigen Feten

F   Zahnanlage (nach
    Rauber-Kopsch)

Zunge

Die **Zunge,** *Lingua,* hilft beim Kauen und Saugen, trägt Sinnesorgane für Geschmack- und Tastempfindung und dient der Sprachbildung. Man unterscheidet *Zungenwurzel, Zungenrücken* und *Zungenspitze.*

Zungenmuskeln

Die *äußeren Zungenmuskeln* entspringen von Unterkiefer, Zungenbein und Processus styloideus des Schädels, also vom Viszeralskelett. Sie strahlen in die Zunge ein, ihre Faserzüge ordnen sich im Zungenkörper in den 3 Raumrichtungen und gehen in die *inneren Zungenmuskeln* über.

A *Äußere Zungenmuskeln. M. genioglossus* **AB7,** stärkster Zungenmuskel, entspringt paarig in der Mitte der Innenseite des Unterkiefers (Spina mentalis) und strahlt fächerförmig von der Zungenspitze bis zum Zungengrund in den Zungenkörper ein. Die untersten Fasern, die zum Zungengrund laufen, halten die Zunge vom Kehlkopf zurück und ziehen den Zungengrund und damit die Zunge nach vorn. Die übrigen Fasern ziehen die Zunge zum Mundboden. Der *M. hyoglossus* **A4** entspringt als dünne vierseitige Platte vom großen Zungenbeinhorn **A3** und gelangt seitlich vom M. genioglossus in den Rand der Zunge. Bei festgestelltem Zungenbein kann der M. hyoglossus die Zunge nach hinten ziehen. Der *M. styloglossus* **A2** entspringt vom Processus styloideus und zieht im Seitenrand in der Zunge nach vorne bis zur Zungenspitze. Der Muskel kann die Zungenspitze zurück- und die ganze Zunge nach hinten oben ziehen. Die von Unterkiefer und Zungenbein entspringenden Muskeln können die Bewegungen dieser Skeletteile auf die Zunge übertragen, s. Bd. I.

A1 M. stylohyoideus, **A5** M. thyrohyoideus, **A6** kleines Zungenbeinhorn, **A8** M. geniohyoideus, **AB9** M. mylohyoideus, **AB10** M. digastricus, vorderer Bauch.

B *Innere Zungenmuskeln.* Man unterscheidet auf jeder Seite folgende Züge. Die *Mm. longitudinales superior* **B13** und *inferior* **B14** *linguae* ziehen als umschriebene Bündel von der Zungenspitze zum Zungengrund, der eine nahe dem Zungenrücken, der andere nahe dem Mundboden. Der *M. transversus linguae* bildet ein starkes System querverlaufender Fasern, die teils in das Septum linguae **B12,** in die Dorsalaponeurose **B11** und in den seitlichen Zungenrand einstrahlen, teils auch das Septum überqueren. Der *M. verticalis linguae* verläuft im freien Teil der Zunge in Faserbündeln vom Zungenrücken zur Zungenunterfläche. **B15** Glandula sublingualis, **B16** Anschnitt des Zungenbeinkörpers.

Die *inneren Zungenmuskeln* dienen hauptsächlich der Verformung des Zungenkörpers. Dabei wirkt meist einer der drei als Antagonist der anderen beiden, die bei ihrer Kontraktion seine Entspannung erzwingen. Kontrahieren sich die Mm. transversus und verticalis, so wird der M. longitudinalis entspannt, die Zunge schmal und lang. Bei Kontraktion der Mm. longitudinalis und transversus wird der M. verticalis entspannt, die Zunge kurz und hoch, und bei Kontraktion der Mm. longitudinalis und verticalis wird der transversale Faserzug entspannt, die Zunge kurz, niedrig und breit. Wenn bei Lähmung einer Zungenhälfte (Hypoglossuslähmung) die Zunge herausgestreckt wird, drängen die Mm. transversalis und verticalis der gesunden Seite den gleichseitigen M. longitudinalis nach vorne, da aber der M. longitudinalis der gelähmten Gegenseite nicht in gleicher Weise vorgedrängt wird, keinen Widerstand bietet, weicht die gesunde Seite nach der kranken aus, die Zungenspitze zeigt nach der Seite der Lähmung.

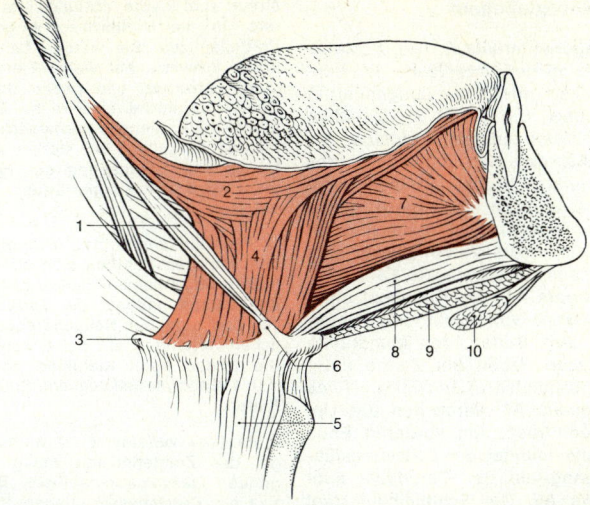

A   Zungenmuskeln

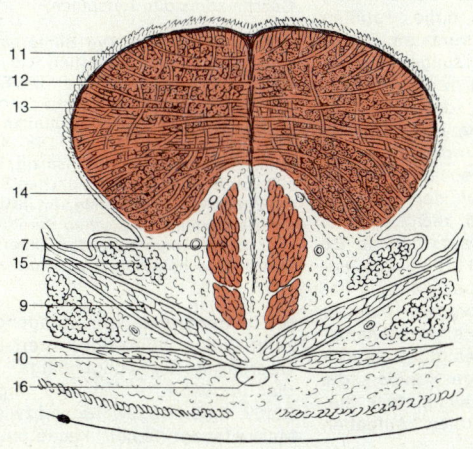

B   Zungenmuskeln, Querschnitt

Zungenschleimhaut

A Zungenunterfläche. Die Schleimhaut ist an der Unterfläche der Zunge locker mit dem Zungenkörper verbunden. Sie bildet in der Mitte das Zungenbändchen, *Frenulum linguae* **A3**, das zum Zahnfleisch des Unterkiefers zieht. Seitlich vom Zungenbändchen schimmern starke *Vv. apicis linguae* **A2** bläulich durch die Schleimhaut. Weiter lateral liegt beiderseits eine gezackte Falte, *Plica fimbriata* **A1**, das Rudiment einer bei Tieren vorkommenden Unterzunge. Am Boden der Mundhöhle findet man neben der Zunge unter einer schmalen Längsfalte, *Plica sublingualis* **A4**, verborgen die Unterzungendrüse. Am vorderen Ende der Falte mündet der Drüsenausführungsgang auf der *Caruncula sublingualis* **A5**. Die Schleimhaut trägt ein mehrschichtiges unverhorntes Plattenepithel.

B Zungenrücken. Auf dem Zungenrücken ist die Schleimhaut unverschieblich an die derbe *Aponeurosis linguae* geheftet, das Schleimhautbindegewebe durch hohe Papillen fest mit dem Epithel verzahnt. Faserbündel der inneren Zungenmuskeln strahlen pinselförmig in die Schleimhaut, besonders in den Bindegewebskern der Papillen ein; sie dienen der aktiven Verformung der Aponeurosis linguae. Eine flache mediane Furche teilt den Zungenrücken in linke und rechte Hälfte, der V-förmige *Sulcus terminalis* **B8** in Zungenrücken **B11** und Zungengrund **B6**. An der Spitze des „V-linguae" liegt das *Foramen caecum* **B7**, Ursprung der Schilddrüsenanlage. Der Zungenrücken trägt zahlreiche, verschiedenartige Papillen, die teils dem Geschmacksinn, teils mechanischen und taktilen Aufgaben dienen.

E *Papillae filiformes.* Die fadenförmigen Papillen, über den Zungenrücken verstreut. sind kleine, schlundwärts gerichtete, in die Verhornung eingetretene Epithelspitzen. Sie werden beim Menschen schwach, bei vielen Tieren aber stark entwickelt und geben dann der Zungenoberfläche eine rauhe Beschaffenheit; sie dienen *mechanischen* und *taktilen* Aufgaben. Bei starker Abschilferung und Verquellung der Hornsubstanz wird der Zungenrücken weißlich verfärbt.

D *Papillae fungiformes.* Die pilzförmigen rötlichen Papillen sind 0,5—1,5 mm hoch, sie kommen hauptsächlich am Zungenrand und auf der Zungenspitze vor und sind bei Neugeborenen reichlicher vorhanden als bei Erwachsenen. Sie tragen beim Kleinkind noch vermehrt *Geschmacksknospen;* Spüldrüsen fehlen.

C *Papillae vallatae,* 6—12 warzenförmige, das Zungenniveau wenig überragende Geschmackspapillen **B9** von 1—3 mm Durchmesser, liegen in V-förmiger Anordnung vor Zungengrund und Sulcus terminalis. Jede Papille wird von einem Graben **C13** umgeben, in dessen Wand 3—5 Reihen von *Geschmacksknospen* **C12** liegen, s. Bd. III. In den Grund des Grabens münden seröse Spüldrüsen **C14** *(v. Ebner),* die Geschmacksstoffe fortspülen.

B *Papillae foliatae.* Die Blätterpapillen sind quere Schleimhautfalten **B10** hinten am seitlichen Zungenrand. Im Epithel der Blätter liegen *Geschmacksknospen,* in die Tiefe der Schleimhautfalten münden seröse Spüldrüsen. Die 4 Geschmacksqualitäten sauer, salzig, bitter, süß werden an unterschiedlichen Stellen der Zunge wahrgenommen. Im licht- und elektronenmikroskopischen Bereich sind aber keine entsprechenden Unterschiede der Geschmacksknospen nachzuweisen.

B Zungengrund. Der Zungengrund zeigt die höckerige, zerklüftete Oberfläche der Zungenbälge, *Folliculi linguales,* s. *Tonsilla lingualis* S. 102. Im Bindegewebe und zwischen Muskelfasern liegen kleine muköse Zungendrüsen. Von der Zungenwurzel ziehen zur Oberfläche des Kehldeckels 3 Schleimhautfalten.

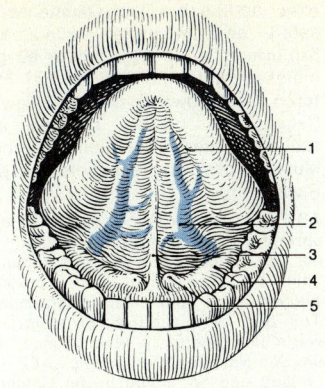

A Zungenschleimhaut von unten

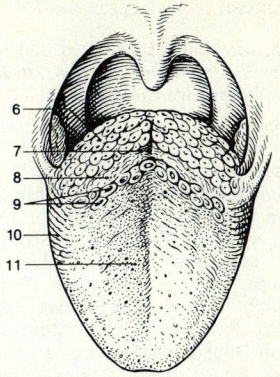

B Zungenschleimhaut von oben
Zungenpapillen

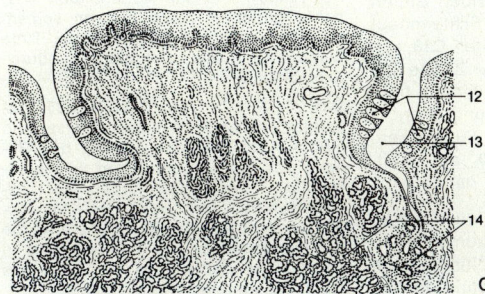

C Papillae vallatae

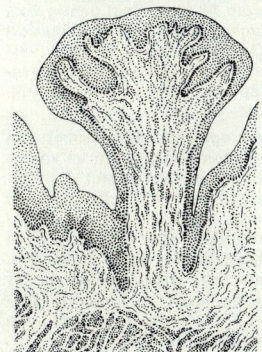

D Papillae fungiformes

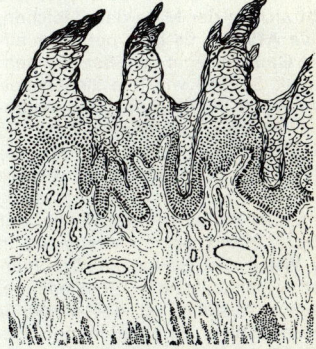

E Papillae filiformes

Gaumen

Dach der Mundhöhle ist in den vorderen $2/3$ der *harte Gaumen,* im hinteren $1/3$ der *weiche Gaumen.*

C Harter Gaumen, *Palatum durum.* Dem harten Gaumen liegen die Processus palatini der Maxilla und die Laminae horizontales der Ossa palatina zugrunde, s. Bd. I. Der Knochen wird von Periost und Schleimhaut überzogen, die im vorderen Bereich unverschieblich am Periost befestigt ist und sich in das Zahnfleisch fortsetzt. In der Mitte des harten Gaumens verläuft eine Längsleiste, *Raphe palati* **C19,** sie hängt bindegewebig mit der Gaumennaht zusammen und endet vorne mit einer kleinen Erhebung. Zu beiden Seiten der Raphe trägt die Schleimhaut flache quere Gaumenleisten **C18,** ein Rillenfeld, gegen das die Zunge die Nahrung drückt. Weiter hinten liegt zwischen Schleimhaut und Periost ein Feld kleiner Schleimdrüsen, *Glandulae palatinae* **C20,** die Gleitschleim für die Nahrung herstellen.

A Weicher Gaumen, *Palatum molle.* Der weiche Gaumen (Gaumensegel, Velum palatinum) hängt hinten vom harten Gaumen segelförmig herab. Vom Hinterrand des Gaumensegels hebt sich in der Mitte das Zäpfchen, *Uvula* **A10,** ab. Es liegt bei erschlafftem Gaumensegel auf der Zungenwurzel. Seitlich von ihm ziehen beiderseits 2 Falten, die Gaumenbogen, divergierend nach unten. Sie umfassen eine Bucht, in der die Gaumenmandel liegt. Der vordere Gaumenbogen, *Arcus palatoglossus,* zieht zum Seitenrand der Zunge, der hintere, *Arcus palatopharyngeus,* in die Wand des Schlundes. Die hierdurch entstehende Rachenenge, *Isthmus faucium,* ist der muskulär verschließbare Eingang in den Rachen. Schleimhaut und Drüsen setzen sich auf den weichen Gaumen fort, wo sie einer derben Aponeu-

rose aufliegen. Das Gaumensegel spielt eine wichtige Rolle beim Schluckakt, s. S. 190, indem es gemeinsam mit einem Wulst der hinteren Schlundwand den Speiseweg gegen den oberen Luftweg abschließt. Hierbei wirken folgende Muskeln des Gaumensegels und der Rachenenge.

AB Der *M. tensor veli palatini* **AB6** entspringt als dünne dreiseitige Platte von der Schädelbasis (Spina ossis sphenoidalis bis zur Wurzel des Processus pterygoideus) und vom membranösen Teil der Tuba auditiva. Er steigt abwärts und endigt in einer Sehne, die um den Hamulus pterygoideus **AB7** herumläuft und horizontal in die Gaumenaponeurose einstrahlt. Der Muskel hebt und spannt das Gaumensegel beim Schluckackt bis zur Horizontalen **B12,** dabei öffnet er durch Zug an seinem Ursprung den Eingang in die Tube *(Ventilation des Mittelohres* durch Schlucken!).

Der *M. levator veli palatini* **AB5** entspringt an der Schädelbasis dorsal und medial vom vorigen (Gegend der Öffnung des Karotiskanals) und vom unteren Rand des Tubenknorpels **A4** („Levatorwulst"). Der rundliche Muskelbauch zieht schräg nach unten vorne und medianwärts und inseriert breit in der Gaumenaponeurose. Er hebt das Gaumensegel nach hinten **B11.**

Der *M. uvulae* **A8** entspringt paarig vom harten Gaumen (Spina nasalis posterior) und der Gaumenaponeurose und verläuft hinter der Einstrahlung des Levators ins Zäpfchen, das er bei Kontraktion verkürzt.

Der *M. palatoglossus* **B14** kommt von der Gaumenaponeurose, liegt im *vorderen* Gaumenbogen und strahlt am Seitenrand der Zunge hauptsächlich in den M. transversus linguae ein. Er dient gemeinsam mit dem queren Zungenmuskel dem Verschluß der Schlundenge **B13.** Der *M. palatopharyngeus* **AB9,** stärker als der vorige, liegt im *hinteren* Gaumenbogen. Man rechnet ihn zu den Hebern des Schlundes **B16.**

A1 M. salpingopharyngeus, **A2** Rachenmandel, **A3** untere Nasenmuschel, **B15** Kehlkopfeingang, **B17** Oesophagus.

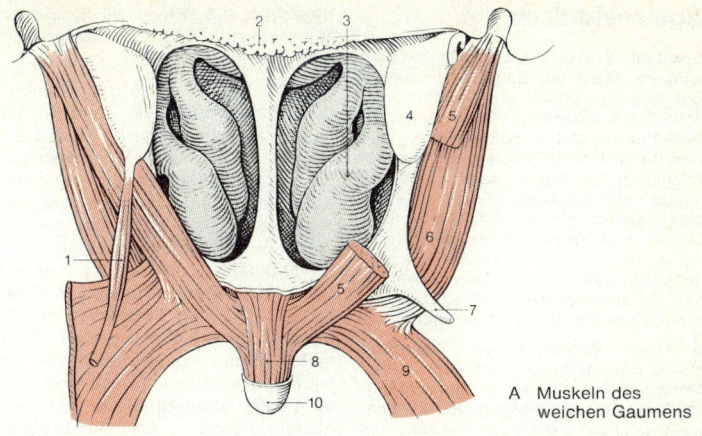

A Muskeln des
    weichen Gaumens

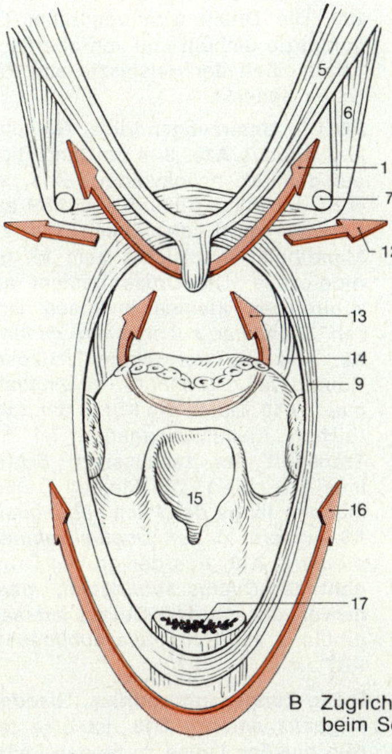

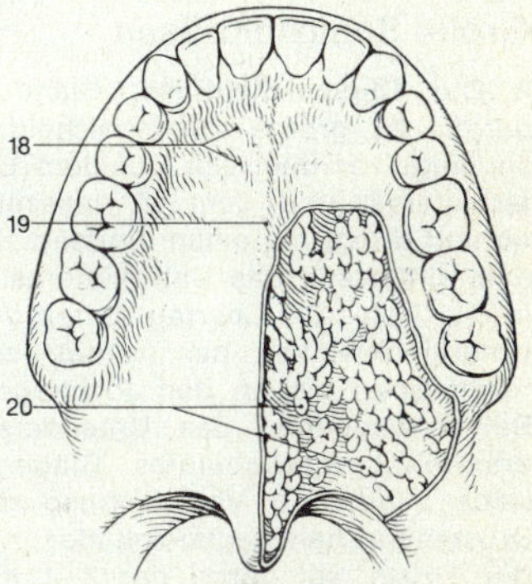

B Zugrichtungen von Muskelschlingen
   beim Schluckakt, Schema

C Gaumendrüsen

Speicheldrüsen

Speichel, *Saliva*. Die zerkaute Nahrung wird im Mund mit Speichel vermischt. Der Speichel erhöht die Gleitfähigkeit, enthält ein stärkespaltendes Enzym, eine Amylase, und ist bakterizid. Er wird reflektorisch durch Reizung der Chemorezeptoren im Mund, durch Kaubewegungen und psychische Reize abgesondert – täglich bis zu 1,5 l. Die serösen Drüsen bzw. Drüsenanteile sezernieren einen salz- und eiweißreichen Verdünnungsspeichel, die mukösen einen zähen, fadenziehenden, salz- und eiweißarmen, schleimigen Gleitspeichel.

A Kleine Speicheldrüsen. Zahlreiche kleine Speicheldrüsen mit kurzen Ausführungsgängen liegen in der Schleimhaut: *Lippen-* **A1,** *Wangen-* **A2,** *Zungen-* und *Gaumendrüsen.* Sie besitzen um so mehr *muköse* Anteile, je näher sie dem Rachen liegen. Die *Spüldrüsen* der Geschmackspapillen, s. S. 180, sind dagegen *serös.*

Große Speicheldrüsen

A Die **Ohrspeicheldrüse,** *Glandula parotis* **A6,** größte Mundspeicheldrüse, liegt vor dem Ohr auf dem Unterkieferast und dem M. masseter **A5** und dringt mit einem Fortsatz um den Hinterrand des Unterkieferastes in die Tiefe. Sie überragt unten den Unterkieferwinkel nur wenig und reicht oben bis an den Jochbogen. Bei Bewegungen des Unterkiefers ermöglicht interlobuläres Bindegewebe (Fett) die Verschiebung der Drüsenläppchen gegeneinander. Aus der Drüse tritt vorne der 3–4 mm dicke, 5–6 cm lange Ausführungsgang, *Ductus parotideus* **A3,** hervor. Er verläuft unterhalb des Jochbogens über M. masseter und Wangenfettpfropf, durchbricht vor dem M. masseter den M. buccinator und mündet in Höhe des 2. oberen Mahlzahnes auf der *Papilla parotidea* in den Vorhof des Mundes. Häufig liegt dem Gang eine kleine *akzessorische Drüse* **A4** an. Die Parotis wird von der Fascia parotidea umgeben, die sich in die Faszie von M. masseter und M. pterygoideus medialis fortsetzt.

AB Die **Unterkieferdrüse,** *Glandula submandibularis* **A14,** liegt in der Nische zwischen Unterkiefer und den beiden Bäuchen des M. digastricus, sie reicht bis zu den Mm. mylohyoideus **A11,** hyoglossus **A12** und styloglossus in die Tiefe. Der 5–6 cm lange Ausführungsgang, *Ductus submandibularis* **A13,** zieht, begleitet von einem hakenförmigen Drüsenfortsatz, um den Hinterrand des M. mylohyoideus **A11** auf dessen Oberseite, gelangt dann medial von der Glandula sublingualis **A10** nach vorne, häufig vereinigt mit deren Hauptausführungsgang, dem Ductus sublingualis major, und mündet auf der *Caruncula sublingualis* **AB7,** s. S. 180. Die Drüse wird von einer Organfaszie umhüllt und von oberflächlichem Blatt der Halsfaszie und Platysma bedeckt.

AB Die **Unterzungendrüse,** *Glandula sublingualis* **A10,** 3–4 cm lang, liegt auf dem M. mylohyoideus **A11,** sie wirft die Plica sublingualis **AB9** auf. Lateral reicht die Drüse bis zur Mandibula, medial bis zum M. genioglossus. Die Drüse besteht aus zahlreichen kleinen mukösen Drüsen, *Glandulae sublinguales minores* **A8,** und der vorwiegend mukösen Hauptdrüse, *Glandula sublingualis major* **A10.** Durch die Kürze der zahlreichen Ausführungsgänge ist der Transport des zähflüssigen Schleimes erleichtert. Die kleinen Drüsen münden längs der *Plica sublingualis* **A9,** andere in den *Ductus submandibularis* **A13.** Aus der großen Drüse geht der *Ductus sublingualis major* hervor, der mit dem Ductus submandibularis zur *Caruncula sublingualis* **AB7** zieht.

B Die **Zungenspitzendrüse,** *Glandula lingualis anterior* **B15,** ist eine fast rein muköse Drüse zu beiden Seiten der Zungenspitze.

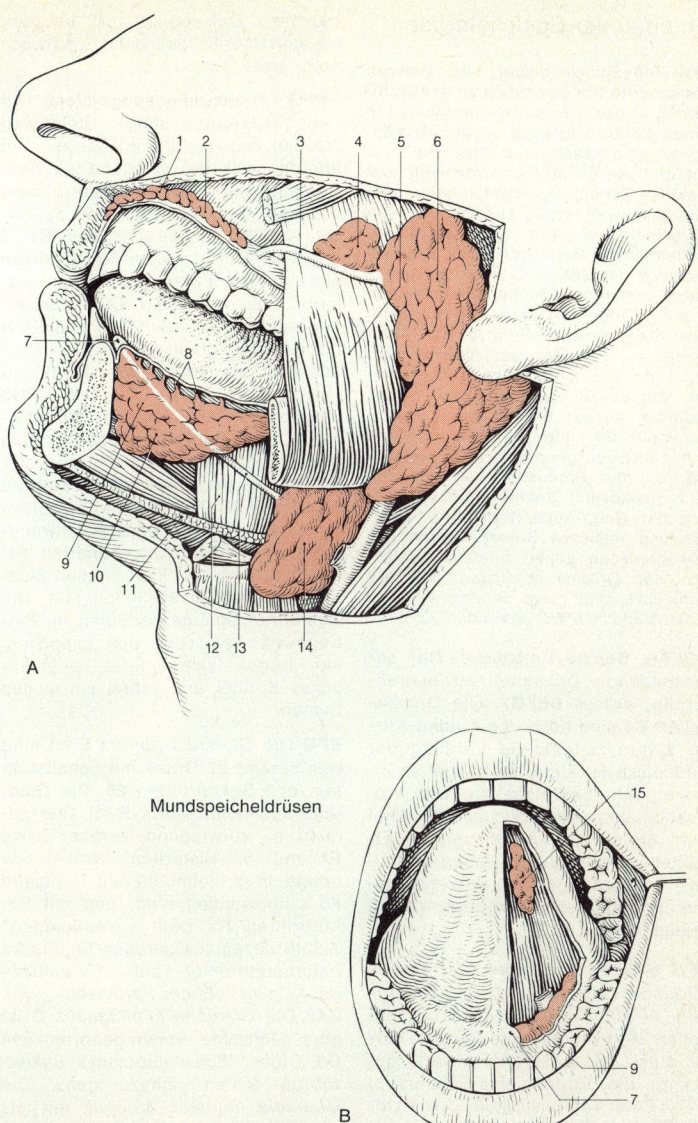

A

Mundspeicheldrüsen

B

Feinbau der Speicheldrüsen

ABD Die Speicheldrüsen sind *exokrin,* sie sondern (im Gegensatz zu den endokrinen Drüsen, s. S. 140) ihr Sekret in einen Ausführungsgang ab. Die Drüsenzellen sind *ekkrin,* s. S. 142). Die beerenförmigen Endstücke werden von kontraktilen Zellen, den *Myoepithelien,* umfaßt und ausgepreßt. Die Bildung von eiweißhaltigem *(serösem)* Sekret geschieht unter Beteiligung des Ergastoplasmas der Zellen. Die zur Sekretbildung benötigten Stoffe (Aminosäuren u. a.) gelangen **D11** aus den Blutgefäßen in die Drüsenzellen. An den Ribosomen des Ergastoplasmas wird nach dem von den Chromosomen bestimmten Muster **D10** das spezifische Sekret gebildet, an den *Golgi*-Apparat weitergegeben **D9,** hier kondensiert und schließlich ausgeschieden **D8,** vgl. S. 142. Bei der Produktion von schleimigem *(mukösem)* Sekret ist hauptsächlich der *Golgi*-Apparat beteiligt. Seröses und muköses Sekret werden von verschiedenen Zellen in den Endstücken der Drüsen produziert. Mehrere Endstücke sind durch Bindegewebe zu *Drüsenläppchen* **AB** verbunden.

BCEFG Seröse Endstücke. Der sekretbildende Drüsenteil ist beerenförmig, *Acinus* **BEFG7.** Die Drüsenzellen **C4** sind hoch, die runden Kerne liegen zentral, die Lichtung der Endstücke ist klein, es entstehen interzelluläre Sekretspalten. Die Produktion von eiweißreichem Speichel geht oft mit starker Basophilie (Ergastoplasma!) einher. Häufig enthalten die Zellen apikal Sekretvorstufen und sind deshalb insgesamt meist stärker angefärbt.

CFG Muköse Endstücke. Der sekretbildende Drüsenteil ist röhrchenförmig, — *Tubulus* **CFG3.** Die Drüsenzellen sind niedrig, die flachen Kerne durch das Sekret basalwärts gedrängt, die Lichtung der Tubulus ist weit. Eine Wabenstruktur des Zytoplasmas entsteht, wenn die Sekretgranula bei der histologischen Bearbeitung herausgelöst werden. Die mukösen Drüsenteile sind bei den meisten Übersichtsfärbungen schwach angefärbt.

BEFG Ausführungsgangsystem. An den sezernierenden Drüsenteil schließt das Ausführungsgangsystem an, das sich bei vollständiger Ausbildung (die nicht in allen Drüsen vorliegt) in *Schaltstück* **B6,** *Sekretrohr* **BEF5,** *Ausführungsgang* **B1, 2** gliedert. Die Schaltstücke besitzen ein niedriges Epithel und haben deshalb den geringsten Durchmesser, sie sind verschieden lang, einfach oder verzweigt. In gemischten Drüsen sind die Schaltstücke **B6** häufig „verschleimt", d. h. in Tubuli **CFG3** umgebildet, die Schleim produzieren. Die Sekretröhren haben einen größeren Durchmesser, besitzen einschichtiges prismatisches Epithel mit basaler Streifung (daher auch „Streifenstück"), die auf basale Zellwandeinfaltungen und Mitochondrien zurückgeht und auf einen starken Flüssigkeitsdurchtritt schließen läßt. Die Ausführungsgänge verlaufen im Bindegewebe zwischen den Läppchen, sie tragen zweireihiges prismatisches Epithel und haben ein weites Lumen.

EFG Die *Glandula parotis* **E** ist eine rein seröse **E7** Drüse mit Schaltstücken und Sekretröhren **E5.** Die *Glandula submandibularis* **F** ist eine gemischte, vorwiegend seröse Drüse **F7** mit Schaltstücken, von denen einige in schleimbildende Röhrchen **F3** umgewandelt sind, und mit Sekretröhren **F5.** Den „verschleimten" Tubuli sitzen die serösen Endstücke halbmondförmig auf *(Giannuzzi-* oder *von Ebner-Halbmond,* vgl. **G4).** Die *Glandula sublingualis* **G** ist eine gemischte, vorwiegend muköse **G3** Drüse. Schaltstück und Sekretröhren fehlen nahezu ganz. Die *Glandula lingualis anterior* gilt als nahezu rein muköse Drüse. **E 12** Fettzelle.

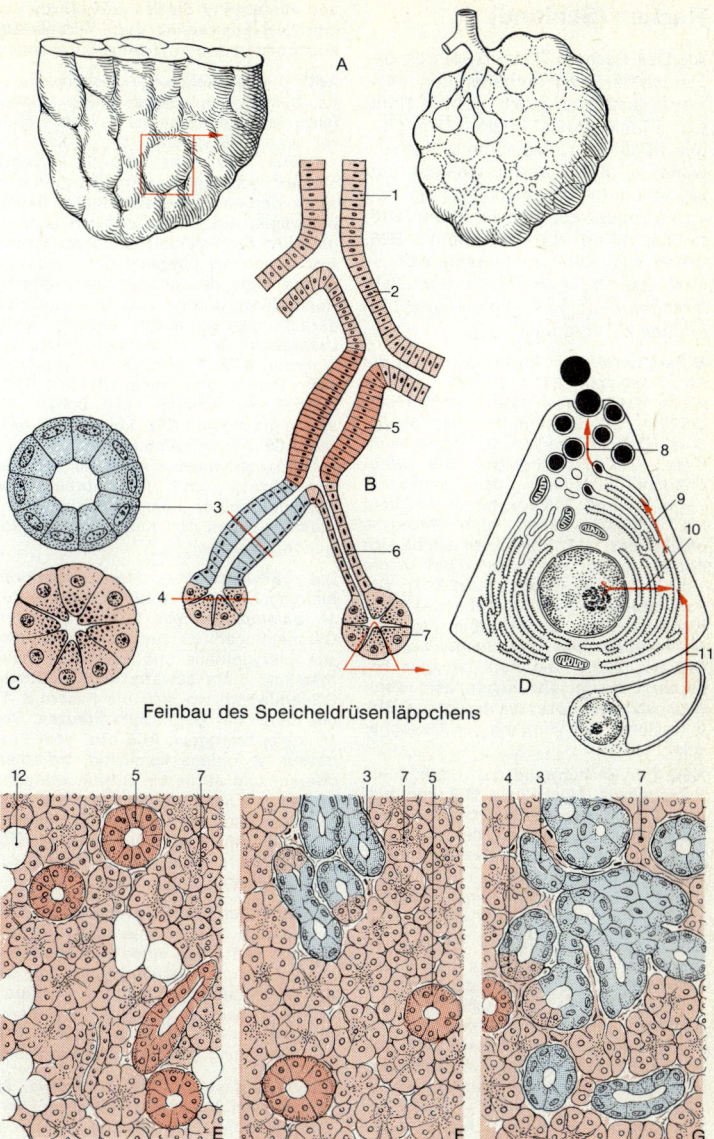

Feinbau des Speicheldrüsenläppchens

Mikroskopische Schnitte durch Speicheldrüsen

Rachen (Schlund)

AB Der **Rachen,** *Pharynx,* ein an der Schädelbasis **A1** aufgehängter, etwa 12 cm langer Schlauch, geht in Höhe des Ringknorpels in den Oesophagus **AB13** über. Die hintere Rachenwand ist flach, frontal gestellt und lückenlos. In den Rachen öffnen sich vorne oben die Nasenhöhlen **B18**, in der Mitte die Mundhöhle **B25**, unten der Kehlkopfeingang **B27**, — *Pars nasalis, Pars oralis* und *Pars laryngis pharyngis.* (Epipharynx, Mesopharynx, Hypopharynx).

B Pars nasalis. Im Rachendach liegt die *Rachenmandel* **B17**. Seitlich mündet (Höhe der unteren Nasenmuschel) beiderseits die Ohrtrompete des Mittelohrs, *Ostium pharyngeum tubae auditivae.* Der Tubenknorpel **B19** wölbt oberhalb der Mündung den Tubenwulst, *Torus tubarius* **B15** vor, hinter ihm liegt als schmale Furche der *Recessus pharyngeus* **B14**. Von unten wölbt sich der *M. levator veli palatini* **B21** in die Tubenmündung (Levatorwulst **B16**); Die **Pars oralis** beginnt in Höhe des *Gaumensegels* **B22**. Zu ihr haben die *Gaumenmandeln* **B24** und *Zungenmandeln* **B26** Beziehung. Die **Pars laryngea** beherbergt beiderseits neben dem Kehlkopf **B27** den *Recessus piriformis* **B29**, eine Rinne zum Eingang des Oesophagus.

ABC Die **Rachenwand** hat 3 Schichten: *Schleimhaut, Muskelhaut* **B28** und bindegewebige *Adventitia.* Oben fehlt die Muskelhaut, hier besteht die Wand aus einer derben Bindegewebsmembran, *Fascia pharyngobasilaris* **AC2**, durch die der Pharynx in großem Umfang an der Schädelbasis befestigt ist.

Die **Schleimhaut,** *Tunica mucosa,* ist locker mit der Muskelhaut verbunden. Eine längsverlaufende, nach unten zunehmende elastische Membran trägt zur reversiblen Dehnbarkeit des Pharynx bei. Die Pars nasalis führt das Epithel der Nasenhöhle, die Partes oralis und laryngea tragen das der Mundhöhle. Schleimdrüsen, *Glandulae pharyngeae,* bilden Gleitschleim. In der Pars laryngea am Übergang zur Speiseröhre ist die Schleimhaut der Vorder- und Hinterwand durch Venenplexus gegen Kehlkopfskelett und Wirbelsäule abgepolstert (obere Speiseröhrenenge).

ABC Die **Muskelhaut,** *Tunica muscularis,* besteht aus quergestreifter Muskulatur. Man unterscheidet *Schlundschnürer* und *Schlundheber.* Die 3 *Schlundschnürer, Mm. constrictores pharyngis* steigen nach hinten an und inserieren in einer derben Bindegewebsnaht, *Raphe pharyngis,* die am *Tuberculum pharyngeum* **A1** der Schädelbasis befestigt ist. Sie liegen so übereinander, daß das untere Ende des oberen und mittleren Konstriktors jeweils vom Oberrand des daraufolgenden außen bedeckt wird. *Ursprünge: M. constrictor pharyngis superior* **AC3**: Processus pterygoideus **C30**, Raphe pterygomandibularis **C31**, Unterkiefer, Zunge. *M. constrictor pharyngis medius* **AC7**: kleines und großes **AC9** Zungenbeinhorn. *M. constrictor pharyngis inferior* **AC10**: Außenfläche von Schild- und Ringknorpel. Die Schlundschnürer können den Rachenraum einengen und Kehlkopf und Zungenbein anheben.

Die *Schlundheber, Mm. levatores pharyngis,* sind schwach entwickelt: Der *M. palatopharyngeus* **B23**, im hinteren Gaumenbogen, entspringt von Processus pterygoideus und Gaumenaponeurose und zieht abwärts in die dorsale Schlundwand, wo sich die Fasern z. T. mit denen der Gegenseite kreuzen. Der *M. stylopharyngeus* **AC6** tritt, vom Processus styloideus kommend, zwischen oberem und mittlerem Schlundschnürer an deren Innenfläche und inseriert teils in der Submucosa, teils am Schildknorpel. Der *M. salpingopharyngeus* **B20** läuft vom Ende des Tubenknorpels zur Pharynxwand.

Adventitielles Bindegewebe. Der Muskelschlauch ist von einer dünnen Faszie bedeckt und durch einen Bindegewebsspalt, *Spatium retropharyngeum,* gegen die Wirbelsäule verschieblich. Der Spalt setzt sich seitlich in das *Spatium parapharyngeum* fort. Die Spalträume stehen in Verbindung mit dem Mediastinum.

AB4 M. digastricus, **A5** Gl. parotis, **A8** Gl. submandibularis, **A11** Grenze Pharynx — Oesophagus, **AB12** Gl. thyroidea, **C32** M. stylohyoideus, **C33** M. cricothyroideus.

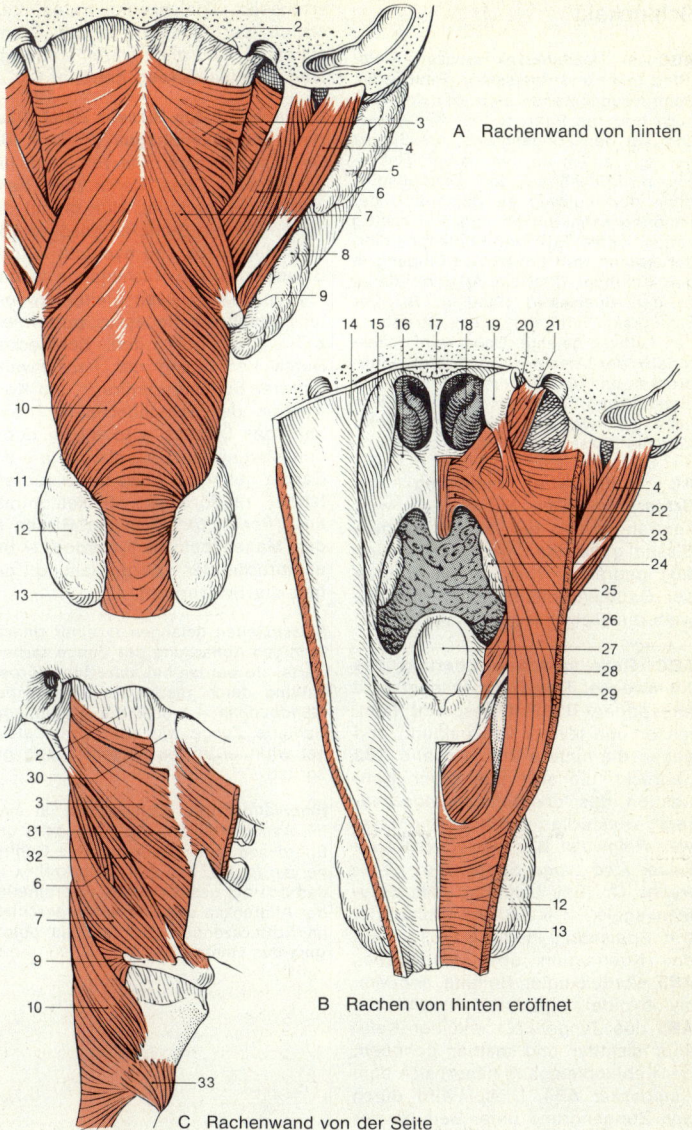

A Rachenwand von hinten

B Rachen von hinten eröffnet

C Rachenwand von der Seite

Schluckakt

ABC Im *Mesopharynx* kreuzen *Atem-*(Pfeil in **A**) und *Speiseweg* (Pfeil in **B**). Beim Neugeborenen steht der Kehlkopf noch hoch im Pharynx, der Kehldeckel überragt den Zungengrund, die Speise gelangt seitlich an ihm vorbei (Recessus piriformis!) in den Oesophagus, ohne den Luftweg zu gefährden; der Säugling kann trinken und gleichzeitig atmen. Später tritt der Kehlkopf tiefer, der Rachen wird höher. Der Eingang in den Kehlkopf (Pfeil in **A**) gerät dabei in den Speiseweg (Pfeil in **B**). Der *Schluckakt* verhindert, daß Speise in den Luftweg gelangt. Dabei wird reflektorisch der Atemweg kurzfristig unterbrochen und abgesichert. Man kann den einheitlichen Schluckakt in eine willkürliche und zwei darauffolgende unwillkürliche Phasen unterteilen.

AB Willkürliche Einleitung des Schluckens: Der *Mundboden* wird kontrahiert und die *Zunge* mit dem Bissen gegen den weichen Gaumen **AB1** gedrängt. Über die Rezeptoren der Gaumenschleimhaut werden die weiteren Bewegungen ausgelöst.

ABC Reflektorische Sicherung des Atemweges: Das *Gaumensegel* wird angehoben **B1** und gespannt (Mm. tensor und levator veli palatini) und gegen die hintere Pharynxwand **AB2** gedrückt, die sich hier durch Kontraktion des *oberen Schlundschnürers* wulstartig *vorbuckelt* (*Passavant-Ringwulst* **B2**); *die oberen Luftwege sind vom Speiseweg abgetrennt* **C**. (Bei Lähmung des Gaumensegels, z. B. nach Diphtherie, tritt Speisebrei in die Nase.) — Mit der Kontraktion des *Mundbodens* **AB3** werden unter Beihilfe der Mm. mylohyoidei, digastrici, thyrohyoidei **AB5** das *Zungenbein* und der *Kehlkopf* sichtbar und tastbar *gehoben,* der Kehlkopfeingang nähert sich dem *Kehldeckel* **AB4**. Dieser wird durch den Zungengrund unter Beihilfe der Mm. aryepiglottici *gesenkt* **B4**, der Kehlkopfeingang (unvollständig) ver-

schlossen. Gleichzeitig treten Verschluß der Stimmritze und Atemstillstand ein; *die unteren Luftwege sind vom Speiseweg getrennt* **C**.

B Transport des Bissens durch Pharynx und Oesophagus (Pfeil in **B**): Der spaltförmige *Pharynx* wird bei der Hebung des Kehlkopfes nach vorne oben *entfaltet*. Nun drängt die *Zunge* wie ein Stempel, gezogen von M. styloglossus und hyoglossus, den Bissen über die Rachenenge in den Pharynx. Der Bissen gleitet großenteils durch die Recessus piriformes, z. T. auch über den Kehldeckel. Durch *Verkürzung der Rachenwand* (unterer Schlundschnürer!) und Kontraktion der Schlundschnürer oberhalb des Bissens wird dieser durch den erweiterten Oesophagus bis zur Cardia gespritzt. Auch durch fortlaufende ringförmige Muskelkontraktion *(Peristaltik)* kann der Bissen in den Magen befördert werden, — bei entsprechender Körperhaltung gegen die Schwerkraft.

Flüssigkeiten gelangen in einer rinnenförmigen Abflachung der Zunge rachenwärts, sie werden bei aufrechter Körperhaltung durch rasche *Kontraktion des Mundbodens* — wobei die wieder kontrahierte *Zunge* wie ein Spritzenstempel wirkt — in den Mageneingang gespritzt.

Innervation: Der Schluckreflex ist auch im Schlaf erhalten, die Afferenzen und Efferenzen laufen über mehrere Gehirnnerven (s. Bd. III); der Schluckreflex ist dadurch gut gesichert. Die Koordination der Afferenzen und Efferenzen geschieht im Schluckzentrum der Medulla oblongata des Gehirns.

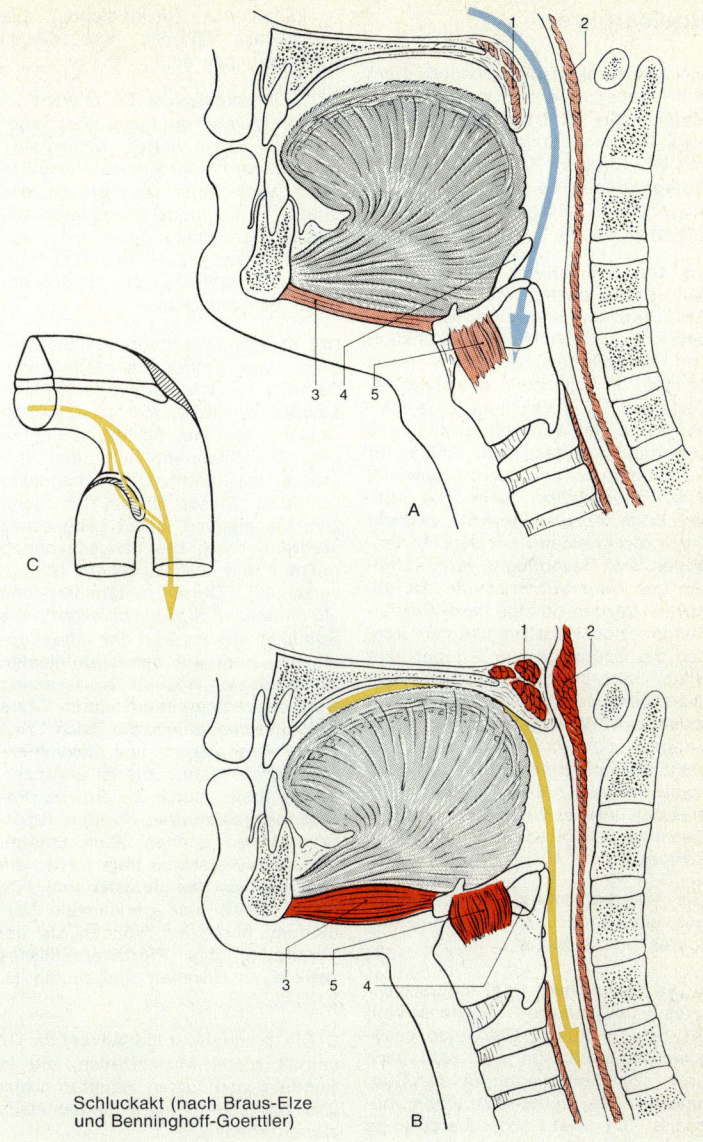

Schluckakt (nach Braus-Elze
und Benninghoff-Goerttler)

Speiseröhre

Die **Speiseröhre,** *Oesophagus,* dient dem Transport des Bissens in den Magen. Sie ist beim Erwachsenen etwa 25–30 cm lang, die Entfernung von der vorderen Zahnreihe bis zum Übergang des Oesophagus in den Magenmund beträgt beim Erwachsenen etwa 40 cm.

AB Die Speiseröhre hat 3 *Engen* **ABI-III.** Die obere, *Ösophagusmund* **ABI,** liegt in Höhe des Ringknorpels **A1.** Sie hat Verschlußfunktion und ist die engste Stelle (etwa 14 mm). Im Schluckakt erschlafft der Verschluß 0,5–1 sec lang. Eine dünne Stelle in der Hinterwand des Ösophagusmundes kann Anlaß für Ausstülpungen der Ösophaguswand, *Pulsationsdivertikel,* sein. Die mittlere Enge, *Aortenenge* **ABII,** entsteht durch die Kreuzung mit dem Aortenbogen. Der Oesophagus verläuft hinter der Bifurcatio tracheae **A2** abwärts. Narben infolge von Entzündungen der Hiluslymphknoten können die Ösophaguswand gegen den Hilus ziehen, *Traktionsdivertikel.* Die untere Ösophagusenge, *Zwerchfellenge* **ABIII,** liegt im Hiatus oesophageus des Zwerchfells, sie entsteht im Zusammenhang mit einem komplizierten Verschlußmechanismus der unteren 2–5 Zentimeter des Oesophagus. Dieser erschlafft beim Schluckakt.

Die **Wandschichtung** des Oesophagus gleicht der des übrigen Darmrohres, vgl. S. 204.

C Die **Schleimhaut** trägt mehrschichtiges unverhorntes Plattenepithel **C3.** Schleimdrüsen, *Glandulae oesophageae,* deren geringe Zahl nach unten zunimmt, liegen in der Submucosa. Die starke *Muscularis mucosae* **C4** hat schraubenförmige Muskelzüge. Sie rafft beim nichtentfalteten Oesophagus die Schleimhaut in Längsfalten (Reservefalten). Die *Submucosa* **C5** paßt sich diesen Veränderungen an.

C Die **Muskelschicht C6** besteht im oberen $1/3$ aus quergestreifter, aber vegetativ innervierter Muskulatur, im mittleren $1/3$ wird diese allmählich durch glatte Muskulatur ersetzt, das untere $1/3$ hat glatte Muskulatur. Die Muskelzüge entspringen z. T. von der dorsalen Fläche des Ringknorpels, z. T. schließen sie an den unteren Schlundschnürer an.

Der Oesophagus steht, wie die Trachea, unter einer *Längsspannung.* Dadurch wird der Verlauf des Rohres stabilisiert, der Durchtritt des Nahrungsbreies beim Schlucken begünstigt. Die Spannung hilft beim Verschluß des unteren Ösophagusabschnittes. Dieser ist am Übergang zum Magenmund in der Längsachse verdreht, durch die Längsspannung entsteht ein *Dehnverschluß* (Wringverschluß). Dieser unterstützt den „*funktionellen Kardiasphinkter*", die Sphinkterwirkung, die der intraabdominale Druck auf den abdominalen Ösophagusteil ausübt. Die Dehnung wird aufrechterhalten durch eine Bindegewebsplatte, die sich zwischen Oesophagus und Zwerchfellöffnung ausspannt. Sie ist gleichzeitig die Stelle, durch die Brüche *(Paraösophagealhernien)* in den Brustraum treten können. Zum unteren Ösophagusverschluß trägt ferner ein submuköses Venenpolster bei. Da diese Venen eine portokavale Verbindung herstellen, können sie bei Verengung des Pfortaderabflusses varikös anschwellen und bluten (s. S. 234).

C Die bindegewebige **Adventitia C7** enthält glatte Muskelzellen, die in Bündeln zum linken Hauptbronchus und zur linken Pleura mediastinalis ziehen können.

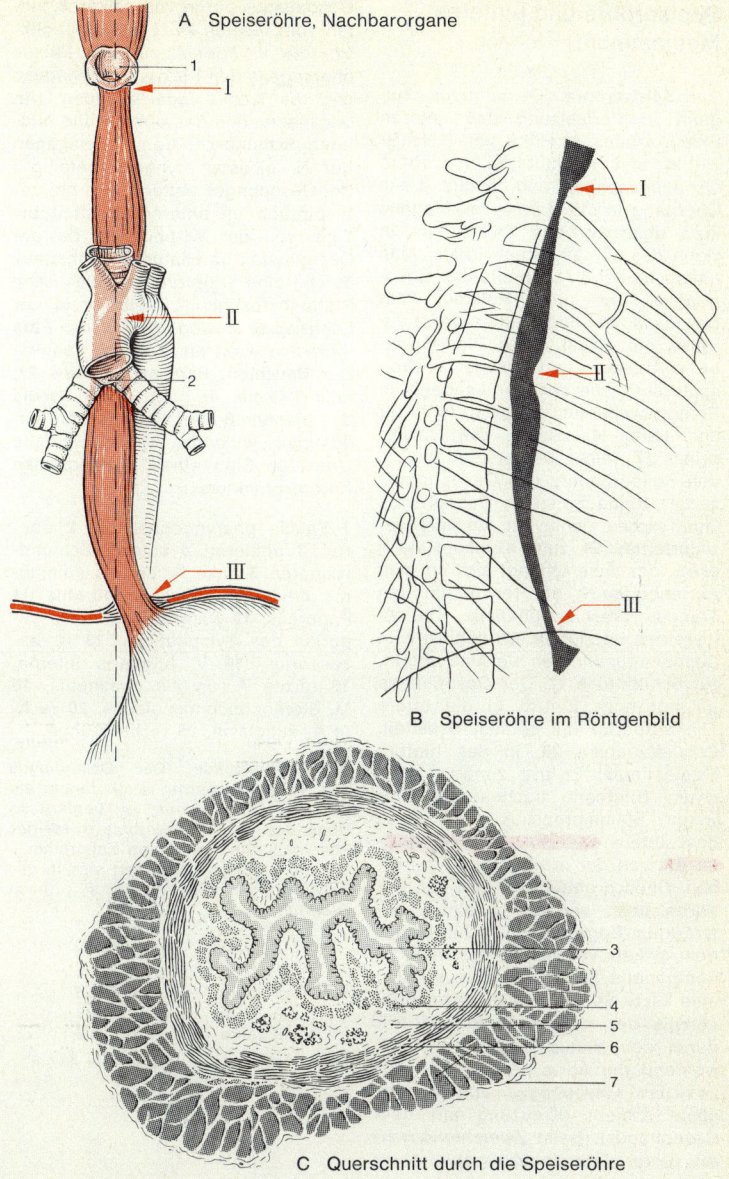

A Speiseröhre, Nachbarorgane

B Speiseröhre im Röntgenbild

C Querschnitt durch die Speiseröhre

Speiseröhre und hinteres Mediastinum

Die **Speiseröhre,** *Oesophagus,* beginnt in Fortsetzung des unteren Pharynxendes in Höhe von 6. Halswirbel und Ringknorpel (= *obere Ösophagusenge*) und endigt beim Übergang in die Cardia des Magens kurz unterhalb des Zwerchfells in Höhe des 10.–12. Brustwirbels. Man unterscheidet 3 Abschnitte des Oesophagus. Der kurze **Halsteil,** *Pars cervicalis* **18,** liegt hinter der Luftröhre, mit dieser durch Bindegewebe verbunden, und vor der Wirbelsäule links von der Medianebene im Bindegewebsraum zwischen mittlerer und tiefer Halsfaszie. Die Schilddrüse **17** reicht beiderseits bis zu den Seitenrändern des Oesophagus, in der Rinne zwischen Oesophagus und Trachea ziehen die Nn. laryngei recurrentes **21** zum Kehlkopf nach oben; der linke schlingt sich um den Aortenbogen **7,** der rechte um den Truncus brachiocephalicus. Die A. thyroidea inferior **19** tritt seitlich vom Oesophagus, an den sie Äste abgibt, zur Schilddrüse **17.** Der Oesophagus gelangt nach Eintritt in die obere Thoraxapertur mit seinem **Brustteil,** *Pars thoracica* **23,** in das hintere Mediastinum. Er tritt zunächst zwischen Bifurcatio tracheae **22** oder linken Stammbronchus und Aorta descendens *(mittlere Ösophagusenge* **23),** von der er ebenfalls Äste erhält. Danach entfernt er sich von der Wirbelsäule, verläuft in einem gestreckten Bogen nach rechts hinter dem linken Vorhof des Herzens (s. Röntgenbild S. 193) abwärts, erreicht eine kurze Strecke die Pleura mediastinalis der rechten Seite und tritt durch den Hiatus oesophageus **26,** während die Aorta descendens sich zwischen Oesophagus und Wirbelsäule schiebt (Kreuzung mit dem Oesophagus). Beim Zwerchfelldurchtritt *(untere Ösophagusenge)* wird der

Oesophagus vorne vom linken **8,** hinten vom rechten **24** N. vagus begleitet, die in Fortsetzung des Plexus pharyngeus den Plexus oesophageus und die Trunci vagales bilden. (An der Innervation des oberen und mittleren Schlundschnürers ist dagegen der N. glossopharyngeus beteiligt.) Der Oesophagus entfernt sich bei der Inspiration im unteren Brustteil bis 7 cm von der Wirbelsäule. Da der Oesophagus im Hiatus oesophageus durch eine ringförmige elastische Platte befestigt ist, bleibt er in der Längsachse beweglich. Auf die Pars thoracica wirkt der Zug der Lungen. Der **Bauchteil,** *Pars abdominalis* **27,** mißt 1–3 cm, er geht in die Cardia des Magens **9** über. Auf die Pars abdominalis wirkt der intraabdominelle Druck im Sinn eines „funktionellen Kardiasphinkters".

1 Fascia pharyngobasilaris, **2** oberer, **3** mittlerer, **4** unterer Schlundschnürer, **5** linke A. carotis communis, **6** linke A. subclavia, **10** Milz, **11** Pancreas, **12** Ganglion cervicale superius des Sympathicus, **13** N. accessorius, **14** V. jugularis interna, **15** rechte A. carotis communis, **16** M. sternocleidomastoideus, **20** rechte A. subclavia, **25** rechte Lunge.

Altersunterschiede. Der Oesophagus des Neugeborenen ist relativ länger als der des Erwachsenen, er beginnt in Höhe des 3.–4. Halswirbels (niedriger Pharynx!). Die Entfernung Zahnreihe — Magenmund (Cardia) ändert sich in der Entwicklung folgendermaßen (nach *Bischoff):*

Alter:	*cm:*
1 Monat	16,3
2 Jahre	22,5
9 Jahre	32,9
12 Jahre	34,2

Beim Erwachsenen beträgt sie 40 cm.

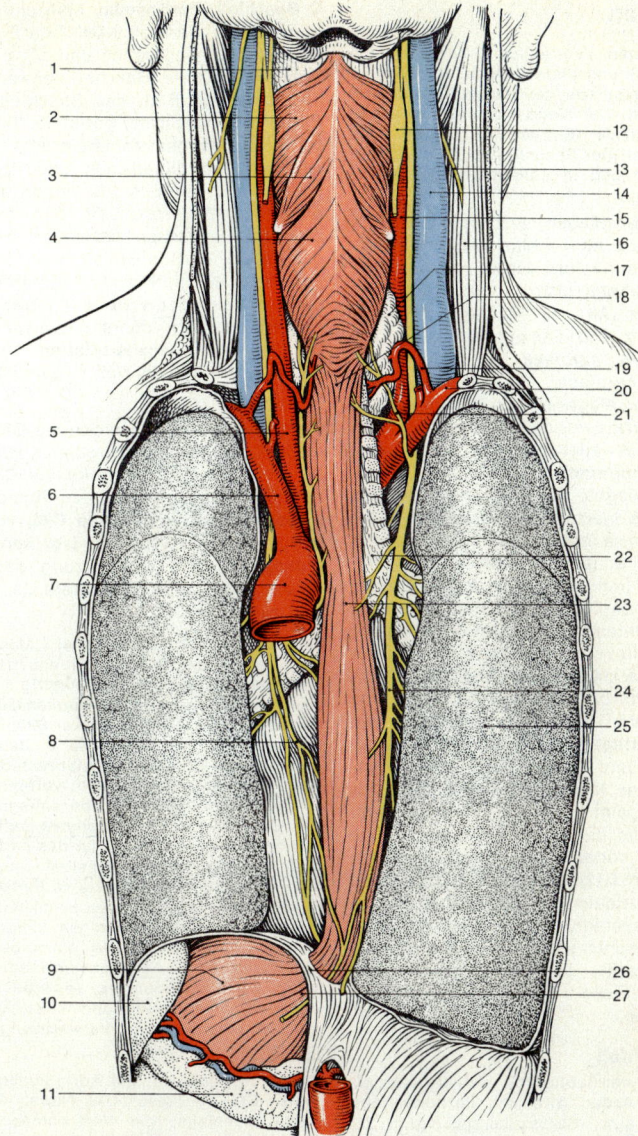

Speiseröhre in situ von dorsal   (nach Rauber-Kopsch)

Magen

Im **Magen,** *Ventriculus (Gaster),* werden die Nahrungsbissen durch den Magensaft chemisch zerkleinert, Speisebrei entsteht. Der Magensaft enthält eiweißverdauende Enzyme, Salzsäure und Schleim. Der Speisebrei wird im Magen bewegt und in Zeitabständen abtransportiert.

AB Der **Magen** setzt mit der *Pars cardiaca* **A3** die Mündung des Oesophagus **A2** fort. Links von der Cardia erhebt sich kuppelförmig der *Fundus* **A8** des Magens, zwischen Fundus und Oesophagus liegt die *Incisura cardiaca* **A1** (von innen *Plica cardiaca).* Es folgt als Hauptteil der *Magenkörper* **A9.** Er geht in die *Pars pylorica* **A7** über, die nach einer Erweiterung, *Antrum,* mit dem Magenpförtner, *Pylorus* **A6,** endet. Der Magen hat eine vordere und hintere Fläche. Der obere Rand, die *Curvatura minor* **A4,** ist im unteren Drittel eingeknickt, *Incisura angularis* **A5** (innen *Plica angularis,* Grenze zwischen Corpus und Pars pylorica). Der untere Rand, *Curvatura major* **A10,** hat dieser Stelle gegenüber die stärkste Aussackung **A11.** Diese *Grundform* des Magens wird von mehreren Faktoren beeinflußt, von Körperlage, Magenfüllung, Muskeltonus und Einfluß der Nachbarorgane. Der Magen faßt etwa 1200 bis 1600 cm³. Das *Schleimhautrelief* zeigt an der kleinen Kurvatur einige längs verlaufende Falten („*Magenstraße*" **B12**), im übrigen schräg- und querverlaufende Schleimhautfalten (Reservefalten), die auch Schleimhautnischen umgrenzen („*Digestionskammern*", in denen grobe Nahrungsstücke festgehalten werden können).

Bauchfell

Die Verschieblichkeit der Organe gegeneinander wird im Peritonealraum durch einen Serosaüberzug (vgl. S. 22), das Bauchfell, ermöglicht. Als Schmiermittel dienen etwa 50 ml Flüssigkeit.

C Bauchfell, Peritoneum. Man unterscheidet ein viszerales **C17**, mit Eingeweiden verwachsenes und ein parietales **C16**, die Bauchhöhlenwand auskleidendes Blatt des Bauchfells, **Peritoneum viscerale, parietale.** Beide Blätter hängen kontinuierlich zusammen und bilden den geschlossenen Peritonealsack, der einen kapillären Spalt einschließt. Die Verbindungen zwischen viszeralem und parietalem Peritonealblatt sind bei Organen, die vollständig von Peritoneum bekleidet werden („intraperitoneale Lage"), dünne „Bauchfellduplikaturen", Gewebsplatten, die Gefäße und Nerven zum Organ führen.

C Beim Magen **C23** werden sie Bänder genannt. Von der großen Kurvatur zieht das *Lig. gastrolienale* **C22** zur Milz **C19**, (Fortsetzung zur Rumpfwand: *Lig. phrenicolienale* **C20**) von der kleinen Kurvatur das *Lig. hepatogastricum* **C24** (Fortsetzung nach unten: *Lig. hepatoduodenale,* s. S. 222) zur Leber **C25.**

Feinbau. Das Peritonealepithel („Mesothel" wegen seiner Herkunft aus dem embryonalen Mesoderm) ist niedrig einschichtig und trägt einen Bürstensaum (Mikrovilli), ein Zeichen starker Resorptionstätigkeit. Das subseröse Bindegewebe ist teils lockere Verschiebeschicht, so in den Mesenterien, teils verbindet es die Serosa straff mit den anliegenden Organen, so im Peritoneum parietale oder über der Leber. Nur das parietale Peritoneum wird sensibel innerviert. Flüssigkeiten, auch kleine Partikel (Tuschekörnchen), Gifte von Krankheitserregern gelangen in wenigen Minuten in die Lymphbahnen des subserösen Bindegewebes. Das Peritoneum reagiert heftig bei Entzündungen, es scheidet dabei eiweißhaltige Peritonealflüssigkeit ab, Verklebungen und Verwachsungen entstehen.

C13 V. cava inferior, **C14** Aorta abdominalis, **C15** Pancreas, **C18** Niere, **C21** Bursa omentalis, ein Verschiebespalt für den Magen.

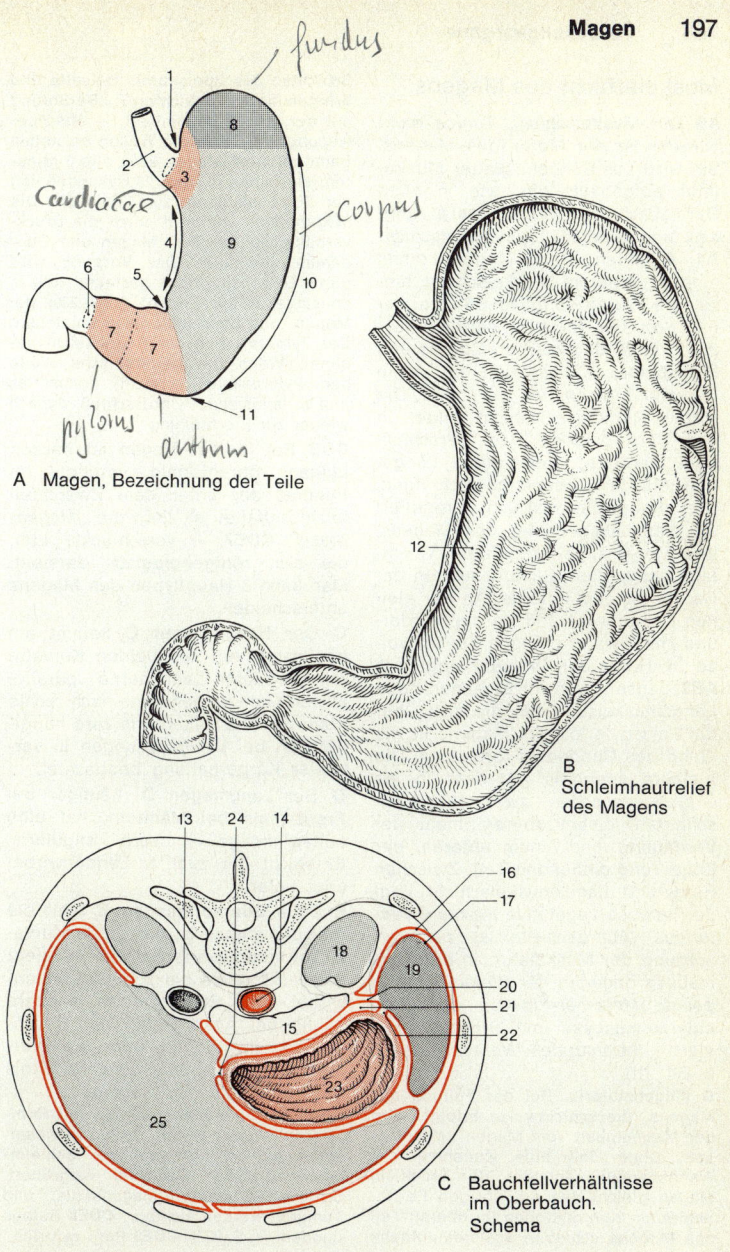

A Magen, Bezeichnung der Teile

fundus

Cardiaca

corpus

pylorus

antrum

B Schleimhautrelief des Magens

C Bauchfellverhältnisse im Oberbauch. Schema

Gastri4

Muskelschicht des Magens

AB Die **Muskelschicht,** *Tunica muscularis,* ist der Motor des Magens. Sie wird aus Bündeln glatter Muskulatur aufgebaut, die, wie in allen Darmabschnitten, eine *innere Ring-* **AB2** und *äußere Längsmuskelschicht* **A1, 4** bilden. Beim Magen kommt eine 3., innerste Muskelschicht hinzu, die *Fibrae obliquae* **B5**. Sie ziehen von der Incisura cardiaca bis zur Grenze **B3** zwischen Corpus und Pars pylorica; diese und die kleine Kurvatur bleiben frei von ihnen. Die starke Ringmuskelschicht bildet in der *Pars pylorica* den Verschluß, zwei zirkuläre, oben durch Längsmuskelzüge verbundene Schlingen. Die Längsmuskelschicht reguliert die Längsausdehnung des Magens, ihre Muskelzüge verlaufen z. T. entlang der großen Kurvatur **A4** von der Cardia bis zum Pylorus. An der kleinen Kurvatur **A1** und an der Vorder- und Hinterwand endigen sie teilweise in Höhe der Incisura angularis **AB3**. Jenseits von ihr beginnen neue Längsmuskelzüge **B6**, die sich über die Pars pylorica des Magens in die Wand des Duodenum fortsetzen. Die Incisura angularis gilt deshalb als Grenze zwischen zwei Magenabschnitten, einem oberen, mehr der Verdauung, und einem unteren, der Entleerung dienenden Teil. Zwischen Ring- und Längsmuskelschicht liegt der nervöse vegetative *Plexus myentericus* (*Auerbach*-Plexus) zur Versorgung der Muskulatur, in der Submucosa dagegen der *Plexus submucosus* (*Meissner*-Plexus), der Muscularis mucosae und Drüsen innerviert ("*intramurales Nervensystem*", s. Bd. III).

G Magenmotorik. Bei der Füllung des Magens, die schichtweise erfolgt, wird der Mageninhalt vom Magen umschlossen, ohne daß eine Zunahme der Wandspannung entsteht, der Druck im Magen gleicht dem im übrigen Peritonealraum. Kontraktionen im oberen Teil des Magens schieben schleimhautnahe Schichten des Speisebreis beiseite und bringen tiefere Schichten in Berührung mit der Magenschleimhaut, — *Mischbewegung.* Peristaltische Wellen entstehen beim gefüllten Magen etwa alle 3 Minuten, sie laufen in etwa 20 Sekunden von der Fundusgegend zum Pylorus. Die *Magenentleerung* wird durch die Druckverhältnisse zwischen Magen und Duodenum beeinflußt. Der Vorgang wird durch *Gewebshormone* gesteuert, die in "basalgekörnten Zellen" (s. S. 200) der Magen- und Duodenaldrüsen entstehen. Der Pylorus ist in der Regel leicht geöffnet. Wenn die peristaltische Welle den Pyloruskanal erreicht, kommt es erst vollends zum Pylorusschluß, danach wieder zur Erschlaffung.

CDE Bei **leerem Magen** ist dessen Lumen röhrenförmig verengt. Im Fundus, der unter dem Zwerchfell leicht entfaltet ist, liegt die *"Magenblase"* **CDE7**, — verschluckte Luft, die sich röntgenologisch darstellt. Man kann 3 Haupttypen des Magens unterscheiden.

C Der **Hakenmagen C** kommt am häufigsten vor. Die beiden Kurvaturen verlaufen annähernd parallel abwärts und biegen dann nach rechts oben um. Die Hakenform wird hauptsächlich bei Untersuchungen in vertikaler Körperhaltung beobachtet.

D Der **Langmagen D**, häufiger bei Frauen als bei Männern, hat eine spitzwinkelige Incisura angularis. Er reicht bis zum 4. Lendenwirbel oder tiefer.

E Beim **Stierhornmagen E** fehlt die Incisura angularis, die große Kurvatur ist ventralwärts gerichtet, er liegt hoch und reicht bis zum 2. Lendenwirbel. Die Stierhornform entsteht häufig bei Anspannung der Bauchdecken, im Liegen oder bei vermehrtem Raumbedarf der Bauchorgane unterhalb des Magens.

F Bei geringer Magenfüllung mit *Röntgenkontrastbrei* treten die *Schleimhautfalten* hervor, sie sind bei Schleimhautentzündung (Gastritis) vergrößert, Schleimhautdefekte (Magenulkus) und Tumoren werden sichtbar. **CDE8** Bulbus duodeni (s. S. 202), **CDE9** Pars pylorica.

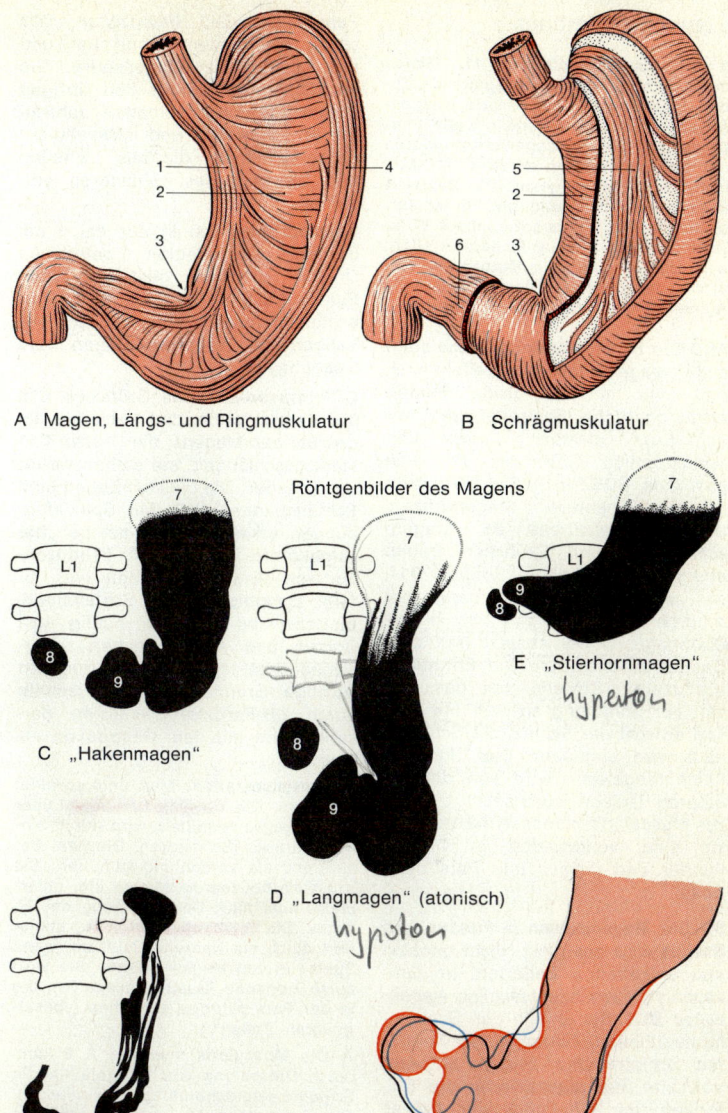

A Magen, Längs- und Ringmuskulatur

B Schrägmuskulatur

Röntgenbilder des Magens

C „Hakenmagen"

D „Langmagen" (atonisch)

hypoton

E „Stierhornmagen"

hyperton

F Schleimhautrelief

G Magenmotorik (nach Braus-Elze)

Magenschleimhaut

A Die **Magenschleimhaut A1,** *Tunica mucosa,* bildet das eiweißspaltende Enzym Pepsinogen, das, von der Magensalzsäure (pH 1,5–2) aktiviert, als Pepsin wirkt. Die Bindegewebsstrukturen der Nahrung werden zerstört, Muskelfasern und Fett freigesetzt für den weiteren Abbau im Dünndarm. Ferner entstehen in der Magenschleimhaut Wirkstoffe, die z. T. die Magensekretion, wahrscheinlich auch die Motorik steuern, sowie der „Intrinsic factor", der die Aufnahme des Vitamin B_{12} ermöglicht.

ABD Die **Schleimhautoberfläche** zeigt außer *Magenfalten* (Grobrelief) noch zahlreiche millimetergroße Felder, *Areae gastricae* (Feinrelief) und, mit der Lupe sichtbar, punkt- und schlitzförmige Grübchen, *Foveolae gastricae* **BD5.** In jedes Grübchen münden mehrere Magendrüsen, *Glandulae gastricae* **B6.** Magenschleimhaut und Grübchen tragen einschichtiges hohes Epithel **D14,** das sich am Mageneingang mit scharfer Grenze gegen das blasse Ösophagusepithel absetzt (mit dem Gastroskop sichtbar). Die Epithelien produzieren Schleim, der das Epithel vor Andauung schützt. Mit dem Tod erlischt der Schutz, die Schleimhaut wird angedaut. Das Schleimhautbindegewebe wird von den tubulären Drüsen durchsetzt, die bis zur *Muscularis mucosae* **A2** reichen; sie sind verschieden in Cardia, Fundus und Corpus und Pars pylorica.

BD Die **Magendrüsen in Fundus und Corpus** sind gestreckt, dicht gepackt und enthalten 3 Zellarten. Im Drüsenhals liegen hauptsächlich *Nebenzellen* **BD7.** Sie ähneln den Schleimhautepithelien, bilden einen neutralen Schleim und zeigen Mitosen, von hier aus regenerieren die Epithelien. Im Mittelstück der Drüsen findet man Hauptzellen und Belegzellen. *Hauptzellen* **BD9** sind basophil (Ergastoplasma!), sie bilden

Pepsinogen. Die *Belegzellen* **BD8** sitzen häufig den Tubuli auf und produzieren die Magensäure. Sie erscheinen gegenüber den übrigen Zellen azidophil, enthalten zahlreiche Mitochondrien und intrazelluläre Sekretkapillaren, die aus Lamellen und Bläschen des Zellinneren entstehen.

Kardiadrüsen. Die in der ca. 1 cm breiten Kardiaregion gelegenen Drüsen gleichen gestaltlich den Fundusdrüsen, besitzen aber nur schleimbildende Zellen, — eine Alkalibarriere zwischen Magen und Oesophagus.

C Pylorusdrüsen. Die Grübchen **C10** der Pars pylorica sind tiefer als die des übrigen Magens, die Drüsen **C11** stark geschlängelt, sie stehen weiter auseinander. Die meisten Zellen sind Schleimbildner **C12.** Mit Spezialfärbungen erkennt man einzelne „basalgekörnte Zellen" **C13,** Produzenten von Gewebshormonen (vgl. S. 140). Lymphfollikel im Schleimhautbindegewebe kommen häufig vor. Corpus und Antrum haben unterschiedliches pH, ihre chirurgisch wichtige Grenze läßt sich deshalb durch pH-Farbstoffindikatoren darstellen und mit dem Gastroskop erkennen.

Magensaftsekretion. Man unterscheidet 2 Phasen. Die nervöse Sekretion, über den N. vagus vermittelt, wird durch Sinneseindrücke (Schmecken, Riechen, Sehen) und die Vorstellung stimuliert. Sie tritt auch bei leerem Magen ein, unterbleibt aber nach Durchtrennung des N. vagus. Die gastrische Sekretion, stimuliert durch die Nahrung, läuft an, wenn Speise in den Magen gelangt. Sie wird durch Hormone (Gastrin) ausgelöst, die in der Pars pylorica entstehen („basalgekörnte Zellen"!).

A Die **Muscularis mucosae A 2** kann durch Drosselung von Blutgefäßen die Schleimhautdurchblutung beeinflussen. Die Submucosa **A3** führt die größeren Blut- und Lymphgefäße und die Nerven der Schleimhaut *(Plexus submucosus).* **A4** Muskelwand des Magens.

Gastrin

Hauptzellen – Pepsinogen
Belegzellen – Salzsäure
Nebenzellen – Schleim

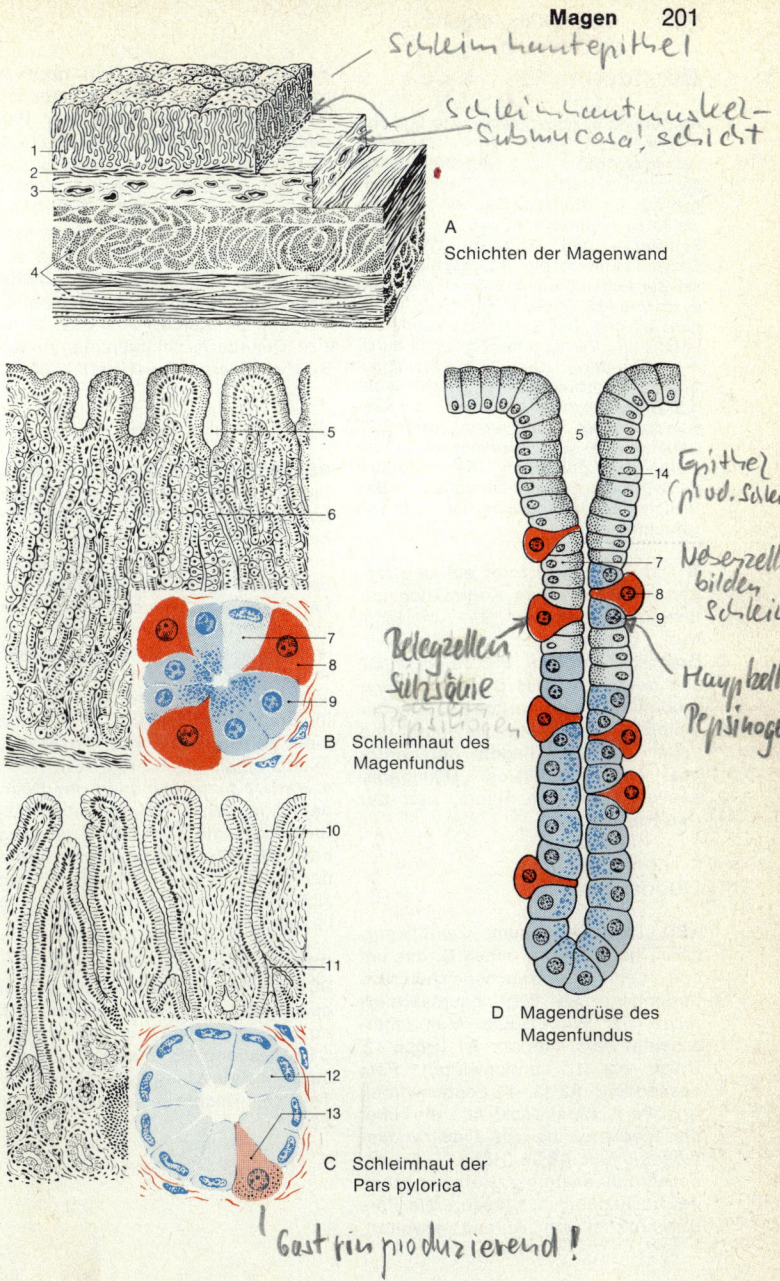

Schleimhautepithel

Schleimhautmuskel-
Submucosal schicht

1
2
3
4

A Schichten der Magenwand

5
6

7
8
9

B Schleimhaut des
Magenfundus

10

11

12
13

C Schleimhaut der
Pars pylorica

5
14

Epithel
(prod. schlein)

7
8
9

Nebenzellen
bilden
schlein

Belegzellen
Salzsäure

Pepsinogen

Hauptzellen
Pepsinogen

D Magendrüse des
Magenfundus

Gastrin produzierend!

Dünndarm

Im Dünndarm findet *Verdauung* und *Resorption* statt. Verdauung ist der enzymatische Abbau der 3 Nährstoffe in resorbierbare Bestandteile – der Kohlenhydrate zu Monosacchariden, der Eiweiße zu Aminosäuren und der Fette zu Fettsäuren und Glyzerin. Wichtigste Enzymquelle ist die Bauchspeicheldrüse. Zur Fettverdauung müssen die Fette durch die Gallensäure der Galle emulgiert werden. Der Speisebrei wandert in Misch- und Transportbewegungen durch den Dünndarm. Die Darmschleimhaut besitzt resorbierende und schleimbildende Epithelien sowie solche, die „Gewebshormone" für Pankreassekretion, Gallenblasen- und Darmmotorik produzieren und Epithelien, die vermutlich Verdauungsenzyme herstellen. Das Schleimhautbindegewebe ist reich an Lymphfollikeln.

B Der **Dünndarm** folgt auf den Magen, er ist, je nach Kontraktion der Längsmuskelschicht, 3–4 m lang. Man unterscheidet ohne scharfe Grenze *Duodenum* **B5,** *Jejunum* **B7** und *Ileum* **B11.** Das Duodenum liegt großenteils retroperitoneal an der hinteren Bauchwand, Jejunum und Ileum dagegen liegen intraperitoneal als bewegliches *„Dünndarmkonvolut"* in dem Raum, den der Dickarm umrahmt.

Duodenum

ABD Das **Duodenum,** *Zwölffingerdarm,* hat die Form eines C, das um den Kopf der Bauchspeicheldrüse herumläuft. Es liegt hauptsächlich rechts der Wirbelsäule. Man unterscheidet *Pars superior* **A1** (Höhe 12. Brust- bis 1. Lendenwirbel), *Pars descendens* **A2** (3.–4. Lendenwirbel) und *Pars ascendens* **A3,** die über die Medianebene zur *Flexura duodenojejunalis* **ABC4** (Höhe 1.–2. Lendenwirbel) ansteigt. (Höhenangaben bei Ausatmung im Liegen.) Die Pars superior ist am Anfang erweitert

Bulbus duodeni, sie liegt noch intraperitoneal (Lig. hepatoduodenale s. S. 222). In der Mitte der Pars descendens münden Gallen- und Pankreasgang. Am Übergang von Duodenum und Jejunum, *Flexura duodenojejunalis* **ABC4,** wird der Dünndarm wieder intraperitoneal. Hier kommen Bauchfellnischen vor, die *Recessus duodenalis superior* **D16,** *inferior* **D17,** *retroduodenalis* **D18** und *paraduodenalis* **D19,** in die sich Dünndarmschlingen als „innere Brüche" (Hernien) verirren können.

Jejunum und Ileum

BC Jejunum, *Leerdarm* **B7,** heißen die oberen $^2/_5$, **Ileum,** *Krummdarm* **B11,** die unteren $^3/_5$ des intraperitonealen Dünndarms. Beide gehen ohne scharfe Grenze ineinander über. Das Dünndarmkonvolut kann bei geöffnetem Bauchraum am Mesenterium bewegt und zur Seite gelegt werden, vgl. **B, C.** Das **Mesenterium,** *Gekröse,* ist mit seiner Wurzel, *Radix mesenterii* **C12,** an der hinteren Bauchhöhlenwand in einer Linie befestigt, die von der Flexura duodenojejunalis schräg nach rechts abwärts bis zur Mündung des Dünndarms in den Dickdarm reicht. Die Radix mesenterii ist 15–18 cm lang, der Mesenterialansatz am Dünndarm kann über 4 m messen, er legt sich bei Verkürzung des Darmes in Falten („Gekröse").

BCE *Dickdarmabschnitte:* Blinddarm **BC9** mit Wurmfortsatz **BC10,** aufsteigender **B8,** querverlaufender **BC6,** absteigender **C13** und S-förmiger **C15** Dickdarm, Enddarm **C14.** Unter dem hochgeschlagenen S-förmigen Teil der Recessus intersigmoideus **E20.**

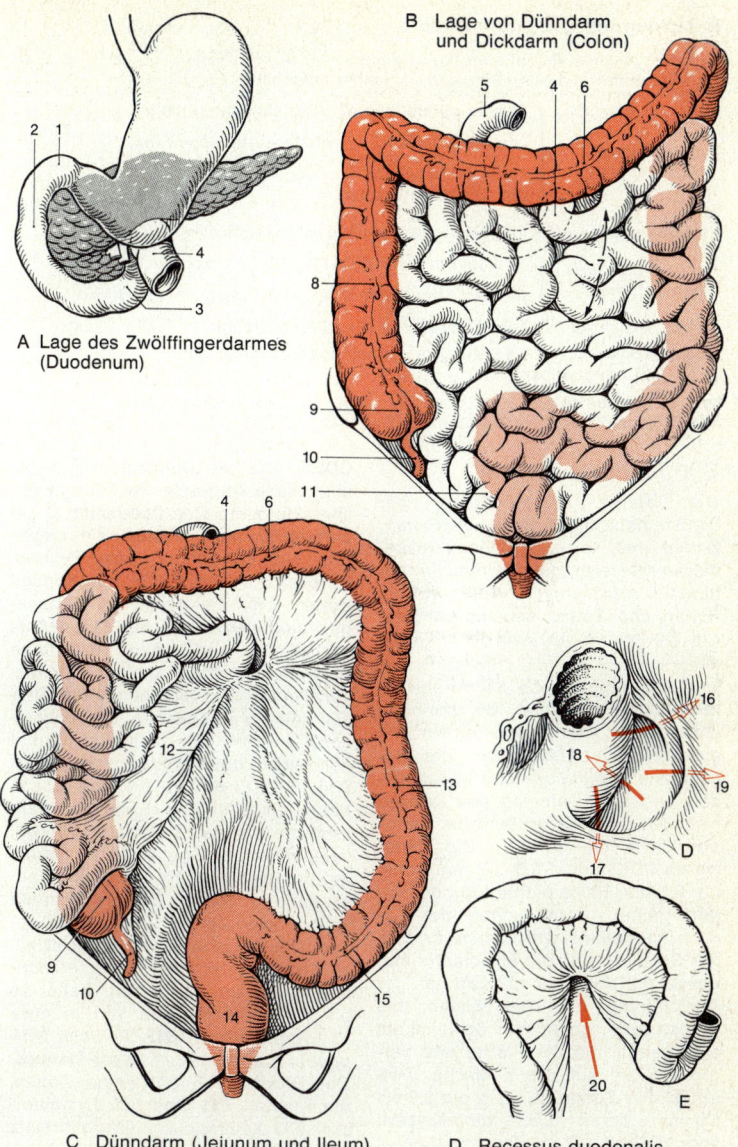

A Lage des Zwölffingerdarmes
(Duodenum)

B Lage von Dünndarm
und Dickdarm (Colon)

C Dünndarm (Jejunum und Ileum)
nach rechts gelegt, querer und
absteigender Dickdarm sichtbar

D Recessus duodenalis
superior et inferior

E Recessus intersigmoideus

Schichten der Dünndarmwand

Wie der gesamte Rumpfdarm (vgl. Speiseröhre, S. 192, Magen, S. 198 f), ist auch die Dünndarmwand aus folgenden Schichten aufgebaut.

Tunica mucosa (Schleimhaut)
- *Lamina epithelialis* **A2** (Schleimhautepithel)
- *Lamina propria* **A3** (Schleimhautbindegewebe)
- *Lamina muscularis mucosae* **A(C—F)4** (Schleimhautmuskulatur)

Tela submucosa **A(C—F)5** (bindegewebige Verschiebeschicht)

Tunica muscularis (Muskelschicht)
- *Stratum circulare* **A(C—F)6** (Ringmuskelschicht)
- *Stratum longitudinale* **A(C—F)7** (Längsmuskelschicht)

Tunica serosa **A8** mit *Tunica subserosa* (Bauchfellüberzug)
oder: *Tunica adventitia* (bei retro- und extraperitonealer Lage) (Bindegewebsschicht)

Bei intraperitonealer Lage dient das Gekröse (Mesenterium **AB1**) der Blut- und Nervenversorgung des Darmes.

Dünndarmschleimhaut

Die starke Vergrößerung der Schleimhautoberfläche durch *Falten, Zotten* und, im elektronenmikroskopischen Bereich, durch *Mikrovilli*, begünstigt Verdauung und Resorption. Falten und Zotten nehmen im unteren Dünndarm an Zahl und Größe ab.

A—F Die ringförmigen *Kerckring*-**Falten**, *Plicae circulares* **B9**, springen etwa 1 cm in das Darmlumen vor. Sie entstehen durch Auffaltung der *Mucosa* und *Submucosa* und verschwinden auch bei Dehnung des Darmes nicht ganz. Sie vergrößern die Darmoberfläche um etwa $1/3$. Die **Darmzotten CDE10** sind 0,5—1,2 mm hohe, ca. 0,1 mm dicke blattartige oder fingerförmige Ausstülpungen der *Lamina epithelialis* und *Lamina propria* der Schleimhaut; die Muscularis mucosae **ACDEF4** nimmt nicht an der Ausstülpung teil. Die Zotten, bis 40 pro mm², geben der Schleimhaut eine samtartige Oberfläche und vergrößern sie auf das 5—6fache. Zwischen den Zotten münden die 0,2 bis 0,4 mm tiefen *Lieberkühn*-**Krypten** oder Drüsen, *Glandulae intestinales* **CDF11**, die bis zur Muscularis mucosae reichen.

CDEF Die 3 Dünndarmabschnitte sind durch folgende Besonderheiten charakterisiert. Das **Duodenum C** hat zahlreiche hohe Falten, sie beginnen 3—5 cm jenseits des Pylorus. Es besitzt hohe, häufig blattförmige Zotten **C10**, die Krypten **C11** dagegen sind flach. Nur das Duodenum besitzt *Brunner*-**Drüsen**, *Glandulae duodenales* **C12**, schleimbildende, verzweigte und aufgeknäuelte Drüsen, die in Paketen in der Submucosa liegen. Das **Jejunum D** hat zahlreiche hohe Falten und Zotten **D10**, doch nehmen sie gegen das Ileum an Zahl und Höhe ab, während die Krypten **D11** tiefer werden. Lymphatische Solitärfollikel treten auf, im ganzen Darm insgesamt Tausende. Im **Ileum E** verschwinden Falten und Zotten **E10** allmählich, das lymphatische Gewebe nimmt zu, es bildet in der dem Mesenterialansatz gegenüberliegenden Seite 20 bis 30 Ansammlungen von je etwa 20 Lymphfollikeln **E13**, *Folliculi lymphatici aggregati*, *Peyer*-**Plaques**. Der **Dickdarm F** hat keine Zotten, die Krypten **F11** sind tief, Lymphfollikel **F13** kommen vor (Wurmfortsatz s. S. 102).

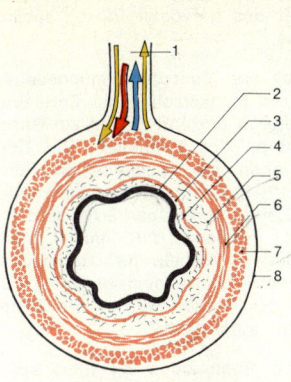

A   Querschnitt durch B: Schichten
der Darmwand, Schema

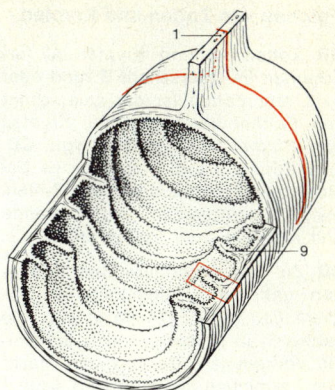

B   Oberer Dünndarm (Jejunum)
angeschnitten

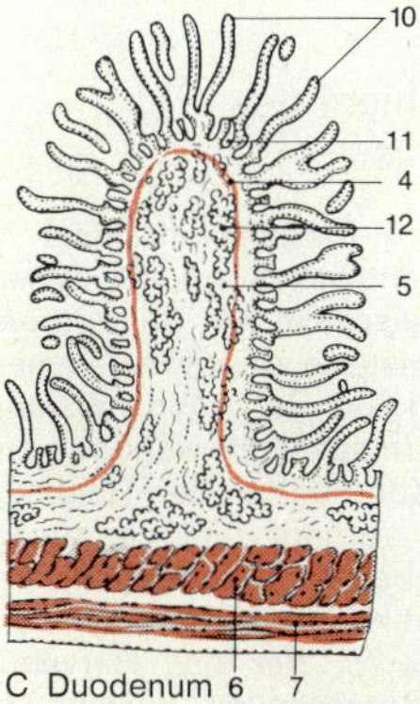

Übersicht über die Wand-
schichten der einzelnen
Darmabschnitte

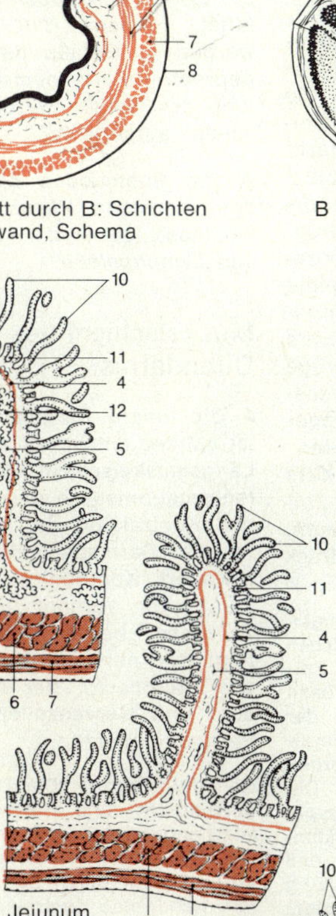

C   Duodenum

D   Jejunum

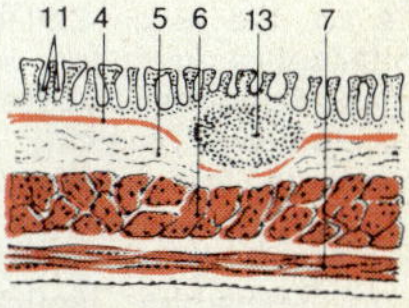

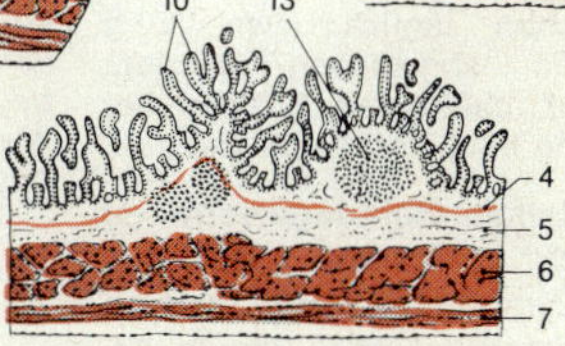

E   Ileum

F   Colon

Feinbau von Zotten und Krypten

AB Zotten **A3** und Krypten **A2** erscheinen im **Querschnitt B** rund oder oval, bei *Zotten* ist der Querschnitt *von Epithel überzogen*, bei *Krypten von Epithel ausgekleidet*, vgl. **CD**. Das Epithel ist einschichtig, es besteht aus hochprismatischen Zellen. Man unterscheidet *sezernierende* und *resorbierende* Epithelzellen.

CD Zu den **sezernierenden Epithelien** gehören: schleimbildende *Becherzellen* **CD8** *(Thekazellen)*, die zahlreich in Krypten, häufig auf Zotten vorkommen (der Schleim macht den Darminhalt gleitfähig und schützt damit die Schleimhaut); *Paneth-Körnerzellen* **D16**, die in kleinen Gruppen im Fundus der Krypten auftreten (sie enthalten apikal azidophile Granula, deren Natur nicht hinreichend bekannt ist); *basalgekörnte Zellen* **D15** sind verschiedenartige hormonbildende Zellen (s. „Gewebshormone", S. 140), die in geringer Zahl im Grund der Krypten auftreten. Die **resorbierenden Epithelien CD9** überkleiden hauptsächlich die Zotten. Sie tragen einen *Bürstensaum*, Mikrovilli *(Saumzellen)*, als Ausdruck ihrer resorptiven Tätigkeit.

D Die **Regeneration** der kurzlebigen und gegen Schädigung empfindlichen Darmepithelien geschieht aus dem Epithel der Krypten. Hier laufen Mitosen **D14** ab, die einen Zellschub nach der Zottenspitze erzeugen, wo die überalterten Epithelien abgestoßen werden und in den Darmsaft gelangen. Die Wanderung einer Zelle aus der Krypte zur Zottenspitze dauert etwa 36 Stunden. Aus Berechnungen ergibt sich, daß beim Menschen täglich etwa 250 g Darmepithelien abgestoßen werden; man vermutet, daß deren Enzyme bei der Verdauung eine Rolle spielen.

C Das **Schleimhautbindegewebe** ist hauptsächlich retikuläres Gewebe, es enthält Lymphozyten und andere Zellen des *Immunsystems* sowie Arteriolen **C11**, Kapillaren **C12**, Venolen **C13**, Lymphgefäße **C10** und Ausläufer des nervösen Plexus submucosus.

A Aus der **Muscularis mucosae A1** scheren Muskelzellen ins Zottenbindegewebe ein und ziehen zur Basalmembran der Epithelien. Bei Kontraktionen der Muskelzellen (etwa alle 10—15 Sekunden) verkürzen sich die Zotten, ihre Oberfläche wird gefaltet, venöses Blut und Lymphe werden in Gefäße der Submucosa gepreßt — *Zottenpumpe!* Durch Füllung der Gefäße werden die Zotten wieder aufgerichtet.

A Die **Submucosa A4** führt außer dem nervösen *Plexus submucosus* weitmaschige Netze größerer *Blut-* und *Lymphgefäße*.

Muskelschicht des Dünndarms

A Die **innere Ringmuskelschicht A7** ist stärker entwickelt als die **äußere Längsmuskelschicht A6**. Beide arbeiten antagonistisch derart zusammen, daß Kontraktion der Längsmuskulatur den Darmabschnitt verkürzt und erweitert, Kontraktion der Ringmuskulatur ihn verengt und verlängert. Zwischen beiden Muskelschichten liegt der nervöse *Plexus myentericus (Auerbach)*, der aus Nervenfasern und Nervenzellen besteht. **A5** Peritonealüberzug.

Dünndarmmotorik. Der Darminhalt wird durchmischt und fortbewegt. Durchmischung erfolgt in *Pendelbewegungen* und *Segmentationsbewegungen*, Transport entsteht durch *peristaltische Wellen*, wandernde Kontraktionsringe. *Rollbewegungen* nennt man peristaltische Wellen, die rasch über große Abschnitte des Dünndarms hinweglaufen.

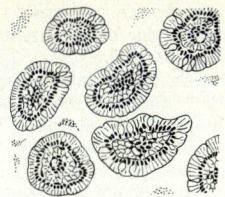 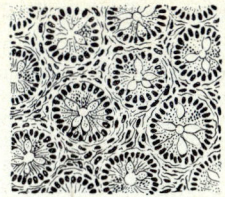

B Querschnitt links durch Zotten, rechts durch Krypten

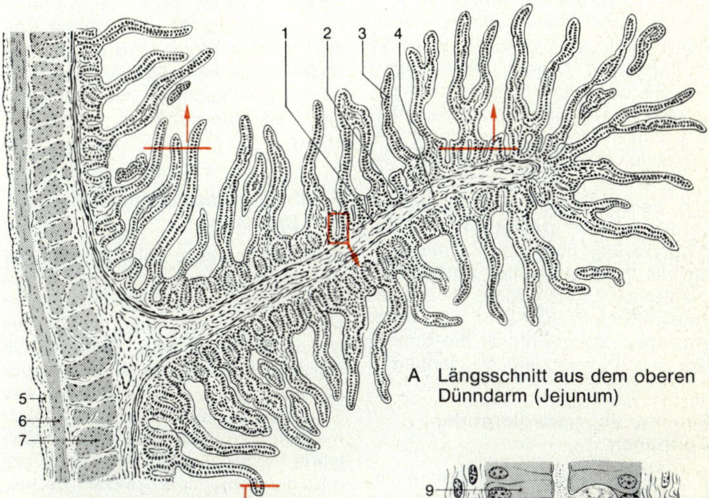

A Längsschnitt aus dem oberen
Dünndarm (Jejunum)

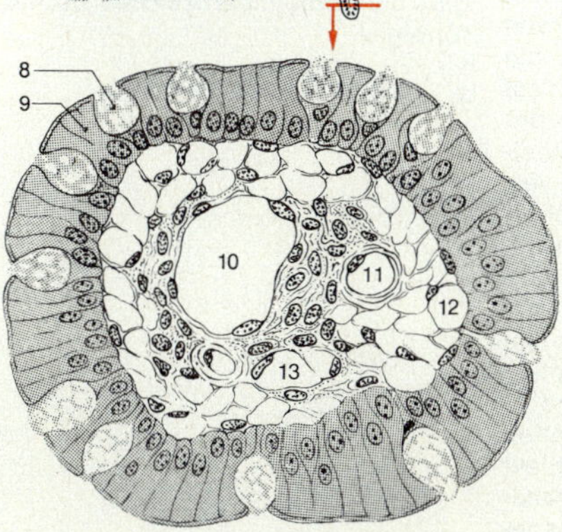

C Querschnitt durch Darmzotte,
Ausschnitt aus A

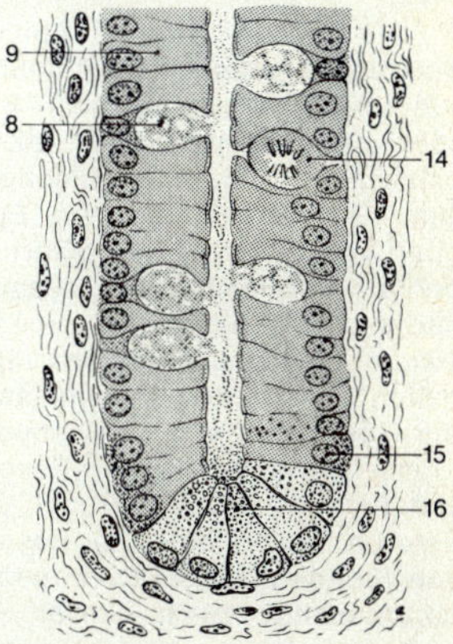

D Längsschnitt durch Darmkrypte,
Ausschnitt aus A

Blut- und Lymphgefäße der Zotten

A Im Zottenbindegewebe liegt unter dem Epithel ein Netz von *Blutkapillaren,* das von einer oder mehreren *Arterien* gespeist wird, die ungeteilt bis zur Zottenspitze verlaufen. Eine zentrale *Vene* führt das Blut zurück, in der Zottenspitze liegen *arteriovenöse Kurzschlüsse.* Mit dem Blut gelangt das meiste der von den Epithelien resorbierten Stoffe, Aminosäuren und Zucker sowie freie Fettsäuren und freies Glyzerin, über die Pfortader zur Leber. Die *Endothelien* **B9** der Blutkapillaren sind *gefenstert.* Innerhalb dieses Gefäßmantels liegt ein Lymphsinus (gelb), das „*zentrale Chylusgefäß"* (Chylus = Lymphe des Darmes). Mit der Lymphe werden die in der Schleimhaut bereits wieder synthetisierten Fette (Triglyzeride) über den Ductus thoracicus ins Blut geleitet. Auch Tröpfchen unter 0,5 µm Größe, die bei der Emulgierung von Fetten im Darm entstehen, können durch die Epithelien in die Lymphgefäße gelangen.

Feinbau der resorbierenden Epithelien

B Die resorbierenden Epithelien, **Saumzellen,** tragen einen Saum von 1,2–1,5 µm langen *Mikrovilli* **B1**, die sehr dicht stehen (etwa 3000 auf einer Zelle, etwa 200 Millionen pro mm² Oberfläche) und die Epitheloberfläche um etwa das 30fache vergrößern, wodurch eine Gesamtoberfläche des Dünndarms von etwa 100 m² entsteht. Die Mikrovilli enthalten alkalische Phosphatase für die Resorption von Kohlenhydraten. Lipasen und Esterasen (Resorption von Fett) treten in Mikrovilli und in tieferen Zonen auf. Die Resorption von Stoffen aus dem Darm geschieht hauptsächlich durch *aktiven Transport* (gegen das Konzentrationsgefälle), auch eine spezifisch geförderte Diffusion spielt eine Rolle. Elek-

tronenmikroskopisch nachweisbar ist die Stoffaufnahme durch *Membranvesikulation* **B2** *(Pinozytose).* Dabei werden kleine Plasmalemmbläschen abgeschnürt, die den Stoff enthalten. In umgekehrtem Vorgang *(Krinozytose)* wird dieser nach Verschmelzung der Vesikelmembran mit dem Plasmalemm **B7** der Zelle in den Interzellularraum ausgeschleust. Er ist gegen das Darmlumen abgeschlossen durch Zellkontakte *(Zonulae adhaerentes* **B3**, *occludentes* **B4**). Der weitere Weg führt durch die Basalmembranen **B8** in die Blut- oder Lymphkapillare. **B5** *Golgi*-Apparat, **B6** Mitochondrium, **B9** Blutkapillare.

Feinbau der schleimproduzierenden Epithelien

C Der lumenwärts gelegene Teil der **Becherzelle** ist angefüllt mit *Schleimpartikelchen* **C10**, die von einer Membran, einem Abkömmling des *Golgi*-Apparates (vgl. **B5**), umhüllt werden. Unter wachsendem Druck zerreißt die Zellmembran, der Schleim tritt in den Darm. Zytoplasma und Zellkern **C11** sind basalwärts gedrängt, das Zytoplasma umgibt die Schleimpartikelchen becherförmig.

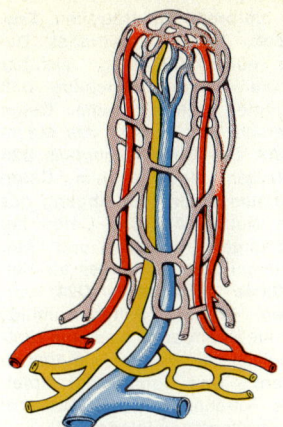

A Blut- und Lymphgefäße einer Darmzotte

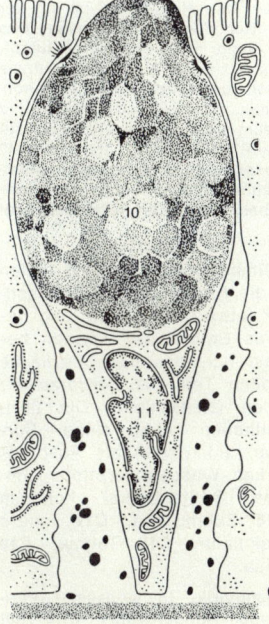

C Schleimbildende Darmepithelzelle elektronenmikroskopisch, Schema

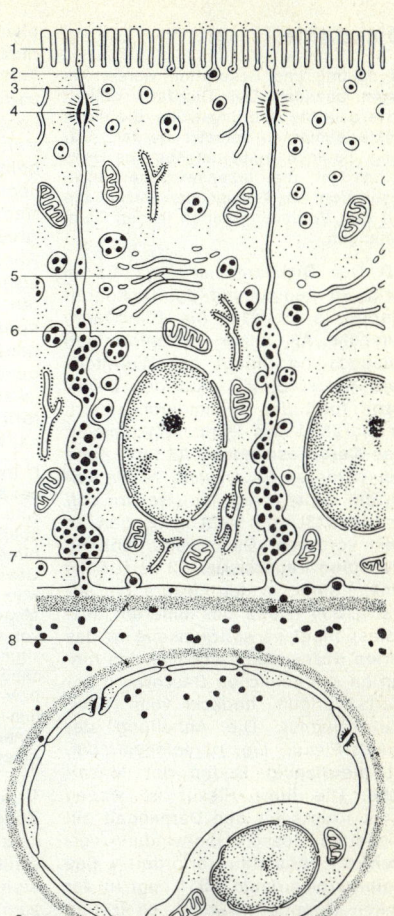

B Resorbierende Darmepithelzelle, elektronenmikroskopisch, Schema (nach Staubesand)

Dickdarm

Verdauung und Resorption werden im Ileum beendet. Der Dickdarm enthält unverdauliche Nahrungsstoffe, die durch Bakterienmassen zersetzt werden (Gärung, Fäulnis). Hauptaufgabe des Dickdarms ist die lebenswichtige Rückresorption von Wasser und Salzen, die mit den Verdauungssäften in den Darm gelangen.

AB Der **Dickdarm** ist etwa 1,3 m lang. Er beginnt mit der Dickdarmklappe, s. S. 212. Am Blinddarm, **Caecum A8,** einer ballonförmigen Ausbuchtung, hängt der **Wurmfortsatz A9,** s. S. 214. Auf den Blinddarm folgt der Krimmdarm, *Colon,* er umrahmt das Dünndarmkonvolut. Das **Colon ascendens A5** läuft nahe der vorderen Bauchwand unter die Leber, biegt um (*Flexura coli dextra* **B13**) und zieht im Bogen an der vorderen Bauchwand entlang als **Colon transversum A2** nach links hinten oben. In der *Flexura coli sinistra* **B14** (Höhe des unteren Milzpoles) biegt es spitzwinkelig in das **Colon descendens A12** um, das hinten an der seitlichen Bauchwand abwärts verläuft, bedeckt vom Dünndarmkonvolut. Die Anheftung der linken Flexur, *Lig. phrenicocolicum,* ist gleichzeitig Boden der Milznische. Die linke Flexur ist wegen ihres Knicks für den Darminhalt ein Hindernis, dessen Überwindung vermehrte Peristaltik erfordert. Das **Colon sigmoideum AB11** liegt in der linken Darmbeinschaufel, es tritt in einer S-förmigen Schleife in das kleine Becken ein. Vor dem 2.–3. Kreuzbeinwirbel beginnt der Mastdarm, **Rectum A10,** der mit dem *Anus* endigt. **A4** Flexura duodenojejunalis, **A6** Radix mesenterii, **A7** Ileum.

B Der gefüllte Dickdarm „schwimmt" auf den Baucheingeweiden, er liegt höher als der entleerte.

AD Kennzeichen des Dickdarms. Die äußere Längsmuskulatur ist auf 3 je

etwa 1 cm breite Längsstreifen, **Taeniae coli,** zusammengedrängt. Die *Taenia libera* **D22** liegt sichtbar vorn. Die *Taenia mesocolica* **D23** liegt hinten lateral, beim Colon transversum am Abgang des Mesocolon **A3.** Die *Taenia omentalis* **D25** liegt hinten medial, beim Colon transversum unter dem Abgang des großen Netzes **A1.** Das Colon hat Aussackungen, **Haustra,** und Einschnürungen, die ins Lumen als Falten, **Plicae semilunares D24,** vorspringen. Weitere Falten, ähnlich denen im Dünndarm, sind nur röntgenologisch nachweisbar, sie können „wandern". Das Colon trägt zipfelförmige Fettanhängsel der Subserosa, **Appendices epiploicae D20.**

D Bauchfell. Colon ascendens und descendens liegen retroperitoneal, d. h. sie sind nur vorne von Peritoneum **D21** überzogen, ihre Hinterwand ist mit der hinteren Rumpfwand verwachsen. Das Caecum kann an die hintere Rumpfwand fixiert oder durch ein kurzes Mesocolon beweglich sein. Appendix vermiformis, Colon transversum und sigmoideum liegen intraperitoneal, sie haben ein „*Mesocolon transversum*" bzw. „*Mesocolon sigmoideum.*" Das Rectum ist zunächst noch vorne vom Peritoneum bedeckt, später extraperitoneal gelegen.

C Schleimhaut. Im Dickdarm fehlen Zotten, die *Krypten* **C15** sind besonders tief (etwa 0,5 mm) und eng gestellt. Das Epithel der Krypten besteht fast nur, das der Oberfläche zum Teil aus *Becherzellen;* sie bilden Gleitschleim. Die übrigen Epithelien haben einen „*Bürstensaum*" (Mikrovilli) als Ausdruck der starken Wasserresorption. Lymphatische Solitärfollikel kommen vor. **C16** Submucosa, **C17** innere Ringmuskulatur, **C18** Taenia, **C19** Subserosa.

Dickdarmmotorik. In langsamer Peristaltik und Antiperistaltik wird der Darminhalt im Dickdarm bewegt und eingedickt.

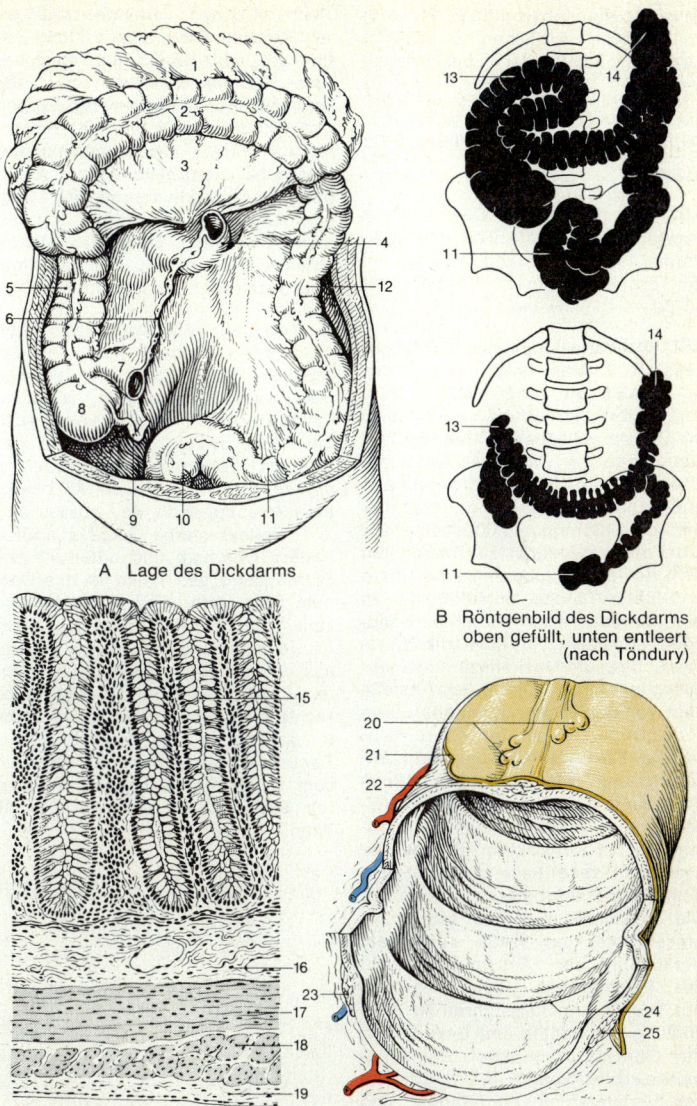

A Lage des Dickdarms

B Röntgenbild des Dickdarms
   oben gefüllt, unten entleert
   (nach Töndury)

C Schnitt durch die Wand   D Aufsteigender Dickdarm, angeschnitten

Folgende Kolonabschnitte (S. 212–216) sollen ihrer ärztlichen Bedeutung wegen eingehender beschrieben werden.

Blinddarm und Dickdarmklappe

ABC Der **Blinddarm,** *Caecum,* der sackförmige weiteste Teil des Dickdarms, ist 6–8 cm lang. Er liegt auf der rechten Beckenschaufel nahe der vorderen Bauchwand.

ABC Dickdarmklappe, *Valva ileocaecalis* **BC9**. Das untere Ende des Ileum **AB3**, ein runder oder ovaler papillenförmiger Wulst, stülpt sich als Dickdarmklappe ins Caecum vor. Die zirkuläre Muskelschicht des Caecum wird dabei vorgeschoben und auseinandergedrängt, sie umgibt bogenförmig als Muskelzwinge die Papille, wodurch zusammen mit dem Schleimhautüberzug eine obere und untere Lippe entsteht, die in ein hinteres und vorderes Bändchen auslaufen, in dem die zirkulären Caecum-Muskelfasern wieder zusammentreten. Die Durchtrittstelle liegt vor der Taenia omentalis deren Muskelzüge z. T. an der Muskelzwinge der Caecum-Ringmuskulatur ansetzen und das Ileumende öffnen können, z. T. in die Längsmuskelschicht des unteren Ileum einstrahlen und bei Kontraktion das vor der Dickdarmklappe liegende Ende des Ileum ampullenartig erweitern helfen. Die Dickdarmklappe kann sich in Art eines Sphinkters aktiv verformen. Verkürzung der Längsmuskelschicht des invaginierten Ileumendes und der Taenia omentalis führen zur Verkürzung der Papille und Erweiterung der Öffnung, Kontraktion der Ringmuskelschicht von Ileum und Caecum zur Verlängerung der Papille und zum Schluß des Ostium. Der Sphinkter öffnet sich periodisch und läßt Darminhalt aus dem Dünn- in den Dickdarm treten, verhindert aber einen Rückfluß. Bei starker Füllung des Caecum soll ferner ein mechanischer Ventilmechanismus zustande kommen können, indem die Lippen aneinander gepreßt werden. Bogenförmige Fasern der Ringmuskulatur führen bei Kontraktionen zur Anhebung und Verkleinerung des Caecum. Dabei wird auch der trichterförmige Abgang **BC11** des Wurmfortsatzes **A6** entleert. Die rote Linie in **B** bezeichnet den Schnitt von **C**.

A Bauchfell. Während das Ileum noch intraperitoneal liegt, ist das Caecum häufig mit der hinteren Bauchwand verwachsen, *Caecum fixum*. Doch kommt nicht selten auch ein „Mesocaecum" vor, wodurch das Caecum beweglich wird, *Caecum mobile*. Der Wurmfortsatz **A6** besitzt eine *Mesoappendix* **A5**, woraus sich z. T. seine starke Lagevariabilität erklärt. Oberhalb und unterhalb der Einmündung des Ileum in das Caecum liegt hinter einer Bauchfellfalte zum Wurmfortsatz, *Plica ileocaecalis,* je eine Bauchfelltasche, *Recessus ileocaecalis superior* **A1** und *inferior* **A4**. Häufig findet sich auch rechts hinter dem Caecum oder Colon ascendens eine Bauchfelltasche, *Recessus retrocaecalis* **A7**. Im Caecum treten bereits *Plicae semilunares* **B10** auf. **A2** Mesenterium, **A8** Taenia libera.

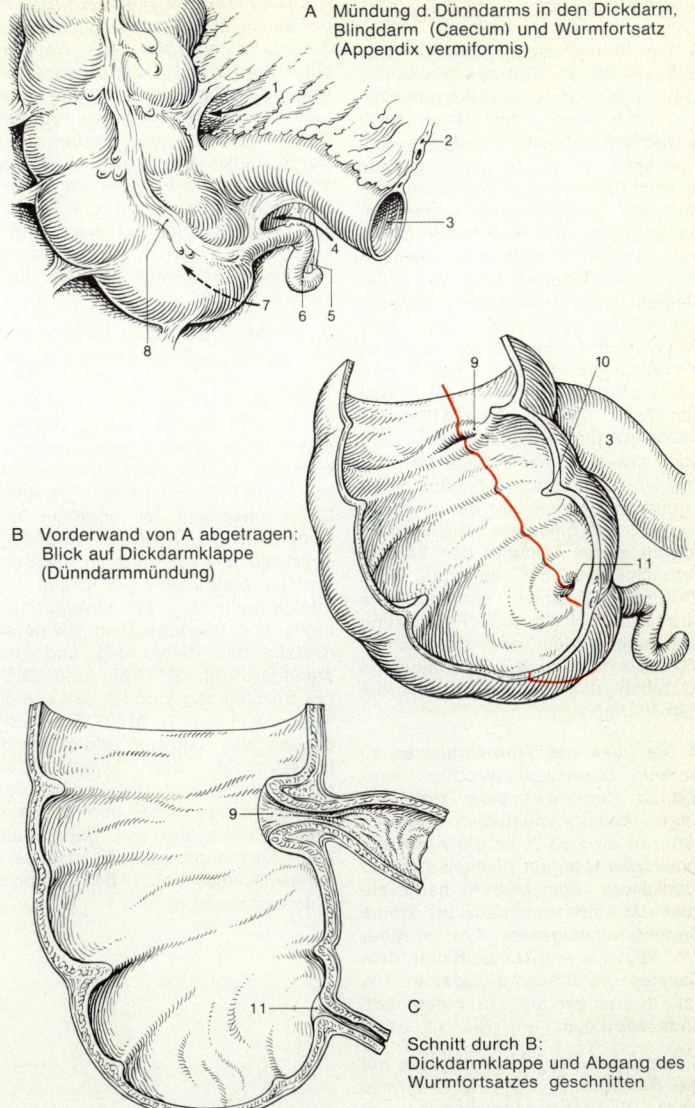

A Mündung d. Dünndarms in den Dickdarm,
Blinddarm (Caecum) und Wurmfortsatz
(Appendix vermiformis)

B Vorderwand von A abgetragen:
Blick auf Dickdarmklappe
(Dünndarmmündung)

C
Schnitt durch B:
Dickdarmklappe und Abgang des
Wurmfortsatzes geschnitten

Wurmfortsatz

A Der **Wurmfortsatz,** *Appendix vermiformis* **A5**, ein Teil des Dickdarms, geht in der Fetalentwicklung, manchmal noch beim Kind, selten beim Erwachsenen trichterförmig aus dem Caecum-Ende ab. In der Regel hat er beim Erwachsenen medial im Fundus des Caecum einen engen Abgang, durch den aber noch Darminhalt in den Wurmfortsatz gelangen kann. Die *Mündung* kann von einer kleinen, halbmondförmigen Schleimhautfalte umgeben sein. Die *Länge* des Wurmfortsatzes variiert zwischen 2 und 20 cm, sein Querschnitt zwischen 0,5 und 1 cm. Die drei Tänien des Colon, *Taenia libera* **A1**, *mesocolica* **A7** und *omentalis* **A6**, laufen über das Caecum hinweg sternförmig am Abgang der Appendix vermiformis zusammen, in deren Wand sie eine geschlossene Längsmuskelschicht bilden. Anhand des Tänienverlaufs kann die Appendix vom Chirurgen gefunden werden. Die *Mesoappendix* **A4**, eine Fortsetzung des Mesenterium des Dünndarms, führt die A. und V. appendicularis **A2** hinter dem Ileumende **A3** vorbei zum Wurmfortsatz.

B Die **Lage** des Wurmfortsatzes zu Becken, Darm und Bauchfell variiert so stark, daß eine „normale" Lage kaum angegeben werden kann. In etwa 65 % ist die Appendix hinter das Caecum hochgeschlagen, *retrozäkale Lage*, in 31 % hängt sie über die Linea terminalis ins kleine Becken, *absteigender Typ*, in über 2 % liegt sie horizontal hinter dem Caecum, *parakolische Lage*, in 1 % vor, in weniger als 1 % hinter dem Ende des Ileum.

C Projektion des Wurmfortsatzes auf die Bauchwand. Für die Diagnose einer Wurmfortsatzentzündung ist die Kenntnis der Lage des Wurmfortsatzes zur Bauchwand wichtig (Druckschmerzhaftigkeit und Bauchdeckenspannung an umschriebener Stelle). Bei normaler Lage des Caecum projiziert sich der *Abgang* der Appendix etwa auf der Mitte einer Linie zwischen vorderem oberem Darmbeinstachel und Nabel (*McBurney-Punkt* **C8**). Beim *absteigenden Typ* projiziert sich die *Wurmfortsatzspitze* etwa auf die Grenze vom rechten zum mittleren Drittel einer Linie zwischen beiden vorderen oberen Darmbeinstacheln (*von Lanz-Punkt* **C9**).

D Feinbau. Der Wurmfortsatz hat, wie die übrige Dickdarmschleimhaut, Krypten, aber keine Zotten. Doch dient der Wurmfortsatz beim Menschen nicht der Verdauung und Resorption, er ist Teil des *Immunsystems*, s. S. 103, deshalb gelegentlich auch „Darmtonsille" genannt. Die Schleimhaut ist angefüllt mit Lymphfollikeln, *Folliculi lymphatici aggregati* **D13**, die auch in die Submucosa eindringen. Als Organ der Infektabwehr kann der Wurmfortsatz heftig und überschießend reagieren (Gefahr der Vereiterung und des Wanddurchbruchs). Bei rund 25 % der Bevölkerung verödet das Lumen teilweise, bei 8 % ganz. Eine Verengung des Lumens erfolgt durch Hypertrophie der Lymphfollikel. Häufig findet man im Lumen des Wurmfortsatzes Reste von abgestoßenen Zellen und von Darminhalt. **D10** Mesoappendix, **D11** äußere Längsmuskelschicht, **D12** innere Ringmuskelschicht.

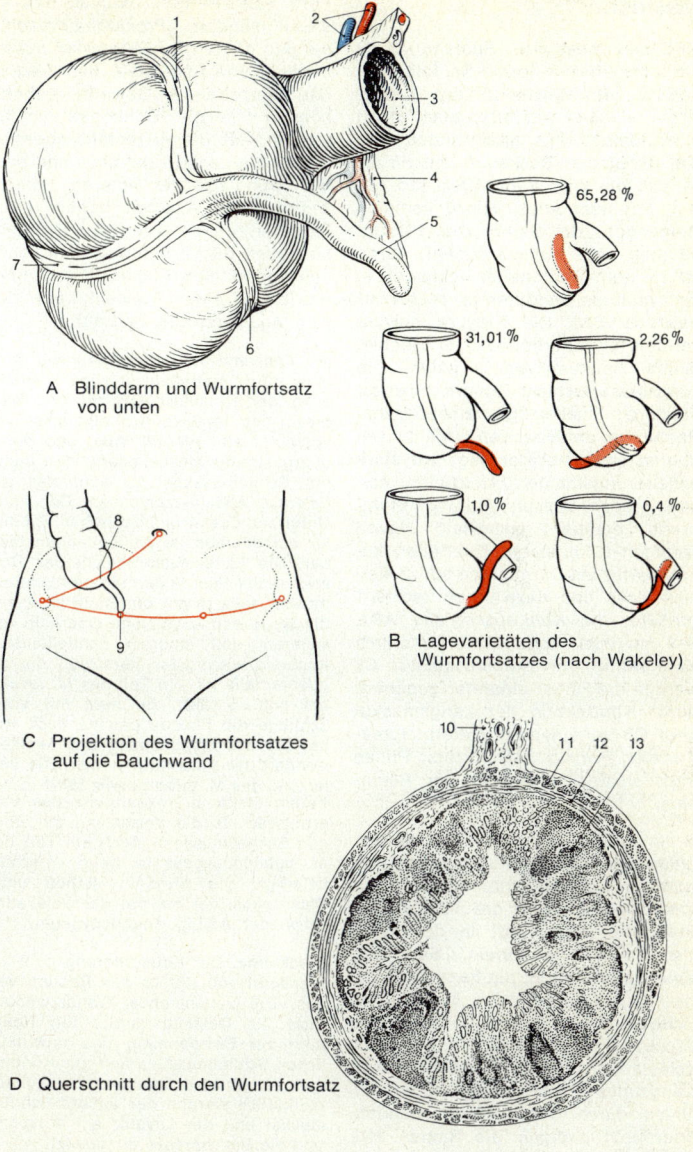

A Blinddarm und Wurmfortsatz
   von unten

65,28 %

31,01 %   2,26 %

1,0 %   0,4 %

B Lagevarietäten des
   Wurmfortsatzes (nach Wakeley)

C Projektion des Wurmfortsatzes
   auf die Bauchwand

D Querschnitt durch den Wurmfortsatz

Mastdarm

ABC Der **Mastdarm**, *Rectum,* 15—20 cm lang, hat S-Form. Er folgt zunächst der Konvexität des Kreuzbeins, *Flexura sacralis,* biegt dann in Steißbeinhöhe nach hinten um, tritt durch den Beckenboden, *Flexura pelvina,* wird zum *After* und endigt mit dem Anus. Hinzu kommen Biegungen zur Seite. Die Flexura sacralis liegt retroperitoneal; vorne ist sie vom Peritoneum bekleidet, s. *Excavationes rectouterina, rectovesicalis,* S. 298. Die Flexura pelvina verläuft extraperitoneal. Im Rectum fehlen Haustren und Tänien, die Längsmuskelschicht ist geschlossen. Kleinere Muskelzüge ziehen vom Rectum zu umgebenden Organen. Im oberen Rektumdrittel liegt ein stark erweiterungsfähiger Abschnitt, *Ampulla recti,* dessen Füllung Stuhldrang erzeugt. Unterhalb davon springen 3 konstante Querfalten kulissenartig ins Darmlumen vor, 2 kleinere links und dazwischen rechts 1 größere, die *Kohlrausch-Falte* **AB1,** 5—8 cm vom Anus entfernt. Durch Kontraktion der Ringmuskulatur **C7** werden die Falten einander genähert, durch Kontraktion der Längsmuskulatur **C6** voneinander entfernt *("rektoanaler Pylorus").* **B** Rechts: Plicae transversales und Anus im *Rektoskop.*

B Der **After**, *Canalis analis,* ist in den unteren ²/₃ von dünner, schwach verhornter, sensibel innervierter Haut ausgekleidet, die in die äußere Haut übergeht. Diese ragt in das Ende des Analkanals hinein. Sie trägt eine verhornende pigmentierte Epidermis, Haare mit Talg- und Schweißdrüsen. In das obere ¹/₃ des Analkanals reicht noch die Kolonschleimhaut. Diese Zone hat 6—10 Längsfalten, *Columnae anales* **B9,** unten durch Querfalten verbunden. Hierdurch endigen die Rinnen zwischen den Columnae anales unten in

Form von seichten Taschen **B10.** In diese münden *„Proktoanaldrüsen",* die den glatten Schließmuskel durchbrechen und Analfisteln den Weg in das umgebende Gewebe bahnen können. In die Columnae anales steigen Äste der *A. rectalis superior* herab. Sie liegen submukös und sind die Grundlage der *inneren Hämorrhoiden.* Die Arterien haben durch knötchenförmige arteriovenöse Anastomosen **B8** Verbindung zum venösen anorektalen Plexus. Die Columnae bilden einen Schwellkörper, der zum Analverschluß beiträgt.

AB Analverschluß. Der Analkanal wird aktiv durch glatte Muskelzüge (Fortsetzung der Ringmuskelschicht des Darmes), den inneren Schließmuskel, *M. sphincter ani internus* **AB3,** und durch quergestreifte Muskelfasern, den äußeren Schließmuskel, *M. sphincter ani externus* **AB5,** verschlossen. Der harte Unterrand des etwa 2 cm hohen Sphincter ani internus ist am Lebenden tastbar. Die Längsmuskelschicht des Darmes strahlt teils in den inneren Schließmuskel, teils in die perianale Haut ein, die sie in den Anus zieht. Oberhalb von äußerem und innerem Schließmuskel folgt als wichtigster Verschluß der *M. puborectalis* **A2,** ein Teil des *M. levator ani* (vgl. S. 292). Er zieht mit einer Schlinge die Flexura pelvina nach vorne; bei der Entspannung des Muskels wandert der Anus nach hinten. Die Verletzung des M. puborectalis führt in höherem Maße zu Inkontinenz des Verschlusses als die Verletzung der übrigen Schließmuskeln. Auch ein Teil des *M. pubococcygeus* ist beim Verschluß beteiligt. Die Muskeln stehen unter Dauertonus, der nur bei der Defäkation schwindet. **A4** Lig. anococcygeum.

Defäkation. Der Kotentleerung geht ein Transport von Kot in das Rectum voraus. Die zunehmende Wandspannung wirkt als Defäkationsreiz. Ein Reflex führt zur Entspannung des unwillkürlichen Schließmuskels und zur Kontraktion der übrigen Darmwandmuskulatur. Willkürlich werden der äußere Schließmuskel und der Levator ani entspannt und die Bauchpresse eingesetzt.

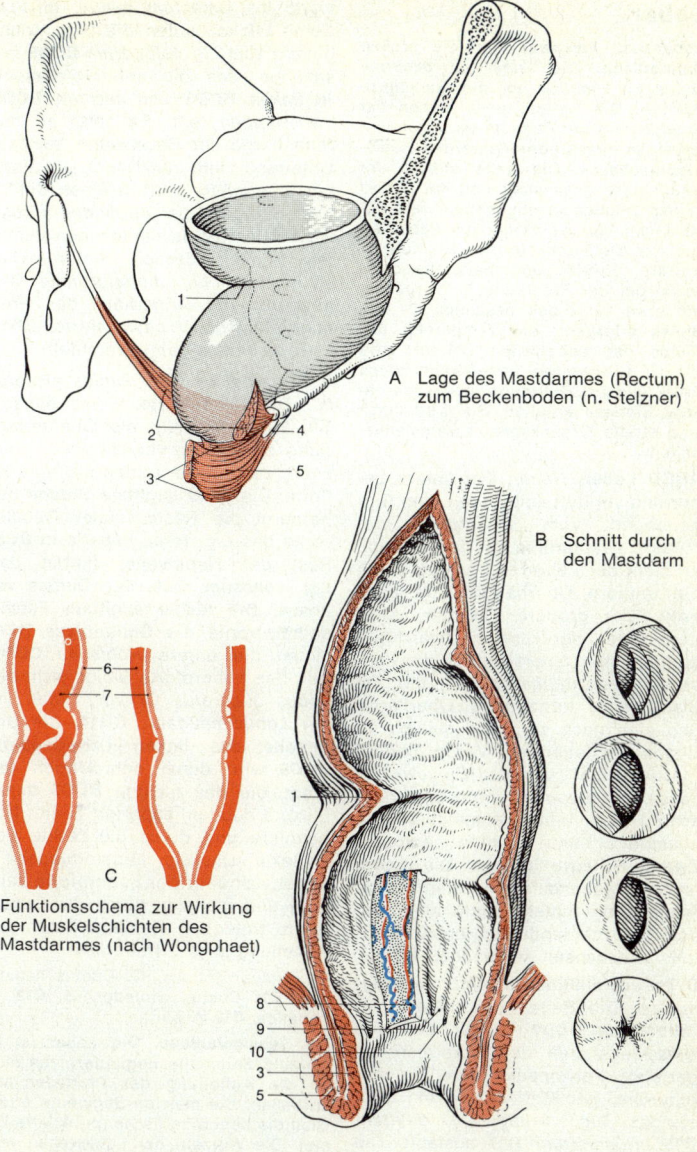

A Lage des Mastdarmes (Rectum)
zum Beckenboden (n. Stelzner)

B Schnitt durch
den Mastdarm

C
Funktionsschema zur Wirkung
der Muskelschichten des
Mastdarmes (nach Wongphaet)

Leber

*Gallen-
steinen
pure Fett-
sösung,
kan gly-
centate*

Leber und **Pancreas** sind die **großen Darmdrüsen.** Die *Leber* ist *exokrine Drüse* im Hinblick auf die Gallenproduktion. Die Gallensäuren dienen der Emulgierung der Fette im Darm, Gallenfarbstoffe sind Endprodukte des Hämoglobinabbaues. Die Galle wird in der Gallenblase gesammelt und bei Bedarf in das Duodenum abgegeben. Wichtigste Leistungen vollbringt die Leber als größtes Stoffwechselorgan im Kohlenhydrat-, Eiweiß- und Fettstoffwechsel sowie bei der Entgiftung, — Vorgänge, die etwa 12 % des gesamten O_2 des Blutes erfordern; die Temperatur des Blutes der Lebervenen beträgt etwa 40° C. Die weiche Leber kann durch Druck und Erschütterung lebensbedrohliche Einrisse erhalten. Sie wird durch eine straffe Organkapsel zusammengehalten.

ABCD Leber, *Hepar.* Der untere Leberrand verläuft seitlich mit dem Rippenbogen. Vom Schnittpunkt der Medioklavikularlinie mit der 8. Rippe an zieht der Leberrand schräg durch die mittlere Oberbauchregion nach links. Der größere Teil der Leber liegt unter der rechten Zwerchfellkuppel. Man unterscheidet die konvexe *Zwerchfellfläche* **D,** die im Stand eine horizontale Oberfläche und eine nach vorn und seitlich im Bogen abfallende Vorder-Seiten-Fläche **B** hat, von der *Eingeweidefläche* **C,** die vom scharfen Unterrand schräg nach hinten ansteigt und in stumpfer Kante hinten an die Zwerchfellfläche grenzt. Die Leber ist weitgehend vom *Peritoneum* überzogen, hinten oben aber mit dem Centrum tendineum des Zwerchfells verwachsen (*Area nuda* **BCD1).**

D Zwerchfellfläche, *Facies diaphragmatica.* Die Seiten der dreiseitigen *Area nuda* **BCD1** werden von den Umschlagsfalten des viszeralen ins parietale Peritoneum, dem *Lig. coronarium,* gebildet, das in ein dreieckiges *Lig. triangulare dextrum* **D15** *et sinistrum* **D17** ausläuft. Die hintere Seite des Dreiecks zieht abwärts ins *Omentum minus.* Im vorderen Winkel laufen die Ligg. triangularia zum *Lig. falciforme* **BCD5** zusammen, das die Lebervorderseite in *linken* **BCD3** und *rechten* **BCD6** *Leberlappen* teilt. Es setzt an der Innenfläche der Bauchwand an, sein Unterrand zieht zum Nabel. Das linke Lig. triangulare läuft in einen Bindegewebszügel, die *Appendix fibrosa* **BCD2.** Das rechte bildet einen stumpfen Winkel, dessen hintere Umschlagsfalte *Lig. hepatorenale* **D16** genannt wird. Innerhalb der Area nuda zieht die *V. cava interior* **CD10** retroperitoneal zum Zwerchfell.

C Eingeweidefläche, *Facies visceralis.* Die **Leberpforte,** *Porta hepatis* **C8, 9, 11—13,** liegt als Querverbindung zwischen zwei sagittalen Furchen, gemeinsam bilden sie eine H-Form. Die **linke sagittale Furche** beherbergt die Reste fetaler Gefäße, vorne das *Lig. teres hepatis* in **BC5,** Rest der Nabelvene, hinten das *Lig. venosum,* Rest des Ductus venosus. Die **rechte sagittale Furche** enthält vorne die *Gallenblase* **BC4,** hinten die *untere Hohlvene* **CD10.** Vor der Leberpforte wölbt sich der *Lobus quadratus* **C7** vor, hinter ihr der *Lobus caudatus* **CD14.** Die Unterseite des linken Leberlappens **BCD6** wird durch den Magen geprägt, die des rechten **BCD3** durch Flexura duodeni superior, Niere, Nebenniere und durch die rechte Kolonflexur. Das *Lig. hepatoduodenale* öffnet sich über der Leberpforte zeltartig und gibt den durch die Leberpforte tretenden Gefäßen Raum zur Aufteilung in 2 Hauptäste.

C8 Ductus cysticus, **C9** Ductus hepaticus, **C11** Ductus choledochus, **C12** A. hepatica, **C13** V. portae.

BC Segmentaufbau. Die Leber ist in variable Segmente gegliedert, die sich an die Aufteilung der Pfortader anschließen. Die meisten Segmente erreichen die Leberoberfläche (punktierte Linie). Die Wurzeln der Lebervenen verlaufen in den Segmentgrenzen.

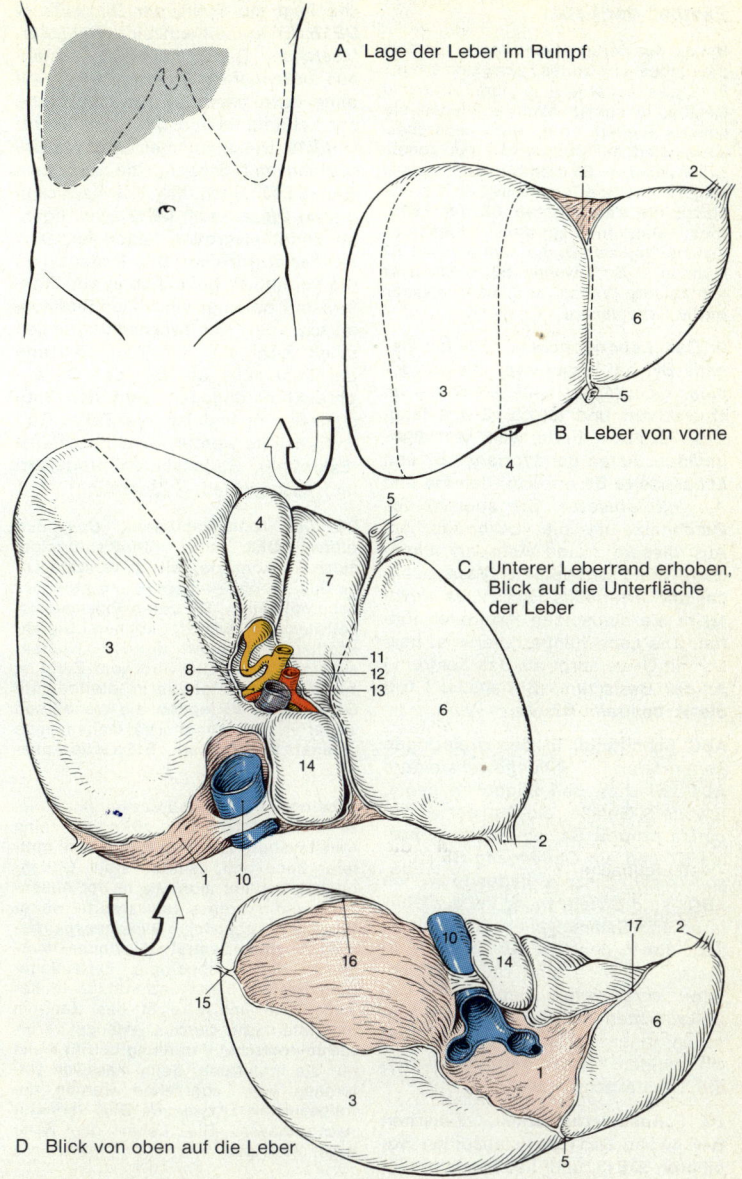

A Lage der Leber im Rumpf

B Leber von vorne

C Unterer Leberrand erhoben, Blick auf die Unterfläche der Leber

D Blick von oben auf die Leber

Feinbau der Leber

B Von der derben *Leberkapsel* zieht in die Leber ein zartes, schwammartiges *Bindegewebsgerüst*. In ihm verlaufen Gefäße, in seinen Maschen liegen die Leberepithelien. Auf der Leberoberfläche sind millimetergroße polygonale *Leberläppchen* **B6** sichtbar. Der Schnitt zeigt bluthaltige Punkte in 2–3 mm Abstand, die *Zentralvenen* **B2** der Läppchen. Mehrere Läppchen bilden das *Sammelläppchen* **B**, die *Zentralvenen* **B2** münden in Schaltvenen **B3**, diese über sublobuläre Venen und Sammelvenen in die Lebervenen.

B Das **Leberläppchen**, *Lobulus hepatis* **B6**, hat Birnenform mit polygonaler Oberfläche, mißt 1–1,5 mm im Querschnitt und ist ca. 2 mm lang. Das verdickte Ende wird von **Blutgefäßen**, Ästen der *Pfortader* **B7** und *Leberarterie* **B4** erreicht, den *Vv.* und *Aa. interlobulares*. Sie speisen das Gefäßnetz um die Leberläppchen. Aus diesem treten Äste ins Läppchen, die Pfortaderblut (*Vasa publica*) und arterielles Blut (*Vasa privata*) in die sinusoiden Kapillaren führen. (Die Läppchenperipherie ist besser mit O_2 versorgt als das Zentrum.) An der Basis (am „Birnenstiel") tritt die *V. centralis* **B2** aus.

ABC Schnittbild. In den dreieckigen *periportalen Bindegewebsfeldern* **AC1** zwischen den Läppchen liegen jeweils 3 Gefäße, ein Ast der *A. hepatica propria* **B4**, einer der *V. portae* **B7** und ein *Gallengang* **B5** (*Glisson-Trias*). Einzeln liegende Venen **ABC3** sind *Schaltvenen*, *Vv. sublobulares* und *Sammelvenen*, im Zentrum liegt die *V. centralis* **ABC2**. Die *Epithelzellverbände* sind radiär gerichtete, verzweigte, siebartige, 1–2 Zellschichten dicke Zellplatten. Zwischen ihnen verlaufen die 350–500 µm langen *sinusoiden Kapillaren*, die „Austauschstrecke".

DE „Austauschstrecke". Zwischen Gefäßwand **DE11** der sinusoiden Kapillaren **DE13** und Leberzelloberflä-che liegt ein Spalt, der *Disse-Raum* **DE12**. Er enthält einzelne *Retikulinfäserchen*. Die Gefäßwand besteht aus *lückenhaftem Endothel* **DE11** fast ohne Basalmembran. Die Oberfläche der Leberepithelien **D10** trägt Mikrovilli **E10**. Diese kommen direkt in Berührung mit Stoffen, die aus dem Blut **DE13** durch die Kapillarlücken in den *Disse*-Raum **DE12** eindringen. Im Endothelverband liegen ferner *v. Kupffer-Sternzellen* **D8**, Phagozyten, die vermutlich beim Abbau von Blutfarbstoff beteiligt sind. Der Stoffaustausch bei Stoffwechselvorgängen spielt sich auf der Blutgefäßseite der Leberzelle ab. Bei der Gallenproduktion dagegen geht der Substanzweg quer durch die Zelle. Gallenfarbstoffe werden durchgeschleust (Exkretion), Gallensäuren produziert und ausgeschieden (Sekretion).

DE Die **Gallenkapillaren**, *Canaliculi biliferi* **DE9**, sind röhrchenförmige, durch Zellkontakte seitlich verschlossene Spalten ohne eigene Wand zwischen Leberepithelien. Da deren Plasmalemm Fältchen **E9** besitzt, können Gallenkapillaren erweitert werden (Gallenstauung). Die Galle wird vom Zentrum zur Läppchenperipherie in interlobuläre Gallengänge **B5** (epitheliale Wand!) und weiter in extrahepatische Gallengänge geleitet. **E14** Zellkern, **E15** *Golgi*-Apparat.

Arbeitsteilung. Im Läppchen findet im 24-Stunden-Rhythmus, *zirkadian*, eine Arbeitsteilung zwischen Peripherie, mittlerer Zone und Zentrum statt. Gallenbildung beginnt morgens in der Außenzone und schreitet zentralwärts weiter (Maximum abends). Glykogenspeicherung beginnt zentral (Maximum morgens). Nahrungsbedingte Fetteinlagerung beginnt meist nachmittags in der Außenzone und erreicht das Zentrum um Mitternacht. Durch O_2-Mangel verursachte (toxische) Verfettung betrifft meist nur die Innenzone. Beim massiven Untergang von Leberzellen werden die freigesetzten Enzyme im Blut vermehrt nachgewiesen. Die Leber der Ratte regeneriert gut.

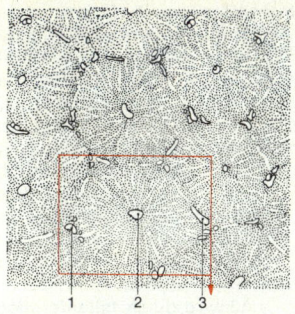

A   Leberschnitt, Lupenvergrößerung

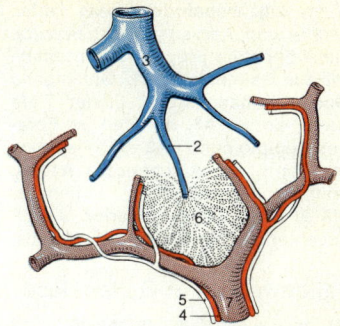

B   Teil eines Sammelläppchens
der Leber (nach Pfuhl)

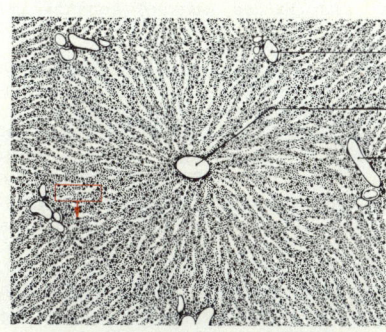

C   Schnitt durch ein
Leberläppchen,
Ausschnitt aus A

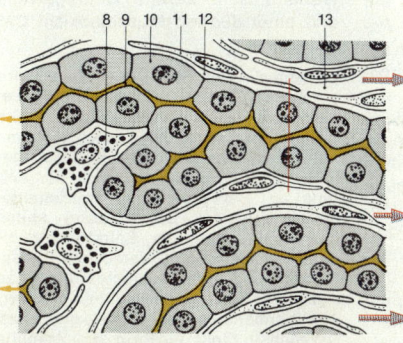

D   Leberzellen und Leberkapillaren,
Ausschnitt aus C

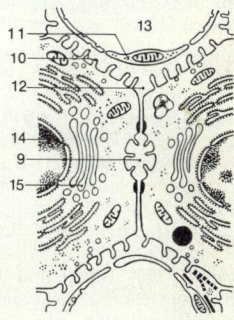

E
Leberzellen u. Leberkapillaren
elektronenmikroskopisch

papillae — Warze
papillae — Warzen

A Im **Lig. hepatoduodenale** laufen *Gefäße und Nerven zur Leberpforte.* Die A hepatica propria **A6** gibt einen Ast zur Gallenblase **A1.** Gallengang (Ductus hepaticus) **A5,** in der Tiefe die V. portae **A7. A4** Pfeil im Foramen epiploicum, **A8** A. hepatica communis, **A9** A. coeliaca, **A10** A. gastrica sinistra, **A11** A. lienalis, **A16** V. mesenterica superior, **A17** V. mesenterica inferior, **A18** V. lienalis.

Gallenwege und Gallenblase

Die Galle gelangt auf *extrahepatischen Gallengängen* ins Duodenum. Die im Nebenschluß liegende *Gallenblase* dient der Ansammlung und Eindickung der Galle.

AB Die **Gallengänge** bilden in der Leberpforte den 4—6 cm langen Lebergang, *Ductus hepaticus* **A5.** In diesen mündet spitzwinkelig, von der Gallenblase kommend, der 3—4 cm lange Gallenblasengang, *Ductus cysticus* **A2.** Der weitere Gallenweg, *Ductus choledochus* **A12** genannt, ist 6—8 cm lang. Er setzt im Lig. hepatoduodenale den Verlauf des Ductus hepaticus fort, gelangt hinter dem Bulbus duodeni an die mediale hintere Seite des absteigenden Duodenum, wo er, in 77% gemeinsam mit dem *Pankreasgang* **A13** auf der *Papillae duodeni major* **AB15** mündet, indem er die Duodenalwand durchbohrt. Bei über 50% bilden die Gänge eine gemeinsame *Ampulla hepatopancreatica* **AB14.** Jeder Gang hat vor Eintritt in diese einen Schließmuskel **B20, 21.** Die Ampulle wird durch einen eigenen Schließmuskel, *Sphincter ampullae* (Oddi) **B19** verschlossen. Die Schleimhaut der Ampulle wirft Falten auf, die den Rückfluß von Galle und Pankreassaft in die Gänge verhindern sollen. Die dünne Wand der Gallenwege besteht aus hohem Epithel, starken elastischen Netzen und wenig Muskulatur. In die Gallenwege münden Schleimdrüsen.

Zylinder epithel

A Die **Gallenblase,** *Vesica fellea* **A3,** ein birnenförmiger, 8—12 cm langer, 4—5 cm breiter dünnwandiger Sack, faßt 30—50 ml Flüssigkeit. Die Gallenblase liegt in einer Kehlung der Leber, mit dieser bindegewebig verbunden. Der Fundus der Gallenblase überragt den unteren Leberrand, ihr Hals ist nach hinten oben gerichtet, er liegt über dem Bulbus duodeni. Die Unterseite der Gallenblase ist von Peritoneum überzogen. Das Lumen von Gallenblasenhals und folgendem Anschlußstück zum Ductus cysticus **A2** wird durch faltenförmige, spiralig verlaufende Diaphragmen, insgesamt Spiralklappe, *Plica spiralis (Valvula Heisteri)* genannt, unvollständig unterteilt.

C *Feinbau.* Die Schleimhaut bildet leistenförmige Reservefalten mit polygonaler Felderung, die sich im Schnitt häufig als „Schleimhautbrükken" **C22** darstellen. Im einschichtigen hohen Epithel unterscheidet man resorbierende Zellen (Mikrovilli) von anderen, die Sekretgranula enthalten. Auch schleimbildende Becherzellen kommen vor; bei chronischer Reizung (Gallensteine!) werden sie vermehrt. Im übrigen ist die Wand aus lockerem Bindegewebe und einer dünnen Muskelschicht **C23** aufgebaut.

Gallenfluß. Der Weg der Galle wird durch Röntgenkontrastmittel, die die Leber ausscheidet, sichtbar gemacht. Die Gallenblase wird bei geschlossenem Sphincter ampullae durch Rückstau gefüllt. Ihr Wandtonus paßt sich der Füllung an. Bei plötzlichen Drucksteigerungen (Husten, Bauchpresse) sollen die Diaphragmen der Spiralklappe einen kulissenartigen Verschluß bilden. Die Öffnung des Sphincter ampullae und die Entleerung der Gallenblase werden hormonell oder nervös gesteuert. Darminhalt fließt nicht in die Ampulle zurück. Übertritt von Galle in den Ductus pancreaticus ist krankhaft und führt zur Aktivierung der Pankreasfermente (Pankreasnekrose).

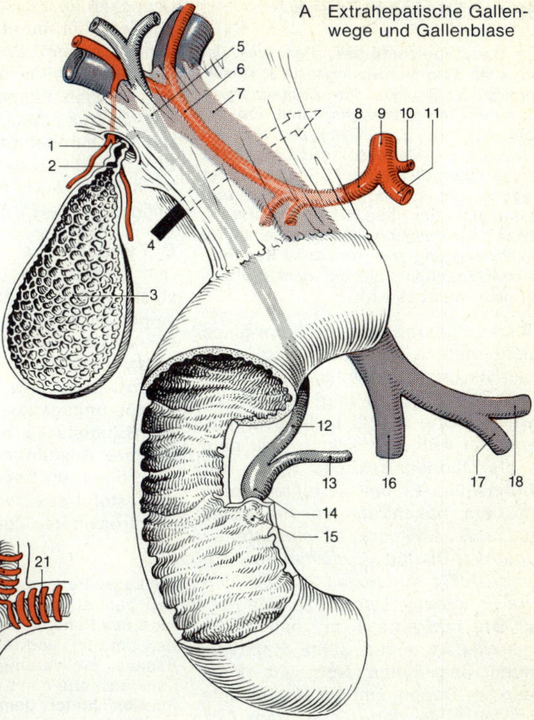

A Extrahepatische Gallenwege und Gallenblase

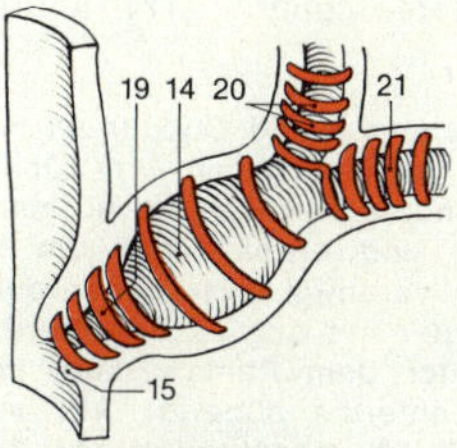

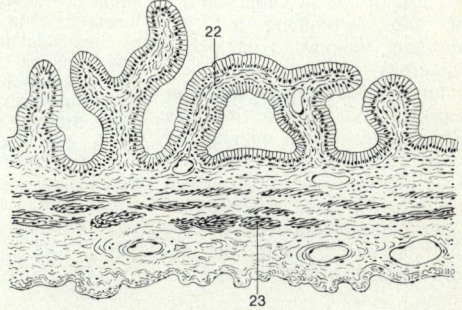

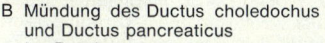

B Mündung des Ductus choledochus
   und Ductus pancreaticus
   ins Duodenum

C Schnitt durch die Wand der Gallenblase

Bauchspeicheldrüse

Die **Bauchspeicheldrüse**, *Pancreas*, ist die wichtigste Verdauungsdrüse. (Inselapparat, s. S. 156). Die Zusammensetzung des Pankreassaftes hängt von der Nahrung ab. Die Pankreassekretion wird, wie die Magensekretion, zunächst nervös, dann durch den Füllungsreiz des Magens und schließlich hormonal vom Duodenum her ausgelöst. In der 3. Phase verursachen Eiweißbruchstücke die Freisetzung von Hormonen der Duodenalschleimhaut, die auf dem Blutweg auf das Pancreas wirken.

AB Das **Pancreas** hat die Form eines quergestellten Keiles, der sich nach links verjüngt. Es ist 14–18 cm lang, wiegt 65–75 g und liegt retroperitoneal in Höhe des 2. Lendenwirbels. Der *Kopf* **AB5**, der dickste Teil, paßt in die Duodenalschlinge rechts der Wirbelsäule. Er umfaßt hinten unten mit dem hakenförmigen *Processus uncinatus* **AB6** die *A. mesenterica superior* **AB8** und *V. mesenterica superior* **AB7**; sie liegen in der *Incisura pancreatis.* Der horizontale *Körper* **B12** buckelt sich mit dem *Tuber omentale* **A1** in die Bursa omentalis gegen das kleine Netz vor, zieht dann im Bogen um die Wirbelsäule zum Milzhilus, den der *Schwanz* **AB2** im Lig. phrenicolienale erreicht. Das Pancreas wird von Bindegewebe eingeschlossen und in Läppchen unterteilt. Die Verbindung mit der rückwärtigen Rumpfwand ist locker, das Pancreas ist atemverschieblich. Am Unterrand des Körpers und über den Pankreaskopf hinweg zieht das Mesocolon transversum entlang der vorderen Pankreaskante. Die Vorderfläche der Drüse wird dadurch in einen oberen Teil, der in der Hinterwand der Bursa omentalis liegt, und in einen unteren getrennt, der gegen die freie Bauchhöhle gerichtet ist.

A Der 2 mm dicke **Ausführungsgang**, *Ductus pancreaticus* **A4**, läuft längs durch die Drüse. Er erhält aus den Läppchen kurze, senkrechte Zuflüsse und mündet in etwa 77 % gemeinsam mit dem Ductus choledochus auf der Papilla duodeni major, in den übrigen Fällen nahe neben ihr. Ein *Ductus pancreaticus accessorius* **A3** mündet darüber. Er fehlt in 3 %, meist ist er Nebenast (33 %), kann aber auch Hauptausführungsgang sein (5–8 %).

C Feinbau. Das Pancreas ist eine *rein seröse Drüse* mit azinösen Endstücken **C13**. Die Drüsenepithelien zeigen apikal (im *Golgi*-Bezirk) Prosekret-Granula **D16** *(Zymogen-Granula),* basal ein ausgedehntes *Ergastoplasma* **D15** (Basophilie). Das Ausführungsgangsystem ist auf lange Schaltstücke beschränkt, die in größere Ausführungsgänge münden. Sie sollen am Beginn in den Acinus eingestülpt sein, wodurch im Schnitt „zentroazinäre Zellen" **D14** auftreten.

AB Lage. Pancreas und Duodenum liegen zentral im Oberbauch. Am Oberrand des Pancreas verläuft die A. lienalis, parallel und etwas tiefer die V. lienalis, sie vereinigt sich hinter dem Pankreaskörper mit der V. mesenterica inferior, hinter dem Pankreaskopf mit der V. mesenterica superior **AB7** zur V. portae. Die A. mesenterica superior **AB8** zieht von ihrem Ursprung (Aorta) hinter dem Pankreaskopf mehrere Zentimeter abwärts, läuft durch die Incisura pancreatis auf dem Processus uncinatus **AB6** über den Oberrand der Pars inferior duodeni in die Radix mesenterii. Der Pankreaskopf liegt vor V. cava inferior **B10** und Aorta **B11**, er reicht bis zur A. coeliaca nach oben. Die Radix des Mesocolon transversum, auf der Vorderkante des Pancreas befestigt, unterteilt den Bauchraum in Ober- und Unterbauch. **A9** Flexura duodenojejunalis.

Acinus = traubenförmiger Endstück einer Drüse

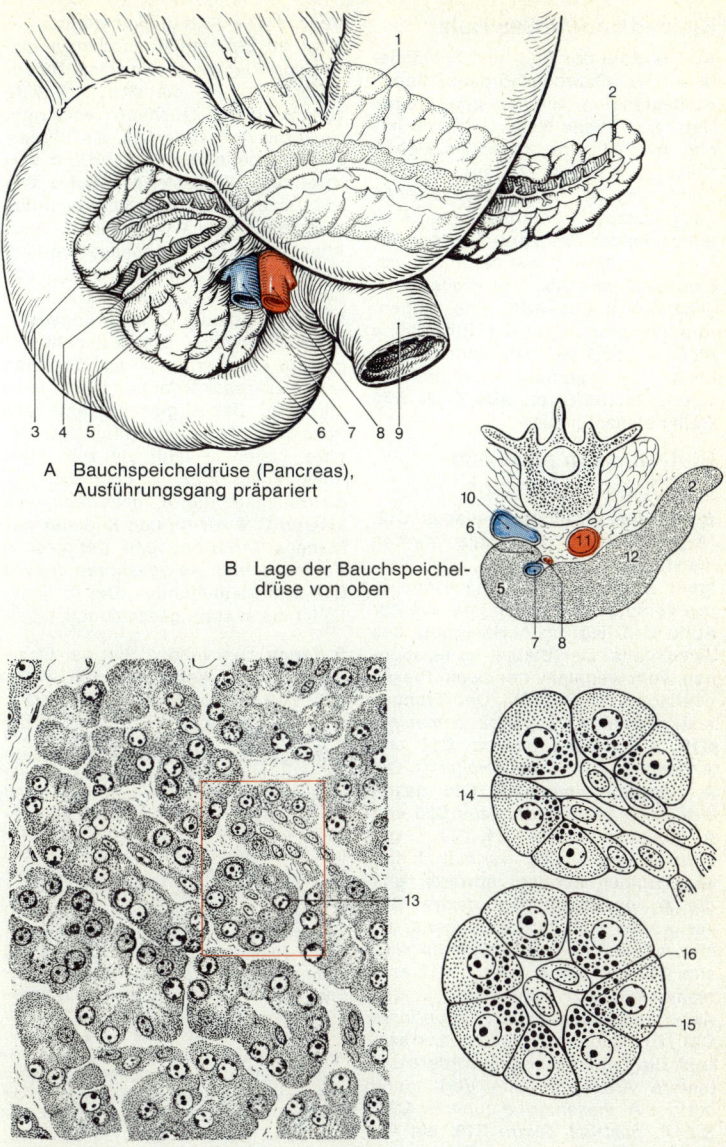

A Bauchspeicheldrüse (Pancreas),
Ausführungsgang präpariert

B Lage der Bauchspeichel-
drüse von oben

C Schnitt durch die Bauchspeicheldrüse

D Acini der Bauchspeicheldrüse

Kleines und großes Netz

AB Die Äste der Blut- und Lymphgefäße der Oberbauchorgane liegen großenteils im kleinen und großen Netz. Das **kleine Netz,** *Omentum minus* **A2,** ist eine zwischen kleiner Kurvatur **A3** des Magens, oberem Duodenum **A7** und Leberpforte **A1** ausgespannte Peritonealplatte. Man unterscheidet das zarte *Lig. hepatogastricum* **A2** und das derbe *Lig. hepatoduodenale* **A6.** Das **große Netz,** *Omentum majus* **AB8,** eine lappenförmige, fetthaltige, der Entstehung nach doppelte Peritonealplatte, hängt von großer Kurvatur und Querkolon herunter. **AB4** Milz, **AB5** Gallenblasenfundus.

Blut- und Lymphgefäße der Oberbauchorgane

C Arterien. Truncus coeliacus C12. Magen, Leber und Milz werden meist ganz, Duodenum und Pancreas z. T. aus dem Truncus coeliacus versorgt. Sein Ursprung aus der Aorta **C13** liegt im Aortenschlitz des Zwerchfells. Der Stamm ist umsponnen vom vegetativ-nervösen Plexus coeliacus (s. Bd. III). Der Truncus teilt sich in *A. hepatica communis* **C16,** *A. gastrica sinistra* **C14** und *A. lienalis* **C17** *("Tripus Halleri").* Die **A. hepatica communis C16** gabelt sich in *A. gastroduodenalis* **C20** und *A. hepatica propria* **C11.** Die A. gastroduodenalis **C20** verläuft hinter dem Bulbus duodeni abwärts, gibt die *A. gastroepiploica dextra* **C22** zur großen Kurvatur des Magens, die hier mit der *A. gastroepiploica sinistra* **C24** aus der *A. lienalis* **C17** anastomosiert, und zieht weiter in den *Aa. supraduodenales superiores* **C21** zu Duodenum und Pankreaskopf. Sie haben über eine vordere und hintere Arterienschleife Verbindung mit der *A. mesenterica superior* **C23.** Die *A. gastrica dextra* **C19,** ein Ast der *A. hepatica propria* **C11,** zieht rückläufig zur kleinen Kurvatur des Magens. Die A. hepatica propria gelangt im Lig. hepatoduodenale medial vom Ductus choledochus **B9** zur Leberpforte, wo sie sich in 2 Äste aufteilt. Vom rechten entspringt meist die *A. cystica* **C18,** die Vorder- und Rückseite der Gallenblase versorgt. Die **A. gastrica sinistra C14** zieht in einer Bauchfelltasche (Plica gastropancreatica) zur Cardia. Nach Abgabe von *Rr. oesophagei* verläuft sie entlang der kleinen Kurvatur des Magens und anastomosiert mit der A. gastrica dextra *(Arterienbogen der kleinen Kurvatur).* Die **A. lienalis C17** gelangt retroperitoneal am Oberrand von Pankreaskörper und -schwanz zur Milz. Dabei gibt sie Äste ans Pancreas, *Rr. pancreatici.* Im Lig. phrenicolienale läuft sie zum Milzhilus. Zuvor gibt sie über das Lig. gastrolienale die *A. gastroepiploica sinistra* **C24** zur großen Kurvatur des Magens *(Arterienbogen der großen Kurvatur).* Die *Aa. gastricae breves* **C15** zum Magenfundus. Die A. lienalis ist meist stark geschlängelt.

B Venen. Das venöse Blut der Oberbauchorgane fließt über die *Pfortader* **B10** zur Leber, s. S. 234.

D Lymphgefäße und Lymphknoten. Die Lymphgefäße und -knoten halten sich an den Verlauf der Arterien. An der kleinen Kurvatur liegen *Nodi lymphatici gastrici dextri et sinistri* **D27.** Ihr Abflußweg zieht zu *Nodi lymphatici coeliaci* **D26.** Lymphe aus den der großen Kurvatur benachbarten Teilen von Magenfundus und oberen Korpusabschnitten fließt über *Nodi lymphatici gastroepiploici sinistri* **D30** gleichfalls zu den Nodi lymphatici coeliaci. Lymphe aus dem unteren Korpusabschnitt und der Pars pylorica gelangt über *Nodi lymphatici gastroepiploici dextri* **D29** und *Nodi lymphatici pylorici* **D28** teils zu den *Nodi lymphatici coeliaci* **D26,** teils stehen sie über *Nodi lymphatici hepatici* **D25** in Verbindung mit Lymphgefäßen aus der Leber. Über diese ist ein Abfluß durch das Zwerchfell zu den *Nodi lymphatici mediastinales anteriores* möglich.

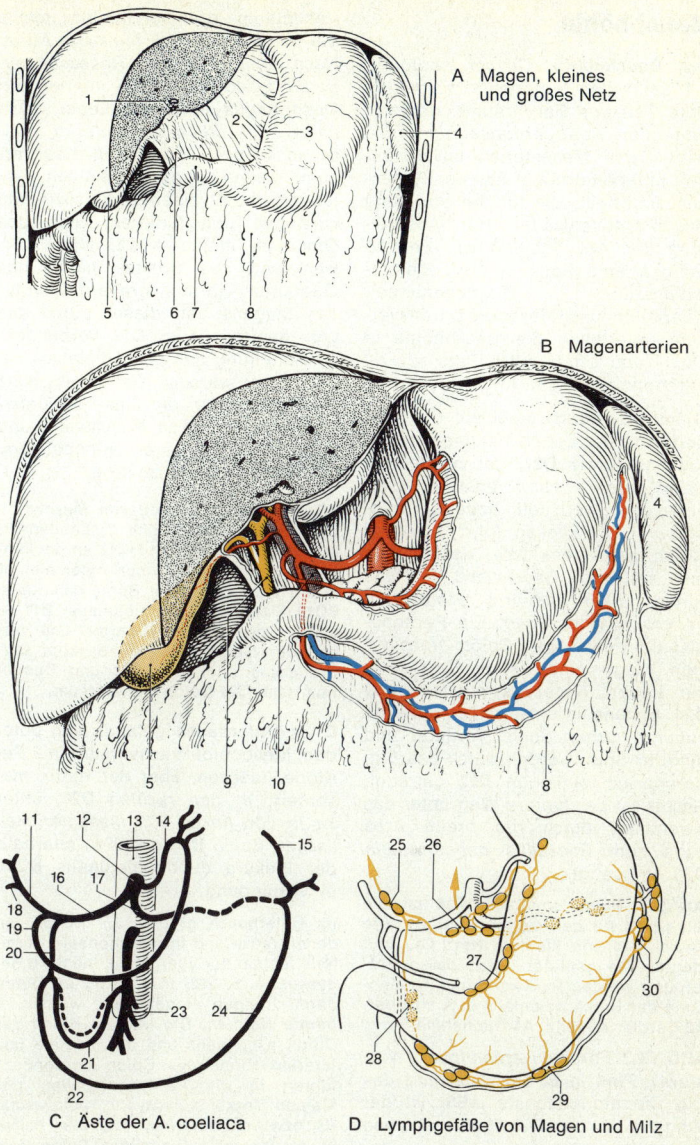

A Magen, kleines und großes Netz

B Magenarterien

C Äste der A. coeliaca

D Lymphgefäße von Magen und Milz

Bauchhöhle

Die **Bauchhöhle,** *Cavum peritonei,* ist der vom Peritoneum ausgekleidete Teil des Bauchraums, dahinter liegt der *Retroperitonealraum.* Sie wird durch Mesenterien unvollständig in spaltförmige Räume, Recessus, unterteilt, die für die Strömung des Peritonealsaftes, für Ausbreitung und Abkapselung von Entzündungen eine Rolle spielen (Demarkationsräume, Drainageräume). Querkolon und Mesocolon transversum unterteilen die Bauchhöhle in *Ober-* und *Unterbauch* (Pars supra-, infracolica der Bauchhöhle).

D Im **Oberbauch** zieht auf der Vorderfläche der Leber, beiderseits vom Lig. falciforme **D21,** der *rechte* und *linke vordere subphrenische Spalt* unter das Zwerchfell, *Recessus subphrenici.* Zu diesen führt zwischen Colon ascendens bzw. descendens und seitlicher Bauchwand je eine Rinne, *linker* **D28** und *rechter* **D25** *parietokolischer Spalt.* Ein Peritonealspalt zieht über Colon transversum, Magen und kleines Netz unter die Leber, *Recessus subhepaticus* **D24.** Er führt in einen *linken hinteren subphrenischen Spalt.* Vorderer und hinterer Spalt werden durch das Lig. coronarium sinistrum **D22** getrennt. Rechts ist der hintere Weg unter das Zwerchfell durch die breite Area nuda zum *Recessus hepatorenalis* **D23** eingeengt.

AC Die *Bursa omentalis* **C15** ist ein Gleitspalt für den Magen. Ihre vordere Wand wird von kleinem Netz **C13** und Magen **C14** gebildet. Nach deren Entfernung werden Rückwand und Ausdehnung der Bursa omentalis in **A** sichtbar. **A2** Cardia, **A3** Milz, **A4** Duodenum.

ABC Das *Foramen epiploicum (Winslowi),* Pfeil in **B,** am Unterrand des Lig. hepatoduodenale **AB5,** ist der Eingang in das *Vestibulum bursae omentalis,* unter dem Lobus caudatus **AC1** der Leber gelegen. An das

Vestibulum grenzen hinten rechts die V. cava inferior, links die Aorta. Nach oben zieht der *Recessus superior* zwischen V. cava inferior und Oesophagus unter die Leber, nach unten der *Recessus inferior* zwischen Magen und Colon transversum, beim Neugeborenen oft verlängert durch einen Spalt zwischen vorderem und hinterem Blatt des Omentum majus **ABC6.** Nach Verwachsung des Spaltes hängt das Querkolon an der großen Kurvatur des Magens, mit dieser durch das Lig. gastrocolicum **C19** verbunden. **A7** Anheftung des großen Netzes am Colon transversum. Das große Netz verwächst über die linke Kolonflexur mit der linken Bauchwand und bildet das Lig. phrenicocolicum, den Boden der Milznische.

BC Anheftung (Wurzel) von Mesocolon transversum **BC9** (Höhe 2. Lendenwirbel) und Mesenterium **BC12** an der hinteren Bauchwand. Tuber omentale **B8** in der Hinterwand der Bursa omentalis. **BC10** Flexura duodenojejunalis, **B11** A. und V. mesenterica superior, **C16** Verlauf der Gefäße zu Pankreaskopf **C17,** Processus uncinatus **C18** und Duodenum **C10. C20** Colon transversum.

D Im **Unterbauch** gelangt man unter dem Mesocolon transversum in 2 Peritonealtaschen, über der Radix mesenterii in den *rechten* **D26,** unter ihr in den *linken* **D27** *mesenteriokolischen Spalt.* Beide stehen oberhalb der Flexura duodenojejunalis **BC10** in Verbindung.

Im Unterbauch gibt es an Stellen, an denen retro- und intraperitoneale Darmteile ineinander übergehen, mehrere Recessus, s. S. 202, in sie können Dünndarmschlingen eingeklemmt werden = *innere Hernien.* Die laterale Rinne des Colon ascendens und die mediale und laterale Rinne des Colon descendens führen in die Peritonealspalten des kleinen Beckens, *Excavatio rectovesicalis* bzw. *rectouterina,* s. S. 298. Falten in der lateralen Rinne des Colon descendens bilden *Sulci paracolici.*

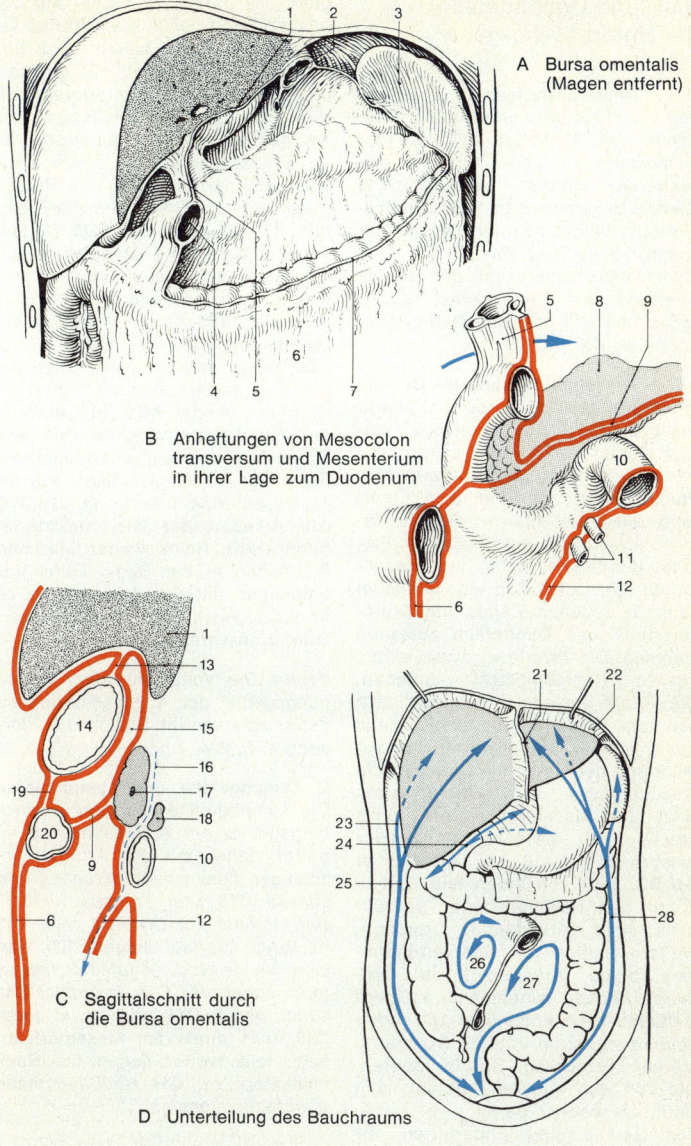

A Bursa omentalis
(Magen entfernt)

B Anheftungen von Mesocolon
transversum und Mesenterium
in ihrer Lage zum Duodenum

C Sagittalschnitt durch
die Bursa omentalis

D Unterteilung des Bauchraums

Blut- und Lymphgefäße der Unterbauchorgane

Die Unterbauchorgane Jejunum, Ileum und Colon werden ganz, Duodenum und Pankreas z. T. von der *A. mesenterica superior* bzw. *A. mesenterica inferior* versorgt. Die Grenze zwischen den Versorgungsgebieten beider Arterien liegt in der linken Hälfte des Querkolons und stimmt etwa überein mit der Grenze zwischen dem Einflußgebiet des N. vagus und des sakralen Parasympathicus (s. Bd. III).

AB A. mesenterica superior B6. Sie entspringt aus der Aorta unmittelbar unter dem Truncus coeliacus, verläuft hinter dem Pankreaskopf abwärts (s. S. 224) und tritt zwischen Pankreasunterrand und dem Oberrand der Pars inferior des Duodenum, etwa 3 cm unterhalb der Flexura duodenojejunalis, ins *Mesenterium* ein. Durch Zug am Gefäßstiel kann in seltenen Fällen ein Darmverschluß des Duodenum zustande kommen. Die Arterie wird von einem dichten Nervengeflecht umgeben. Die *Radix mesenterii* erstreckt sich von der Flexura duodenojejunalis (links vom 2. Lendenwirbel) bis zur Mündung des Ileum ins Caecum; die Mesoappendix des Wurmfortsatzes setzt das Mesenterium fort. Links aus der A. mesenterica superior entspringen 10—16 *Aa. jejunales et ilei* **B9.** Jede von ihnen teilt sich in 2 mit den Nachbararterien verbundene Äste (Arkaden I. Ordnung). Weitere Reihen von Querverbindungen folgen (Arkaden II.—IV. Ordnung), wobei zunehmend kleinere Gefäßmaschen entstehen. Die *Arkadenbildung* ist im unteren Dünndarm stärker ausgeprägt als im oberen. Die von den äußeren Arkaden zum Darm ziehenden, parallel verlaufenden Gefäße sind Endarterien, ihr Verschluß hat eine lokale Schädi-

gung des Darms zur Folge. Aus der rechten Seite der A. mesenterica superior entspringen zuerst, noch hinter dem Pankreaskopf, die *Aa. pancreaticoduodenales inferiores* **B8,** die sich mit dem Gefäßbogen der *Aa. supraduodenales superiores* **B7** (s. S. 226) verbindet, sowie dann 3 Dickdarmarterien. An das Versorgungsgebiet der Aa. ilei schließt sich das der *A. ileocolica* **AB4** (Endast der A. mesenterica superior) an; sie gibt Äste zum Caecum und unteren Colon ascendens und die *A. appendicularis* **AB5** zum Wurmfortsatz. Darauf folgt die *A. colica dextra* **AB3,** deren Äste bis zur rechten Kolonflexur reichen, und schließlich die *A. colica media* **AB1,** die etwa 2/3 des Querkolons versorgt. Sie anastomosiert mit den anschließenden Ästen der A. colica sinistra der A. mesenterica inferior (s. S. 232). Die Arkaden der Dickdarmarterien bilden eine Reihe weiter Maschen. Sie haben in der Regel keine Verbindungen mit den Arterien des retroperitonealen Raumes. **A2** Mesocolon transversum.

Venen. Die Venen aus dem Versorgungsgebiet der A. mesenterica superior schicken ihr Blut in die *Pfortader,* s. S. 234.

C Lymphgefäße und Lymphknoten. Die Lymphgefäße aus dem Ausbreitungsgebiet der A. mesenterica superior ziehen mit den Arterien und gelangen über meist *1 Truncus intestinalis* **C15** zum *Truncus lumbalis sinister* oder zur *Cisterna chyli* **C13.** In ihrem Verlauf liegen 100 oder mehr kleine *Nodi lymphatici mesenterici superiores* **C16,** *ileocolici* **C12,** *colici dextri* **C11** und *colici medii* **C10,** teils direkt am Mesenterialansatz, teils weiter gegen die Radix mesenterii zu. **C14** *Nodi lymphatici pancreaticolienales.*

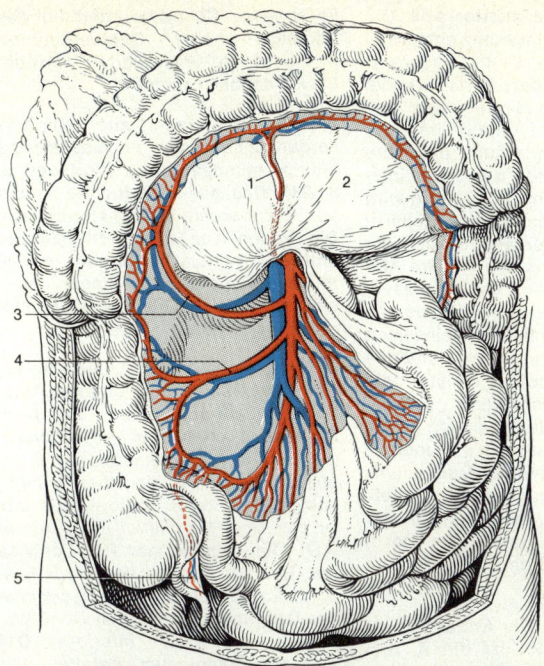

A Blutversorgung von Jejunum, Ileum, Colon ascendens
und transversum (A. und V. mesenterica superior)

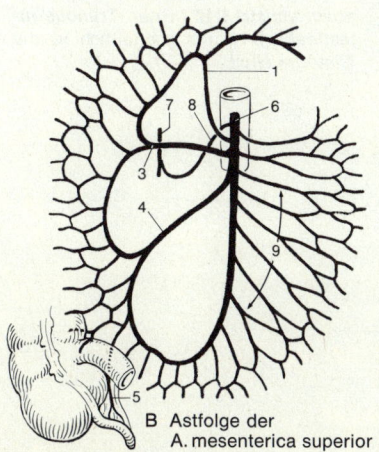

B Astfolge der
A. mesenterica superior

C Lymphgefäße aus d. Ausbreitungsgebiet der A. mesenterica superior

AB A. mesenterica inferior AB3. Die A. mesenterica inferior entspringt weit unten (Höhe 3.–4. Lendenwirbel) ventral aus der Aorta, wendet sich nach links und läuft über den M. psoas und die Linea terminalis ins kleine Becken. Häufig liegt ihre erste Strecke unter der Pars inferior des Duodenum. Die Arterie wird ebenfalls von einem dichten Geflecht vegetativer Nervenfasern umsponnen. Äste: Die *A. colica sinistra* **AB4** entspringt direkt aus der A. mesenterica inferior oder mit der *A. sigmoidea* **AB5** aus einem gemeinsamen kurzen Stamm der A. mesenterica inferior. Die A. colica sinistra teilt sich in den *R. ascendens,* der die Darmversorgung der A. colica media (aus der A. mesenterica superior) fortsetzt, und in den *R. descendens.* An dessen Versorgungsgebiet schließt sich die *A. sigmoidea,* häufig in der Mehrzahl, an. Sie gelangt im Mesosigmoideum zum Sigmoid. **A1** Flexura duodenojejunalis.

C Rektumarterien. Der Endast der A. mesenterica inferior ist die *A. rectalis superior* **BC6.** Sie zieht über die A. iliaca interna hinweg ins kleine Becken an die Rückseite des Rectum, das sie absteigend bis zum M. sphincter ani internus versorgt. Dabei kann sie sich in zwei Äste aufteilen. Zu den Zweigen der A. rectalis superior treten oberhalb des Beckenbodens **C9** beiderseits die Aufteilungen der *A. rectalis media* **C8** aus der A. iliaca interna und unterhalb des Beckenbodens, den die Äste der A. rectalis superior durchbohren, beiderseits die Zweige der *A. rectalis inferior* **C10** aus der A. pudenda interna. Doch reichen die Verbindungen der mittleren und unteren Rektalarterien mit der oberen Rektalarterie nicht aus, um diese zu ersetzen. Da die A. rectalis superior nur eine einzige Querverbindung zur A. sigmoidea besitzt, die *A. sigmoidea ima,* darf die A. recta-lis superior **C6** nicht unterhalb des Abgangs dieser Querverbindung (Kreis in **B**) unterbunden werden. **C7** Peritonealschnittrand.

A Venen. Die Venen aus dem Versorgungsgebiet der A. mesenterica inferior münden in die *Pfortader,* s. S. 234. Das gilt auch für die Venen aus den oberen Rektumabschnitten. Die Venen aus den mittleren und unteren Rektumabschnitten geben ihr Blut über die Vv. iliacae internae zur *V. cava inferior.* **A2** V. mesenterica superior.

D Lymphgefäße und Lymphknoten. Die Lymphe aus dem unteren Analbereich fließt subkutan zu den *Nodi lymphatici inguinales superficiales* (vgl. S. 78), aus dem oberen Analabschnitt gelangt sie über Lymphknoten der Fossa ischiorectalis **D16** zu den *Nodi lymphatici iliaci interni* **D17.** Die Lymphe der Pars pelvina des Rectum wird zu den *Nodi lymphatici sacrales* **D15,** *iliaci communes* **D13,** aber auch zu den *Nodi lymphatici mesenterici inferiores* **D14** im Mesosigmoideum geleitet. Die Lymphe aus dem Colon descendens fließt über *Nodi lymphatici mesenterici inferiores* und *Nodi lymphatici colici sinistri* **D12** in den *Truncus intestinalis* **D11** und schließlich in die *Cisterna chyli.*

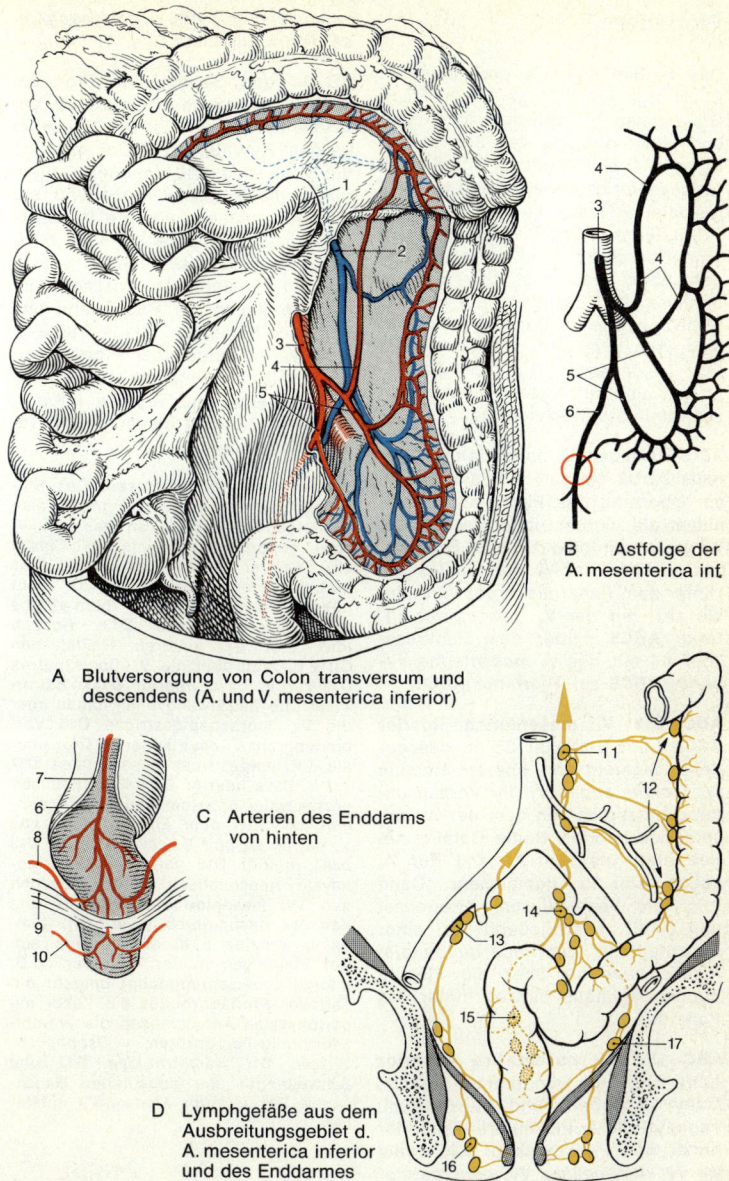

A Blutversorgung von Colon transversum und descendens (A. und V. mesenterica inferior)

B Astfolge der A. mesenterica inf.

C Arterien des Enddarms von hinten

D Lymphgefäße aus dem Ausbreitungsgebiet d. A. mesenterica inferior und des Enddarmes

Pfortader

Das venöse Blut aus den unpaaren Bauchorganen (Magen-Darm-Trakt, Gallenblase, Bauchspeicheldrüse und Milz), die von den 3 unpaaren Baucharterien (Truncus coeliacus, A. mesenterica superior und inferior) gespeist werden, gelangt über die Pfortader zur Leber. Hier wird es erneut durch ein Kapillarsystem, das der Leber, geschleust. Über die Lebervenen fließt es dann zur unteren Hohlvene. Die im Darm resorbierten Nahrungsstoffe und die auch in der Milz freigesetzten Blutfarbstoffe gelangen also auf kürzestem Weg zum zentralen Stoffwechselorgan.

ABC Pfortader, *V. portae.* Die **V. lienalis ABC3** verläuft wie die Arterie am Oberrand des Pancreas **A4** und nimmt die Vv. gastricae breves **BC8,** V. gastroepiploica sinistra **BC9,** *Vv. pancreaticae* und *Vv. duodenales* auf. Hinter dem Pankreaskörper vereinigt sie sich mit der *V. mesenterica inferior* **ABC5,** hinter dem Pankreaskopf **A4** mit der *V. mesenterica superior* **ABC6** zur **Pfortader ABC2.**

ABC Die V. mesenterica inferior ABC5 führt Blut von Colon descendens, Sigmoid und oberem Rectum *(V. rectalis superior).* Ihr Verlauf unterscheidet sich von dem der A. mesenterica inferior. Beide Gefäße ziehen etwa bis zum Abgang der A. colica sinistra gemeinsam. Dann folgt die Vene diesem Arterienast und läuft anschließend in einer Bauchfellfalte, der *Plica duodenojejunalis superior,* über die Flexura duodenojejunalis hinweg hinter das Pancreas.

ABC Die **V. mesenterica superior** führt Blut aus Dünndarm, Caecum, Colon ascendens und transversum, begleitet die A. mesenterica superior hinter den Pankreaskopf **A4,** wobei sie *Vv. duodenales, Vv. pancreatico-*

duodenales und die *V. gastroepiploica dextra* aufnimmt.

BC In den Stamm der Pfortader münden schließlich direkt die *Vv. gastricae dextra et sinistra* **BC7** von der kleinen Kurvatur des Magens und die *V. cystica* **C10** von der Gallenblase, die *V. praepylorica* von der Pylorusvorderseite und die *Vv. paraumbilicales* **C11,** die im Lig. falciforme das Lig. teres hepatis begleiten und Anastomosen zwischen subkutanen Venen der Bauchwand und Pfortader herstellen. Blaue Pfeile in **C** = Verbindungen der Pfortaderzuflüsse mit dem Einzugsgebiet von V. cava superior und V. cava inferior; vgl. **D** = Stauung dieser portokavalen Anastomosen!

D Portokavale Anastomosen. Das Einzugsgebiet der V. portae grenzt also an folgenden Stellen an das von V. cava superior bzw. inferior: *Cardia* bzw. *unterer Ösophagusabschnitt* (das Blut der Ösophagusvenen **ABCD1** fließt über V. azygos **D14** und hemiazygos zur V. cava superior **D13**), *Rectum* (das Blut der unteren Rektalvenen **CD12** gelangt über die V. iliaca interna **D18** zur V. cava inferior **D16**), *Bauchwand* (die Bauchwandvenen haben über die Vv. thoracoepigastricae **D15** Verbindung zur V. cava superior **D13**, über die Vv. epigastricae superficiales **D17** zur V. cava inferior **D16**). Hier kommen portokavale Anastomosen, *Verbindungen zwischen dem Einzugsgebiet von V. portae* **D2** *und V. cava superior* **D13** *bzw. inferior* **D16** vor. Weitere portokavale Anastomosen treten zwischen den Vv. mesentericae einerseits und den Vv. testiculares (ovaricae), lumbales, renales u. a. andererseits auf. Bei Stauungen in der Pfortader (z. B. infolge Leberschrumpfung) umgeht ein Teil des Pfortaderblutes die Leber auf portokavalen Anastomosen, die krampfaderförmig hervortreten. — *Ösophagusvarizen* **D1,** *Hämorrhoiden* **D12** und Schwellungen der subkutanen Bauchvenen **D11** *("Caput Medusae")* entstehen.

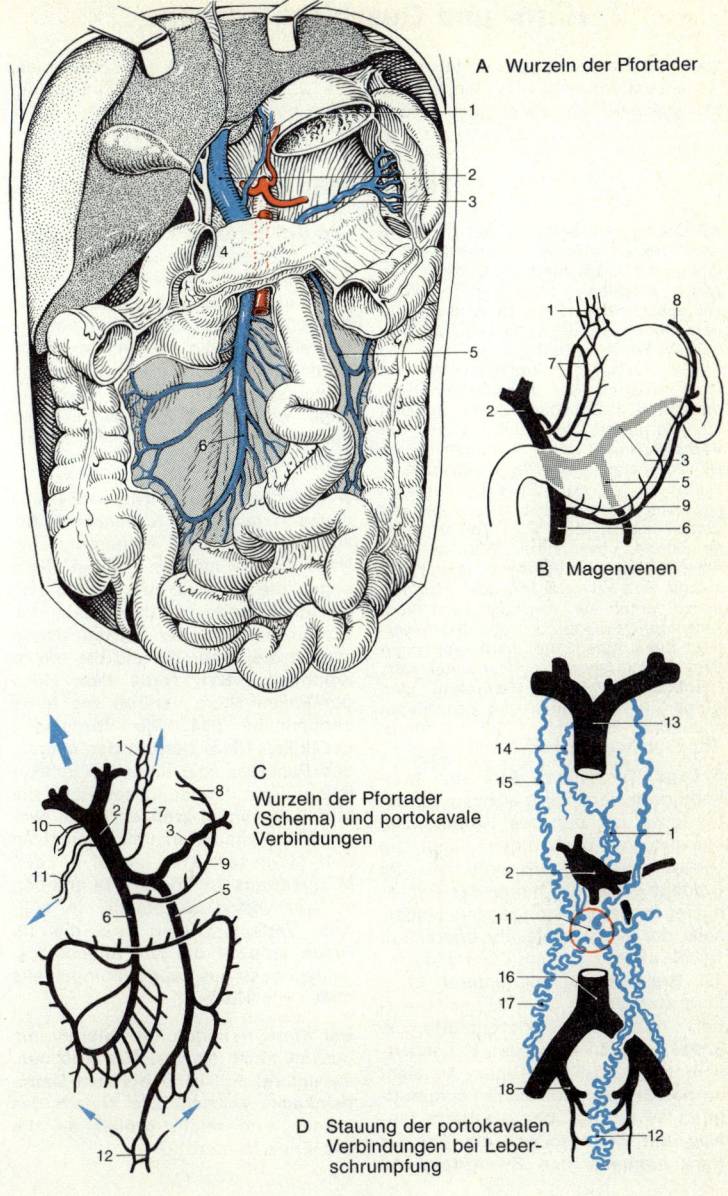

A Wurzeln der Pfortader

B Magenvenen

C
Wurzeln der Pfortader
(Schema) und portokavale
Verbindungen

D Stauung der portokavalen
Verbindungen bei Leber-
schrumpfung

Harn- und Geschlechtsorgane

Die Ausführungswege der Harn- und Geschlechtsorgane, Urogenitalorgane, hängen entwicklungsgeschicht-lich und funktionell eng zusammen, sie werden deshalb im Zusammenhang besprochen.

Harnorgane

AB Die *Nieren bereiten den Harn*, indem sie schädliche Stoffwechselprodukte, die größtenteils in anderen Organen entstehen, zusammen mit Wasser ausscheiden. Dadurch wird das innere Milieu der Gewebe reguliert, der Salz-Wasser-Haushalt ausgeglichen und die Wasserstoffionenkonzentration konstant erhalten. Die Ausscheidung geschieht in 2 Schritten. Zuerst entsteht ein *Ultrafiltrat* des Blutplasmas, der Vorharn *(Primärharn);* er enthält die im Blut gelösten Stoffe in gleicher Konzentration wie dort, Eiweißkörper ausgenommen. Anschließend werden aus diesen täglich etwa 150 l Vorharn einige Stoffe, besonders Glukose und Wasser, wieder resorbiert, die Harnmenge wird auf etwa 1 % des ursprünglichen Volumens verringert und konzentriert, *Sekundärharn.* Der Harn verläßt über die *harnableitenden Organe* (Nierenbecken, Harnleiter **AB6,** Harnblase **A7** und Harnröhre) den Körper. Ferner gehen von den Nieren endokrine Wirkungen auf Blutdruck und Blutbildung aus.

A Lage. Die **Nieren AB5** sind bohnenförmig, ihre Längsachsen verlaufen etwa mit der des Körpers, sie konvergieren nach hinten oben. Die Nieren liegen retroperitoneal, im Bindegewebsraum hinter der Bauchhöhle, in der Lendengegend beiderseits der Wirbelsäule. Ihr *oberer Pol* reicht etwa bis zum Oberrand des 12. Brustwirbels, ihr *unterer* beim Erwachsenen bis zum 3. Lendenwirbel; der *Hilus* (Nierenpforte, s. S. 238) liegt in Höhe des 1. Lendenwirbels **A1.** Die 12. Rippe **A4** zieht an der Grenze vom oberen zum mittleren ⅓ schräg über die Niere hinweg. Mit ihr legen sich ein Teil der Pars lumbalis des Zwerchfells **A3** und der Recessus costodiaphragmaticus **A2** der Pleura über das obere ⅓ der Niere. In 65 % liegt die rechte Niere etwa ½ Segment tiefer als die linke. Bei tiefer Einatmung und im Stehen treten die Nieren etwa 3 cm nach unten. Auch Dreh- und Kippbewegungen sind möglich. In dieser Lage wird die Niere durch einen *Fasziensack* und eine *Fettkapsel* festgehalten.

B Auf dem oberen Nierenpol sitzt mützenförmig die Nebenniere **B9,** von der Fettkapsel eingeschlossen. Nahe dem Hilus der rechten Niere liegen die V. cava inferior **B15** und der absteigende Teil des Duodenum. Die Vorderseite der rechten Niere berührt die Leber **B8** und die rechte Kolonflexur **B11.** Nahe dem Hilus der linken Niere verläuft die Aorta abdominalis **B14.** Die Vorderseite der linken Niere berührt den Magen, das Pancreas, die linke Kolonflexur **B12** und mit dem seitlichen Rand die Milz **B10.** Hinten grenzen beide Nieren oben ans Zwerchfell, medial an den M. psoas **B16,** lateral an den M. quadratus lumborum **B13** und den M. transversus abdominis. In gleicher Verlaufsrichtung wie die 12. Rippe kreuzen die Nn. subcostalis, iliohypogastricus und ilioinguinalis hinten die Niere.

Bei *Kindern* liegen die Nieren insgesamt tiefer als bei Erwachsenen. Ihr unterer Pol kann bis zum Darmbeinkamm reichen. Die Nieren des Kindes sind relativ größer als die des Erwachsenen.

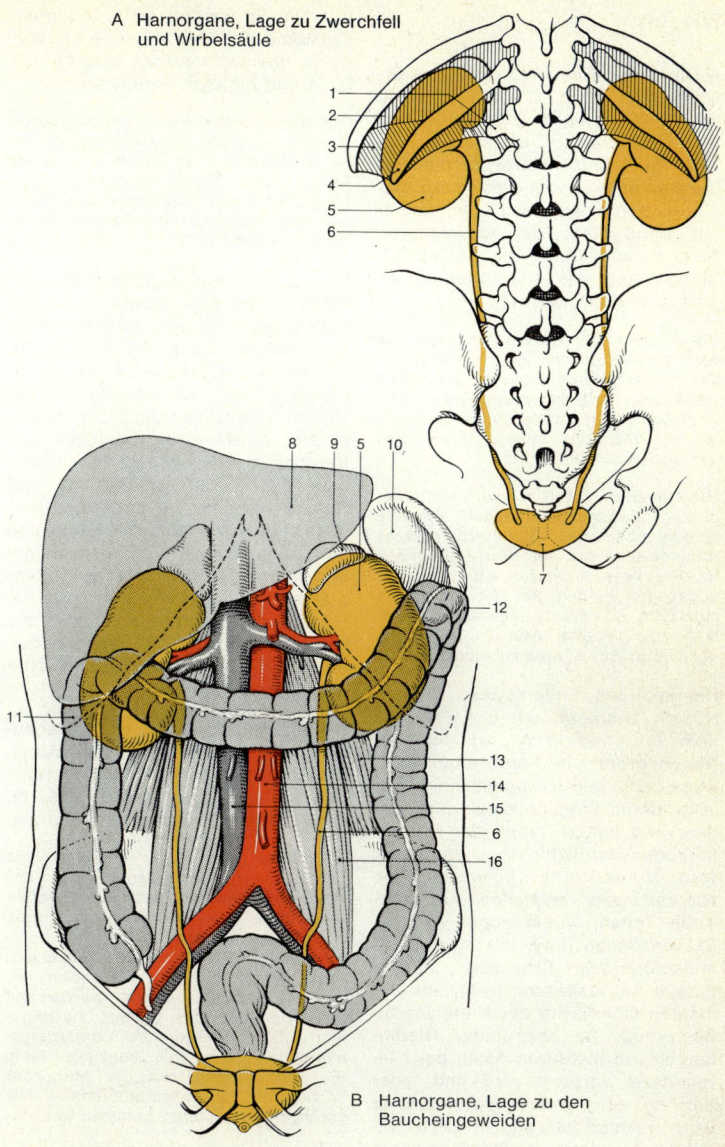

A Harnorgane, Lage zu Zwerchfell und Wirbelsäule

B Harnorgane, Lage zu den Baucheingeweiden

Nieren

A Die **Niere,** *Ren (Nephros),* des Erwachsenen wiegt 120—300 g, ist 10 bis 12 cm lang, 5—6 cm breit und etwa 4 cm dick. Der laterale konvexe Rand krümmt sich an den Polen stärker, wodurch diese nach medial eingerollt erscheinen. Im medialen Rand liegt die Nierenpforte, *Hilus renalis,* durch die Gefäße **A3,** Nerven und das Nierenbecken **A4** ein- bzw. austreten.

Die Niere kann, da sie Harnstoff aus dem Eiweißstoffwechsel ausscheidet, bei reiner Fleischnahrung vergrößert werden – Arbeitshypertrophie. Kompensatorisch hypertrophiert eine Niere auf fast das Doppelte nach Entfernung der anderen Niere.

Nierenkapsel. Die Niere wird von einer derben Kollagenfaserkapsel, *Capsula fibrosa,* überzogen, die durch lockeres Bindegewebe mit der Niere verbunden ist. Sie kann leicht bis auf den Hilus abgezogen werden. Am Hilus hängt sie mit dem Gefäßbindegewebe zusammen, das in eine zentrale Vertiefung der Niere, Sinus renalis, eintritt.

Nierenkörper. Entfernt man Gefäße, Nerven, Nierenbecken und Fett aus dem *Sinus renalis* **A2,** so zeigt der Nierenkörper die Form einer dickwandigen, leicht abgeflachten Tasche, deren Eingang durch eine vordere und hintere Lippe des Nierenkörpers schlitzförmig eingeengt wird. Vorder- und Hinterwand des Nierenkörpers entstehen aus mehreren Teilen, Nierenlappen *(Renculi),* von denen jeder mit einer pyramidenförmigen Erhebung, *Papilla renalis* **A1,** insgesamt 5—11, aus der inneren Oberfläche der Nierentasche hervorragt. Da aber jeder Nierenlappen von mehreren Ästen der Nierenarterie versorgt wird und jeder Ast an der Versorgung mehrerer Lappen Anteil hat, stimmt die Unterteilung der Niere in *Gefäßsegmente* nicht mit der Lappenunterteilung

überein. Es werden meist 5 Nierensegmente gebildet, ein oberes, vorderes oberes, vorderes unteres, unteres und hinteres Segment.

Die *neugeborene Niere* des Menschen läßt die Abgrenzung der Renculi auf der Oberfläche noch erkennen, sie ist wie manche Tiernieren gelappt. Im Laufe der ersten 4–6 Jahre verschwindet beim Menschen die *Renculi-Zeichnung* weitgehend.

B In ihrer Lage wird die Niere **B8** durch einen **Fasziensack** und eine **Fettkapsel,** *Capsula adiposa* **B10,** festgehalten. Dieser hat ein vorderes **B9** und ein hinteres **B11** Blatt, *Fascia prae-* und *retrorenalis,* die seitlich verwachsen sind. Die Fascia praerenalis **B9** wird großenteils vom Peritoneum **B6** bedeckt. Nach medial (Eintritt der Gefäße **B12** und Nerven aus dem prävertebralen Bindegewebsraum zum Nierenhilus!) und unten ist der Fasziensack geöffnet. Oben reichen beide Faszienblätter bis zum Zwerchfell. Da die Fettkapsel Speicherfett ist, wird sie bei Fettabbau (Hunger) rückgebildet, wobei die Verschieblichkeit der Niere zunimmt.

B5 Bauchwand, **B7** Colon descendens, **B13** Duodenum, **B14** Aorta, **B15** V. cava inferior, **B16** Pancreas, **B17** Colon transversum, **B18** M. psoas, **B19** M. quadratus lumborum.

Varietäten. Von den Varietäten und Mißbildungen, mit denen 2 % der Menschen geboren werden, betreffen rund 30 % den Urogenitaltrakt. Eine *Zystenniere* entsteht, wenn ein harnbereitender Teil der Nierenanlage keinen Anschluß an das Nierenbecken gewinnt. *Überzählige Nieren* werden auf frühe Spaltung des Ureters zurückgeführt. Öfter werden *Verschmelzungsnieren* gefunden, als häufigste Form die *Hufeisenniere* vor der Mitte der Wirbelsäule. Auch angeborene *Verlagerungen* von Nieren kommen vor.

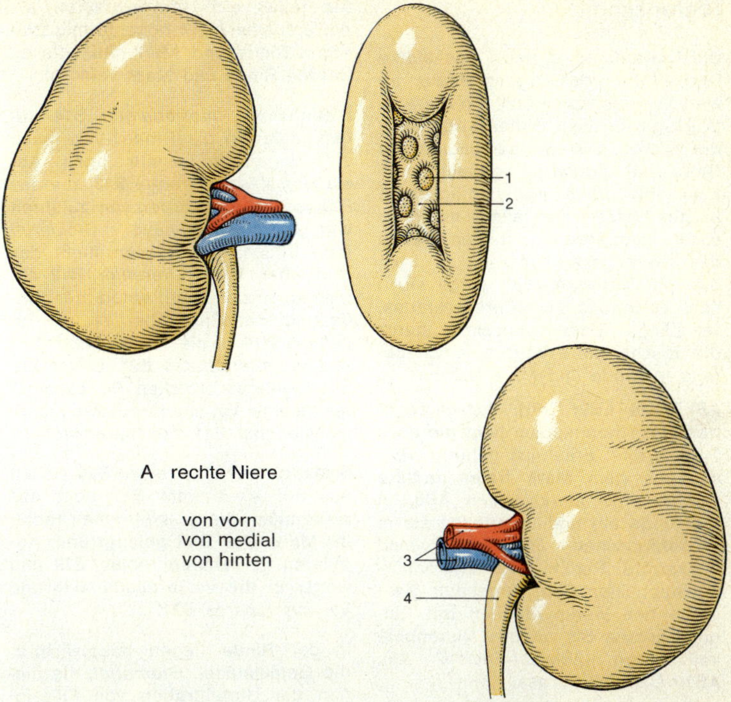

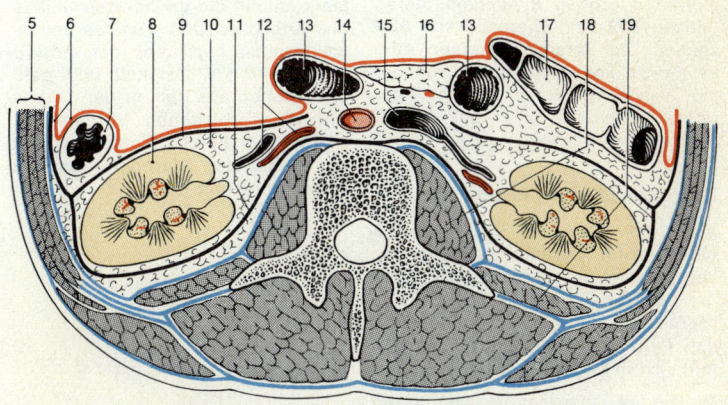

A rechte Niere

von vorn
von medial
von hinten

B Horizontalschnitt durch den Rumpf, Höhe 3. Lendenwirbel

Nierenschnitt

Die Nierenfunktion setzt eine starke Durchblutung des Organs voraus; etwa 20 % des vom Herzen in die Aorta ausgeworfenen Blutes strömen in die Nieren. Der *Blutgefäßbaum* der Niere ist eigenartig gebaut, man kann ihn durch Kunststoffinjektion in die Gefäße darstellen, er verursacht, gemeinsam mit den Tubuli des Nierenparenchyms (s. S. 244), die mit unbewaffnetem Auge sichtbare Zeichnung des Nierenschnittes. Im Längs- oder Querschnitt durch die frische Niere wird eine Gliederung in *Rinde* und *Mark* sichtbar.

AB Rinde AB9: Unter der bindegewebigen Nierenkapsel liegt die etwa 1 cm breite, bräunlich gefärbte *Rinde*. Aus dem Mark treten radiäre Streifen, die *Markstrahlen* **AB8,** in die Rinde ein und unterteilen sie in Rindenläppchen. In diesen sind dunkelrote Punkte, die Nierenkörperchen, *Glomeruli*, angehäuft. Zwischen den Markpyramiden tritt Rindensubstanz bis an das Nierenbecken heran ("*Bertini-Säulen*" **A5**). **AB10** Capsula fibrosa.

AB Mark A7: Das Mark besteht aus mehreren großen *Pyramiden,* deren Spitzen **B22** zum Nierenbecken **AB2** zeigen. Die Pyramiden tragen eine zur Spitze konvergierende Streifung, sie lassen ferner eine rötlich gefärbte *Außenzone* und eine blasse *Innenzone* erkennen.

Blutgefäße der Niere

AB *Nierenarterie* **A4** und *-vene* **A3** gelangen im Nierenhilus in das lockere, fettreiche Bindegewebe **AB1,** das zwischen Nierenparenchym und Nierenbecken liegt, ausgenommen die Pyramidenspitzen. Die Arterie teilt sich in folgende Äste auf.

B. Die *Aa. interlobares* **AB6** treten zwischen den Pyramiden ins Mark.

Sie teilen sich und verlaufen als *Aa.* **AB17** arcuatae bogenförmig zwischen Rinde und Mark. Aus diesen werden Rinde und Mark versorgt.

B Rinde: *Aa. interlobulares* **B14** ziehen radiär in die Rinde. Von ihnen entspringen in regelmäßigen Abständen *Vasa afferentia* **B13,** die das Blut den Nierenkörperchen zuführen und dort Gefäßknäuel, *Glomeruli* **B15,** bilden. Aus diesen fließt das Blut über *Vasa efferentia* **B12** ab, gelangt in das Kapillarnetz der Rinde und schließlich über *Vv. interlobulares* **B16** in die *Vv. arcuatae* **B18** und *Vv. interlobares* **B21.** Einige Aa. interlobulares schicken *Rr. capsulares,* einige Vv. interlobulares *Venulae stellatae* **B11** zur Nierenkapsel.

B Mark: *Arteriolae rectae* **B20** ziehen aus der *A. arcuata* **B17** oder aus marknahen *Vasa efferentia* radiär ins Mark. Das Blut gelangt über Kapillaren in *Venulae rectae* **B19** und weiter in die *Vv. arcuatae* **B18** und *Vv. interlobares* **B21.**

In der **Rinde** liegen hauptsächlich die Gefäßknäuel, *Glomeruli*, sie dienen der Ultrafiltration von Flüssigkeit aus dem Blut, (s. S. 242). Das **Mark** enthält die gestreckten Gefäße, die *Arteriolae* und *Venulae rectae*, die hauptsächlich bei der *Rückresorption* von Flüssigkeit und gelösten Stoffen aus dem in den Glomeruli ausgeschiedenen Vorharn mitwirken. Bei beiden Vorgängen sind die *Tubuli* des Nierengewebes wesentlich beteiligt (s. S. 246).

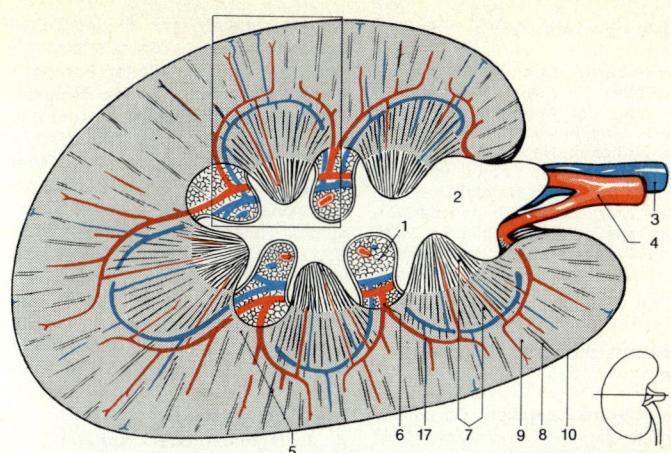

A   Schnitt durch die Niere

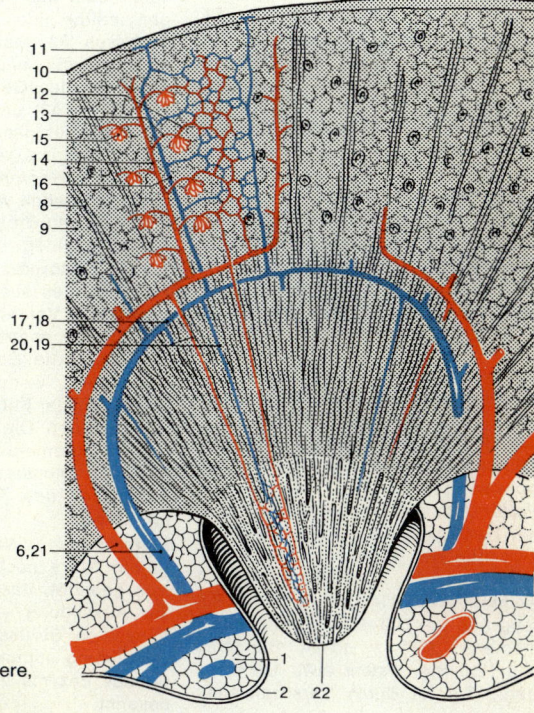

B
Schnitt durch die Niere,
Ausschnitt aus A
Schema

Feinbau der Niere

Die Niere besitzt außer Blutgefäßen ein kompliziertes Röhrchen- oder Kanälchensystem, die *Nephrone* und *Sammelrohre*. Die erwachsene Niere hat 0,9–1,6 Millionen Nephrone. Am säckchenförmigen blinden Ende eines jeden Nephrons liegt ein *Nierenkörperchen* mit dem *Harnfilter*, durch den der *Primärharn* aus dem Blut abfiltriert wird. Im Röhrchensystem wird anschließend durch *Rückresorption Sekundärharn* gebildet.

Strukturen, die den Primärharn bilden

A Das **Nierenkörperchen**, *Corpusculum renis (Malpighi-Körperchen)* ist 200–300 μm groß und makroskopisch noch als roter Punkt sichtbar. Es enthält etwa 30 *Kapillarschlingen* **A7**, die den blindsackförmigen Anfang des Tubulussystems am *Gefäßpol* **A4** einstülpen, so daß ein doppelwandiger Becher, die *Bowman-Kapsel* **A8** entsteht. Bindegewebszellen am Gefäßpol bilden das *Mesangium*. Der Spalt zwischen beiden Wänden nimmt den Vorharn auf und leitet ihn am *Harnpol* **A9** in das Tubulussystem. Das zuführende Gefäß des Glomerulus, *Vas afferens* **A1**, entspringt aus der A. interlobularis, das abführende, *Vas efferens* **A5**, mündet in die Kapillaren von Rinde und Mark.

BC Harnfilter. Im Elektronenmikroskop erweist sich das *Kapillarendothel* **BC10** als gefenstert, es hat 200–300 Å große *Poren* **C13**. Die Zellen des inneren Blattes des doppelwandigen Bechers, *Epizyten* oder *Podozyten* **BC12** genannt, bedecken mit Fortsätzen die Kapillarschlingen; zwischen den Fortsätzen der Podozyten bleiben ebenfalls 75–100 Å weite *Lücken* **C14**, während die Porengröße der 500–800 Å dicken Basalmembran **C11** zwischen Blutgefäß und Röhrchensystem etwa 120 Å beträgt. Sie ist durch Verschmelzung der Basalmembranen beider Zellarten entstanden. Es besteht also ein Ultrafilter von gestaffelter Porengröße, er bestimmt, welche Moleküle bei der Bereitung des Primärharnes, eines Ultrafiltrats des Blutplasmas, zurückgehalten werden; Glukose (Molekulargew. 180), Rohrzucker (Molekulargew. 342) treten z. B. hindurch, Hämoglobin (Molekulargew. 68 000) und Serumalbumin (Molekulargew. 69 000) werden zurückgehalten. Das Vas afferens besitzt eine muskelstarke Wand, die sich bei Zunahme des Perfusionsdruckes über 90 mm Hg kontrahiert und mit Hilfe dieser Selbstregulation die Nierendurchblutung steuert.

A Juxtaglomerulärer Apparat *(Renin-Hypertensin-System)*. In der Tunica media des *Vas afferens* **A1** liegen epitheloide Zellen, das sog. *Polkissen* **A2**. Man rechnet sie, gemeinsam mit einem Zellhaufen in der Nähe des Gefäßpoles *(paraportale Zellen* **A3**) und einem besonderen Abschnitt des Mittelstückes des Tubulussystems, der *Macula densa* **A6**, zum *juxtaglomerulären Apparat*. In seinen Zellen wird bei verminderter Nierendurchblutung ein Enzym *Renin* gebildet, das eine langdauernde Blutdrucksteigerung hervorruft, indem es aus einer im Blut vorhandenen Vorstufe den Wirkstoff *Hypertensin* abspaltet. Dieser veranlaßt die glatte Gefäßmuskulatur zur Kontraktion, wodurch der Blutdruck und damit der Filtrationsdruck in der Niere steigen. Die Macula densa soll den juxtaglomerulären Apparat über die Zusammensetzung des Harns im Mittelstück des Tubulussystems informieren.

Erythropoëtin. Wahrscheinlich wird in der Niere noch ein weiteres Enzym gebildet, das durch Aktivierung zur Ausbildung eines *Erythropoëtin* genannten Stoffes beiträgt, der die Blutbildung stimuliert. Der Bildungsort des Enzyms in der Niere ist unbekannt.

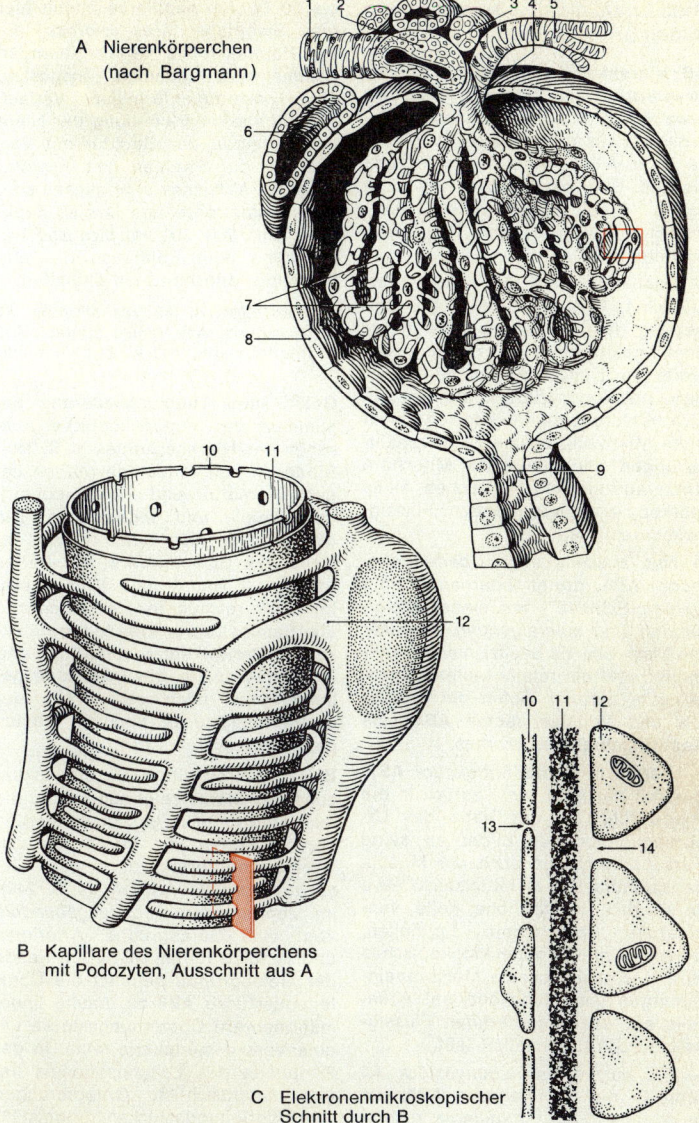

A Nierenkörperchen (nach Bargmann)

B Kapillare des Nierenkörperchens mit Podozyten, Ausschnitt aus A

C Elektronenmikroskopischer Schnitt durch B

Strukturen, die den Sekundärharn bilden

AB Nierenkanälchen, *Tubuli renales (Nephrone)* und **Sammelrohre.** Der etwa 5 cm lange unverzweigte Tubulus renalis gliedert sich in folgende Teile (**A** links elektronenmikroskopisches Bild einer Zelle aus dem rechts davon abgebildeten Querschnitt des betreffenden Tubulusabschnittes):

— Das *Hauptstück* **A5** knäuelt sich zunächst *(Pars contorta)* in der Umgebung des Glomerulus **A3** auf, um dann gestreckt *(Pars recta)* markwärts zu ziehen. Es ist 40—60 µm dick, hat hohe, trübe Epithelien, die sich elektronenmikroskopisch durch hohe Mikrovilli, basale Membraneinfaltungen und zahlreiche Mitochondrien auszeichnen — Zeichen eines starken, energiefordernden Flüssigkeitsdurchtritts.

— Das anschließende *Überleitungsstück* **AB6** dringt haarnadelförmig („*Henle*-Schleife") mit einem *absteigenden* und *aufsteigenden Schenkel* ins Mark ein. Es besitzt niedere Epithelien und ein relativ weites Lumen. Mit ihm parallel laufen die Arteriolae und Venulae rectae **AB13** ins Kapillargebiet des Markes.

— Hierauf folgt das *Mittelstück* **AB7,** das mit der *Pars recta* zurück in die Rinde führt; in der Nähe des Ursprungsglomerulus bildet es eine *Pars contorta,* die auch die Macula densa enthält. Das Mittelstück, etwa 45 µm dick, besitzt hohe, helle, voneinander abgrenzbare Epithelien, deren elektronenmikroskopisches Bild (Mikrovilli, basale Membraneinfaltungen und Mitochondrien) ebenfalls auf energiefordernden Flüssigkeitsdurchtritt schließen läßt.

— Ein kurzes *Verbindungsstück* **A4** führt in die *Sammelrohre* **AB8,** die in größere *Ductus papillares* zusammenlaufen und auf der Spitze der Nierenpapille münden **A14.** Etwa 20 bis 80 Ductus papillares bilden hier eine Siebplatte, *Area cribrosa;* die zur Papillenspitze konvergierenden Sammelrohre nehmen insgesamt einen schraubenförmigen Verlauf, der bei starker Blutfüllung der Niere einen Umbau der Struktur mit Verkürzung der Papillen und Erweiterung des Abflusses ermöglichen soll. Die Sammelrohre und Ductus papillares sind 200—300 µm dick und tragen hohe, helle Epithelien, die relativ wenig Mitochondrien enthalten.

A1 Vas efferens, **A2** Vas afferens, **A9** R. capsularis, **A10** Venula stellata, **A11** V. interlobularis, **A12** A. und V. arcuata.

Gefäß- und Tubulusgliederung bestimmen das makroskopische Aussehen des Nierenschnittes (s. S. 240). **Rinde:** In den *Rindenlabyrinthen* liegen Glomeruli und Partes contorti der Haupt- und Mittelstücke. Die *Markstrahlen* der Rinde führen jeweils 4—8 Sammelrohre und Partes rectae der Haupt- und Mittelstücke. Im **Mark** reichen in die *Außenzone* die Sammelrohre, Überleitungsstücke und Partes rectae von Mittel- und Hauptstücken. In die *Innenzone* gelangen nur noch etwa 14 % der Überleitungsstücke und die Ductus papillares.

B Der Querschnitt durch die Außenzone des Marks zeigt augenfällig die büschelförmige Zusammenlagerung der Strukturen, die im Dienste der Harnkonzentrierung nach dem *Gegenstromprinzip* wirken (s. S. 246). Im Zentrum eines *Leitungsbündels* liegt eine Gefäßgruppe, Arteriolae und Venulae rectae **AB13.** Am Rande der Gefäßgruppe nehmen die Überleitungsstücke **AB6** zu, häufig findet man mehrere Überleitungsstücke um eine Venula medullaris recta. In der Peripherie des Leitungsbündels liegen hauptsächlich Gruppierungen von Überleitungsstücken, Mittelstücken **AB7,** Sammelrohren **AB8** und Kapillaren.

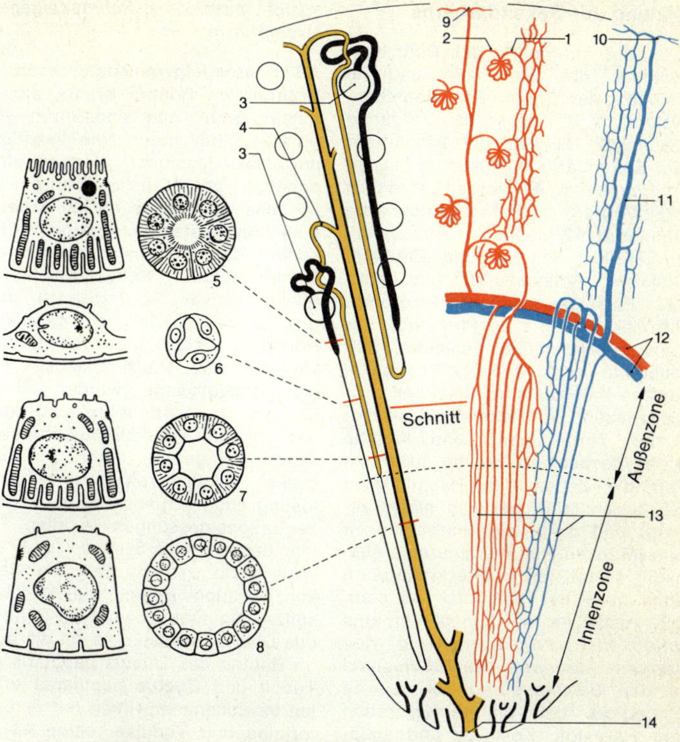

9
2
1
10
3
4
3
5
6
Schnitt
7
8
11
12
Außenzone
13
Innenzone
14

A Harnkanälchen und Blutgefäße in Rinde und Mark, Schema

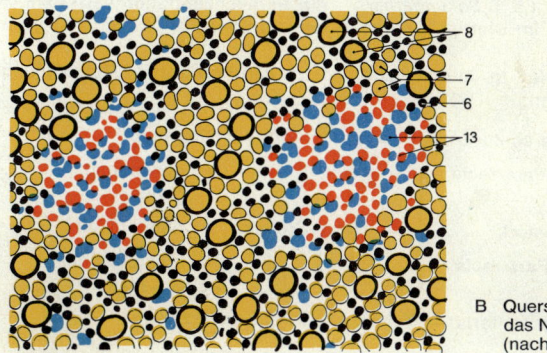

8
7
6
13

B Querschnitt durch
das Nierenmark
(nach v. Möllendorff)

Bildung des Sekundärharns

A In der Anordnung des Röhrchensystems, der Blutgefäße und im Feinbau der Zellen des Röhrchensystems (s. S. 244) werden Vorgänge erkennbar, die aus dem Primärharn den Sekundärharn entstehen lassen. Im *Hauptstück* **A1** werden aus täglich 150 l *Vorharn* (= 10 % des durch die Glomeruli **A2** fließenden Blutes) ein großer Teil der Na- und Cl-Ionen, Glukose, Aminosäuren und etwa 120 l Flüssigkeit aktiv rückresorbiert. Einzelne Stoffe, z. B. Phenolrot, Paraaminohippursäure, Penicillin, Sulfonamide und andere Pharmaka, werden im Hauptstück dagegen ausgeschieden. Im Hauptstück werden ferner körpereigene und fremde Stoffe gespeichert, die im äußersten Fall die Zellen des Hauptstückes blockieren (z. B. bei Sublimatvergiftung) und damit die Nierentätigkeit einschränken. In geringerem Ausmaß findet eine Rückresorption auch noch im *Mittelstück* **A5** statt. Die restlichen 30 l des Vorharns *(Intermediärharn)* werden in den *übrigen Abschnitten des Tubulus* und in den *Sammelröhren* **A6** so weit eingedickt, daß die Konzentration von Harnstoff, Kochsalz und anderem beim Menschen in den resultierenden etwa 1,5 l *Sekundärharn* 3–4 x höher als im Blut ist. Das geschieht nach dem *Haarnadelgegenstromprinzip.*

AB Haarnadelgegenstromprinzip. In 2 parallelen Rohren S_1, S_2, die an einem Ende haarnadelförmig verbunden, aber durch eine salztransportaktive Membran getrennt sind, entsteht bei Durchströmung des Systems mit Salzlösung am Scheitel eine hohe Salzkonzentration K. Sie kommt dadurch zustande, daß ein kleiner lokaler Konzentrier-Einzeleffekt (aktiver Salztransport) über die ganze Länge der parallelen Röhrchen bis zu ihrem Scheitel vervielfacht wird. Auch Osmose- und Diffusionsvorgänge werden neben aktivem Transport in Betracht gezogen (vergl. Physiologie-Lehrbuch!) Durch Anlagerung eines 3. Röhrchens R kann konzentrierte Salzlösung ausgeschieden werden. Konzentrationsmessungen in allen Teilen des Tubulus-Systems und der Vasa recta zeigen, daß die Salzkonzentration gegen die Papillenspitze zunimmt, sowohl im Scheitel des Überleitungsstückes **A4** als auch im Endteil des Ductus papillaris **A6.** Tubuli und Ductus papillares erfüllen im Zusammenwirken mit den Arteriolae und Venulae rectae **A3** die strukturellen Voraussetzungen für die Harnkonzentration nach dem Gegenstromprinzip.

Zur Terminologie: In älterer, aber noch gebräuchlicher Bezeichnung der Tubuli heißen

Hauptstück, Pars contorta = *Tubulus contortus I. Ordnung*

Hauptstück, Pars recta		absteigender Schenkel
Überleitungsstück	= *Henle-Schleife*	dünner Teil
Mittelstück, Pars recta		aufsteigender Schenkel

Mittelstück, Pars contorta = *Tubulus contortus II. Ordnung*

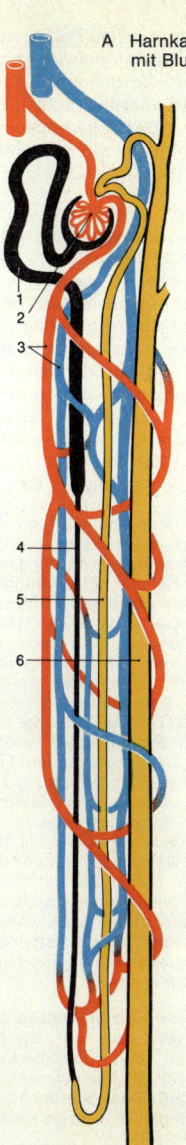

A Harnkanälchen
mit Blutgefäßen

1
2
3
4
5
6

B Gegenstrommodell zur Gewinnung
konzentrierter Flüssigkeiten

links ohne, rechts mit Entnahme
d. konzentrierten Flüssigkeit aus
d. System (nach Hargitay u. Kuhn)

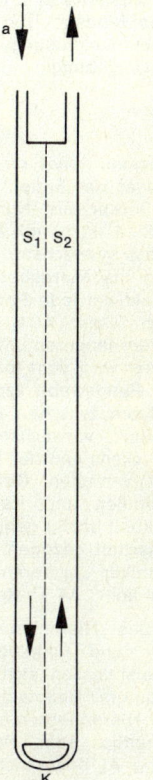

a

S_1 S_2

K

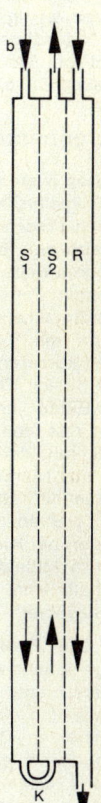

b

S_1 S_2 R

K

Harnableitende Organe

Das *Nierenbecken* sammelt den an den Papillenspitzen austretenden Harn. Es verjüngt sich zum *Harnleiter,* der den Harn in kleinen Portionen in die *Harnblase* befördert. Aus dieser wird er durch die *Harnröhre* entleert. Die Wand der harnableitenden Organe besitzt eine Muskelschicht, die teils zu Peristaltik, teils zu Tonusänderungen befähigt ist. Die Schleimhaut trägt größtenteils Übergangsepithel, Drüsen kommen nur an wenigen Stellen vor. Lockeres, adventitielles Bindegewebe erlaubt bei wechselnder Füllung Anpassung an die Umgebung.

Nierenbecken

AC Das **Nierenbecken,** *Pelvis renalis* **AC3** *(Pyelon)* kleidet als „Futter" die Nieren-„Tasche" locker aus. Nur im Bereich der Papillen ist es mit dem Nierengewebe fest verwachsen. Da sich die Papillen ins Nierenbecken vorstülpen, entsteht um jede Papille herum ein Kelch, *Calix* **AC1,** der einen kürzeren oder längeren „Stiel" **AC2** besitzt. Dieser wird vom lockeren Binde- und Fettgewebe umgeben, das den Raum zwischen dem nicht mit der Niere verwachsenen Teil des Nierenbeckens und der Niere ausfüllt. Hier verlaufen Gefäße und Nerven. Papillen und Kelche werden bei Krankheit häufig gemeinsam in Mitleidenschaft gezogen und deshalb vom Kliniker *„pyelorenales Grenzgebiet"* genannt. **A4** Ureter.

AB Die **Form** des Nierenbeckens zeigt individuelle und funktionelle Unterschiede. Meist lassen sich ein oberer und ein unterer Hauptast unterscheiden. Das Nierenbecken kann weitgehend einheitlich sein, *Pelvis renalis ampullaris* **A,** oder trichterförmige Rohre **B5** bilden, *Pelvis renalis ramificatus* **B;** Übergangsformen sind häufig. Der Ausbildung

eines besonders großen Pelvis ampullaris können außer entwicklungsgeschichtlichen Vorgängen auch Krankheiten (Hydronephrose) zugrunde liegen. Das Nierenbecken faßt durchschnittlich ein Volumen von 3—8 cm^3.

C Feinbau. Das Nierenbecken ist dünnwandig, es wird von *Übergangsepithel* (s. S. 254) ausgekleidet, das über den Papillen in hochprismatisches Epithel übergeht. In der Wand liegt ein Muskelgeflecht, das im Fornix **C1** jedes Kelches nahe der Papillenspitze und an der Grenze von Nierenbecken und Kelch jeweils sphinkterartige Strukturen bildet, *Sphincter fornicis* **C6** und *Sphincter calicis* **C7.** Am Übergang zum Ureter besteht ein *Sphincter pelvicis* **C8.**

D Bei kontrahiertem Sphincter calicis wird zunächst Harn im Kelch gesammelt. Dann kontrahieren sich die Muskelfasern der Kelchwand (Sphincter fornicis) bei gleichzeitiger Erschlaffung des Sphincter calicis; der Harn wird ins Nierenbecken getrieben. Die Kelche kontrahieren sich nicht gleichzeitig. Krankhaft erweiterte Kelche nehmen an der Entleerung nicht teil, sie sind „starr". Die Austreibung des Harns aus dem Nierenbecken erfolgt nach Erreichen eines bestimmten Füllungsgrades mit rascher Bewegung bei wechselweisem Verschluß des Sphincter calicis und Sphincter pelvicis. In den Maschen des Muskelgeflechts liegen elastische Netze, sie sollen der antagonistischen Entfaltung der Muskulatur dienen. Die Vorgänge sind unter dem Röntgenschirm nach Gaben von harnpflichtigen Kontrastmitteln oder nach retrograder Füllung von der Harnblase her zu verfolgen.

Gefäße und Nerven. Die Blutgefäße des Nierenbeckens sind Äste der Nierengefäße, doch ist der Nierenbeckenkreislauf vom Nierenkreislauf weitgehend unabhängig. Das Nierenbecken wird sensibel innerviert, seine Spannung ist schmerzhaft.

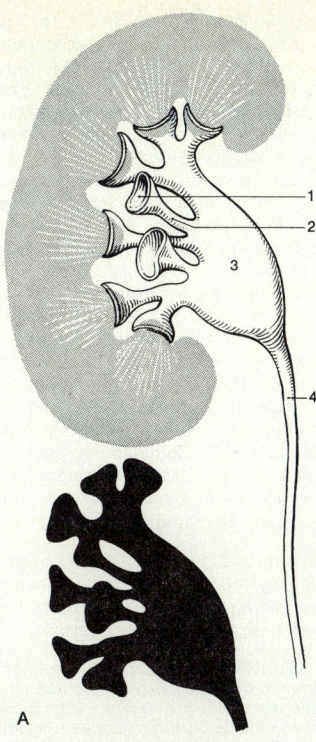

A
Weites (ampulläres) Nierenbecken
Ausguß und Röntgenbild

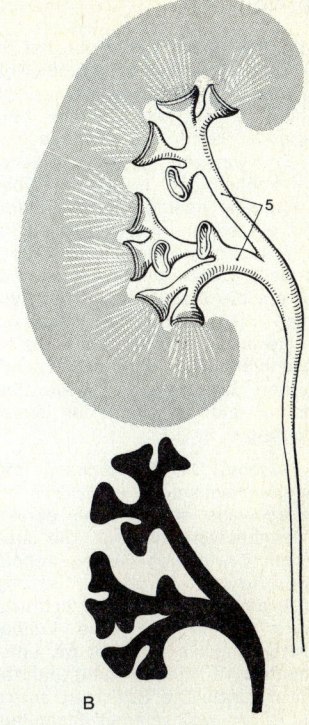

B
Röhrenförmiges (ramifiziertes)
Nierenbecken, Ausguß und Röntgenbild

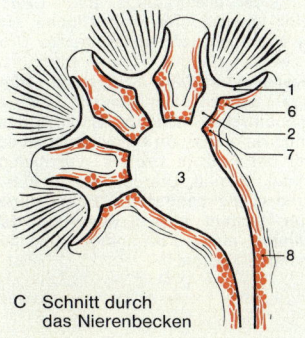

C   Schnitt durch
das Nierenbecken

D   Röntgenbild des Nierenbeckens,
links Sammel-, rechts
Entleerungsphase, Schema
(nach Narath)

Harnleiter

A Der **Harnleiter,** *Ureter* **A2,** hat die Form eines leicht abgeplatteten Rohres von 4—7 mm Durchmesser. Die Länge variiert, sie beträgt beim Mann ca. 30 cm, bei der Frau etwa 1 cm weniger. Längsverlaufende Schleimhautfalten geben im Querschnitt dem spaltförmigen Ureterlumen ein sternartiges Aussehen. Im Fundus der Harnblase durchbohren die beiden Ureteren im Abstand von 4—5 cm die Blasenwand schräg von hinten oben nach medial unten, wobei sie etwa 2 cm durch die Blasenwand verlaufen und schlitzförmig münden, *Ostium ureteris* **A5.** Über Öffnung und Verschluß der Uretermündung s. S. 254.

B Feinbau. Die *Schleimhaut* trägt *Übergangsepithel* **B7** (s. S. 254), ihr Bindegewebe erlaubt eine geringe Schleimhautverschiebung. Die *Muskelschicht* wird von Bindegewebsfasern durchsetzt. Im oberen Teil zeigt der Ureterquerschnitt eine spärliche innere Längs- und eine kräftige äußere Ringmuskelschicht **B8,** unten kommt eine äußere Längsmuskelschicht hinzu. Die Schichten entstehen durch wechselnden Steigungswinkel spiralförmiger Muskelzellbündel. Durch *lockeres Bindegewebe* ist der Ureter verschieblich in die Umgebung eingebaut.

Harntransport. Der Harn wird in *peristaltischen Wellen* durch den Ureter getrieben. Nach Gaben harnpflichtiger Farbstoffe kann der etwa 1- bis 4mal pro Minute ablaufende schubweise Harnausstoß aus der Uretermündung mit dem Zystoskop in der Harnblase beobachtet werden. Eingeklemmte Uretersteine verursachen verstärkte Peristaltik, bei erschwertem Abfluß hypertrophiert die Uretermuskulatur oberhalb des Hindernisses rasch. In der Schwangerschaft wird der Ureter länger und weiter.

A Lage. Die *Pars abdominalis* des Ureters verläuft annähernd vertikal auf der Faszie des M. psoas (vgl. S. 236), bedeckt von Peritoneum, nach unten. Der Ureter unterkreuzt dabei die Vasa testicularia bzw. ovarica. Beim Eintritt ins kleine Becken überkreuzt er die Teilungsstelle der Vasa iliaca communes **A4;** der linke Ureter tritt unter dem Mesosigmoideum hindurch. *Pars pelvina:* Im kleinen Becken unterkreuzt der Ureter beim Mann den Ductus deferens, bei der Frau die A. uterina; er kann durch die vordere Vaginalwand hindurch tastbar werden (Uretersteine!). Physiologische *Ureterengen* entstehen: beim Austritt aus dem Nierenbecken **A1,** an der Kreuzung mit den Iliakalgefäßen **A3** und an der Einmündung in die Harnblase **A5** (Gefahr der Einklemmung von Uretersteinen!). Bei Neugeborenen und Kleinstkindern besteht häufig eine Ureterschlängelung. **A6** Urethra.

Nerven und Gefäße. Die Blut- und Lymphgefäße des Ureters stammen aus denen der Nachbarschaft. Der Ureter ist sensibel innerviert.

C Varietäten. Ureterverdoppelungen kommen in etwa 2 % vor, dreimal häufiger partielle als totale. Die totale Verdoppelung, *Ureter duplex,* ist die Folge einer primär doppelten Anlage (doppelter Uretersproß), die partielle, *Ureter fissus,* entsteht durch frühe Aufteilung der Ureteranlage. Beim Ureter duplex mündet der weiter oben aus dem Nierenbecken entspringende Ureter weiter unten in die Harnblase *(Mayer-Weigert-Regel).* Dystope Mündungen werden beim Mann in Urethra, Samenbläschen, Ductus ejaculatorius, Ductus deferens, Utriculus prostaticus, – bei der Frau in Urethra, Vestibulum vaginae, Vagina, Uterus oder in einen *Gartner-Gang* beobachtet. Beim *Megaureter* besteht eine Erweiterung des gesamten, meist dickwandigen und gewundenen Ureters.

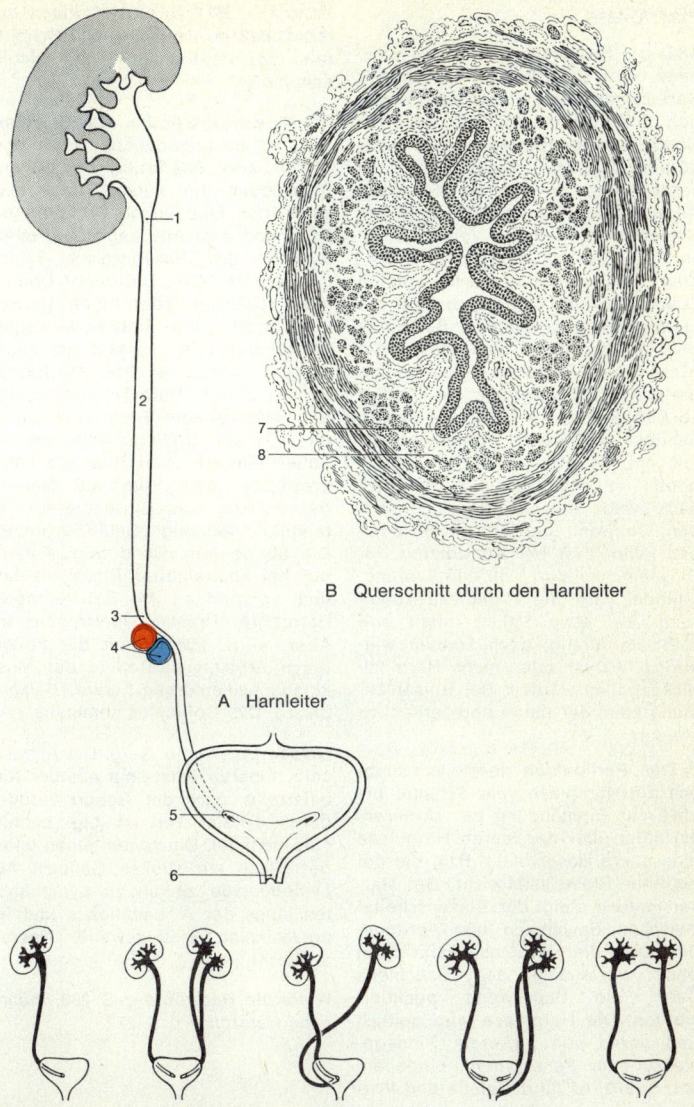

B Querschnitt durch den Harnleiter

A Harnleiter

C Varietäten der Harnleiterbildung (nach Langreder)

Harnblase

ABC Die **Harnblase,** *Vesica urinaria,* liegt beim Erwachsenen im kleinen Becken unter dem Peritoneum hinter den Schambeinen **A2,** die sie beim Neugeborenen überragt. Der Blasenkörper, *Corpus,* verjüngt sich nach vorne oben zur Spitze (Scheitel), *Apex vesicae,* hinten unten liegt der Blasengrund, *Fundus.* Vom Scheitel verläuft das *Lig. umbilicale medianum* **ABC1** (Rest des embryonalen Urachus), vom Corpus ziehen die *Ligg. umbilicalia medialia* **B8** (Reste der Nabelarterien) zum Nabel. Im Blasengrund münden die beiden Ureteren **BC15** und geht die Urethra ab **C19.** Bei leerer Harnblase sinken Scheitel und obere Wand napfförmig ein, bei Füllung werden sie gehoben, es entsteht die Form eines flach-ovalen Kissens, das sich über den Oberrand der Symphyse erheben kann. Erst bei Kontraktion der Blasenmuskulatur zur Entleerung, Miktion, wird die Harnblase kugelrund. Bei etwa 350 ml Inhalt entsteht Harndrang, doch können willkürlich 700 ml oder mehr Harn zurückgehalten werden. Bei Blasenlähmung kann der Inhalt noch erheblich steigen.

B Das **Peritoneum** deckt verschieblich die Harnblase vom Scheitel bis etwa zur Einmündung der Ureteren, es bildet über der leeren Harnblase eine quere Reservefalte **B14,** die bei gefüllter Blase verstreicht. Bei starker Füllung steigt der Blasenscheitel zwischen Bauchband und Peritoneum hoch, die Harnblase kann dann ohne Verletzung des Bauchfells durch die Bauchwand punktiert werden. Die Harnblase wird seitlich und vorne von lockerem Bindegewebe, dem *Paracystium,* umgeben, vgl. S. 299, es führt Gefäße und Nerven.

AB5 Ductus deferens, **AC7** Prostata, **B9** A. epigastrica inferior, **B10** N.

femoralis, **B11** A. und V. iliaca externa, **B12** M. iliopsoas, **B13** Schnittrand des Peritoneum, **B16** Vesicula seminalis.

AC Innere Oberfläche. Die Schleimhaut ist beim Lebenden weich und rötlich, zwei Abschnitte werden unterschieden. Im Fundus liegt zwischen den Mündungen der Ureteren **BC15** und dem Ausgang der Urethra **A3, C19** das Blasendreieck, *Trigonum vesicae* **C18.** Die quere *Ureterleiste* **C17** verbindet beide Uretermündungen. Der untere verdickte Winkel des Dreiecks ragt als Zäpfchen, *Uvula vesicae* **C19,** von hinten in die innere Harnröhrenmündung. Ein wulstförmiger Ring engt diese ein, *Ostium urethrae internum,* – Venengeflechte bilden hier ein kompressibles, dem Verschluß dienendes Polster. Das Blasendreieck ist faltenlos, es zeigt Gefäßzeichnung. Die übrige Innenwand trägt Falten, die bei kontrahierter Blase ins Lumen vorspringen **A4.** Bei verengter Harnröhre (Prostatahypertrophie im Alter, s. S. 268) treten die Falten durch Arbeitshypertrophie der Muskulatur balkenförmig hervor *(Balkenblase).* **C20** Colliculus seminalis.

Gefäße. Arterien s. S. 70. Die A. vesicalis superior entspringt aus der Nabelarterie, nach der Geburt verödet deren distaler Teil (= Lig. umbilicale mediale). Die *Venen* bilden unter der Blase ein starkes Geflecht **A6.** *Lymphgefäße* ziehen zu Lymphknoten längs der A. umbilicalis und im prävesikalen Bindegewebe. Nerven s. Bd. III.

Weibliche Harnröhre s. S. 290, *männliche Harnröhre* s. S. 272.

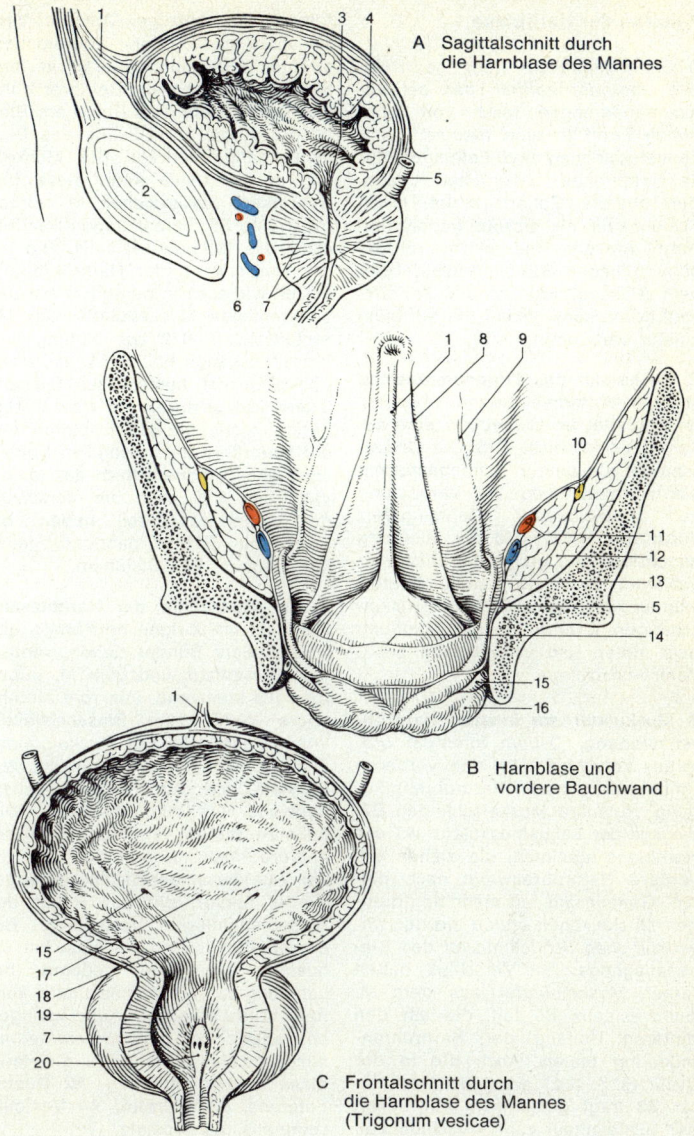

A   Sagittalschnitt durch
    die Harnblase des Mannes

B   Harnblase und
    vordere Bauchwand

C   Frontalschnitt durch
    die Harnblase des Mannes
    (Trigonum vesicae)

Feinbau der Harnblase

D Die **Schleimhaut** trägt mehrreihiges *Übergangsepithel,* das bei Volumenänderungen rasch von einer hohen Form in eine niedere durch Zellverschiebung und Faltungen der Zellmembranen „übergehen" kann. Die oberste Zellart bildet einen Schleimstoff als Schutz gegen den Harn. An der inneren Harnröhrenöffnung liegen Schleimdrüsen. Über dem Blasendreieck ist die Schleimhaut straff, sonst locker mit der Muskulatur verbunden.

C Muskulatur des Trigonum vesicae und der Uretermündungen. Den Ureter begleitet im unteren $1/3$ eine äußere Muskelschicht **C16,** die Ureterscheide; sie umgibt schlingenförmig die Uretermündung. Bei Verkürzung der Muskelbündel (Dehnungsreiz durch den Harn) wird die Mündung angehoben und geöffnet – *Öffnungsschlinge.* Zwischen beiden Uretermündungen verlaufende Muskelschlingen **C17** ziehen die Mündung nach unten und verschließen sie – *Verschlußschlinge.*

B Muskulatur der inneren Harnrörenmündung, *Ostium internum urethrae. Verschluß:* Um den vorderen Umfang der inneren Harnröhrenmündung verlaufen Muskelschlingen **B7,** die aus der Längsmuskulatur **A1** der Harnblase stammen, sie ziehen die vordere Harnröhrenwand nach hinten. Gemeinsam mit mehr ringförmigen Muskelzügen bilden sie den *unwillkürlichen Schließmuskel* des Blasenausgangs. Am Verschluß haben ferner Muskelbündel aus dem M. pubovesicalis **B6** teil, die um den hinteren Umfang der Harnröhrenmündung laufen. Auch die in der Uvula (s. S. 252) gelegene Muskulatur **B8** trägt gemeinsam mit Venen der Schleimhaut zum Verschluß bei. *Öffnung:* Bei der aktiven unwillkürlichen Öffnung der Urethra wirken

folgende Muskelzüge: Von den Verschlußschlingen der Ureterostien strahlen Muskelbündel **C18** in den Sphincter vesicae ein. Bei ihrer Kontraktion entsteht eine Rinne am Blasengrund, die zur Öffnung des Blasenausgangs beiträgt. Der Muskelzug in der Uvula kann diese bei Kontraktion zurückziehen, M. retractor uvulae **B8.** Ferner tragen Bündelchen des M. pubovesicalis, die an der Vorderwand der Harnröhre ansetzen wie auch in deren Hinterwand einstrahlende Muskelbündel des M. rectovesicalis **B12** zur Öffnung des Blasenausgangs bei. Der *willkürliche Schließmuskel* besteht aus Muskelfasern, die sich vom *M. transversus perinei profundus* **B10** abspalten und die Harnröhre aufsteigend in Spiralschlingen umgeben. Auch der M. levator ani **B11** kann am Verschluß der Harnröhre Anteil haben. **B9** Schambein, **B13** M. pubococcygeus, **B14** Rectum, **B15** Steißbein.

A Die **Muskulatur der Harnblasenwand** ist im übrigen netzförmig gebaut. Äußere Bündel ziehen, ventral vom Blasenhals und vom M. pubovesicalis kommend, über die hintere obere Wand zum Blasenscheitel. Von diesem gelangen Muskelbündel ins Lig. umbilicale medianum, zur Prostata bzw. zur vorderen Scheidenwand und zum Mastdarm. Die äußeren Bündel **A1** strahlen in die mittlere mehr ringförmige Schicht ein. Aus dieser gehen innere Längsbündel hervor, die das Relief der Blaseninnenfläche bestimmen. Bei *Blasenfüllung* wird die zunächst tonusarme Muskulatur gedehnt (bei Lähmung der Blasenmuskulatur können bruchsackartige Ausstülpungen entstehen). Bei der *Harnentleerung* nimmt der Muskeltonus zu, die Harnblase wird kugelförmig. **A2** Ductus deferens, **AB3** Ureter, **A4** Vesicula seminalis, **A5** Prostata.

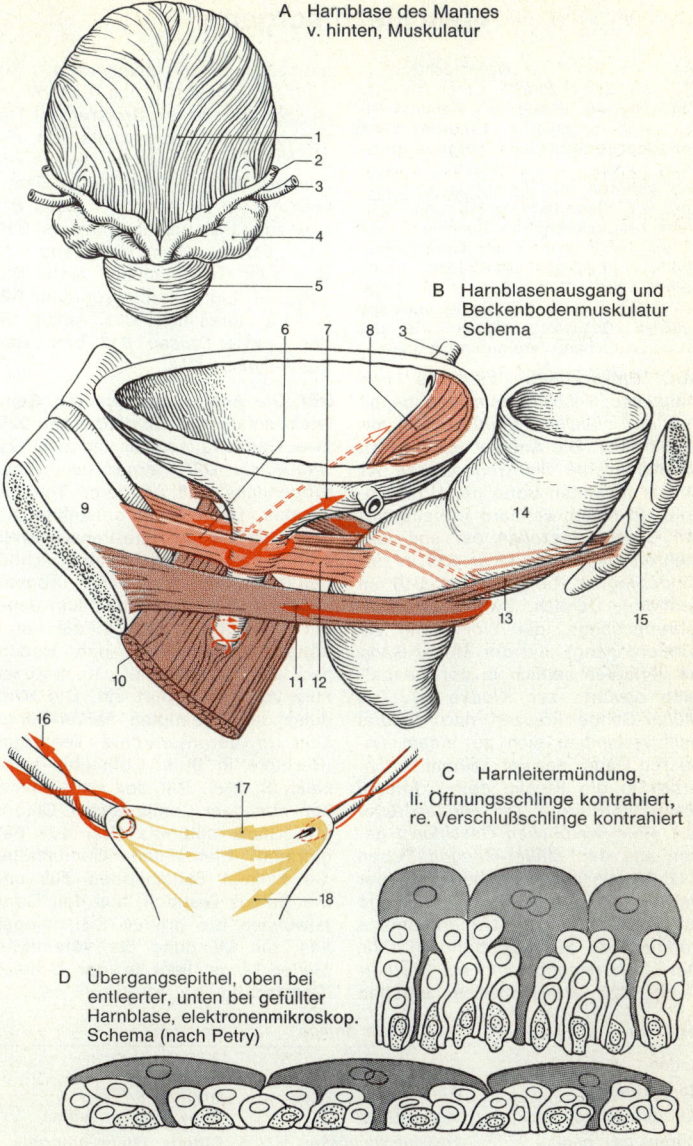

A Harnblase des Mannes
   v. hinten, Muskulatur

B Harnblasenausgang und
   Beckenbodenmuskulatur
   Schema

C Harnleitermündung,
   li. Öffnungsschlinge kontrahiert,
   re. Verschlußschlinge kontrahiert

D Übergangsepithel, oben bei
   entleerter, unten bei gefüllter
   Harnblase, elektronenmikroskop.
   Schema (nach Petry)

Geschlechtsorgane

Die Produktion der Geschlechtszellen (Ei- bzw. Samenzellen), deren Vereinigung und die Pflege des Keimes setzen eine spezifische Differenzierung der Geschlechtsorgane, *Organa genitalia*, voraus. Zu den Geschlechtsorganen gehören: die *Keimdrüsen*, Gonaden, die Geschlechtszellen und -hormone produzieren; die *Geschlechtswege* für den Transport der Geschlechtszellen; die *Geschlechtsdrüsen*, deren Sekret die Vereinigung der Geschlechtszellen begünstigen und die *äußeren Geschlechtsorgane*, die der geschlechtlichen Vereinigung dienen.

ABC Entwicklung. *Weibliche und männliche Geschlechtsorgane gehen aus der gleichen, indifferenten Anlage hervor.* Die **Anlage des inneren Genitales** sind die *Genitalfalten* **A1** an der medialen Seite der Urnierenfalte. In diese wandern frühembryonal *Geschlechtszellen* ein und vermehren sich, beim Ovar **C19** in der Rindenregion, beim Hoden **B16** im zentralen Bereich. Zwei Paar Ausführungsgänge, der *Wolff-Gang* **A2** (Urnierengang) und der *Müller-Gang* **A3** verlaufen seitlich in der Genitalfalte abwärts zur *Kloake* **A7**. Die *Müller-Gänge* kreuzen nach medial und vereinigen sich zu einem unpaaren Gang, der vor seinem Durchbruch in die Kloake deren dorsale Wand vorbuckelt (= *Müller-Hügel* **A5**). Beim *weiblichen Geschlecht* gehen aus den *Müller-Gängen* Tuben **C17**, Uterus und der obere Teil der Vagina **C23** hervor, die *Wolff-Gänge* und der Rest der Urnierenanlage verkümmern zum Epoophoron **C18**. Der Urnierengang kann als *Gartner-Gang* **C22** streckenweise erhalten

bleiben. Beim *männlichen Geschlecht* entstehen aus den *Wolff-Gängen* und einem Urnierenrest Nebenhoden **B14**, Samenleiter **B9**, Samenbläschen **B8** und die Ductus ejaculatorii **B11**, — die *Müller-Gänge* verkümmern zu Appendix testis **B13** und zum Utriculus prostaticus **B10**. Das *untere Keimdrüsenband* **A4** wird zum Gubernaculum testis **B15** bzw. zu Lig. ovarii proprium **C20** und Lig. teres uteri **C21**. Anlage **A6** der *Cowper-Drüsen* **B12** bzw. *Bartholin-Drüsen* **C24**.

DEF Die **Anlage des äußeren Genitales** umfaßt den *Genitalhöcker* **D25**, zwei *Genitalfalten* **D26** und zwei *Genitalwülste* **D27**, ferner den *Sinus urogenitalis* **D28** (vorderer Teil der Kloake). Beim *Mann* entstehen aus dem Genitalhöcker die Penisschwellkörper **E30**, die Genitalfalten schließen sich über dem Sinus urogenitalis zum Corpus spongiosum penis mit Glans penis **E29**. In die vereinigten Genitalwülste, den Hodensack **E31**, wandern die Keimdrüsen kurz vor der Geburt ein. Die Mündung der vereinigten *Müller-Gänge* liegt in der Harnröhre verborgen (Rechteck in **B**, s. Colliculus seminalis, S. 268). Bei der *Frau* entstehen aus dem Genitalhöcker Clitoris und Glans clitoridis **F32**, aus den getrennt bleibenden Genitalfalten die kleinen Schamlippen **F33** und der Bulbus vestibuli, aus den Genitalwülsten die großen Schamlippen **F34**; die Mündung der vereinigten *Müller-Gänge* liegt in der Scheide (Rechteck in **C**).

männlich	indifferente Anlage	weiblich
Hoden	Gonadenanlage	Ovar
Samenwege	Wolff-Gang	(Gartner-Gang)
(Utriculus prostaticus)	Müller-Gang	Tube, Uterus, Vagina
Corpus cav. penis	Geschlechtshöcker	Clitoris, Glans clitoridis
Scrotum	Geschlechtswülste	Labia majora

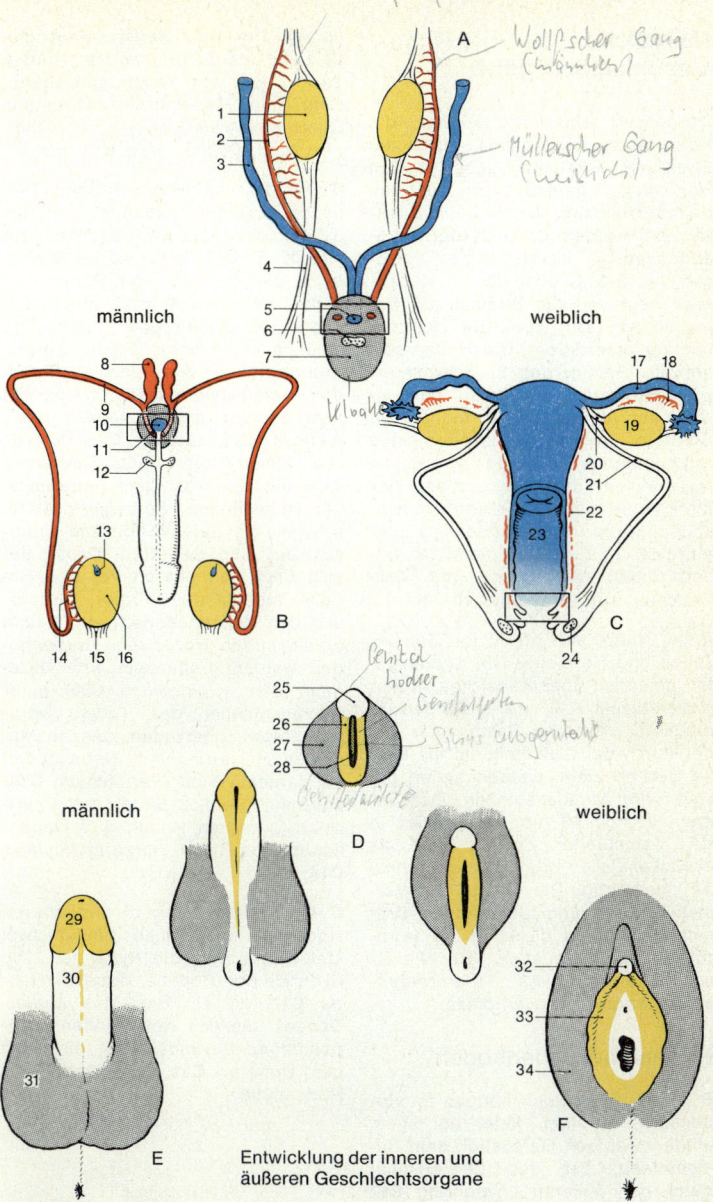

männlich

weiblich

männlich

weiblich

Entwicklung der inneren und
äußeren Geschlechtsorgane

Männliche Geschlechtsorgane

Descensus testis. Die *Hoden,* die Keimdrüsen des Mannes, treten am Ende der Fetalentwicklung in den *Hodensack,* geleitet vom unteren Keimdrüsenband, *Gubernaculum testis;* sie werden dadurch der intraabdominalen Körperwärme entzogen, die 2–5° C über der im Hodensack liegt und die Bildung der Samenzellen, nicht aber die Hormonbildung unterdrückt. Die Hoden sollen am Beginn des 8. Schwangerschaftsmonats im äußeren Leistenring, am Anfang des 9. Monats im Scrotum liegen (Reifezeiten des Neugeborenen!). Dieser *Descensus testis* nimmt den Weg entlang der hinteren Wand einer Peritonealausstülpung, die in den Hodensack hineinreicht und eine *Hodenhöhle* bildet, deren Verbindung mit dem Bauchraum in der Regel verödet.

A Der *Hoden* **A11** produziert Samenzellen und Hormone. Die Samenzellen gelangen über Kanälchen in den *Nebenhoden* **A10,** ihren Aufbewahrungsort. Über den *Samenleiter* **A9,** der durch den Leistenkanal ins kleine Becken zieht, werden sie in die *Harnröhre* **A1** ausgestoßen. Das *Samenbläschen* **A6** gibt sein Sekret in den Samenleiter, dessen Ende als *Spritzkanälchen* die *Vorsteherdrüse* **A7** durchbohrt. Die Gänge der Vorsteherdrüse und die *Cowper-Drüsen* **A8** münden direkt in die Harnröhre. **A5** *Harnleiter,* **A2** *Penisschwellkörper,* **A3** *Harnröhrenschwellkörper,* **A4** *Harnblase.*

Hoden und Nebenhoden

B Die beiden Hoden hängen im Hodensack, *Scrotum,* jeder an einem bindegewebigen Gefäßstiel, dem *Samenstrang,* der den Leistenkanal durch den äußeren Leistenring **B12**

verläßt. Der linke Hoden hängt häufig tiefer als der rechte. Der Hodensack dient der Temperaturregulierung. Seine Herkunft aus den beiden Geschlechtswülsten zeigt eine mittlere Naht, *Raphe scroti* **B13,** an.

C Der geschlechtsreife **Hoden,** *Testis,* ist etwa pflaumenförmig, 4,0 bis 5,5 cm lang und von praller Konsistenz. Er liegt meist so im Hodensack, daß ein schmaler Rand nach vorne, ein breiterer nach hinten gerichtet ist. Oberer und unterer Pol, mediale und laterale Fläche werden unterschieden. Am hinteren Rand, dem *Mediastinum testis,* treten mit dem Samenstrang, *Funiculus spermaticus* **C14,** Gefäße **C15,** Nerven und Samenleiter, *Ductus deferens* **AC9,** ein bzw. aus. Dem Hoden sitzt der **Nebenhoden,** *Epididymis* **AC10,** schweifartig auf. An diesem unterscheidet man den Kopf, *Caput,* der sich über den oberen Pol des Hodens erhebt, den Körper, *Corpus,* und den Nebenhodenschweif, *Cauda epididymidis.* Hoden und Nebenhoden werden großenteils vom viszeralen Blatt *(Epiorchium* **C20)** einer Peritonealhülle, der *Tunica vaginalis testis,* überzogen, das an Mediastinum testis und Nebenhoden ins parietale Blatt *(Periorchium* **C19)** übergeht. Seitlich bildet das Epiorchium zwischen Hoden und Nebenhoden eine Rinne, *Bursa testicularis* **C18.**

C Am Nebenhodenkopf und oberen Hodenpol findet man häufig zwei kleine Bläschen, die *Hydatiden.* Die Hydatide des Hodens, *Appendix testis* **C17,** ist ein Rest des *Müller-Ganges,* die des Nebenhodens, *Appendix epididymidis* **C16,** ein Rest der Urniere. **C21** Schnittrand der Hodenhüllen.

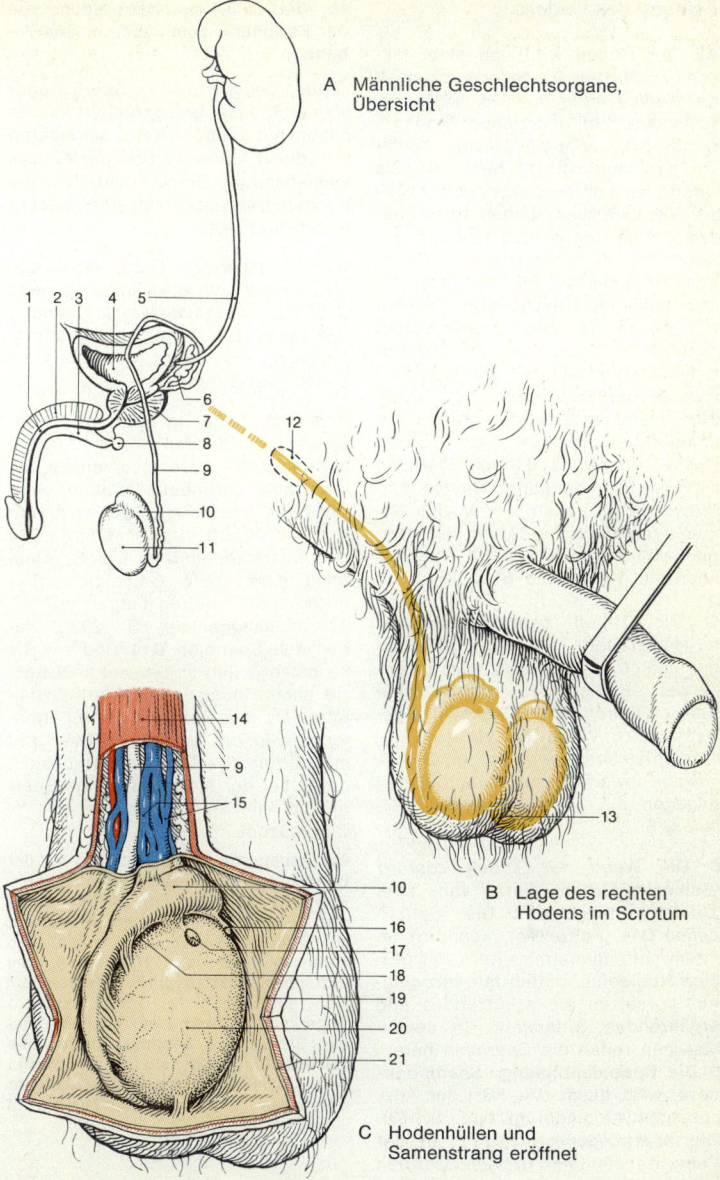

A Männliche Geschlechtsorgane,
   Übersicht

B Lage des rechten
   Hodens im Scrotum

C Hodenhüllen und
   Samenstrang eröffnet

Feinbau des Hodens

AB Der Hoden wird von einer dikken, weißlichen Bindegewebskapsel, der *Tunica albuginea* **B8,** straff umschlossen. Von ihr ziehen Bindegewebssepten, *Septula testis,* radiär auf das Mediastinum testis zu. Sie unterteilen das Hodengewebe in 200 bis 300 Läppchen, *Lobuli testis.* Jedes von diesen enthält mehrere gewundene Samenkanälchen, *Tubuli contorti seminiferi* **B6,** von denen jedes beim geschlechtsreifen Hoden 140–300 µm dick und im gestreckten Zustand 30–60 mm lang ist. Die Tubuli contorti münden im Mediastinum in das Hodennetz, *Rete testis* **B5,** – weite, miteinander verbundene spaltförmige Kanäle, aus denen *Ductuli efferentes* **B1** die Spermien zum Nebenhodengang, *Ductus epididymidis* **B2,** leiten, der in den Samenleiter, *Ductus deferens* **B4,** übergeht. **B3** Paradidymis, **B7** Ductulus aberrans. Vgl. **A** und **B**!

C Die **Tubuli contorti** des geschlechtsreifen Hodens enthalten ein Lumen, sie werden vom umgebenden Bindegewebe durch eine Basalmembran **C9** (Glashaut) getrennt, ihre Wand ist vielschichtig; hier entstehen *Spermien.* Im *Bindegewebe* zwischen den Tubuli liegen dagegen die hormonbildenden Zellen, s. S. 262.

D Die *Wand der Tubuli contorti* (Samenkanälchen) wird von zwei Zellarten aufgebaut. Die *Sertoli-Zellen* **D14** (Fußzellen), kenntlich an ihrem chromatinarmen Kern mit großem Nucleolus, bilden mit verzweigten Vorsätzen ein schützendes und ernährendes Gitterwerk. In seinen Maschen reifen die *Spermien* heran. **D** Die **Spermienbildung,** *Spermiogenese,* wird durch das FSH der Adenohypophyse angeregt (vgl. S. 158). Die Spermiogenese beginnt in der Pubertät, sie läuft in vier Schritten ab, die Zellen wandern dabei von der Peripherie zum Zentrum des Tubulus.

Vermehrungsperiode: Spermatogonien **D15,** basal gelegene mittelgroße Zellen mit rundem Kern, vermehren sich durch Mitosen; eine der hierbei entstehenden Zellen tritt in die Wachstumsperiode ein, die andere teilt sich erneut.

Wachstumsperiode: Die Spermatogonie wächst auf etwa die doppelte Größe zur *Spermatozyte I. Ordnung* **D13** heran. Die Vergrößerung erfolgt langsam, man sieht deshalb viele Zellen dieser Art.

Reifungsperiode: In zwei rasch aufeinander folgenden Reifeteilungen, bei denen der Chromosomensatz auf die Hälfte verringert (haploid) wird *(Meiose),* entstehen *Spermatozyten II. Ordnung* **D12** und *Spermatiden* **D11.** Die Spermatiden sind „reife Gameten", aber noch nicht befruchtungsfähig (s. Spermiohistogenese, S. 262). Neben den Spermien **D10** sind sie die kleinsten Zellen im Samenkanälchen, sie haben einen kleinen farbdichten Kern. Da der Zellkern der Spermatogonie je ein weibliches (X–) und männliches (Y–)Chromosom besitzt, erhält bei der Meiose die eine Spermatide ein X-, die andere ein Y-Chromosom.

Das genetische Geschlecht wird mit der Befruchtung durch die Chromosomenkombination festgelegt, die Heterosomen XX kennzeichnen einen weiblichen, die Heterosomen XY einen männlichen Zellkern. Nach der Halbierung des Chromosomensatzes in der Meiose muß die „reife" (haploide) Eizelle demnach immer ein X-Chromosom besitzen. Bei der Befruchtung bestimmt mithin die Samenzelle das genetische Geschlecht des Keimes, sie entscheidet, ob er weiblichen (XX) oder männlichen (XY) Geschlechtes ist.

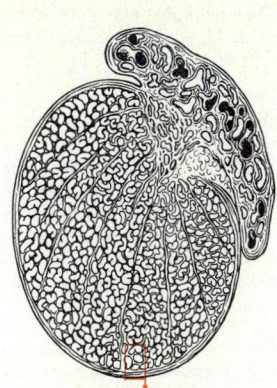

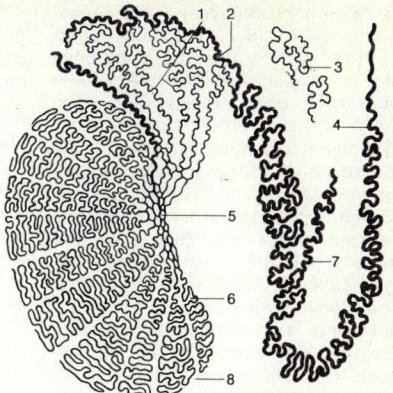

A   Schnitt durch den
    Hoden u. Nebenhoden

B   Kanälchensystem von Hoden
    und Nebenhoden, Schema
    (nach Rauber-Kopsch)

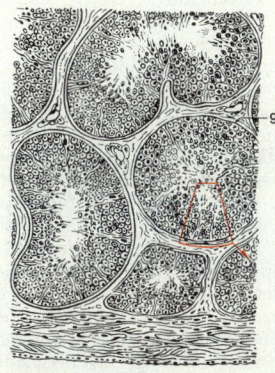

C
Tubuli seminiferi contorti,
Übersicht, Ausschnitt aus A

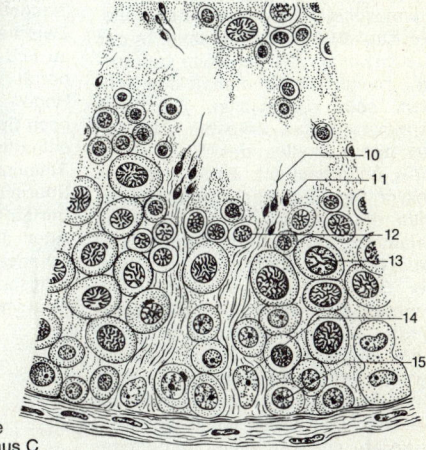

D
Tubulus seminiferus, starke
Vergrößerung, Ausschnitt aus C

B *Spermiohistogenese.* Die genetisch „reife" (d. h. haploide) *Spermatide* wird in ihren Bestandteilen so umgebaut, daß sie die Eizelle aufsuchen und in diese eindringen kann. Während dieses Umbaues, der *Spermiohistogenese,* liegen die Spermatiden in Vierer- oder Achtergruppen an den Spitzen der *Sertoli-Zellen.* Am einen Pol der Spermatide sammeln sich die Zentriolen und Mitochondrien an, am anderen liegen Zellkern und *Golgi-Apparat.* Unter Verlängerung des Zytoplasmafortsatzes wächst aus dem distalen Zentriol der Schwanzfaden ins Lumen des Tubulus contortus aus. Ein offenbar überflüssiger Zytoplasmaanhang **B1** wird im Nebenhoden abgeschnürt.

Ein geschlechtsreifer Hoden enthält etwa 1000 Millionen Spermatogonien, er kann täglich etwa 200 Millionen Spermien produzieren. Die einzelne Spermiogenese soll 3—4 Wochen dauern.

BC Spermium. Man unterscheidet folgende, vom Zytoplasma des Spermiums vollständig eingehüllten Teile. Der *Kopf* **BC2** ist 3—5 µm lang, in der Aufsicht oval, von der Seite betrachtet birnenförmig; er enthält den Zellkern, sein zugespitzter Teil trägt kappenartig das *Akrosom* **C6**, das aus den Lamellen des *Golgi-Apparates* aufgebaut ist. Es enthält das Enzym Hyaluronidase, mit dessen Hilfe die Spermie durch die Zona pellucida der Eizelle dringt. Der *Hals* **BC3** schließt sich an, er dient der Beweglichkeit und enthält ein Zentriol. Das *Mittelstück* **BC4** *(Verbindungsstück),* etwa 6 µm lang, wird zentral von einer „9+2-Struktur" ausgefüllt, wie sie auch z. B. die Kinozilien der Flimmerepithelien besitzen, und außen mit 9 weiteren, dickeren, sog. Außenfibrillen umgeben, die bis in den Anfang des Schwanzes reichen. Um diese sind

Mitochondrien ringförmig dicht gepackt. Der weniger als 1 µm dicke *Schwanz* **BC5** wird 30—40 µm lang. Ihn durchziehen die „9+2-Fibrillen".

D Zwischengewebe. Im lockeren Bindegewebe zwischen den Tubuli contorti liegen an Blutgefäßen **D7** Gruppen großer, plattenförmiger *Interstitialzellen, Leydig-Zellen* **D8.** Sie produzieren männliche Geschlechtshormone, Androgene (Testosteron), in geringer Menge wahrscheinlich auch weibliche Geschlechtshormone, Östrogene. Die *Androgene* befördern die Spermiogenese, unter ihrem Einfluß vergrößern sich die Genitalien und entwickeln sich die sekundären Geschlechtsmerkmale. Die Zwischenzellen werden durch das ICSH der Adenohypophyse stimuliert, vgl. S. 158.

Altersunterschiede. Der Hoden wächst in der Kindheit ständig, er erreicht zwischen dem 20. und 30. Lebensjahr seine stärkste Entwicklung. Im Alter wird er wieder kleiner. Der neugeborene Hoden besitzt kurze Zeit, durch Hormone der Placenta stimuliert, stark entwickelte Zwischenzellen. Sie nehmen rasch ab und treten erst wieder in der Pubertät vermehrt auf. Im kindlichen Hoden sind die „Samenkanälchen" noch Epithelstränge ohne Lumen, sie enthalten nur *Sertoli-*Zellen und Stammzellen der Spermiogenese. Spermiogenese entsteht mit der Pubertät, sie hält meist bis ins hohe Alter an. Spermiogenese und Zwischenzellen können durch Ernährungsschäden, Krankheiten und im Alter reduziert werden.

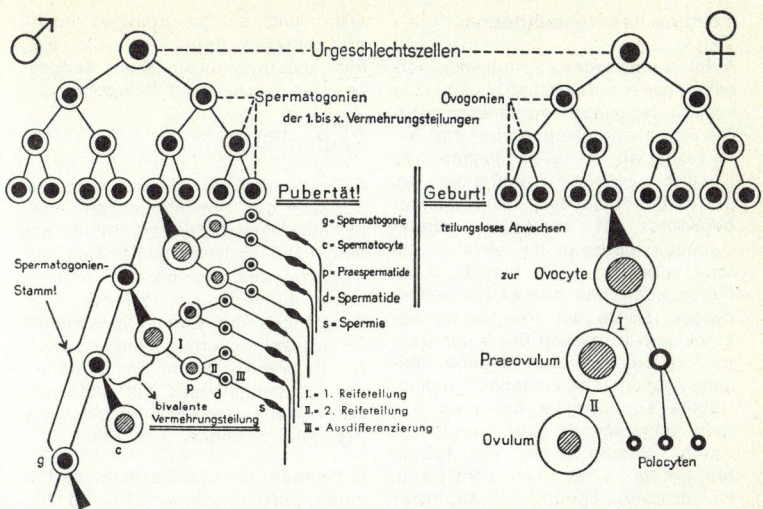

♂   ——————Urgeschlechtszellen——————   ♀

Spermatogonien
der 1. bis x. Vermehrungsteilungen

Ovogonien

Pubertät!   Geburt!

g = Spermatogonie   teilungsloses Anwachsen
c = Spermatocyte
p = Praespermatide   zur Ovocyte
d = Spermatide
s = Spermie

Spermatogonien-
Stamm!

I = 1. Reifeteilung   Praeovulum
II = 2. Reifeteilung
III = Ausdifferenzierung

bivalente
Vermehrungsteilung

g   Ovulum

Polocyten

A   Vergleich von Spermiogenese und Oogenese (nach Rolshoven)

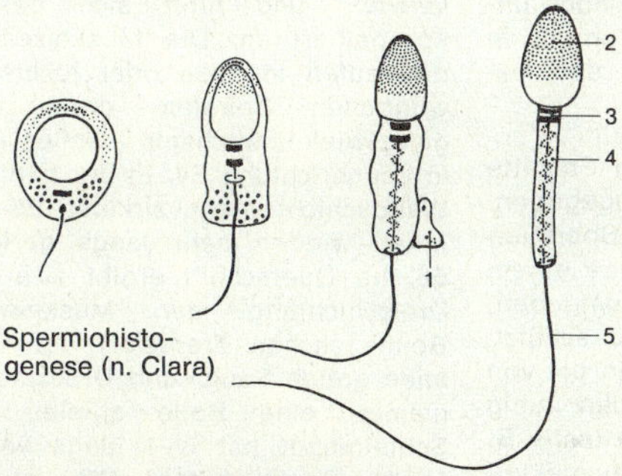

B   Spermiohisto-
    genese (n. Clara)

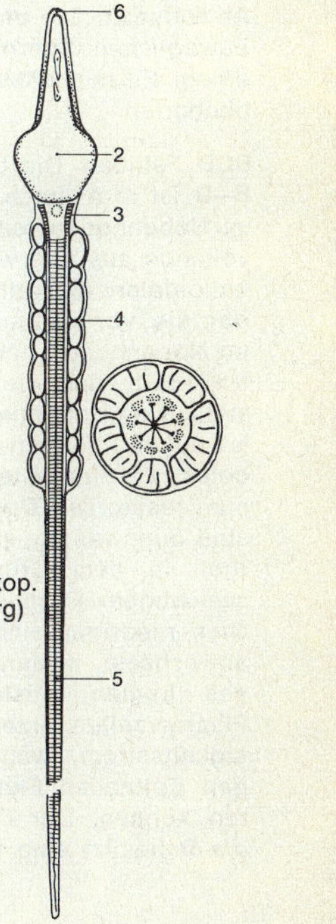

C
Samenzelle in
elektronenmikroskop.
Vergröß. (n. Ånberg)

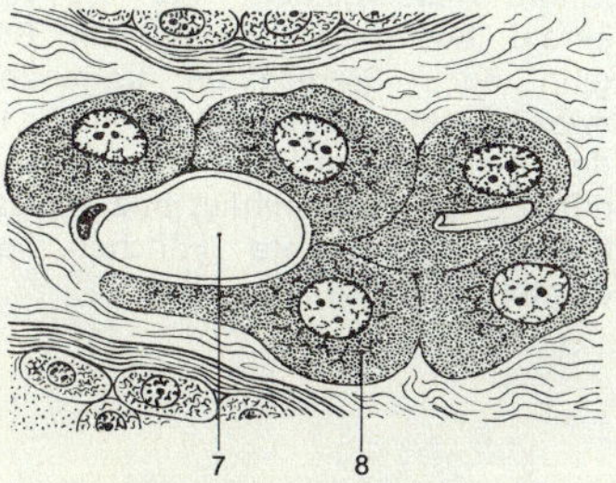

D   Leydigsche Zwischenzellen

Feinbau des Nebenhodens

A Im **Nebenhoden,** *Epididymis,* verbirgt sich ein Kanälchensystem, das von Bindegewebe umschlossen wird. Die Spermien gelangen über das Rete testis **Ab** in 12—20 ausführende Kanälchen, Ductuli efferentes **Ac,** die den größten Teil des Nebenhodenkopfes **A1** ausmachen. Jeder Ductulus efferens ist etwa 20 cm lang, aber zu einem kleinen, 2 cm hohen konischen Knäuel gewunden, dessen Spitze am Rete testis beginnt und an dessen Basis der Ductulus efferens in den Nebenhodengang mündet. Der Nebenhodengang, Ductus epididymidis **Ad,** etwa 5 m lang, ist ebenfalls stark gewunden. Seine Lichtung nimmt von 150 µm bis 400 µm zu. Er reicht vom Caput bis zur Cauda epididymidis **A3,** in der die Spermien aufbewahrt werden und die sich in den Ductus deferens **Ae** fortsetzt. Die im Hoden noch unbeweglichen Spermien gelangen in einem Flüssigkeitsstrom in den Nebenhoden.

BCD Feinbau. Die Lage der Schnitte **B—D** ist in **A** durch **b—d** angegeben. Im Nebenhoden reifen die Spermien vollends aus. Sie werden von einem kolloidalen Sekretmantel umgeben, der sie vor saurem Milieu schützt. Im Nebenhoden herrscht ein pH von 6,48—6,61, das die Spermien ruhig stellt. Das Hodennetz, *Rete testis* **B,** ist mit Plattenepithel ausgekleidetes Spaltensystem im Mediastinum testis. Die *Ductuli efferentes* **C** sind dünnwandig, sie tragen ein Epithel, in dem Gruppen von mehrschichtigem Flimmerepithel mit solchen niedriger einschichtiger Zellen abwechseln, wodurch ein sternförmiges Lumen entsteht. Die hohen Flimmerzellen erzeugen einen Flüssigkeitsstrom, während die niedrigen Epithelien Flüssigkeit resorbieren können. Der *Ductus epididymidis* **D** besitzt eine spärliche Muskelwand und ein zweireihiges hochprismatisches Epithel mit *Stereozilien,* haarbüschelähnlichen Fortsätzen, ein Zeichen von Sekretion.

Samenleiter

A Der **Samenleiter,** *Ductus deferens* **A2,** setzt den Nebenhodengang fort. Er ist Transportorgan, 50—60 cm lang, und verläuft, gemeinsam mit Gefäßen und Nerven, im Samenstrang durch den Leistenkanal, s. S. 266. Gegen das Ende hin erweitert er sich spindelförmig, *Ampulla ductus deferentis,* nimmt die Mündung des Samenbläschens auf und setzt sich ins Spritzkanälchen fort, das die Prostata durchbohrt, s. S. 268.

E Feinbau. Der Ductus deferens hat einen Durchmesser von 3,0—3,5 mm, aber eine lichte Weite von nur 0,5 mm, er besitzt eine *starke Muskelwand* und fühlt sich deshalb knorpelhart an. Die Muskelzellbündel laufen in links oder rechts gewundenen Spiralen, deren Steigungswinkel wechselt — außen mehr in Längsrichtung **E4,** in der mittleren Wandschicht mehr zirkulär **E5** und innen wieder mehr längs gerichtet **E6.** Im Querschnitt ergibt sich eine Dreischichtung der Muskelwand. Beim raschen Transport der Spermien sollen Saug- und Druckmechanismen eine Rolle spielen. Die Schleimhaut hat 3—4 längs verlaufende Reservefalten. Sie ist von einem hochprismatischen, am Beginn noch *Stereozilien* tragenden zweireihigen Epithel **E7** bedeckt. In der Ampulle wird die Muskelwand dünner, die Schleimhaut bildet netzförmig angeordnete Fältchen, es entstehen kleine Nischen.

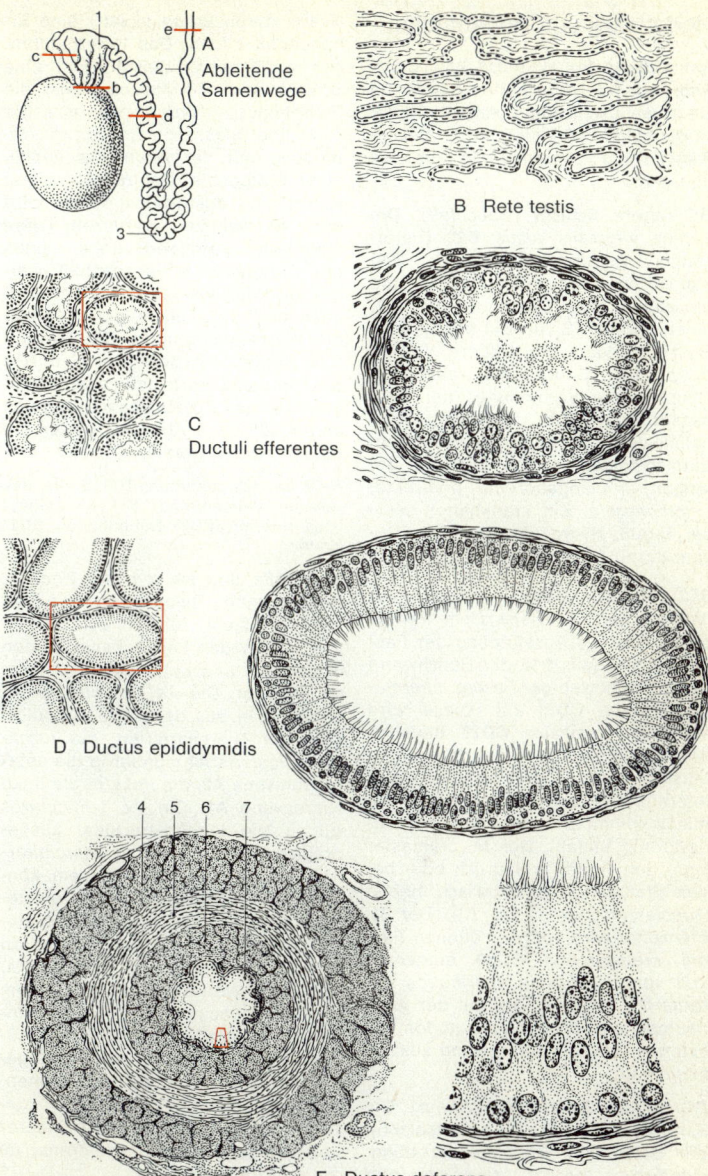

B Rete testis

C Ductuli efferentes

D Ductus epididymidis

A Ableitende Samenwege

E Ductus deferens

Hodensack und Hodenhüllen

Am Aufbau des Hodensackes, *Scrotum,* und der Hodenhüllen haben die Bauchwandschichten Anteil, *jeder Hodenhülle läßt sich eine Bauchwandschicht zuordnen,* in die sie übergeht.

BC Innere Schicht *(Bauchfell).* Die *Tunica vaginalis testis* **C22** (Epiorchium, Periorchium, s. S. 258) stammt vom Bauchfell **B13** ab und umschließt das *Cavum scroti* **B27,** einen serösen Spalt. Ein bandartiger Rest **B26** kann die frühere Verbindung zur Bauchhöhle anzeigen. Bleibt diese Verbindung, der *Processus vaginalis peritonei,* ausnahmsweise offen, so können Dünndarmschlingen in das Scrotum gelangen = *angeborene* (indirekte) *Leistenhernie.* Ein krankhafter seröser Erguß, *Hydrozele,* kann das Cavum scroti füllen und vergrößern.

BCD Mittlere Schicht *(Bauchwandmuskeln und Faszien).* Dem Periorchium liegt als Ausstülpung der Fascia transversalis **B12** der Bauchwand die bindegewebige *Fascia spermatica interna* **CD21** auf. Diese wird vom *M. cremaster* **CD20** bedeckt, von einem dünnen quergestreiften Muskel, der von den Mm. obliquus internus **B14** und transversus abdominus kommt und den Hoden schleuderförmig umfaßt. Der M. cremaster kann den Hoden willkürlich oder bei der Ejakulation reflektorisch heben (Kremasterreflex s. Bd. III). Der M. cremaster wird von der dünnen *Fascia cremasterica* **CD19** eingehüllt und von der *Fascia spermatica externa* **C18** bedeckt, die mit der Aponeurose des M. obliquus abdominis externus **B15** der Bauchwand zusammenhängt.

BC Äußere Schicht *(Bauchhaut).* Die Skrotalhaut **C17** ist eine Fortsetzung der Bauchhaut **B16.** Sie ist dünn, pigmentiert, besitzt Talgdrüsen und

Haare, deren Bälge meist kleine Erhebungen bilden. Das Unterhautbindegewebe enthält anstatt Fett eine Schicht glatter Muskelzellen, die Fleischhaut, *Tunica dartos.* Sie steht über elastische Sehnen in Verbindung mit der Adventitia subkutaner Blutgefäße. Bei reflektorischer Kontraktion der Tunica dartos wird die Skrotalhaut gerunzelt, ihre Oberfläche verringert, dabei sollen die Blutgefäße enger gestellt werden; die Wärmeabgabe sinkt; bei Entspannung der Tunica dartos steigt die Wärmeabstrahlung. Die Skrotalhaut bildet mit der Tunica dartos das Scrotum. Es ist durch eine bindegewebige Scheidewand, *Septum scroti* **C25,** in 2 Abteilungen für die beiden Hoden geteilt.

A–D8 Ductus deferens, **B10** Stelle des inneren Leistenrings, **B11** A. epigastrica inferior, **BC23** Nebenhoden **BC24** Hoden.

A *Gefäße und Nerven des Hodens,* **Samenstrang.** Beim Descensus des Hodens „zieht" dieser auf seinem Weg durch den Leistenkanal in den Hodensack alle Leitungsbahnen hinter sich her. Die *Aa. testiculares* **A5** entspringen aus der Aorta **A3** unterhalb der Nierenarterien, die *rechte V. testicularis* **A4** mündet in die untere Hohlvene **A2,** die *linke* in die linke Nierenvene **A1.** Die Vv. testiculares bilden ein langgestrecktes, ausgeprägtes Geflecht, *Plexus pampiniformis.* Bei Stauungen in diesem können variköse Erweiterungen entstehen. *Lymphgefäße* des Hodens ziehen zu Nodi lymphatici lumbales an unterer Hohlvene und Bauchaorta. Vegetative *Nerven* stammen aus dem Plexus coeliacus, s. Bd. III. Das Bündel dieser Leitungsbahnen einschließlich des M. cremaster und des zugehörigen Bindegewebes wird Samenstrang, *Funiculus spermaticus,* genannt. **A6** Leistenband, **A7** innerer Leistenring, **A8** Ductus deferens, **A9** äußerer Leistenring.

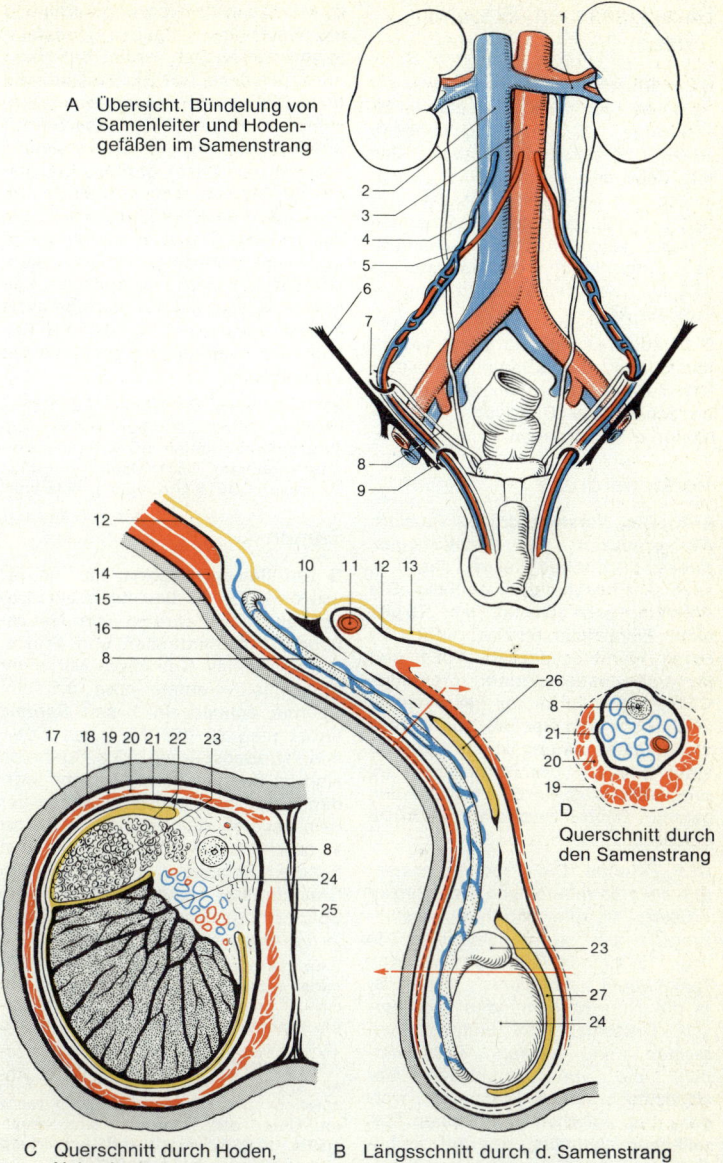

A Übersicht. Bündelung von
   Samenleiter und Hoden-
   gefäßen im Samenstrang

D Querschnitt durch
  den Samenstrang

C Querschnitt durch Hoden,
  Nebenhoden u. ihre Hüllen

B Längsschnitt durch d. Samenstrang
  und seine Hüllen (nach Töndury)

Samenbläschen (Bläschendrüsen)

A Die **Bläschendrüse,** *Vesicula seminalis* **A5,** ist eine 5—10 cm lange sackartige, S-förmig gewundene Drüse. Ihr alkalisches Sekret, das mit dem der Prostata die Hauptmasse des Spermas ausmacht, enthält Fruktose, aus der die Spermien Energie gewinnen. Die Bläschendrüse mündet in den Ductus deferens **AE2** kurz vor seinem Eintritt in die Prostata **A7.**

B Feinbau. Die dünne Wand enthält Muskulatur, die Schleimhaut ist in Kammern und Nischen unterteilt, die im Schnitt das Bild von „Schleimhautbrücken" ergeben.

Vorsteherdrüse

A—E Die **Vorsteherdrüse,** *Prostata* **A7,** produziert ein dünnflüssiges, trübes, alkalisches Sekret, das u. a. saure Phosphatase enthält. Die Prostata, nach Gestalt und Größe einer Eßkastanie ähnlich, liegt zwischen Harnblasengrund **ACE1** und M. transversus perinei profundus **CE14,** 1—1¹/₂ cm hinter der Symphyse und vor dem Rectum, von wo aus sie getastet werden kann. Die Prostata wird von der Harnröhre *(Pars prostatica urethrae* **CDE12)** und den beiden *Ductus ejaculatorii* **ACD6** durchbohrt.

DEF Feinbau. Die Prostata besteht aus etwa 40 tubuloalveolären Einzeldrüsen **F17,** die mit ihren Ausführungsgängen z. T. gemeinsam in etwa 15 kleinen Öffnungen auf dem Samenhügel, *Colliculus seminalis,* in die Harnröhre münden. Der *dorsale* Drüsenteil **E16** umfaßt einen *rechten* und *linken Drüsenlappen,* die von männlichen Geschlechtshormonen stimuliert werden, und zwischen ihnen einen Mittellappen, *Isthmus,* der auf weibliche Geschlechtshormone anspricht.

Er kann im Alter hypertrophieren und die Harnröhre einengen *(Prostatahypertrophie).* Der *ventral* der Harnröhre gelegene Teil **DE15** ist drüsenarm. Die Drüsen haben ein wechselnd weites Lumen und verschieden hohe Zellen. In den Drüsenlumina kommen ca. 1 mm große „Prostatasteine" **F18** vor, eingedicktes Sekret. Zwischen den Einzeldrüsen und um das gesamte Organ verlaufen starke Züge glatter Muskulatur. Die Organoberfläche ist von Bindegewebe umhüllt und von der Eingeweidefaszie bedeckt, zwischen beiden Hüllen liegt ein starker *periprostatischer Venenplexus.*

A3 Peritoneum, **A4** Ureter, **ACE8** Pars diaphragmatica urethrae, **ACE9** Glandula bulbourethralis, **AC10** Pars cavernosa urethrae, **CE11** Ostium urethrae internum, **CDE13** Utriculus prostaticus.

Samen

G Der **Samen,** *Sperma,* hat ein pH von etwa 8,3. Er besteht hauptsächlich aus dem Sekreten von Nebenhoden, Bläschendrüsen und Prostata und enthält Spermien. Mit einer Ejakulation werden etwa 3,5 cm³ Sperma entleert. In 1 cm³ Sperma findet man 60—120 Millionen Spermien *(Normospermie).* Die Spermien sind im Sperma beweglich und werden durch ihr alkalisches Milieu vor dem saueren der Scheide (etwa pH 4) geschützt; der Zervixschleim und höhere Regionen des weiblichen Genitaltraktes sind alkalisch. Die Spermien gelangen in 1—3 Stunden in die Ampulla tubae.

Eine geringe Verminderung der Spermien besteht bei 30–60 Millionen in cm³ *(Hypospermie),* ein schwerwiegender Spermienmangel bei 5 Millionen im cm³ und weniger *(Oligozoospermie).* *Azoospermie* heißt der völlige Mangel an Spermien. Nach wiederholter Ejakulation sinkt die Spermienzahl rasch ab. Unter den Spermien sind regelmäßig 10–20 % nicht voll entwickelt, überaltert oder mißgestaltet.

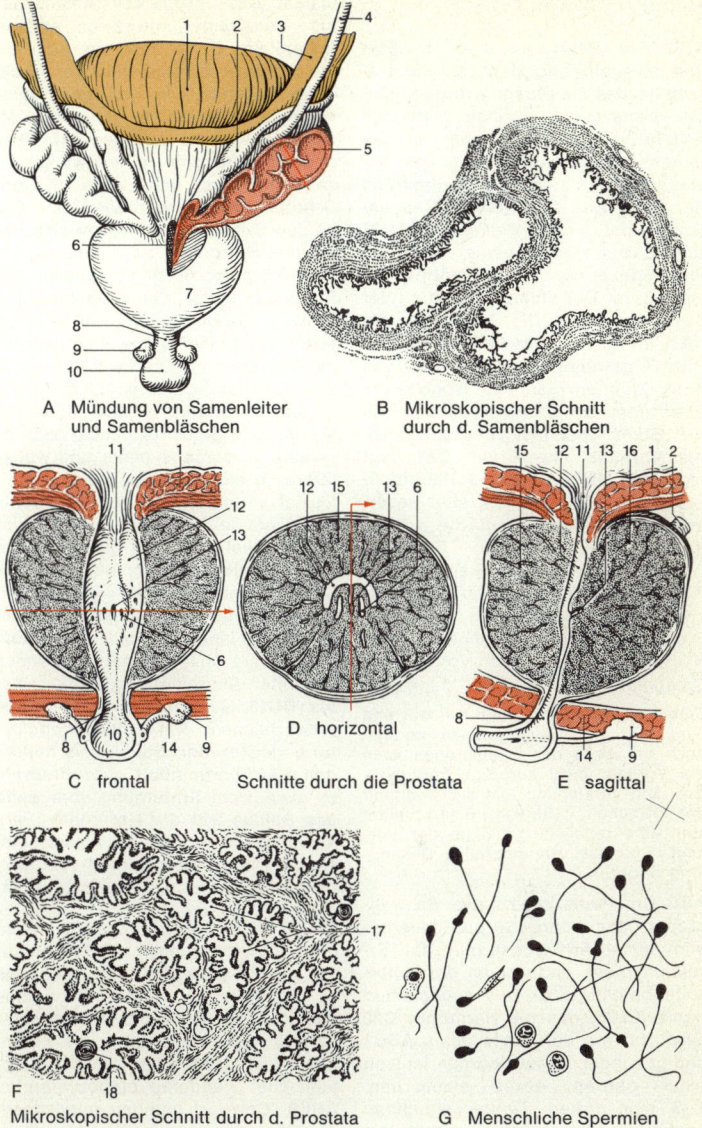

A Mündung von Samenleiter
   und Samenbläschen

B Mikroskopischer Schnitt
   durch d. Samenbläschen

C frontal

D horizontal

Schnitte durch die Prostata

E sagittal

F Mikroskopischer Schnitt durch d. Prostata

G Menschliche Spermien

Penis

ABC Die *Peniswurzel* ist, bedeckt von Muskeln und Haut, an die Unterseite des Diaphragma urogenitale (M. transversus perinei profundus **ABC10** mit Faszien) und an die Schambeinäste **AB8** fixiert. Der bewegliche *Penisschaft* tritt unterhalb der Symphyse **C14** hervor. Man unterscheidet weiter *Penisrücken* **C21** und Eichel, *Glans penis* **ABC1**. An ihrer Spitze mündet schlitzförmig die Harnröhre. Der stumpfe Rand an der Basis der Glans, die *Corona glandis* **AB3**, ist vom Penisschaft durch eine Furche getrennt. Der Penis wird von einer dünnen Haut überzogen, die über dem Schaft verschieblich, mit der Glans aber fest verwachsen ist. Als Vorhaut, *Praeputium* **C22**, legt sich über die Glans eine Hautduplikatur des Penisschaftes, eine Reservefalte. An der Unterfläche ist sie durch ein Bändchen, *Frenulum praeputii* **A2**, an die Glans gerafft. Aus abschilfernden Zellen des mehrschichtigen unverhornten Plattenepithels von Glans und innerem Vorhautblatt entsteht der Vorhauttalg, *Smegma*.

Eine Verklebung zwischen Vorhaut und Glans ist bei Neugeborenen normal; noch bei 20 % der Zweijährigen kann die Vorhaut nicht zurückgestreift werden. Die Verklebung löst sich während der Kindheit. Hiervon unterscheidet man eine regelwidrige Enge der Vorhaut, Phimose, die operative Behandlung erfordert.

ABC Der **Penis** besitzt zwei Schwellkörper, das obere *Corpus cavernosum penis* **ABC4**, das nur der Erektion dient, und das an der Unterseite befestigte *Corpus spongiosum penis* **ABC5**, das die Harnröhre **C20** führt und mit der *Glans penis* **ABC1** endigt. Jeder Schwellkörper ist von einer derben, etwas elastischen, 1–3 mm dicken *Tunica albuginea* umgeben, gemeinsam werden die Schwellkörper von der *Fascia penis*

umfaßt. Das **Corpus cavernosum penis** entspringt mit zwei spitzen Schenkeln, *Crura* **B12,** an den absteigenden Schambeinästen **AB8.** Jeder Schenkel wird von einem dünnen quergestreiften Muskel, *M. ischiocavernosus* **A7,** bedeckt, über den reflektorisch oder willkürlich das Blut aus dem Crus in den Schaft gedrückt werden kann. Die beiden Schenkel vereinigen sich unter der Symphyse zu einem unpaaren Körper, dessen zugespitztes Ende **B11** unter die kappenförmige Corona glandis reicht. Auf der unteren Seite läuft eine Längsfurche für den Harnröhrenschwellkörper. In der schmalen dorsalen Längsfurche liegen subfaszial in der Mitte die V. dorsalis penis profunda, seitlich je eine A. dorsalis penis und weiter lateral je ein N. dorsalis penis. Epifaszial verlaufen Vv. dorsales penis superficiales. Median enthält der Penisschwellkörper in ganzer Länge eine unvollständige bindegewebige Scheidewand, *Septum penis* **C4.** Das **Corpus spongiosum penis,** 12–15 cm lang, beginnt unter dem M. transversus perinei profundus mit einer Anschwellung, *Bulbus penis* **BC13.** Die beiden in der Mitte verwachsenen *Mm. bulbospongiosi* **A6** bedecken den Bulbus, sie helfen, den Harnröhreninhalt auszupressen. In etwa 1 cm Entfernung vom Ende des Bulbus tritt die Harnröhre, *Pars spongiosa urethrae*, in diesen ein, sie wird im ganzen Verlauf vom Corpus spongiosum umschlossen.

C Die *Bläschendrüse* **C17** ist an die hintere Harnblasenwand **C15** geheftet, die *Prostata* **C16** liegt über dem M. transversus perinei profundus **ABC10.** Die Excavatio rectovesicalis **C18** reicht meist unter die Ebene der *Kohlrausch-Falte* **C19** des Rectum. Die *Glandulae bulbourethrales* **ABC9** *(Cowper)* münden mit langem Ausführungsgang in die Harnröhre. **C24** Nebenhoden, **C23** Hoden.

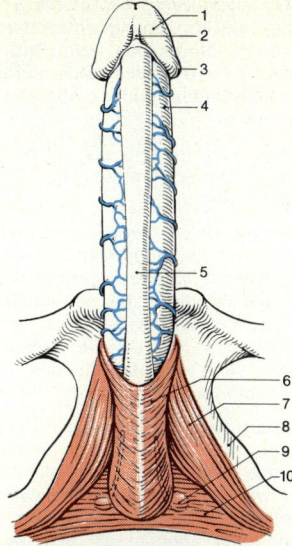

A Penisschwellkörper und
   Muskeln der Peniswurzel

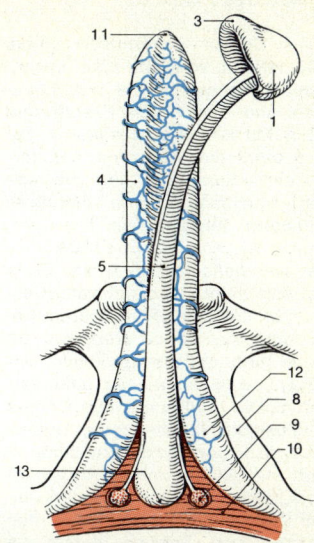

B Penisschwellkörper. Corpus spongiosum
   teilweise vom Corpus cavernosum entfernt

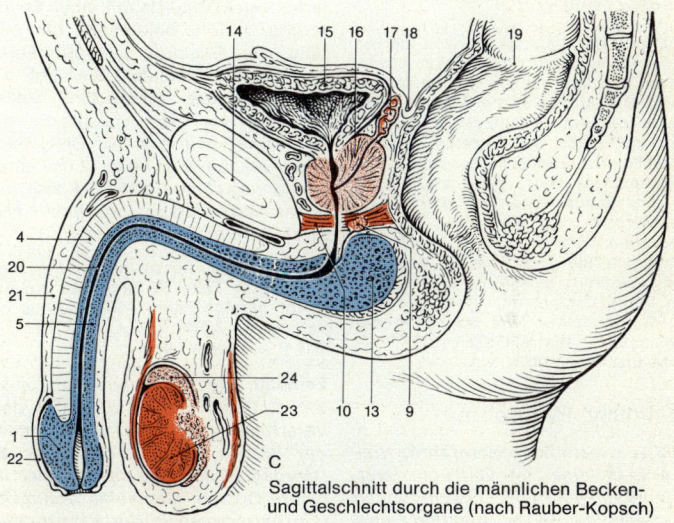

C Sagittalschnitt durch die männlichen Becken-
   und Geschlechtsorgane (nach Rauber-Kopsch)

Feinbau des Penis

C Das **Corpus cavernosum penis ABC3** ist ein von Endothel ausgekleidetes Schwammwerk aus kollagenen und elastischen Fasern und glatten Muskelzellen. Im leeren Zustand sind die *Kavernen* spaltförmig, nach Blutfüllung erreicht jede einen Durchmesser von mehreren Millimetern. Inmitten von ihnen verläuft die *A. profunda penis* **C9.** Ihre Äste, *Aa. helicinae,* sind am Ende meist durch Intimapolster verschlossen. Aus den Kavernen führen Venen durch die *Tunica albuginea* **C8** in sub- und epifasziale Venen. Arteriovenöse Anastomosen sind vorhanden. Die Bluträume des **Corpus spongiosum C12** ähneln im Bulbus denen des Corpus cavernosum, in Schaft und Glans sind es *Venengeflechte,* deren Füllung zu einer weichen Schwellung führt, die den Transport von Sperma durch die Urethra **AC2** erlaubt. **C7** Fascia penis, **C11** Penishaut, **C10** Aa., Nn., Vv. dorsales penis.

Erektion. Die *Versteifung* wird nervös gesteuert (s. Bd. III). Im Corpus cavernosum werden die Aa. helicinae geöffnet, Blut strömt in die Kavernen und spannt die Tunica albuginea; die Venen, die durch diese treten, werden komprimiert. Zugleich erschlafft die Bälkchenmuskulatur, die arteriovenösen Anastomosen werden geschlossen. *Es herrscht also Blutzufuhr bei gedrosseltem Abfluß,* vgl. **E.** Auch die Venengeflechte des Corpus spongiosum erweitern sich. Die *Erschlaffung* des Penis beginnt mit dem Verschluß der Aa. helicinae, die Spannung der Tunica albuginea läßt nach, Blut fließt durch die Venen ab.

Männliche Harnröhre

ABD Die **männliche Harnröhre,** *Urethra masculina,* ist 20–25 cm lang, *Verengerungen* und *Erweiterungen* wechseln ab. Bei erschlafftem Penis ist sie S-förmig. Die Krümmung unter der Symphyse verschwindet bei Erhebung, die Krümmung unter dem Diaphragma urogenitale beim Rückführen des Penis (Katheterisierung!), vgl. **E.** Man unterscheidet 4 Abschnitte:

Die enge *Pars intramuralis* mit dem Ostium urethrae internum liegt in der Blasenwand.

Die weite *Pars prostatica* (vgl. S. 268), 3–3,5 cm lang, mißt ca. 1 cm im Querschnitt. In Verlängerung der Uvula vesicae liegt der spindelförmige, 2 cm lange Samenhügel mit den Öffnungen der Ductus ejaculatorii. Beiderseits verlaufen Furchen, in die Prostatadrüsen münden.

Die *Pars membranacea,* engste Stelle, liegt im M. transversus perinei profundus (willkürlicher Schließmuskel), etwa 2 cm vom Schambeinwinkel entfernt. Ihr Umfang mißt 1,2 bis 1,5 cm, kann aber passiv erweitert werden.

Die *Pars spongiosa* **A2** beginnt unterhalb des Muskels mit einer Erweiterung, in die beiderseits die erbsengroße *Glandula bulbourethralis* **A1** *(Cowper)* mündet. Sie gibt ein fadenziehendes alkalisches Sekret ab, das vor der Ejakulation die Harnröhre neutralisiert. Die Glans penis enthält die weite, 2 cm lange *Fossa navicularis* **D15,** die sich zur Harnröhrenmündung, *Ostium urethrae externum* **D16,** verengt.

Im Dach der Fossa navicularis liegt häufig eine Falte **B6,** unter die ein Katheter geraten kann. **ABC3** Corpus cavernosum, **ABD4** Glans, **D13** Septum, **D14** Praeputium penis.

Feinbau. Die Schleimhaut hat Längsfalten, Reservefalten, die auch dem Verschluß dienen. Ausbuchtungen der Wand, *Lacunae urethrales* **B5** *(Morgagni)* münden nach vorne, tubuläre Drüsen, *Glandulae urethrales (Littre)* kommen in der ganzen Pars spongiosa vor.

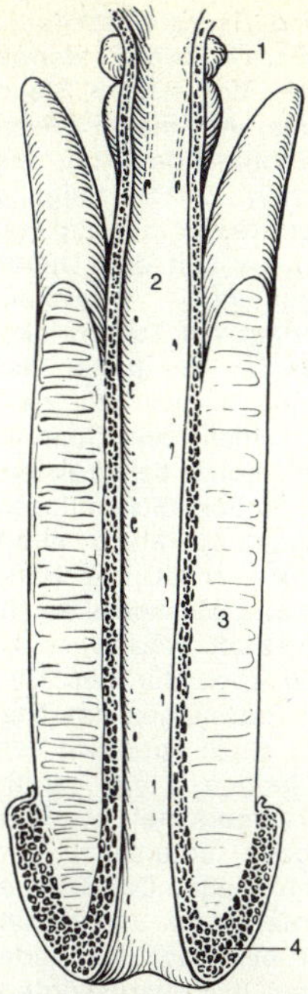

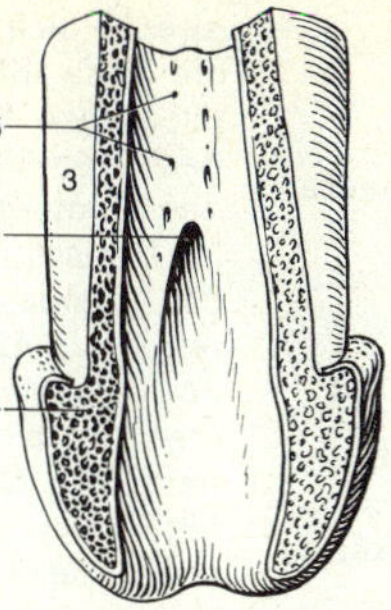

B Mündung d. männl. Harnröhre,
   von unten eröffnet

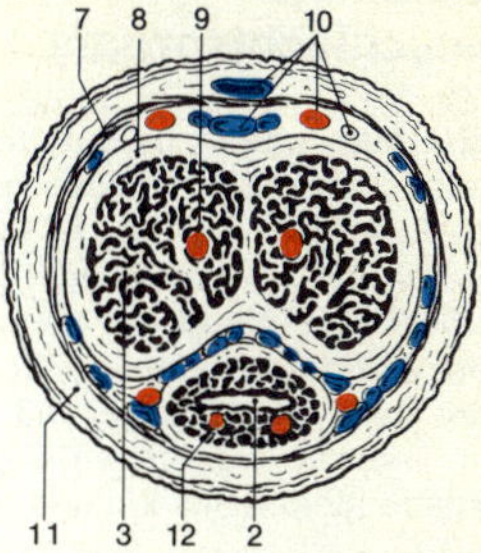

C Querschnitt durch
   den Penisschaft

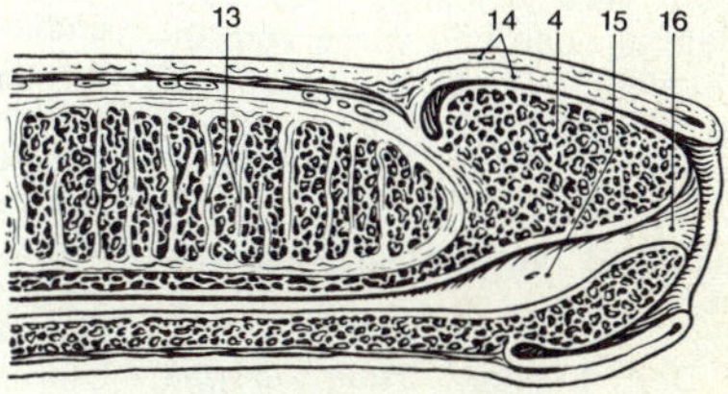

D Längsschnitt durch die
   Penisspitze (nach Feneis)

A Männliche Harnröhre,
   von oben eröffnet

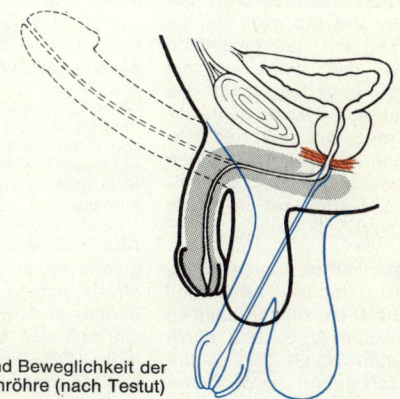

E Krümmungen und Beweglichkeit der
   männlichen Harnröhre (nach Testut)

Weibliche Geschlechtsorgane

ABC Man unterscheidet die **inneren** weiblichen Geschlechtsorgane *Eierstock* **ABC7**, *Eileiter* **ABC6**, *Gebärmutter* **ABC2** und *Scheide* **AB10** vom **äußeren** Genitale, zu dem die *großen* **A13** und *kleinen* **A12** *Schamlippen* und die *Clitoris* **A3** gehören. Die inneren weiblichen Geschlechtsorgane liegen im kleinen Becken.

ABC Der **Eierstock**, *Ovar* **ABC7**, ist an *Mesovar, Lig. suspensorium ovarii* **ABC5** (Gefäßstiel) und *Lig. ovarii proprium* **AC8** befestigt. Das Ovar wird lateral oben und vorne vom Eileiter umfaßt, es liegt intraperitoneal in der *Fossa ovarica*, einer Grube zwischen A. iliaca interna und externa, an deren Grund die N. obturatorius und die Vasa obturatoria verlaufen.

ABC Der **Eileiter**, *Tuba uterina* **ABC6**, liegt intraperitoneal im oberen Abschnitt des *Lig. latum* (Schnittrand **B16**), der *Mesosalpinx*. Die Tube ist stark beweglich und lediglich am Uterus (Tubenecke) und durch den Gefäßstiel des *Lig. suspensorium ovarii* **ABC5** gehalten. Im Zusammenhang mit der Anteversio und Anteflexio des Uterus wird sie derart nach vorne verlagert, daß das Lig. latum uteri zwischen seitlicher Kante des Uterus und seitlicher Beckenwand eine nach vorne offene Bauchfelltasche bildet. Das abdominale Tubenende greift auf die Oberfläche des Ovars.

ABC Die **Gebärmutter**, *Uterus* **ABC2**, ist zwischen Harnblase **ABC9** und Mastdarm **BC20** im subperitonealen Bindegewebsraum (s. S. 298) durch *Retinacula uteri* (s. S. 282) verankert. Zu diesen gehört der *M. rectouterinus*, der jederseits eine Bauchfellfalte aufwirft, *Plica rectouterina* **C21**. Zwischen beiden Falten er-

streckt sich eine Bauchfelltasche in die Tiefe, die *Excavatio rectouterina (Douglas)* **BC18**, die tiefste Stelle des Bauchraums. An diese grenzt das hintere Scheidengewölbe, sie ist klinisch wichtig. Zur Befestigung des Uterus dient ferner das *Lig. teres uteri* **ABC1**, es hält den Uterus nach vorne geneigt — *Anteversio uteri*. Es entspringt am Tubenwinkel nahe der Stelle, an der hinten das Lig. ovarii proprium inseriert, zieht unter dem Bauchfell zum inneren Leistenring **C26**, durch den Leistenkanal in die großen Schamlippen und zum Schamberg, Mons pubis **C25**, wo es verankert ist. Das Band enthält auch glatte Muskelzellen. In der Schwangerschaft wächst es zu einem kräftigen Zügel für den Uterus heran. Bei Rückneigen des Uterus kann dieser durch operative Verkürzung der beiden Ligg. teretia uteri wieder aufgerichtet werden. Der Beckenboden unterstützt den Uterus in seiner Lage. Der Uteruskörper ist vorne, oben und hinten vom Bauchfell bekleidet. Es bildet zu beiden Seiten des Uteruskörpers die breite, nach vorne geneigte Platte des Lig. latum uteri (Schnittrand **B16**). Der Peritonealüberzug des Uterus fällt vorne in die *Excavatio vesicouterina* **B17**, hinten in die *Excavatio rectouterina* **BC18** ab.

Wegen der starken Beweglichkeit der inneren Geschlechtsorgane kann eher von einer typischen Ausgangslage und normalen Beweglichkeit dieser Organe gesprochen werden als von einer Normallage.

AB4 Harnleiter, **A11** Glandula vestibularis major *(Bartholini)*, **B14** Symphysis pubica, **B15** M. transversus perinei profundus, **B19** M. sphincter ani externus, **C22** A. epigastrica inferior, **C23** Lig. umbilicale mediale, **C24** Lig. umbilicale medianum.

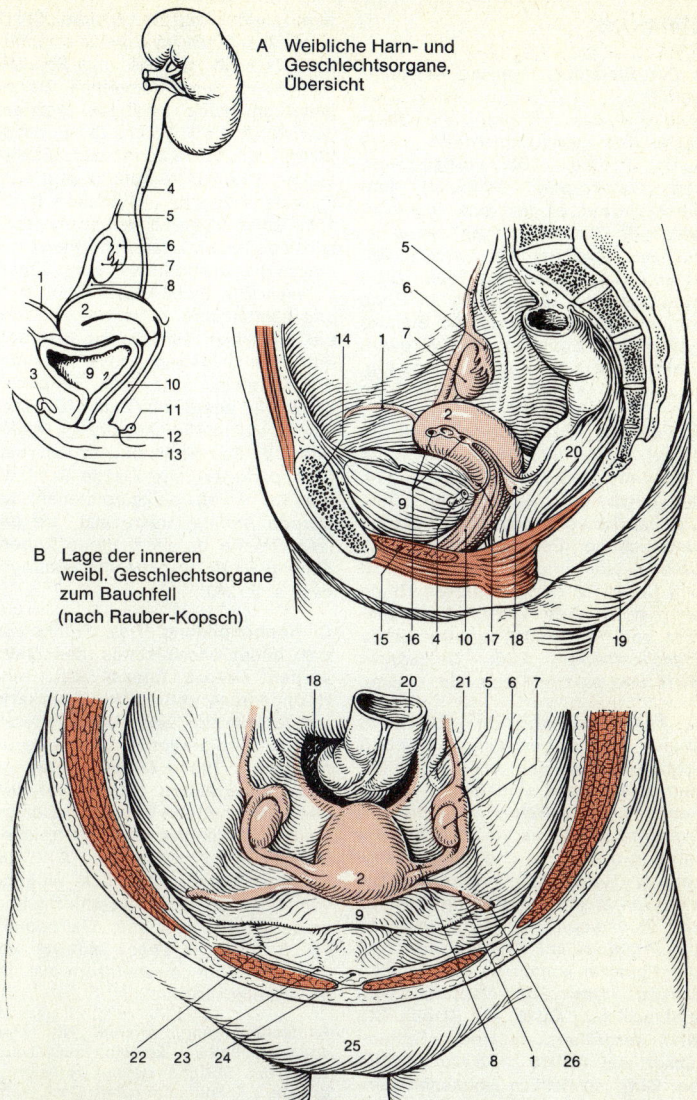

A Weibliche Harn- und
Geschlechtsorgane,
Übersicht

B Lage der inneren
weibl. Geschlechtsorgane
zum Bauchfell
(nach Rauber-Kopsch)

C Lage der inneren weiblichen Geschlechtsorgane im kleinen Becken

Eierstock

A Der **Eierstock,** *Ovarium* **A3,** mandelförmig, ist 2,5–5 cm lang. Das *kindliche* Ovar ist glatt, die Oberfläche des *geschlechtsreifen* Ovars durch Follikel **AB2** vorgebuckelt, von Gelbkörpern zerklüftet und durch Narben eingezogen. Das kleine *senile* Ovar ist mit Narben übersät. Das Ovar ist am *Mesovar* **A4,** einer Abfaltung des Lig. latum uteri **A5,** angeheftet. **A1** Ureter, **A6** Plica rectouterina, **A7** Uterus, **A8** Schnittrand des Peritoneums, **A9** Lig. ovarii proprium, **A10** Tuba uterina, **A11** Lig. suspensorium ovarii (Gefäßstiel).

B Feinbau. Man unterscheidet unscharf *Rinde* und *Mark.* Im Mark verlaufen größere Blutgefäße **B14,** die durch das Mesovar eintreten. Die Oberfläche ist von einem platten einschichtigen Epithel **BC12** bedeckt. Unter diesem und einer Faserschicht **B13** liegen in der zellreichen Rinde beim reifen Ovar verschiedene Stadien von *Eifollikeln,* darunter große *Bläschenfollikel* **AB2,** *Gelbkörper* **BC15** und narbige Reste von diesen.

C Follikelreifung. Die *Oogonien,* Ureier **CI17,** haben mit der Geburt ihre endgültige Zahl von 1–2 Millionen erreicht und sind in die 1. Reifeteilung eingetreten (= *primäre Oozyten),* in der sie bis zu ihrem Untergang oder ihrer endgültigen Ausreifung (Befruchtung) verharren. Sie sind von einem einschichtigen Kranz von *Follikelepithelien* **CI16** umgeben (= *Primärfollikel* **CI).** Vor oder mit der Pubertät kommt es zur *Follikelreifung.* Das Follikelepithel wird mehrschichtig **CII16,** die Eizelle **CII, III17** vergrößert, es treten Epithellücken auf (**CIII16** = *Sekundärfollikel* **CIII**), schließlich entstehen zentimetergroße flüssigkeitsgefüllte **CIV19** *Bläschenfollikel* (= *Tertiärfollikel* **CIV**), deren Innenwand von Follikelzellen *(Granulosazellen)* **CIV16**

ausgekleidet ist. Die Eizelle **CIV17** liegt exzentrisch im *Cumulus oophorus.* Zwischen Eizelle und Follikelepithel ist eine homogene Basalmembran, *Zona pellucida,* entstanden, durch die Fortsätze der Follikelzellen zur Ernährung der Eizelle ziehen. Die Follikelreifung wird vom FSH der Hypophyse stimuliert (s. S. 158). Unter deren LH kommt es rasch zur endgültigen Ausreifung meist nur eines Bläschenfollikels, zum *Graaf-Follikel.* Die Eizelle beendet ihre 1. und beginnt ihre 2. Reifeteilung, die sie nur nach Befruchtung beendet; erst dann ist sie eine „reife" Gamete, d. h. haploid. In diesem Zeitpunkt, beim 28-Tage-Zyklus am 15. Tag, kommt es zum Follikelsprung, *Ovulation* **CV.** Der Follikel wird enzymatisch perforiert, die Eizelle samt einem Kranz von Follikelepithelien, der *Corona radiata,* freigesetzt, sie gelangt in die bereitgehaltene Tubenöffnung. *Vgl. Oogenese/Spermiogenese* s. S. 263!

C Hormonbildung. Das Follikelepithel bildet anschließend den **Gelbkörper,** *Corpus luteum* **CVI,** eine Hormondrüse mit dicker, sackartiger, gefalteter Wand **CVI15,** die unter dem Einfluß von LH *Progesteron* produziert. **Theca folliculi:** Während der Follikelreifung differenziert sich das umgebende Bindegewebe zu einer follikelnahen zellreichen Schicht, der *Theca interna* **CII-IV18.** Sie produziert unter der Wirkung von ICSH weibliche Geschlechtshormone (Follikelhormone, *Östrogene),* vgl. S. 286. Die Theca externa umgibt mit Bindegewebsfasern die innere Zellschicht.

Follikeluntergang, *Atresie.* Nur etwa 400 aller Follikel kommen zur Ovulation, die übrigen gehen vorher zugrunde (= *Follikelatresie).* Doch kann auch in ihrer Umgebung vorübergehend eine Theca interna entstehen.

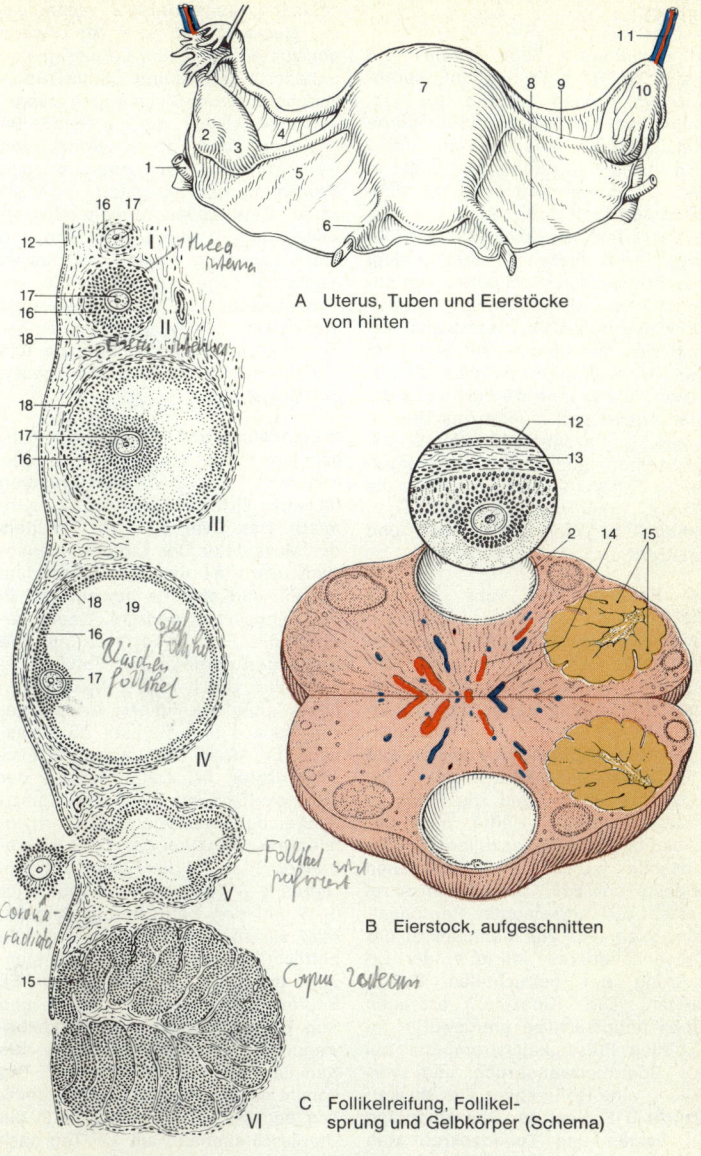

A Uterus, Tuben und Eierstöcke
  von hinten

theca interna

theca externa

Graaf Follikel

Bläschen Follikel

Corona radiata

Follikel wird präformiert

Corpus luteum

B Eierstock, aufgeschnitten

C Follikelreifung, Follikelsprung und Gelbkörper (Schema)

Eileiter

AC Der **Eileiter,** *Tuba uterina,* ist 8 bis 20 cm lang. Er liegt intraperitoneal im oberen Umfang des Lig. latum, der *Mesosalpinx.* Sein abdominales Ende, *Infundibulum,* öffnet sich in die Bauchhöhle und endet in 1—2 cm langen Fransen, den *Fimbrien* **AC2,** von denen eine, die *Fimbria ovarica* dem Ovar **A3** fest aufliegt. Durch diesen Trichter gelangt man in eine durch Schnürfurchen unterkammerte Erweiterung, *Ampulla tubae uterinae* **C10.** Uteruswärts verengt sich das Lumen, am Eintritt in den Uterus liegt der *Isthmus,* die folgende *Pars uterina* **C9** durchsetzt die Uteruswand und mündet ins Uteruslumen. Der eröffnete Eileiter **C** läßt auf seiner Innenfläche längsverlaufende *Falten,* Gleitschienen für die Eizelle, erkennen, die gegen den Isthmus zu niedriger werden und verstreichen.

BD Feinbau. Die Tube ist aus Schleimhaut, Muskulatur und Peritonealüberzug aufgebaut. **Schleimhaut D13:** Der Querschnitt der Ampulle zeigt verästelte *Falten* **D13,** die nach Entzündung verklebt sein können. Die Schleimhaut trägt einschichtiges hohes Epithel mit *Flimmer-* **E14** und *Drüsenzellen* **E15.** In der 1. Zyklushälfte überwiegen die Flimmerzellen, in der 2. Hälfte, nach der Ovulation, die Drüsenzellen, am Zyklusende werden auch Epithelien abgestoßen **E16.** Das Tubensekret besteht aus angesaugter Peritonealflüssigkeit und aus dem Sekret der Drüsenzellen, es soll u. a. der Ernährung der befruchteten Eizelle dienen. Die Kinozilien erzeugen einen hauptsächlich uteruswärts gerichteten Flüssigkeitsstrom, der bei der Spermienwanderung und -verteilung eine Rolle spielt. Die **Muskelschicht D12** dient der Bewegung von Ei, Samen und Tubensekret. Man unterscheidet die dichte, schleim-

hautnahe, spiralförmige, *tubeneigene Muskelschicht,* die uteruswärts gerichtete Peristaltik (Flüssigkeitstransport) und Antiperistaltik (Spermienbeförderung) erzeugen kann, von *Muskelzügen, die die Gefäße* **B8** *begleiten,* und deren Kontraktion Schnürfurchen der Ampulle und Krümmung der gesamten Tube erzeugt. Eine *subperitoneale Muskelschicht* bildet gitterartige Züge und einen Längszug entlang der oberen Kante der Tube vom Uterus bis zum Tubentrichter. Diese Muskelzüge dienen der Tuben- und Fimbrienbewegung. Der **Peritonealüberzug D11** ermöglicht Verschiebungen gegen die Umgebung.

A Eiabnahme und Eitransport. Beobachtungen bei Operationen zeigen folgendes. Zur Zeit der Ovulation bewegen sich die Fimbrien **A2** rhythmisch. Das Ovar **A3** wird vermittels der Muskulatur der Ligg. suspensorium ovarii **A1** und ovarii proprium **A4** auf- und abwärts bewegt und in der Längsachse gedreht. Dabei gelangt die Fimbria ovarica auf die Stelle des sprungreifen Follikels, — vermutlich durch lokale Wirkstoffeinflüsse. Über die Fimbria ovarica gerät das aus dem Follikel **A5** entlassene Ei **A6** in 3—6 min zum Fimbrientrichter **A7.** Dabei wirken der Flüssigkeitsstrom, den die Kinozilien erzeugen und ein durch rhythmische Kontraktion der Tube entstehender Sog. Da die Eizelle bis zum Uterus 4—5 Tage benötigt, aber nur 6—12 Stunden befruchtungsfähig ist, muß sie spätestens in der Ampulle befruchtet werden. Pendelbewegungen der Tube durchmischen Ei, Spermien und Sekret. Schub und Sog befördern das Ei in Pendelbewegungen schrittweise durch die Kammern der Ampulle. Am 4.—5. Tag kommt der Keim im Uterus an, am 6. Tag beginnt die Implantation in die Uterusschleimhaut, am 12. Tag nach dem Follikelsprung ist sie beendet.

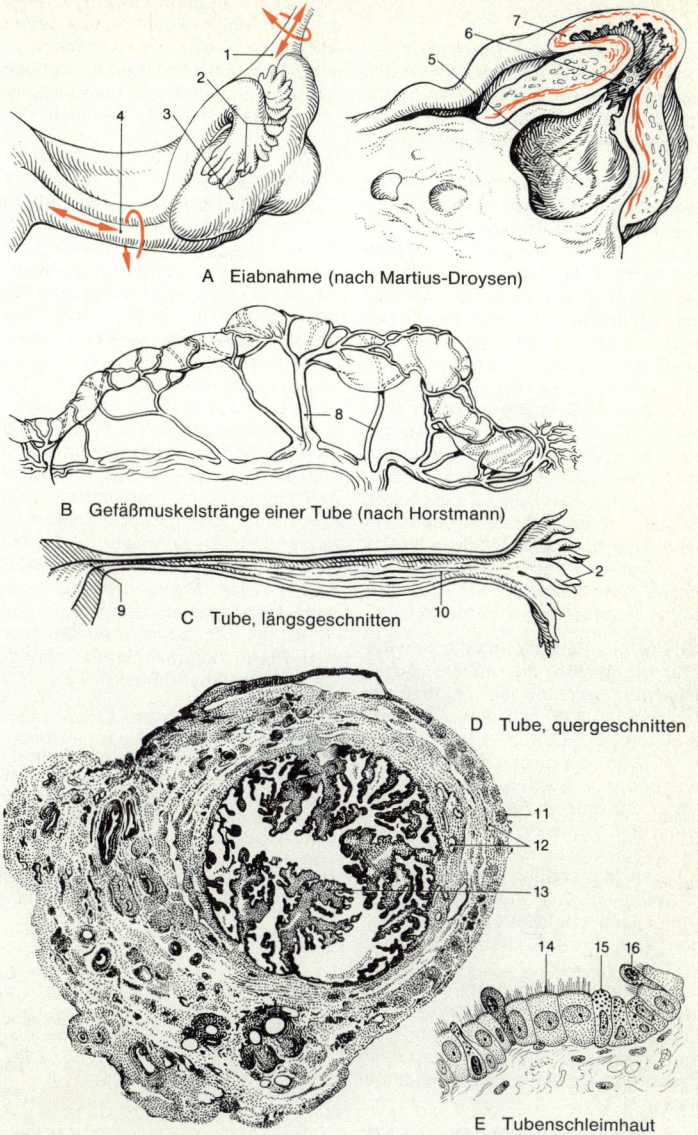

A Eiabnahme (nach Martius-Droysen)

B Gefäßmuskelstränge einer Tube (nach Horstmann)

C Tube, längsgeschnitten

D Tube, quergeschnitten

E Tubenschleimhaut

Gebärmutter

Die *Gebärmutter* ist der *Fruchthalter*. Die *Uterusschleimhaut* dient der *Ernährung*, der *Uterusmuskel* paßt sich der Vergrößerung der Frucht an und wirkt bei der Geburt als *Motor*.

AC Die **Gebärmutter**, *Uterus,* hat die Gestalt einer Birne, deren verdickter, querverbreiterter Teil nach oben gerichtet ist, während der verdünnte Teil abwärts und nach vorne gebogen steht. Der obere Teil, *Corpus uteri* **C7**, hat Vorder- und Rückfläche, seitlich geht beiderseits das Lig. latum ab. Mit einer Kuppe, *Fundus* **AC5**, überragt er die Einmündung der Tuben **A6**. Der Uteruskörper geht in die ca. 6 mm lange Uterusenge, *Isthmus uteri ("unteres Uterinsegment"* **C8** in der Gynäkologie) über, darauf folgt der Hals, *Cervix uteri,* dessen oberer Teil, *Portio supravaginalis* **C9**, oberhalb der Scheide **C12** liegt, während die untere, *Portio vaginalis* **C10**, kurz "Portio" genannt, in die Scheide ragt. **C11** Harnblase.

CD Auf der **Portio vaginalis cervicis C10**, die gegen die hintere Scheidenwand gerichtet ist, mündet der *Zervixkanal* **A15** mit dem "äußeren Muttermund", *Ostium uteri* **A16**, — bei Frauen, die nicht geboren haben, ein rundes Grübchen **D18**, nach Geburten ein querer Spalt **D19** mit hinterer und vorderer *Muttermundslippe*. Ein *Schleimpfropf* ragt aus dem äußeren Muttermund. Er schützt das Uteruskavum vor aufsteigender Infektion und erleichtert den Spermien den Weg in die Uterushöhle. Die Portio vaginalis hat eine matte, dunkelrote Farbe; hellrote scharf begrenzte Flecken, *Pseudoerosionen,* werden durch Inseln von Zervixepithel verursacht. In der Zervixwand liegen Venenplexus. **A17** Scheidenwand.

A Die **Uterushöhle,** *Cavum uteri* **A13,** bildet in Fundus und Corpus einen frontal gestellten dreieckigen Spalt, der sich unten zum *Canalis isthmi* **A14**, zum "inneren Muttermund" verengt. Der folgende *Canalis cervicis* **A15** ist spindelförmig erweitert und gilt als *Receptaculum seminis.*

B Die **Uteruswand** hat 3 Schichten, Endometrium (Schleimhaut), Myometrium (Muskelwand), Perimetrium (Peritoneum). Das *Endometrium* **B2** ist 2–8 mm dick, im Cavum uteri glatt und weich und seicht gefeldert, im Zervixkanal **A15** derber und mit palmblattartigen Falten, Plicae palmatae, versehen. Hier liegen Schleimdrüsen, *Glandulae cervicales uteri,* die den Schleimpfropf des äußeren Muttermundes bilden. Zyklische Änderungen s. S. 286. Das *Myometrium* **B3** des nichtgraviden Uterus fühlt sich hart an, ist etwa 2 cm dick und zeigt eine undeutliche Dreischichtung; die mittlere Schicht ist gefäßreich. Einzelheiten s. S. 284. Das *Perimetrium* (Peritoneum) **B4** ist fest mit dem Myometrium verwachsen. Am seitlichen Uterusrand geht es in das *Lig. latum uteri* **B1** über. Die Portio supravaginalis cervicis **C9** liegt extraperitoneal.

E Varietäten im Bau des Uterus entstehen bei mangelhafter symmetrischer oder asymmetrischer Vereinigung der beiden *Müller-Gänge.* Es sind alle Stadien, vom doppelten Uterus mit doppelter Scheide, *Uterus duplex separatus vagina duplex,* über den Uterus mit zwei Hörnern, *Uterus bicornis,* bis zum *Uterus arcuatus* mit unvollständigem Septum möglich.

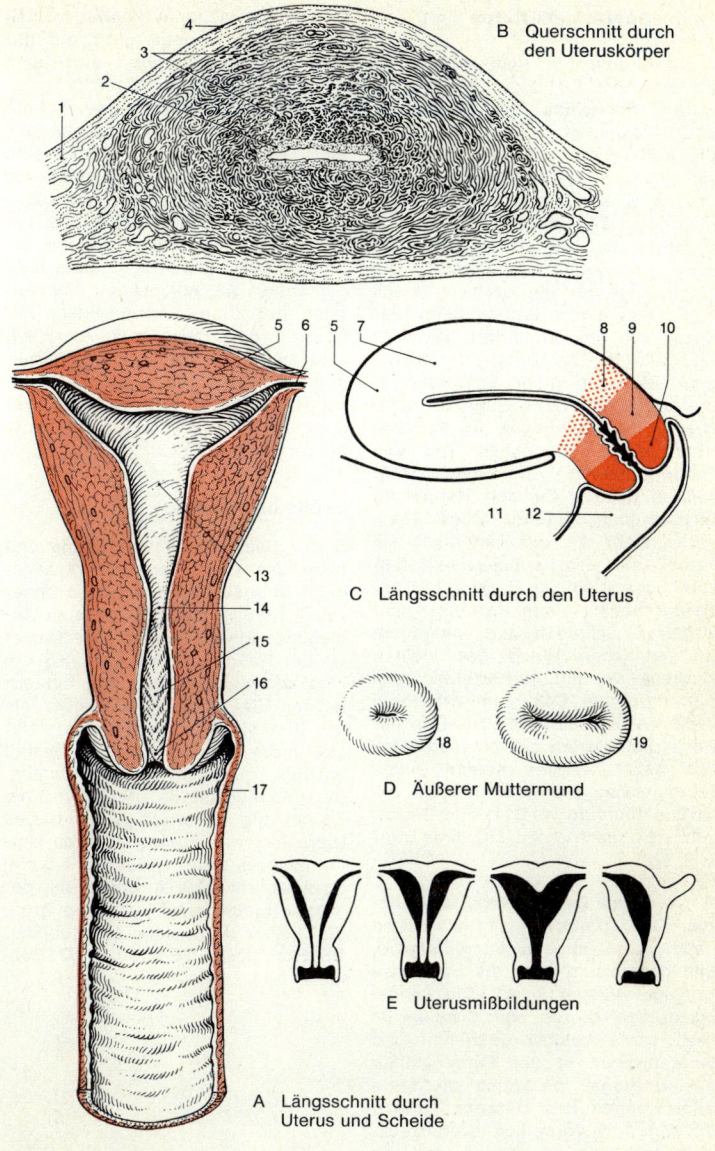

B Querschnitt durch den Uteruskörper

C Längsschnitt durch den Uterus

D Äußerer Muttermund

E Uterusmißbildungen

A Längsschnitt durch Uterus und Scheide

Halteapparat des Uterus

C Der Uterus wird hauptsächlich im Zervixbereich **C9** fixiert. Von diesem gehen **Retinacula** aus, kollagene und elastische Bindegewebszüge, die auch glatte Muskelzüge enthalten. Dadurch wird eine aktive und passive Einstellung des Uterus möglich; durch Zug dieser Strukturen an Gefäßwänden werden die Gefäße in allen Uteruslagen offengehalten. Die Muskelzüge reichen nach oben ins Lig. latum hinein und erhalten hier Zuzug von Muskelbündeln aus dem Myometrium. Die Retinacula halten den Uterus in einer Schwebelage, die durch den Beckenboden gesichert wird. Sie liegen im Parametrium, dem uterusnahen Teil des subperitonealen Bindegewebsraumes (s. S. 298). Zu den Retinacula rechnet man folgende Züge. Nach vorne zieht an der Harnblase **C8** vorbei das *Lig. pubovesicale* **C14** zum Schambein, es wirkt gleichzeitig der Senkung von Harnblase und vorderer Scheidenwand entgegen. Zur seitlichen Wand des kleinen Beckens verläuft fächerförmig das *Lig. cardinale* **C13;** zum Kreuzbein zieht, am Rectum **C10** vorbei, in der Plica rectouterina der *M. rectouterinus* **C12.** Zwischen beiden Plicae rectouterinae erstreckt sich die *Excavatio rectouterina* **C11,** eine Bauchfelltasche, nach unten. *Lig. teres uteri* s. S. 288.

A Lage und Beweglichkeit des Uterus. Der Uterus ist normalerweise nach vorne abgeknickt, *Anteflexio,* und nach vorne über die Harnblase geneigt, *Anteversio* **A1.** Die Längsachse von Uterus und Scheide ist nach vorne konkav gekrümmt und verläuft etwa in der Führungslinie des Beckens, die durch die Mitte aller Ebenen des Beckens parallel mit dem nach vorne konkaven Kreuzbein gedacht wird. *Positio* wird die Lage mit Bezug auf die mediane Sagittalebene genannt. Dadurch, daß Corpus und Fundus uteri auf der Harnblase liegen, wirkt sich nicht der ganze auf dem Uterus lastende Innendruck des Bauchraumes auf die Genitalöffnung des Beckenbodens aus. Der Halteapparat erlaubt eine physiologische Beweglichkeit des Uterus. Bei Füllung der Harnblase wird der Uterus aufgerichtet **A3,** bei Füllung des Rectum nach vorne gedrängt, Füllung beider Organe hebt den Uterus **A2.** Abknickung und Neigung des Uterus nach hinten, *Retroflexio* und *Retroversio* uteri **A4,** sind meist mit krankhaften Erscheinungen verbunden. Durch Verkürzung der Ligg. teretia uteri kann operativ eine physiologische Lage hergestellt werden.

Größe des Uterus

B Zur Bestimmung von Größe und Lage des Uterus werden verschiedene Untersuchungsmethoden angewandt, häufig die in **B** gezeigte bimanuelle Untersuchung. Der Uterus ist bei Neugeborenen etwa 3,5 cm lang und walzenförmig. Bei Kindern ist der Uterushals noch größer als der Uteruskörper, der Fundus wölbt sich nicht vor. Die typische Gestalt entsteht mit der Geschlechtsreife. Der geschlechtsreife Uterus ist 6 bis 7,5 cm lang und wiegt 80–120 g. Das Uteruslumen mißt vom äußeren Muttermund bis zum Fundus ca. 5,5 cm. Im Alter tritt eine Atrophie ein, der Körper bleibt verhältnismäßig groß, die Cervix wird stark rückgebildet. **B5** Harnblase, **B6** Uterus, **B7** Rectum.

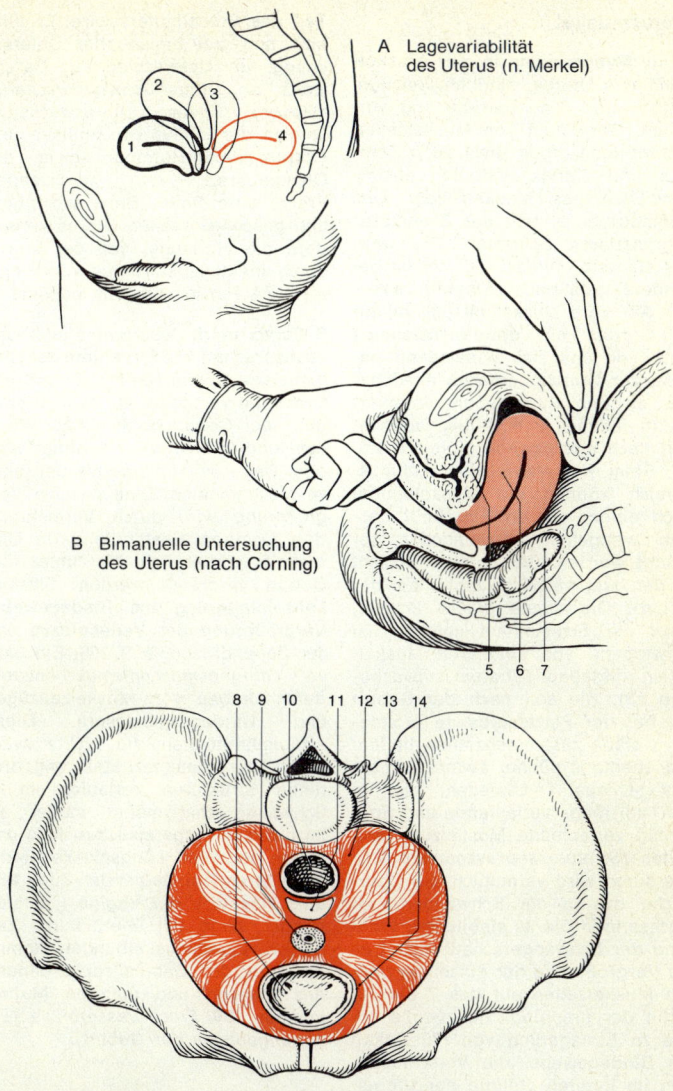

A Lagevariabilität
    des Uterus (n. Merkel)

B Bimanuelle Untersuchung
    des Uterus (nach Corning)

C Fixierung des Uterus im Beckenbindegewebe

Uterusmuskel

A Im **Myometrium,** in der Muskelwand des Uterus, sind Muskelzüge, Gefäße und Bindegewebe eng verknüpft. Der Anteil von Muskelzellen beträgt im Corpus etwa 28 %, Isthmus und Cervix enthalten absteigend weniger Muskelzellen. Das Myometrium besteht aus 3 unscharf abgrenzbaren Schichten. Die weitaus stärkste, *mittlere Schicht* ist besonders gefäßreich *(Stratum vasculare* **A2**). Ihre Muskelzellzüge bilden im Corpus ein dreidimensionales Netzwerk, das sich vorwiegend parallel zur Uterusoberfläche ausdehnt und an den Blutgefäßen verankert ist. In Isthmus und Cervix überwiegen flach ansteigende zirkuläre Züge. Beim *Kaiserschnitt* im Isthmusbereich können die Muskelbündel nach einem queren Einschnitt deshalb weitgehend auseinander gedrängt werden. Die mittlere Schicht ist der hauptsächliche Motor bei der Geburt. Die dünne *innere Schicht,* unter der Schleimhaut gelegen, ist vorwiegend von zirkulären Muskelzügen aufgebaut *(Stratum subvasculare* **A3**). Sie soll nach der Geburt die bei der Plazentalösung eröffneten Gefäße zusammenziehen helfen. Die ebenfalls dünne, *äußere Schicht* besteht aus 4 Lamellen, die im Wechsel längs verlaufende und ringförmig verlaufende Muskelzüge enthalten *(Stratum supravasculare* **A1**). Hierdurch wird vermutlich die Oberfläche des in der Schwangerschaft wachsenden Uterus stabilisiert. Während der Schwangerschaft kommt es zur Vergrößerung der einzelnen glatten Muskelzellen auf das 7 bis 10-fache der ursprünglichen Größe sowie zu Einlagerung von Flüssigkeit ins Bindegewebe, die Verschiebungen im inneren Gefüge der Uteruswand während der Vergrößerung ermöglicht. Hierdurch wächst der Uterus. Diese Veränderung erleidet auch der **Isthmus,** der schließlich

Teil des Fruchthalters wird. Er fühlt sich nun bei bimanueller Untersuchung, im Unterschied zur Cervix, weich an *(Hegar-Schwangerschaftszeichen).* Beim Uteruswachstum spielen der Einfluß von Follikel- und Corpus-luteum-Hormon sowie der Dehnungsreiz der wachsenden Frucht eine Rolle. Beim nichtgraviden geschlechtsreifen Uterus verhindern die Hormone, daß der Uterus durch Inaktivitätsatrophie verkleinert wird. **A4** Portio vaginalis cervicis.

B Cervix uteri. Besonderes Interesse beanspruchen die Strukturen des Uterushalses. Dieser bleibt während der Gravidität verschlossen, er muß aber unter der *Geburt* rasch bis zur Weite des kindlichen Kopfes eröffnet werden. Dabei wirken passive und aktive Mechanismen. Eine *passive Vergrößerung* wird durch Vermehrung der flüssigen Bestandteile im Uterushals vorbereitet, die unter der Geburt verdrängt werden: Flüssigkeitseinlagerung ins Bindegewebe, Vergrößerung des Venenplexus und der Zervixdrüsen, s. S. 306. Ein *aktiver Öffnungsmechanismus* entsteht durch Umbau von Muskelzellzügen und Bindegewebsfasern. Diese schleimhautnahen, im nichtschwangeren Uterus mehr zirkulär angeordneten Strukturen verlaufen im 7. Schwangerschaftsmonat steiler als im nichtschwangeren Uterushals und gehen teils in Längsmuskelbündel des Uterus („absteigende" Züge **B5**), teils in solche der Vagina („aufsteigende" Züge **B7**) über. Durch Zug dieser Längsmuskelbündel kommt es unter der Geburt zur Eröffnung des inneren und äußeren Muttermundes. **B6** *Fruchtwasserblase (Eröffnungsphase der Geburt).*

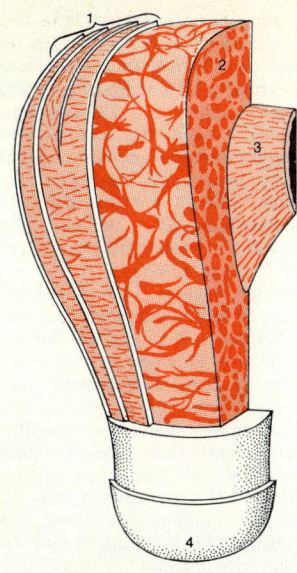

A
Modell der Muskelarchitektur in Corpus und
Isthmus des Uterus (n. Wetzstein u. Meinel)

B Längsmuskelzüge der Cervix
des graviden Uterus. Schema

Links: Cervix geschlossen
Rechts: Cervix in der Eröffnungsphase
der Geburt (nach Lierse)

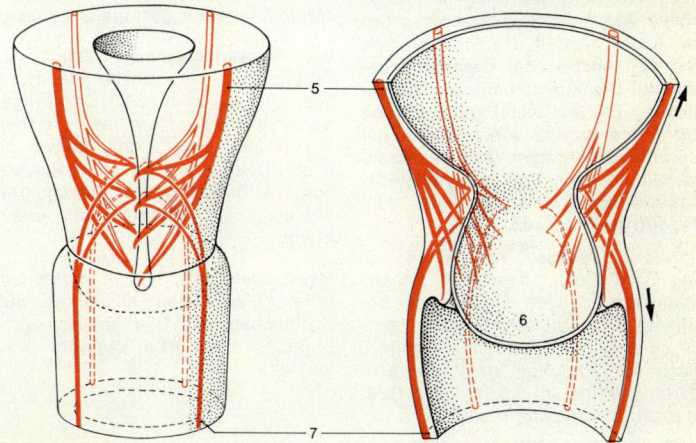

Uterusschleimhaut

A Die *Uterusschleimhaut,* **Endometrium,** sitzt dem Muskel **A**IV4 unmittelbar auf. Sie trägt einschichtiges hohes Epithel, z. T. auch Flimmerzellen und enthält schlauchförmige Drüsen, *Glandulae uterinae.* Das Schleimhautbindegewebe ist zellreich und faserarm. Man unterscheidet eine etwa 1 mm hohe *Lamina basalis* **A**IV3, die bei der Menstruation nicht abgestoßen wird, von der bis 8 mm hohen *Lamina functionalis* **A**IV1, 2.

Im geschlechtsreifen Lebensalter bewirken die Hormone des Ovars (s. S. 158) an der Uterusschleimhaut *Menstruationszyklen.* Sie beginnen *(Menarche)* im 10.–15. Jahr mit zunächst unvollständigen Zyklen und enden *(Klimakterium)* meist um das 45. Jahr.

AB Menstruationszyklus. Der Zyklus wird in *Phasen* eingeteilt, dem folgenden wird der (häufigste) 28-Tage-Zyklus zugrunde gelegt. Die Rechnung beginnt mit dem 1. Tag der Regelblutung, vgl. **B.**

Desquamations- und *Regenerationsphase* **A**I, 1.–4. Tag (hauptsächlich durch den Ausfall des Progesterons und den Anstieg der Östrogene bestimmt). Die Functionalis wird abgestoßen, Enzyme und Verminderung der Thrombozyten wirken dabei der Gerinnung entgegen. Aus der Basalis regenerieren Epithel und Bindegewebe der Functionalis, die Wunde wird geschlossen.

Proliferationsphase **A**II, III, 5.–15. Tag (Ovulation), „östrogene Phase" (hauptsächlich von Östrogenen bestimmt). Die Functionalis wächst heran, die Drüsen werden vergrößert. Nach der Ovulation steigt die Körpertemperatur um 0,5–1° C an *(prämenstruelle Hyperthermie).*

Sekretionsphase **A**IV, V, 15.–28. Tag, „gestagene Phase" (hauptsächlich von Progesteron bestimmt). Die Drüsen schlängeln sich und bilden ein schleimiges Sekret, Blutgefäße werden vermehrt, Spiralarterien entstehen **A**IV. Gegen den 28. Tag wandeln sich die oberflächennahen Bindegewebszellen in große, epithelähnliche „Pseudodeziduazellen" um, – ähnlich denen der graviden Uterusschleimhaut, der Decidua. Dadurch kann die oberflächliche dichte Zone, *Compacta* **A**IV1, von der drüsenreichen lockeren tiefen Schicht, *Spongiosa* **A**IV2 unterschieden werden. Gegen Zyklusende verliert die Spongiosa Flüssigkeit *(prämenstruelle Schleimhautschrumpfung* **A**V), die Spiralarterien kontrahieren sich, durch das Versiegen des Progesterons verursacht. Eine *Ischämie* (Blutmangel) mit Gewebsschädigung entsteht. Erneute Erweiterung der Blutgefäße infolge Anstiegs der Östrogene führt zu Blutung und Abstoßung, *Desquamation,* der Functionalis.

Auch bei Zyklen mit anderen als 28 Tage Intervallen liegt die Ovulation meist 13–14 Tage vor dem 1. Tag der neuen Menstruation (= *konstante Länge der gestagenen Phase).*

Bei **Schwangerschaft** erzeugt der Trophoblast (= ernährende Hülle des Keimes, s. S. 302) *Choriongonadotropine,* – Hormone, die den Fortbestand des Corpus luteum sichern. Das Corpus luteum menstruationis wird zum *Corpus luteum graviditatis,* die Menstruation unterbleibt.

Menopause. Mit dem *Klimakterium* hören die Zyklen allmählich auf, Schleimhaut und Uterusmuskel atrophieren, die Portio vaginalis wird kleiner.

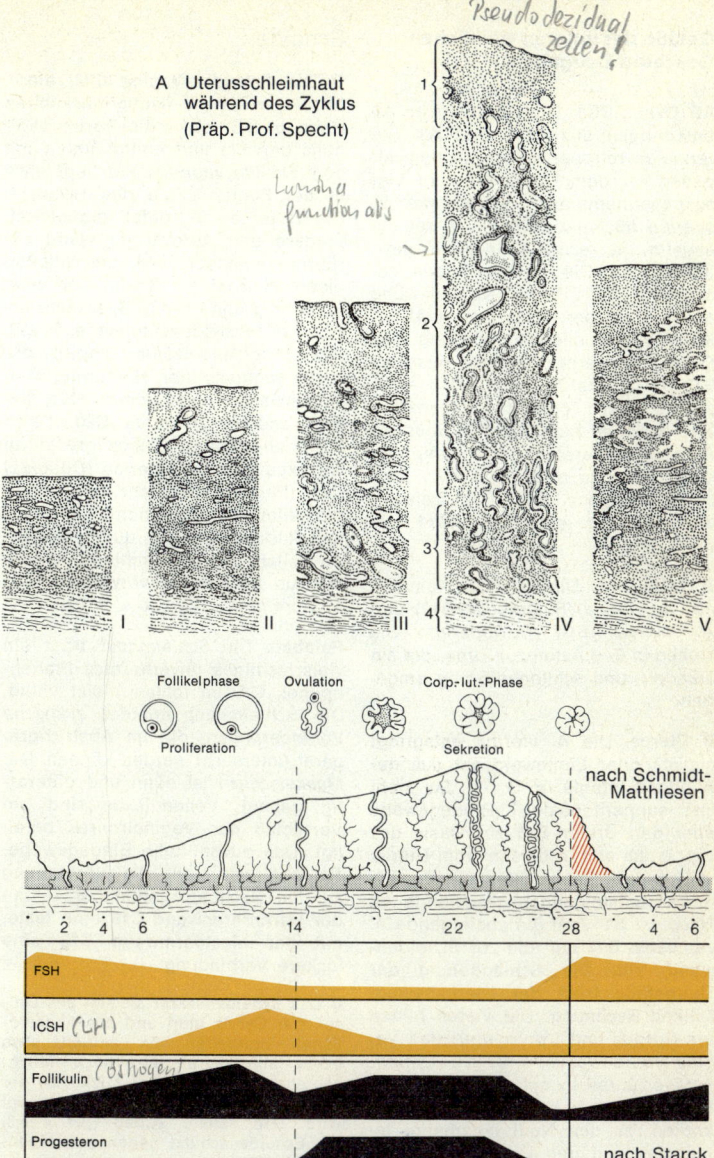

A Uterusschleimhaut
während des Zyklus
(Präp. Prof. Specht)

Pseudodezidual zellen!

Lamina functionalis

B Oben: Ovarialzyklus; Mitte: Zyklische Änderungen d. Uterusschleimhaut
Unten: Blutspiegel d. Hypophysenhormone (gelb) u. d. Ovarialhormone (schwarz)

Gefäße der inneren weiblichen Geschlechtsorgane

AB Ovar ABC8. Die *Aa. ovaricae* **A6** entspringen aus der Aorta **A3**. Sie verlaufen retroperitoneal auf dem M. psoas vor dem Ureter **A1** zum Lig. suspensorium ovarii. Die *linke V. ovarica* **A5** mündet in die V. renalis sinistra, die *rechte* **A2** in die V. cava inferior **A4**. Die Gefäße bilden zusammen mit ihrem Bindegewebe das Lig. suspensorium ovarii **ABC7**. An der arteriellen Versorgung des Ovars hat ferner der *R. ovaricus* **B13** der *A. uterina* Anteil. **B16** = V. uterina. Nach dem 45. Lebensjahr wird das Ovar hauptsächlich über die A. uterina versorgt. Die *Lymphgefäße* ziehen zu *Nodi lymphatici lumbales*. *Nerven* s. Bd. III. **A9** Leistenband, **A10** Lig. teres uteri, **AC11** Uterus.

B Tube C18. Die Arterien stammen aus *A. uterina (R. tubarius* **B12**) und *A. ovarica* **ABC7** *(R. tubarius)*. Sie ziehen in 6–9 Ästen zur Tube, die sie arkaden- und schlingenförmig umgeben.

B Uterus. Die *A. uterina* entspringt als stärkster Eingeweideast aus der A. iliaca interna, s. S. 70. Sie zieht im subperitonealen Bindegewebe über den Ureter **B15** zur Basis des Lig. latum und in diesem zum Uterus in Höhe der Cervix. Hier teilt sie sich in die aufsteigenden geschlängelten *Hauptast* **B14** und die absteigende *A. vaginalis*. **B17** auf, die zur Scheidenwand tritt. Die Schlängelung der Blutgefäße trägt der Uterusbeweglichkeit Rechnung. Die *Venen* bilden um Corpus und Cervix uteri und Vagina große *Plexus*, s. S. 300. *Lymphgefäße* führen Lymphe zu den die A. iliaca communis begleitenden Lymphknoten, zu den Nodi lymphatici inguinales und den Lymphknoten der Beckenwand. *Nerven* s. Bd. III.

Scheide

C Die **Scheide**, *Vagina* **C22**, ein 8 bis 10 cm langes häutig-muskuläres Rohr, umfaßt oben die Portio vaginalis cervicis und endigt unten mit dem *Ostium vaginae*. Sie liegt etwa in der Führungslinie des Beckens. Die Scheide ist frontal abgeplattet, vordere und rückwärtige Wand berühren einander, sie umschließen einen H-förmigen Spalt, der eine Entfaltung unter große Spannung ermöglicht. Scheideneingang s. S. 290. Das *Scheidengewölbe* umgibt die Portio vaginalis uteri ringförmig. Man unterscheidet ein *vorderes* **C21**, flaches und ein *hinteres* **C20**, tiefes *Scheidengewölbe*. Dieses grenzt an die Excavatio rectouterina *(Douglas)* **C24** (Perforationsgefahr bei instrumenteller Manipulation!). Vorder- und Rückwand tragen querverlaufende Falten, den am mittleren Wandteil als Längswulst vorwölben. *Carina urethralis vaginae* s. S. 290.

Feinbau. Die *Schleimhaut* trägt ein vielschichtiges unverhorntes Plattenepithel, Drüsen fehlen meist völlig. Die Schleimhaut erleidet *zyklische Veränderungen*, die im Abstrichpräparat untersucht werden können. Die *Muskelschicht* ist dünn und gitterartig gebaut. Venenplexus sind am Verschluß des Vaginalrohres beteiligt. Das adventitielle Bindegewebe, *Parakolpium*, stellt die Verbindung zu den Nachbarorganen her, – mit der Harnröhrenwand **C19** eine feste, mit der Mastdarmwand **C23** eine lockere Verbindung.

C Das **Scheidensekret** stammt aus Drüsen der Cervix uteri und aus abgestoßenen Epithelien. Es enthält etwa 0,5 % Milchsäure, die durch Milchsäurebakterien aus dem Glykogen der abgeschilferten Epithelien erzeugt wird. Das saure Milieu (pH 4–4,5) der Scheide schützt gegen aufsteigende Krankheitskeime.

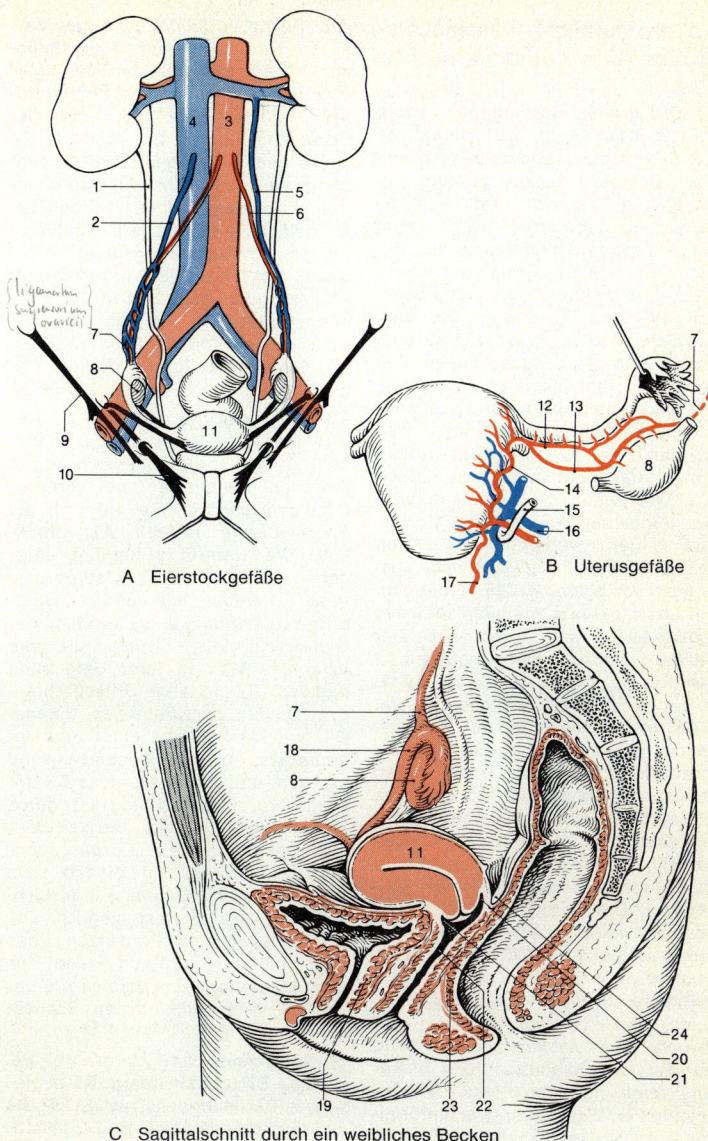

A Eierstockgefäße

B Uterusgefäße

C Sagittalschnitt durch ein weibliches Becken

Äußere weibliche Geschlechtsorgane (Vulva) und Harnröhre

AC Die **großen Schamlippen,** *Labia majora* **C15,** Hautfalten, begrenzen die Schamspalte. Sie bilden zusammen mit dem Schamberg, *Mons pubis* **C14,** ein Dreieck. Ihre Terminalbehaarung geht am Mons pubis in die dreieckige Schambehaarung, *Pubes,* über. Mons pubis und Labia majora enthalten Fett, Talgdrüsen, Schweiß- und Duftdrüsen. Die **kleinen Schamlippen,** *Labia minora* **C17,** dünne Hautfalten, umschließen den Scheidenvorhof, *Vestibulum vaginae.* Sie sind hinten durch ein Hautbändchen, *Frenulum* **C24,** verbunden, das mit der ersten Geburt verschwindet. Vorne laufen sie in je zwei Falten aus, von denen die beiden inneren ein Bändchen zur Glans clitoridis **AC3** bilden, während die beiden äußeren Falten sich vor dieser zum *Praeputium clitoridis* **C16** vereinigen. Die Labia minora enthalten fettloses Bindegewebe und Talgdrüsen. Der **Kitzler,** *Clitoris,* entspringt mit 2 Schenkeln, *Crura clitoridis* **C12,** von den unteren Schambeinästen. Die Crura bilden unter der Symphyse den 3–4 cm langen Schaft, *Corpus clitoridis* **C11,** der nach hinten umbiegt und mit der *Glans clitoridis* **AC3** endigt. Er wird von einer Faszie umgeben und ist an der Symphyse befestigt. Jeder Klitorisschenkel wird von einem *M. ischiocavernosus* **C13** bedeckt. Die Clitoris enthält kavernöse Schwellkörper (vgl. Corpus cavernosum penis, S. 272) und ist sensibel reich innerviert. Die **Scheidenmündung,** *Ostium vaginae* **C25,** kann durch die Scheidenklappe, den *Hymen,* teilweise verschlossen sein. Bei der 1. Kohabitation reißt dieser ein, seine narbigen Reste werden nach einer Geburt zu warzenförmigen *Carunculae hymenales.* Beiderseits der Scheidenmündung können, selten, *Gartner-Gänge,* s. S. 256 en-

den. *Kleine Vorhofdrüsen* liegen zwischen Harnröhre und Vaginalmündung. Die **große Vorhofsdrüse,** *Glandula vestibularis major* **C19** *(Bartholini)* mündet **C26** jederseits der Scheidenmündung. Die erbsengroße Drüse liegt hinter der Scheidenmündung, medial vom M. bulbospongiosus hinter dem Bulbus vestibuli unter dem M. transversus perinei profundus. Ihr Ausführungsgang ist 1,5 bis 2 cm lang. Die **Vorhofschwellkörper,** *Bulbi vestibuli* **C18,** sind Venengeflechte, die von den *Mm. bulbospongiosi* **C20** bedeckt werden. **C21** Centrum tendineum perinei, **C22** M. sphincter ani externus, **C23** Anus.

AB Die **weibliche Harnröhre,** *Urethra feminina,* 2,5–4 cm lang, verläuft in nach vorne konkavem Bogen zwischen Symphyse und vorderer Scheidenwand, in die sie sich als Sporn, *Carina urethralis* **A1,** vorbukkelt. Die Harnröhre beginnt unter dem Trigonum vesicae, *Ostium urethrae internum,* sie endigt stern- oder schlitzförmig 2–3 cm hinter der Glans clitoridis, *Ostium urethrae externum* **AC2.** In ihrer Umgebung münden 1–2 cm lange Drüsenschläuche, *Ductus paraurethrales* (Skene-Gänge). Man unterscheidet *Pars intramuralis,* in der Harnblasenwand gelegen, und *Pars cavernosa* **B6** der Harnröhre. Ihre Lichtung ist durch Längsfalten eingeengt, aufgeworfen durch ein Schwellkörper, *Corpus spongiosum urethrae;* sie dienen dem Verschluß; eine Dehnung der Lichtung auf 7–8 mm ist möglich. Die *Muskelwand,* eine Fortsetzung des Blasenmuskels, wird von Fasern aus dem *M. transversus perinei profundus* **B5,** dem willkürlichen Schließmuskel umgeben.

B Querschnitt von Harnröhre **B6,** Scheide **B7** und Mastdarm **B8** in Höhe des Beckenbodens, vgl. S. 292. **B4** unterer Schambeinast, **B9** M. levator ani, **B10** Steißbeinspitze.

Gefäße und Nerven s. S. 296.

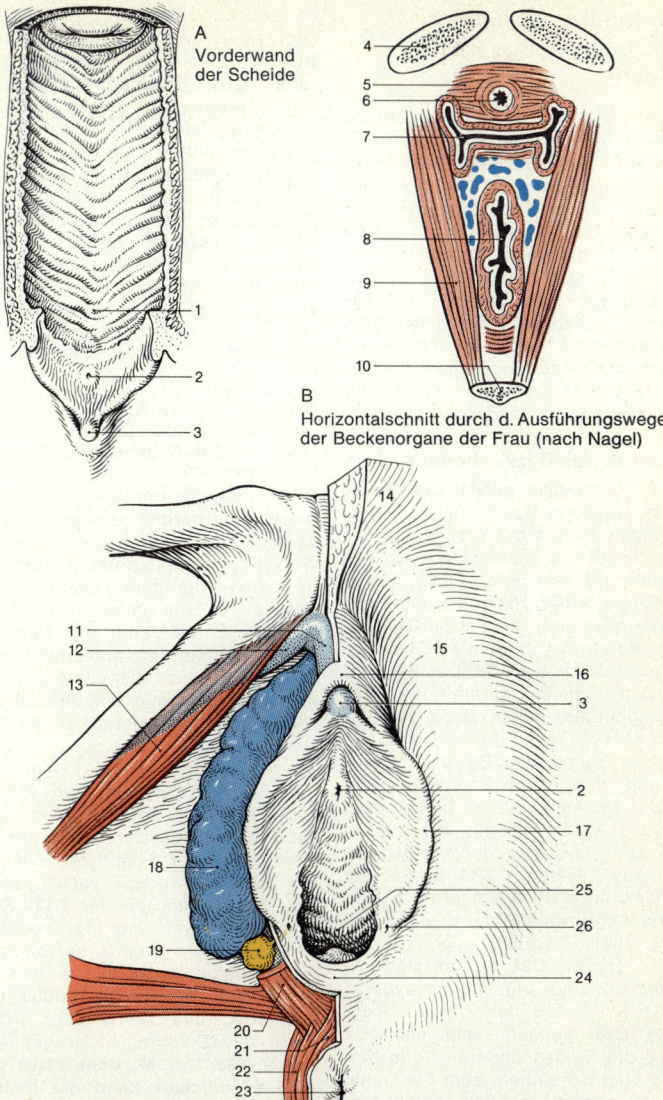

A
Vorderwand
der Scheide

B
Horizontalschnitt durch d. Ausführungswege
der Beckenorgane der Frau (nach Nagel)

C   Äußere weibliche Geschlechtsorgane, rechte Seite präpariert

Weichteilverschluß des Beckenausgangs (Beckenboden)

Der Beckenausgang wird durch die quergestreiften Muskeln und die Faszien des **Beckenbodens** verschlossen. Dieser hat Öffnungen für Urogenitaltrakt und Enddarm. Die Muskeln und Faszien sind in 3 Etagen, z. T. kulissenartig, angeordnet, von oben nach unten folgen aufeinander **Diaphragma pelvis, Diaphragma urogenitale, Schließmuskeln der Ausgänge von Darm und Urogenitaltrakt.** *Jedes Diaphragma besteht aus einer Muskelplatte, beiderseits von einer Faszie bedeckt.*

Muskeln des Beckenbodens

ABC Diaphragma pelvis. Der **M. levator ani A5** entspringt mit 2 flügelförmigen Platten beiderseits von der Innenwand des kleinen Beckens. Die Ursprungssehne jeder Platte, *Arcus tendineus* **ABC2**, reicht von der Symphyse quer über die Faszie **C17** des M. obturatorius internus **ABC1** bis zur Spina ischiadica **ABC6**. Der Eingang in den Canalis obturatorius **AB3** liegt oberhalb davon. Jede der beiden Muskelplatten besteht aus folgenden Teilen. Am Schambein entspringt der *M. puborectalis* **C23**, beide Muskeln bilden hinter dem Rectum eine Schlinge; ihre medialen Züge, *Levatorschenkel*, begrenzen das *Levatortor* **C19**. Es ist am Schambein etwa 3 cm breit. Einige Bündel kreuzen **C20** vor dem Rectum **C22**. Hinten schließt sich der *M. iliococcygeus* **C24** an, er zieht zu Steißbein und Lig. anococcygeum **AC11**. Ein 3. Zug, der *M. pubococcygeus* **C18**, verläuft mehr gestreckt über die beiden anderen Teile hinweg vom Schambein zum Steißbein. Der **M. coccygeus AC10** schließt hinten an den M. levator ani an. Er kommt von der Spina ischiadica **ABC6** und inseriert fächerförmig unten seitlich

an Kreuz- und Steißbein. Der Muskel liegt über dem *Lig. sacrospinale* **B12**, mit dem er verwachsen ist; er kann durch Bindegewebe ersetzt sein. Zwischen M. levator ani und M. coccygeus kommt ein dreieckiges muskelfreies Feld vor, entstanden durch Reduktion des M. iliococcygeus und nur verschlossen durch die Beckenfaszie. Durch dieses Feld können Abszesse aus der Fossa ischiorectalis in das Spatium subperitoneale gelangen.

ABC Der **M. piriformis ABC8** bildet gemeinsam mit dem Kreuzbein die *hintere Wand* des Raumes oberhalb des Beckenbodens. **AB7** Foramen suprapiriforme, **AB9** Foramen infrapiriforme, **B13** Foramen ischiadicum minus, **B14** Lig. sacrotuberale, **C21** Arcus tendineus der Beckenfaszie, **C25** Foramen ischiadicum majus.

D Diaphragma urogenitale. Der **M. transversus perinei profundus ABD4** verläuft als dünne Muskelplatte im Winkel zwischen den unteren Schambeinästen quer zum Levatortor, indem er es von unten weitgehend verschließt. Während die hinteren Fasern des Muskels annähernd quer verlaufen, ziehen die vorne gelegenen halbkreisförmig und zirkulär als willkürlicher Schließmuskel um die Harnröhre **D16,** — bei der Frau großenteils gemeinsam um Harnröhre und Scheide; spiralförmige Fasern steigen in der Scheidenwand bzw. zur Prostata auf. Der Winkel unmittelbar unter der Symphyse wird nur von Bindegewebe, verschlossen, *Lig. transversum perinei* **D15**. Zwischen Symphyse und Lig. transversum perinei zieht die V. dorsalis penis profunda, zwischen Lig. und M. transversus perinei profundus gelangen A. und N. dorsalis penis durch das Diaphragma urogenitale, vgl. S. 296. Der **M. transversus perinei superficialis** kann die hintere Kante des M. transversus perinei profundus mit queren, oberflächlichen dünnen Fasern, die vom Sitzbein kommen, verstärken, s. S. 296.

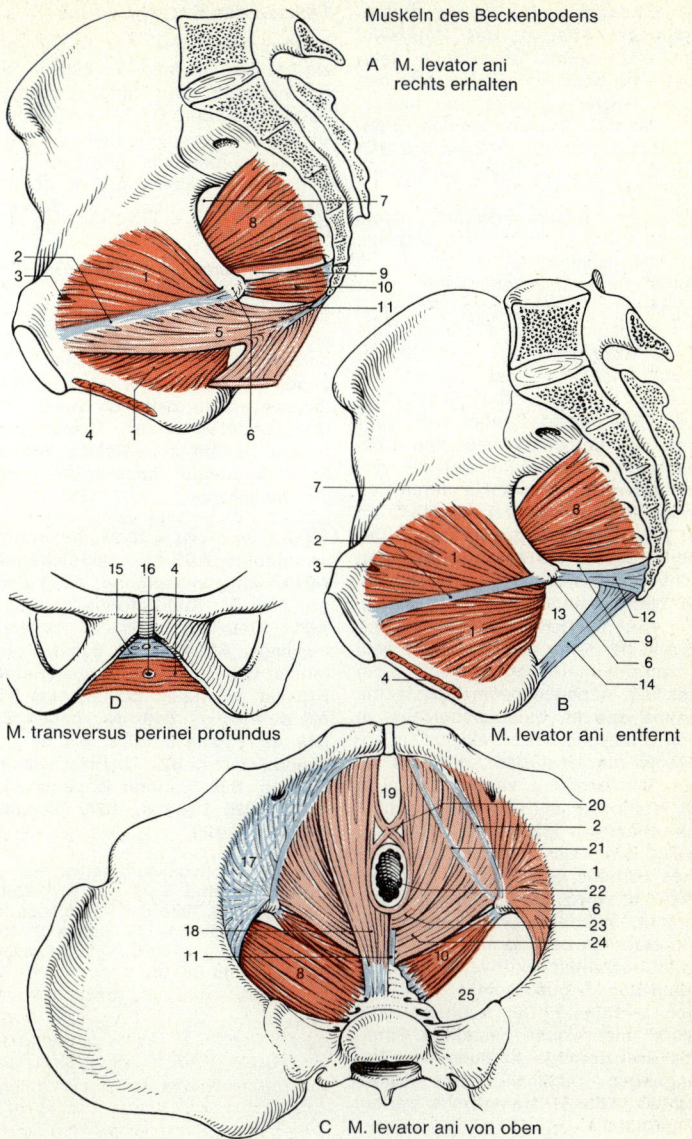

Muskeln des Beckenbodens

A   M. levator ani
rechts erhalten

M. transversus perinei profundus

D

B   M. levator ani entfernt

C   M. levator ani von oben

AB Schließmuskeln. Die **Mm. bulbospongiosi AB4,** an der Unterseite des Diaphragma urogenitale gelegen, sind beim Mann durch eine mediane Raphe vereinigt. Der Muskel bedeckt das Corpus spongiosum penis **B23** von unten und kann das Blut aus diesem in die Glans penis pressen und bei der Ausstoßung des Harnröhreninhalts mitwirken, indem er die Urethra verengt und verkürzt. Die **Mm. ischiocavernosi AB5** lassen keine Schließmuskelfunktion mehr erkennen. Sie entspringen jederseits vom Sitzbeinast, indem sie das Crus penis (bzw. Crus clitoridis bei der Frau) bedecken (Insertion an der Tunica albuginea der Schwellkörper). Ein oberes Bündel zieht über den Rücken der Wurzel von Crus penis (bzw. Crus clitoridis) und vereinigt sich mit dem der anderen Seite. Sie können das Blut aus den Crura in die Schwellkörper pressen. Der **M. sphincter ani externus AB2** umschließt unterhalb des M. levator ani **A7** das Darmende manschettenartig. Die zwei Hälften des Muskels kreuzen in der Mitte vor und hinter dem Darmrohr, die Fasern ziehen z. T. in das Lig. anococcygeum **B22,** in die Raphe des M. bulbospongiosus, in den Unterrand des M. levator ani sowie in die Haut des Anus, die sie zur Mitbewegung veranlassen. Der M. sphincter ani externus reicht 3 bis 4 cm am Mastdarm empor, als willkürlicher Schließmuskel des Darmes verharrt er ständig in Kontraktion, er wird zur Defäkation entspannt. Während der M. sphincter ani externus den Darm in einem sagittal gestellten Spalt verschließt, erzeugt der M. puborectalis, s. S. 292, der wichtigste Darmschließmuskel, einen mehr quer gestellten Spalt; die kreuzförmige Stellung der Verengungen begünstigt den Darmschluß. **AB6** M. transversus perinei superficialis.

Faszien des Beckenbodens

Diaphragma pelvis. Die *obere* Faszie hat Beziehungen zur Fascia pelvis visceralis, der bindegewebigen Bedeckung der Beckeneingeweide. Die *untere* Faszie kleidet z. T. die Fossa ischiorectalis aus, sie geht seitlich in die Faszie des M. obturatorius internus über. Vgl. Beckenräume, S. 298.

A Diaphragma urogenitale. Die *obere* Faszie hat Anteil an der bindegewebigen Auskleidung der Fossa ischiorectalis. Die *untere* Faszie, auch *Membrana perinei* genannt, ist gegen den Damm gerichtet. Im Bindegewebsraum zwischen dieser und der oberflächlichen Dammfaszie, *Fascia perinei superficialis* **A1,** im *Spatium perinei superficiale,* liegt die Peniswurzel.

AB A3 Scrotum, **AB8** M. obturatorius internus, **AB9** Lig. sacrotuberale, **AB10** Hüftgelenkspfanne, **AB11** Sehne des M. obturatorius internus, **AB12** Kreuzbein, **AB13** M. glutaeus maximus, **AB14** Sehne des M. piriformis, **B15** Rr. scrotales posteriores, **B16** Nn. scrotales posteriores, **B17** A. perinealis, **B18** N. pudendus, **B19** A. rectalis inferior, **B20** A. pudenda interna, **B21** Nn. rectales inferiores, **B24** V. dorsalis penis profunda, **B25** Urethra, **B26** Glandula bulbourethralis.

Äste der A. pudenda interna, vgl. A. pudenda interna S. 71 und A. rectalis inferior S. 233. Äste der V. pudenda interna, vgl. V. pudenda interna S. 301. Äste des N. pudendus, vgl. N. pudendus S. 71 und Bd. III.

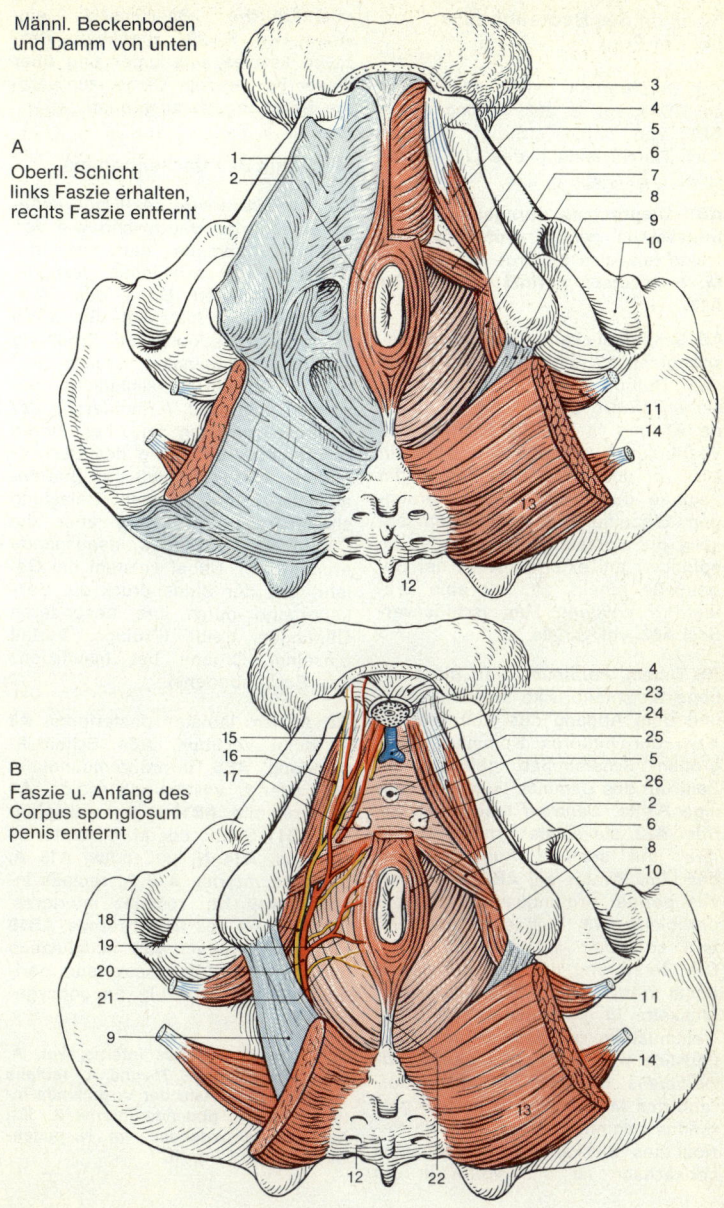

Männl. Beckenboden
und Damm von unten

A
Oberfl. Schicht
links Faszie erhalten,
rechts Faszie entfernt

B
Faszie u. Anfang des
Corpus spongiosum
penis entfernt

Muskeln des Beckenbodens bei der Frau

AB Diaphragma pelvis. M. levator ani AB23, vgl. S. 292. **M. coccygeus B29,** von unten sichtbar gemacht nach Durchtrennung des Lig. sacrospinale **B27,** vgl. S. 292.

AB Diaphragma urogenitale. M. transversus perinei profundus B25, rechts teilweise entfernt, vgl. S. 292. **M. transversus perinei superficialis A13.**

AB Schließmuskeln. Die **Mm. bulbospongiosi A5** bedecken beiderseits den Bulbus vestibuli **A3,** Fasern ziehen an die Unterfläche der Clitoris **A7** und in die Schleimhaut des Vestibulum vaginae. Die Muskeln sind vor und hinter dem Vestibulum vaginae durch eine *Raphe* verbunden. Einzelne Bündel gelangen jenseits der dorsalen Raphe in den M. sphincter ani externus **AB21** der Gegenseite hinein, so daß eine Brillenform entsteht. **Mm. ischiocavernosi A12,** vgl. S. 294.

AB Damm, *Perineum,* wird die erhabene Weichteilbrücke zwischen After und dem Abgang des Hodensackes bzw. der hinteren Kommissur der großen Schamlippen genannt. Im Zentrum des Dammes liegt eine sehnige Platte, *Centrum tendineum perinei* **A22,** sie entsteht durch muskuläre und sehnige Ausstrahlungen der Mm. levator ani **AB23,** transversus perinei profundus **B25** und superficialis **A13,** bulbospongiosus **A5** und sphincter ani externus **AB21.** Die Zerstörung des Centrum tendineum zieht also die Funktion vieler Muskeln in Mitleidenschaft. Diese Dammuskeln werden unten oberflächlich von der *Fascia perinei superficialis* bedeckt, die am Hinterrand des M. transversus perinei profundus beginnt, seitlich mit dem Periost des Sitz- und Schambeinastes verwachsen ist und vorne in die oberflächliche Bauchfaszie einstrahlt, vgl. S. 294. Krankhafte Prozesse können sich unter und über dieser Faszie vom Damm zur unteren Bauchgegend ausbreiten.

Mechanik des Beckenbodens

Bei Vierfüßern wird das Eingeweidepaket von der Bauchwand wie von einer Hängematte getragen, der Beckenboden nach innen gezogen. Beim aufrechten Gang des Menschen dagegen lasten die Eingeweide auf dem Beckenboden. Erhöhung des intraabdominalen Drucks (Husten, Pressen), Erschlaffung der Bauchdecken und Verminderung der Lungenzugwirkung im Alter führen zu stärkerer Belastung des Beckenbodens. Der Verschluß des Beckenausgangs muß dieser Belastung standhalten, gleichzeitig aber die Öffnungen der Eingeweideausgänge ermöglichen. Dabei entsteht die Gefahr, daß der Binnendruck die Beckenorgane durch ihre besonderen Öffnungen treibt (Prolaps, Vorfall einzelner Organe bei Insuffizienz des Beckenbodens).

AB A1 Nn. labiales posteriores, **A2** A. bulbi vestibuli, **AB4** Scheidenmündung, **AB6** Harnröhrenmündung, **AB8** Gland. vestibularis major, **A9** A. perinealis, **AB10** Hüftgelenkspfanne, **AB11** Sehne des M. obturatorius internus, **A14** N. pudendus, **A15** A. pudenda interna, **A16** A. rectalis inferior, **A17** Nn. rectales inferiores, **AB18** Sehne des M. piriformis, **AB19** Lig. sacrotuberale, **A20** M. gluteus maximus, **B24** Lig. transversum perinei, **B26** Anus, **B28** Lig. anococcygeum.

Äste der A. pudenda interna, vgl. A. pudenda interna S. 71 und A. rectalis inferior S. 233. Äste der V. pudenda interna, vgl. V. pudenda interna S. 301. Äste des N. pudendus, vgl. N. pudendus S. 71 und Bd. III.

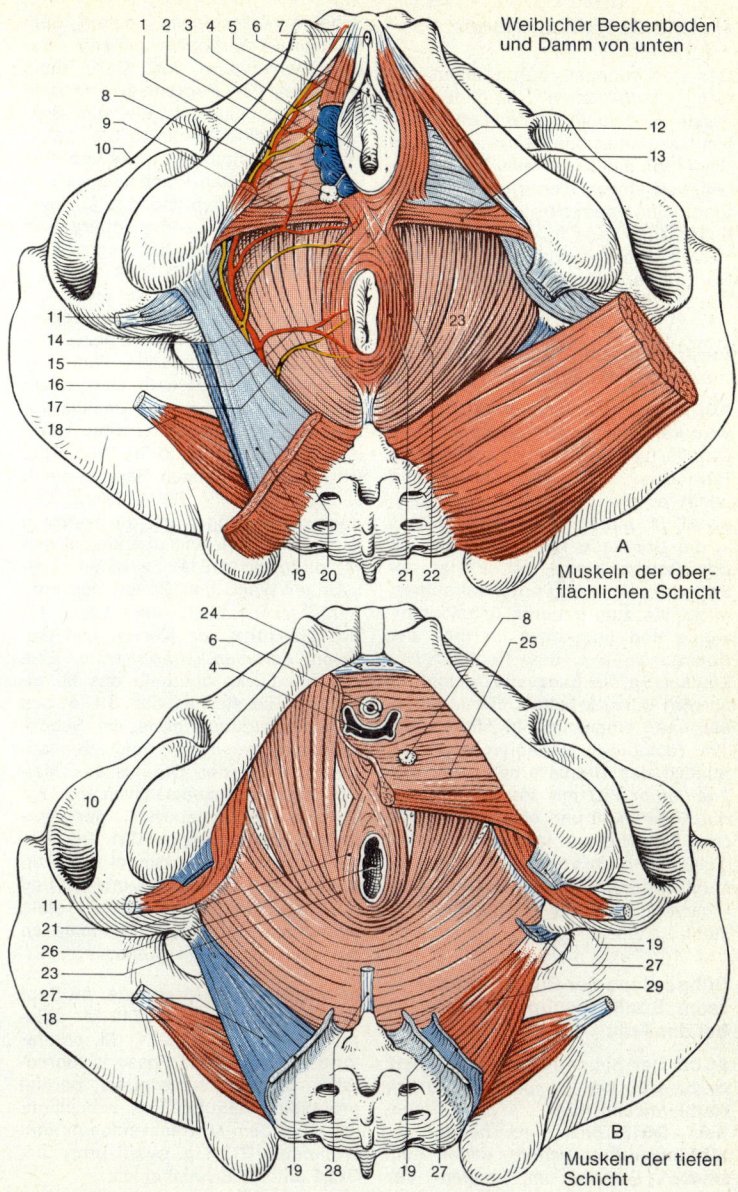

Weiblicher Beckenboden
und Damm von unten

A
Muskeln der ober-
flächlichen Schicht

B
Muskeln der tiefen
Schicht

Räume des kleinen Beckens

Der Beckenboden trennt einen *unteren, subkutanen Bindegewebsraum*, zu dem man durch die Haut der Gesäßfalte unter dem Unterrand des M. glutaeus maximus Zugang erhält, von einem *oberen, subperitonealen Bindegewebsraum*, der sich hinten und oben in den retroperitonealen Bindegewebsraum fortsetzt. Der subperitoneale Raum grenzt an den *Peritonealraum.*

Peritonealraum, Spatium peritoneale, bei der Frau

ACDE Das Peritoneum **ACE1** der vorderen Bauchwand zieht auf die Oberfläche der Harnblase. Zwischen Harnblase und Uterusvorderwand bildet es die *Excavatio vesicouterina* **ADE2**, hinter dem Uterus fällt es in die *Excavatio rectouterina* **ADE3**, den *Douglas-Raum*, ab. Er ist der tiefste Punkt des Peritonealraumes, reicht bis zum hinteren Scheidengewölbe und liegt etwa in Höhe der *Kohlrausch-Falte* des Rectum. Der Eingang in die Excavatio rectouterina wird durch 2 Falten, *Plicae rectouterinae*, eingeengt, in denen die Mm. rectouterini verlaufen, s. S. 282. Seitlich des Uterus erhebt sich das *Lig. latum* **E23** mit *Mesosalpinx* für die Tube **CE16** und *Mesovar* für das Ovar **E24**. Das Lig. latum ist quer gestellt und nach vorne horizontal geneigt, wodurch beiderseits vor dem Ligament eine Bauchfelltasche entsteht.

Subperitonealer Bindegewebsraum, Spatium subperitoneale, bei der Frau

ACDE Der Subperitonealraum **CDE12** reicht von der Symphyse, *Spatium retropubicum* **AD4**, bis zum Kreuzbein **DE18** und wird neben der Harnblase *Paracystium*, neben dem Uterus *Parametrium*, neben der

Scheide *Paracolpium*, neben dem Rectum *Paraproctium* genannt; *Retroperitonealraum* **A8.** Der Raum wird von der Beckenfaszie, *Fascia pelvis*, ausgekleidet, die die Beckeneingeweide bedeckt. Sie haftet an der ventralen, seitlichen und dorsalen knöchernen Wand des kleinen Beckens. Am Ursprung des M. levator ani **ACDE7** hängen obere und untere Faszie des Diaphragma pelvis zusammen. Medial davon ist das viszerale Blatt der Beckenfaszie mit der oberen Faszie des Diaphragma pelvis verwachsen. Die *Ligg. pubovesicalia* sind verstärkte Züge der Beckenfaszie. Oberhalb von dieser liegt die Öffnung in den Canalis obturatorius, die den Vasa obturatoria und dem N. obturatorius zum Austritt aus dem kleinen Becken dient. Hinten bildet die Beckenfaszie bindegewebige Bögen um die vorderen Kreuzbeinlöcher und überkleidet den M. piriformis **DE19**. Zwischen rückwärtiger Wand und Boden des kleinen Beckens bleibt eine Lücke für den Durchtritt von Nerven und Gefäßen, *Foramen infrapiriforme*. Eine kleinere Lücke oberhalb des M. piriformis bezeichnet die Stelle des *Foramen suprapiriforme.* Im Subpéritonealraum liegen die Befestigungsbänder der Organe des kleinen Beckens, hauptsächlich die des Uterus. Hier unterkreuzt der Ureter **D22** die A. uterina **D21**. Im Spatium subperitoneale findet die Aufteilung der Vasa iliaca interna und der Äste des Plexus sacralis statt. **C9** Anheftung des Lig. cardinale an der seitlichen Beckenwand.

A5 Septum urethrovaginale, **A6** Septum rectovaginale, **CDE10** M. obturatorius externus, **CDE11** M. obturatorius internus, **C13** Fossa ischiorectalis, **C14** M. transversus perinei profundus, **C15** Spatium subcutaneum unter dem M. transversus perinei profundus, **D17** Lig. ovarii proprium, **DE20** unterer Schambeinast.

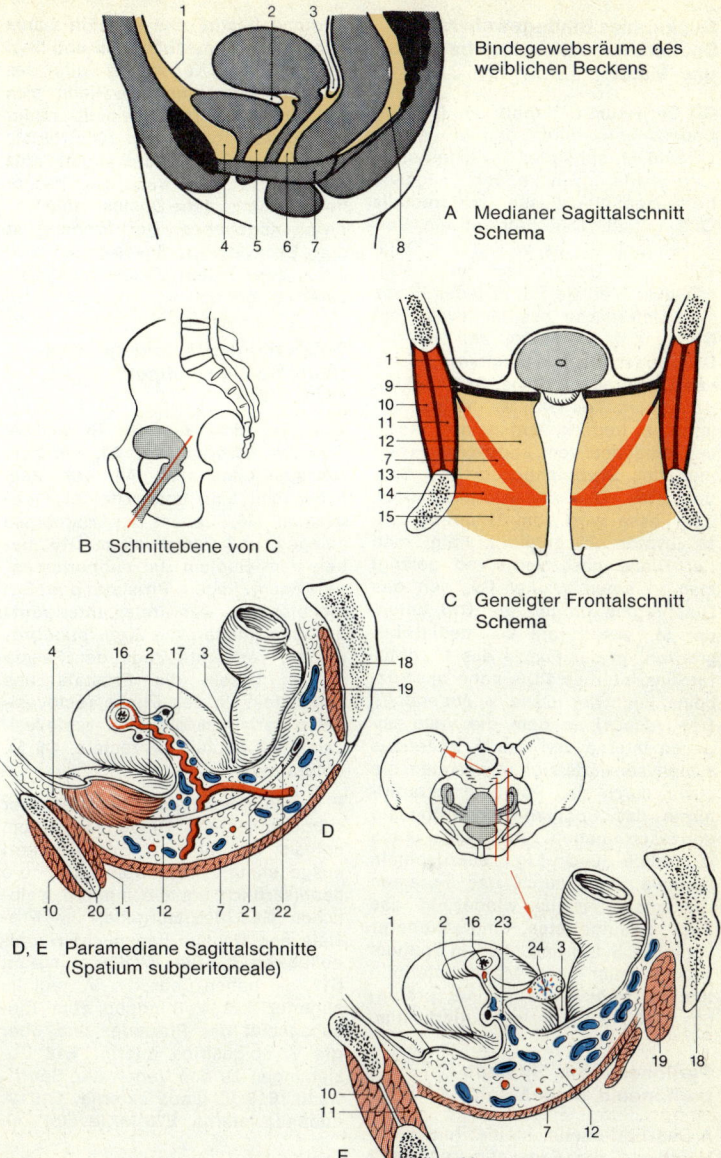

Bindegewebsräume des
weiblichen Beckens

A Medianer Sagittalschnitt
   Schema

B Schnittebene von C

C Geneigter Frontalschnitt
   Schema

D, E Paramediane Sagittalschnitte
      (Spatium subperitoneale)

Subkutaner Bindegewebsraum, Spatium subcutaneum, bei Frau und Mann

CD Der Raum unterhalb des Beckenbodens wird durch den M. levator ani und M. sphincter ani externus in eine rechte und linke, von Fettgewebe ausgefüllte **Fossa ischiorectalis CD9** geteilt. Das Fett ist ein Verschiebepolster, es weicht bei Defäkation und Geburt nach unten seitlich aus. Mediale Wand jeder Fossa sind Unterfläche des M. levator ani **CD7** und M. sphincter ani externus **D15,** bedeckt von der unteren Faszie des Diaphragma pelvis. Seitlich liegt der untere Teil des M. obturatorius internus, bedeckt von seiner Faszie und umgeben vom knöchernen Rahmen des Sitzbeinhöckers und Sitzbeinastes. Das rinnenförmige Dach der Fossa wird vom Ursprung des M. levator ani gebildet. Folgt man der Rinne nach vorne, so gelangt man in einen Winkel **C9,** den das Diaphragma urogenitale **C10** unten, der M. levator ani **C7** medial begrenzen. In der Faszie des M. obturatorius internus **CD5,** nahe am Sitzbein, liegt der *Canalis pudendalis* **D14** *(Alcock),* in dem die Vasa pudenda interna und der N. pudendus symphysenwärts ziehen, nachdem sie zuvor durch das Foramen infrapiriforme das Spatium subperitoneale verlassen haben und, um Spina ischiadica und Lig. sacrospinale herumlaufend, durch das Foramen ischiadicum minus wieder in das Becken eingetreten sind. Weiterer Verlauf s. S. 294 und 296. **C11** Spatium subcutaneum beim Mann unterhalb des M. transversus perinei profundus. **C12** Fascia perinei superficialis.

Peritonealraum, Spatium peritoneale, beim Mann

A Das Peritoneum kleidet hinter der Harnblase die *Excavatio rectovesicalis* **A3** aus, den tiefsten Punkt des Peritonealraums. Sie reicht bis zum Fundus der Samenbläschen und liegt in Höhe der *Kohlrausch*-Falte des Rectum. Ausnahmsweise kann sich die Excavatio rectovasicalis hinter den Samenbläschen bis zur Prostata ausdehnen. Seitlich der Organe des kleinen Beckens wird das Peritoneum durch den Ductus deferens etwas abgehoben. Der Eingang in die Excavatio rectovesicalis wird durch zwei Falten, *Plicae rectovesicales,* eingeengt.

Subperitonealer Bindegewebsraum, Spatium subperitoneale, beim Mann

ACD Er reicht von der Symphyse, *Spatium retropubicum* **A1,** bis zum Retroperitonealraum **A4** vor dem Kreuzbein. Man unterscheidet *Paracystium* **C8,** neben der Harnblase gelegen, und *Paraproctium* **D13,** neben dem Rectum. Im subperitonealen Raum liegen Prostata und Samenbläschen. Der Ureter unterkreuzt den Samenleiter, die *Ligg. puboprostatica,* verstärkte Züge der Fascia pelvis, fesseln die Prostata ans Schambein, in den Plicae rectovesicales verlaufen die Mm. rectovesicales. **A2** Septum urorectale, **C6** M. obturatorius externus.

E Venen des kleinen Beckens. Der subperitoneale Bindegewebsraum enthält bei beiden Geschlechtern ausgedehnte *Venenplexus,* die hauptsächlich um die inneren weiblichen Geschlechtsorgane, um Prostata und Rectum liegen. Ihr Hauptabflußweg ist die V. iliaca interna **E17,** sie haben über die V. rectalis superior **E21** Verbindung zum Einzugsgebiet der Pfortader und über die V. epigastrica inferior **E18** Beziehungen zu den Venen der Bauchwand. **E16** V. iliaca externa, **E19** V. pudenda interna, **E20** M. levator ani.

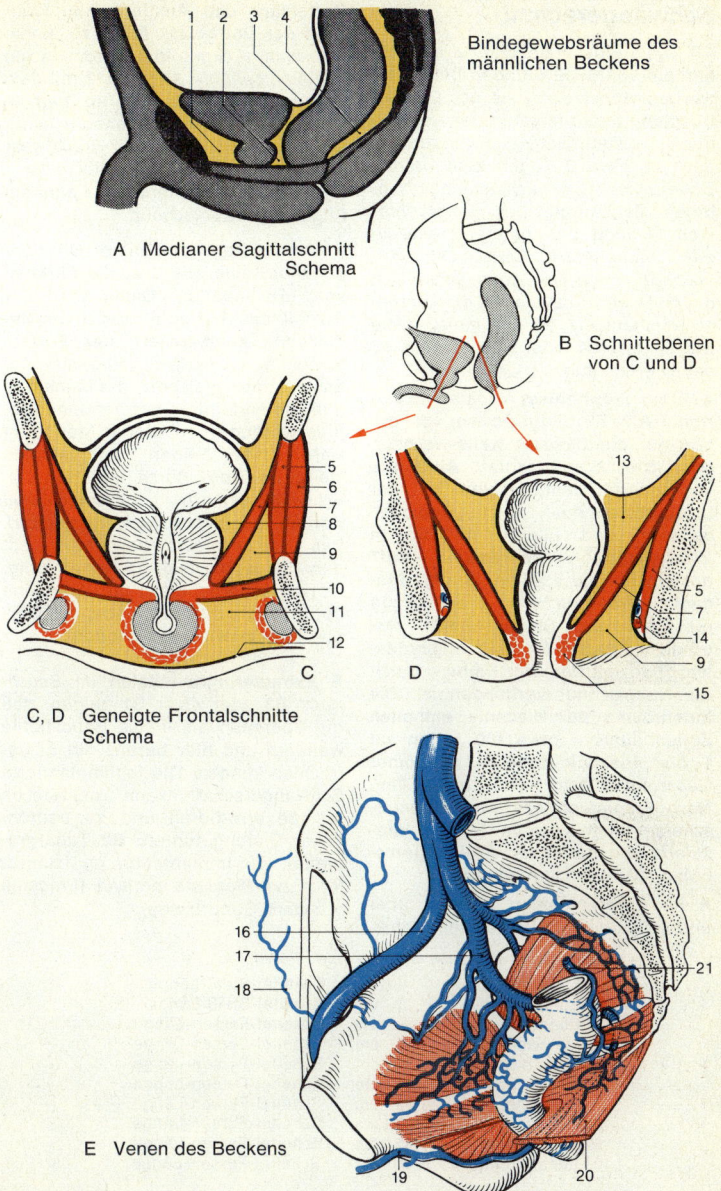

1 2 3 4

Bindegewebsräume des
männlichen Beckens

A Medianer Sagittalschnitt
Schema

B Schnittebenen
von C und D

5
6
7
8
9
10
11
12

C

13

5
7
14
9
15

D

C, D Geneigte Frontalschnitte
Schema

16
17
18

21

E Venen des Beckens

19   20

Schwangerschaft

AB Die freigesetzte Eizelle muß innerhalb von 6–12 Stunden befruchtet werden, sonst stirbt sie ab. Die **Befruchtung** findet meist in der Ampulle der Tube statt. Der Keim wandert danach in etwa 5 Tagen zum Uterus. Dabei gliedert er sich in einen zentralen Zellhaufen, den *Embryoblasten* (Anlage des Embryos) und in eine umhüllende Zellschicht, den *Trophoblasten.* Der Keim senkt sich mit Hilfe von Enzymen in die Uterusschleimhaut **AI7, II7** ein, meist in die der Hinter- **B4** oder Vorderwand **B5** der Uterushöhle.

A Der **Trophoblast** (später „*Chorion*") **AI9, II9** bildet *Zotten,* von denen nur die basalen weiterwachsen (*kindlicher Plazentaanteil*) **AIII9.** Sie verlöten mit dem basalen Teil der Uterusschleimhaut, jetzt „*Decidua*" genannt, und bilden mit diesem (*mütterlichen Plazentaanteil*) **AIII7** gemeinsam die scheibenförmige **Placenta** (*Mutterkuchen*) — ein Organ für Gas- und Stoffaustausch zwischen mütterlichem und embryonalem Blut, mit dem der Embryo durch die Nabelschnur verbunden ist. Die Innenräume der Placenta enthalten Zottenbäume — etwa 100 Zotten auf 1 cm^3 Plazentafläche — mit einer Gesamtoberfläche von etwa 7m^3. Nach Einnistung des Keimes unterscheidet man *Decidua basalis, capsularis* und *parietalis.* **AI-III8** Uterushöhle, **AI-III11** Uterusmuskel.

A Im **Embryoblasten** entsteht über und unter dem Keim je eine Höhle, Dottersack und Amnionhöhle. Während der *Dottersack* **AIII13** zu einem Bläschen rückgebildet wird, wächst die *Amnionhöhle* **AII12, III12** mit dem *Embryo* **AI10, II10,** der ab dem 3. Monat *Fetus* **AIII10** genannt wird. Die Amnionhöhle enthält *Fruchtwasser,* am Ende der Gravidität etwa 1 Liter. In ihm schwimmt der Fetus am Zügel der Nabelschnur.

Hormone. Der Keim bildet *Choriongonadotropine,* die u. a. die Wirkung von LH entfalten. Damit wird der Ausfall des Hypophysen-LH am Zyklusende kompensiert, der Fortbestand von Corpus luteum und Schleimhaut gesichert; die Menstruation unterbleibt. Choriongonadotropine werden in so großer Menge im Harn ausgeschieden, daß infantile weibliche Tiere durch Injektion von Schwangerenharn geschlechtsreif werden (*Schwangerschaftsreaktion*). Das *Corpus luteum graviditatis* stellt den Uterus bis zum 5. Monat ruhig, danach übernehmen die Hormone der Placenta diese Aufgabe, das Corpus luteum wird rückgebildet.

B Extrauteringraviditäten im *Bauchraum* **B3** oder *Ovar* **B1** zeigen, daß die Spermien bis in die Bauchhöhle wandern und hier bereits ein Ei befruchten können. Die fehlimplantierte Schwangerschaft kann mütterliche Gefäße arrodieren und zu bedrohlicher Blutung führen. **B2** *Tubargravidität.* **B6** Implantation im Isthmus führt zur *Placenta praevia* (Placenta vor dem Geburtsweg).

Längenwachstum des Embryo bzw. Feten:

1. Lunarmonat	1×1	0,8 cm	Scheitel-Steiß-Länge
2. Lunarmonat	2×2	3 cm	Scheitel-Steiß-Länge
3. Lunarmonat	3×3	7 cm	Scheitel-Fersen-Länge
4. Lunarmonat	(4 × 4)	16 cm	Scheitel-Fersen-Länge
5. Lunarmonat	(5 x 5)	25 cm	Scheitel-Fersen-Länge
6. Lunarmonat	(6 x 5)	30 cm	Scheitel-Fersen-Länge
7. Lunarmonat	(7 x 5)	35 cm	Scheitel-Fersen-Länge
8. Lunarmonat	(8 x 5)	40 cm	Scheitel-Fersen-Länge
9. Lunarmonat	(9 x 5)	45 cm	Scheitel-Fersen-Länge
10. Lunarmonat	(10 x 5)	50 cm	Scheitel-Fersen-Länge

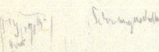

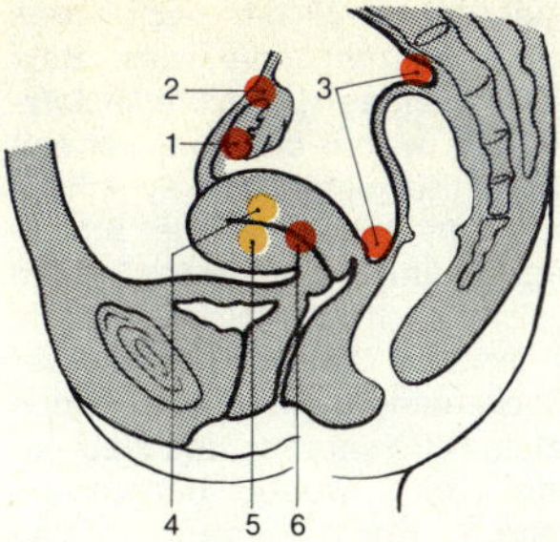

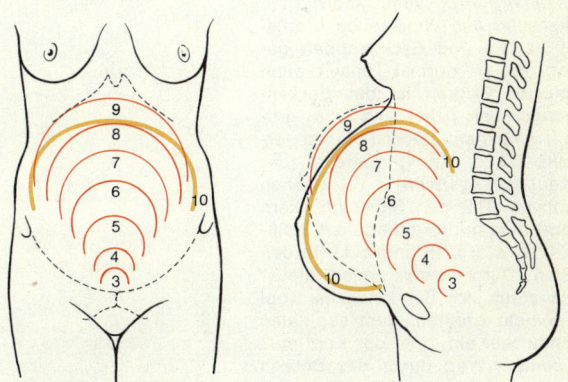

B Implantationsorte bei
Extrauteringravidität
und Placenta praevia

Schwangerschaft

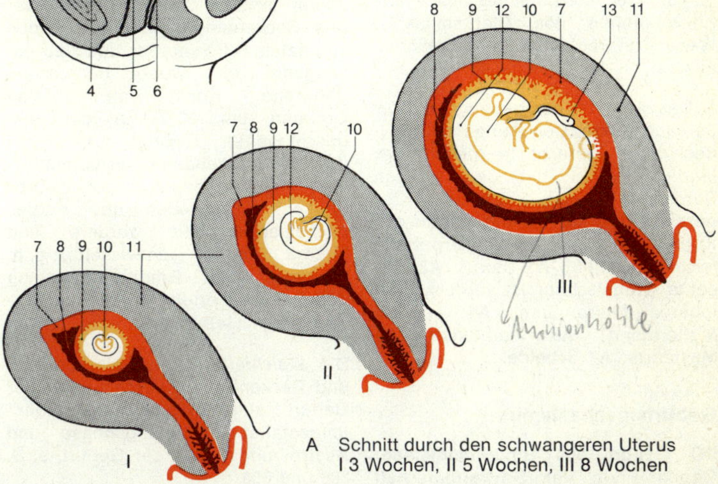

A Schnitt durch den schwangeren Uterus
I 3 Wochen, II 5 Wochen, III 8 Wochen

C Uterusstand im Laufe der Schwangerschaft (nach Eufinger)
1.–10. Lunarmonat

Geburt

Der Geburt geht ein Abfall des Corpus-luteum-Hormonspiegels und ein Anstieg des Follikelhormons unmittelbar voraus. Der Uterusmuskel wird dabei für das Hormon Oxytocin (s. S. 146) sensibilisiert, das jetzt Kontraktionen des Uterusmuskels, *Wehen*, in regelmäßigen Abständen auslöst.

A Das Kind ist bei gebeugtem Körper und gekreuzten Armen und Beinen geburtsgerecht „verpackt", der kindliche Kopf hat den größten Durchmesser des kindlichen Körpers, so daß sich an die Geburt des Kopfes die der übrigen Körperteile leicht anschließt. **A1** Uterus, **A2** Placenta (Nabelschnur ist verdeckt), **A3** innerer Muttermund, **A4** äußerer Muttermund, **A5** Harnblase, **A6** Mastdarm, **A7** Scheide.

Geburtsmechanismus

BC Geburt aus Hinterhauptslage: Gegen Ende der Schwangerschaft (Erstgebärende) bzw. mit Beginn der Wehen (Mehrgebärende) tritt der Kopf in den Beckeneingang. Der *Geburtskanal* wird vom knöchernen Becken und den Weichteilen Uterushals, Vagina und Beckenboden gebildet. Beim normal entwickelten weiblichen Becken ist der *Beckeneingangsraum* (Übergang von großem zu kleinem Becken, Linea terminalis **B8**, s. Bd. I) queroval, der *Beckenausgangsraum* (zwischen Symphyse **C11**, den Sitzbeinhöckern **B9** und dem zurückgebogenen Steißbein **C12**, s. Bd. I) längsoval. In den größten Durchmesser jedes dieser Ovale stellt sich der kindliche Kopf mit seinem größten, dem sagittalen Durchmesser ein, d. h. der Kopf muß auf seinem Weg durch das Becken eine schraubenartige Drehung um 90% (*1. Drehung*) durchführen. Fer-

ner folgt der Kopf der nach vorne konkaven *Führungslinie* des Beckens und seines *„Weichteilansatzrohres"* **C10,** wobei der Kopf vor seinem Durchtritt unter der Symphyse **C11** aus der Beuge- in die Streckstellung geführt wird. Anschließend stellt sich auch die Schulterbreite zuerst in den queren Durchmesser des Beckeneingangs, dann in den sagittalen Durchmesser des Beckenausgangs ein, wobei der schon geborene Kopf erneut eine Drehung um 90% in der eingeschlagenen Richtung durchführt *(2. Drehung),* gehalten und unterstützt vom Geburtshelfer, der durch Senken und Heben des Kopfes nacheinander die vordere und hintere Schulter „entwickelt", d. h. austreten läßt. Erhöhte Lagerung des Gesäßes erleichtert die Vorgänge bei der Geburt.

Die *Weichteile,* Uterushals, Scheide und Beckenboden werden unter der Geburt zum *„Weichteilansatzrohr"* umgestaltet. Eröffnungsphase und Austreibungsphase der Geburt, s. S. 306 und 308.

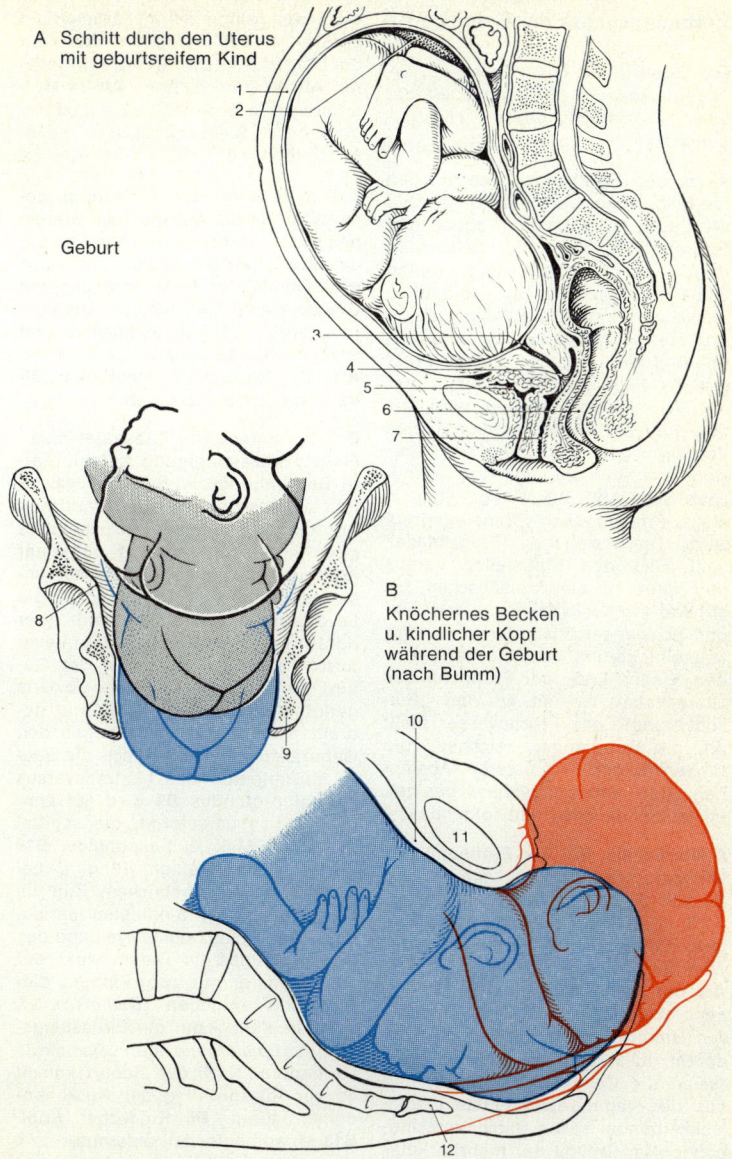

A Schnitt durch den Uterus mit geburtsreifem Kind

Geburt

B Knöchernes Becken u. kindlicher Kopf während der Geburt (nach Bumm)

C „Durchschneiden" des kindlichen Kopfes während der Geburt (nach Bumm)

Eröffnungsphase der Geburt

Die Geburt läuft in 2 Phasen ab, *Eröffnungsphase (Eröffnungsperiode)* und *Austreibungsphase (Austreibungsperiode)*.

A In der **Eröffnungsphase** werden die bisher dem Verschluß dienenden Weichteile Uterushals, Vagina und Beckenboden, zum *„Weichteilansatzrohr"*, einem gleichmäßig weiten Schlauch umgebaut. Die Eröffnungsphase geht einher mit Wehen, die in größeren Abständen aufeinander folgen und die keiner Hilfe durch Pressen der Gebärenden bedürfen. Unter der Wirkung der Wehen wird die *„Fruchtblase"* **AIII6** gebildet, eine Vorstülpung der *„Fruchthüllen"* (Chorion und Amnion), vor dem kindlichen Kopf **AII5, III5, IV5** gelegen, in die Fruchtwasser hineingepreßt wird. Die „stehende Fruchtblase" geht also den Kindsteilen voraus und führt zu einer elastischen Eröffnung der Weichteile, die während der Schwangerschaft durch Flüssigkeitseinlagerung aufgelockert wurden. Gegen Ende der Eröffnung des Uterushalses kommt es zum *„Blasensprung"*, das Fruchtwasser fließt ab, die Gebärende „zeichnet", die Wehen folgen in kürzeren Abständen, die Austreibungsphase beginnt. Im einzelnen geschieht folgendes.

A Uterushals. Bei der Eröffnung des Uterushalses spielen aktive und passive Faktoren eine Rolle. *Passiv* wird der Uterushals dadurch erweitert, daß der Inhalt **AIII8** der stark vergrößerten Zervixdrüsen **AII3** (vgl. **AI3** der Nichtschwangeren!) und Venenplexus ausgepreßt wird. Zur *aktiven* Umformung kommt es unter anderem durch Zug der aus dem Uterus in die Cervix absteigenden und aus der Vaginalwand aufsteigenden Muskelbündel sowie durch Verschiebungen im Gefüge der mehr zirkulär verlaufenden Muskelbündel. Raum zur Erweiterung steht im Parametrium bereit. Bei der *Erstgebärenden* wird der Uterushals schrittweise vom inneren **AIII-V7** zum äußeren **AII-V4** Muttermund hin eröffnet, bei der *Mehrgebärenden* klafft früh auch der äußere Muttermund.

A Die **Scheide,** deren Lichtung wesentlich größer als die des Uterushalses ist, wird hauptsächlich *passiv* geweitet. Dabei spielen die Verdrängungen der Flüssigkeit aus den Geweben und Gefäßen, die Umlagerung von ringförmigen Muskel- und Bindegewebsstrukturen eine Rolle. **AI1, II1** Excavatio rectouterina, **AI-V2** hinteres Scheidengewölbe.

B Der während der Gravidität durch Flüssigkeitseinlagerung aufgelockerte **Beckenboden** wird *passiv* geweitet (*„Durchschneiden"* des kindlichen Kopfes). Die Dehnung ist besonders beim M. levator ani **B11** mit einer Änderung im Verlauf der Muskelbündel verbunden. Während sonst die Levatorplatte beiderseits mit ihrer Kante (Levatorschenkel) das Levatortor begrenzt, wird unter der Geburt die Levatorplatte nach abwärts gedrängt und um etwa 90 Grad gedreht, ihre obere Fläche gegen den Geburtskanal gestellt. Auch die quere Muskelplatte des M. transversus perinei profundus **B9** wird auf ähnliche Weise umgeformt, die sagittal gestellten Mm. bulbospongiosi **B10** weiten sich zu einem Ring. Dabei kommt es zu erheblichem Zug im Damm (Centrum tendineum perinei **B12**). Zum Schutz vor Zerreißung des Muskelgefüges im Damm wirkt der Geburtshelfer mit zwei Fingern diesem Zug entgegen *(Dammschutz)*, äußerstenfalls kann ein Entlastungsschnitt *(Episiotomie)* den *„Dammriß"* verhindern. Nach der Geburt kommt es zur Rückordnung der Beckenbodenstrukturen. **B5** Kindlicher Kopf. **B13** M. sphincter ani externus.

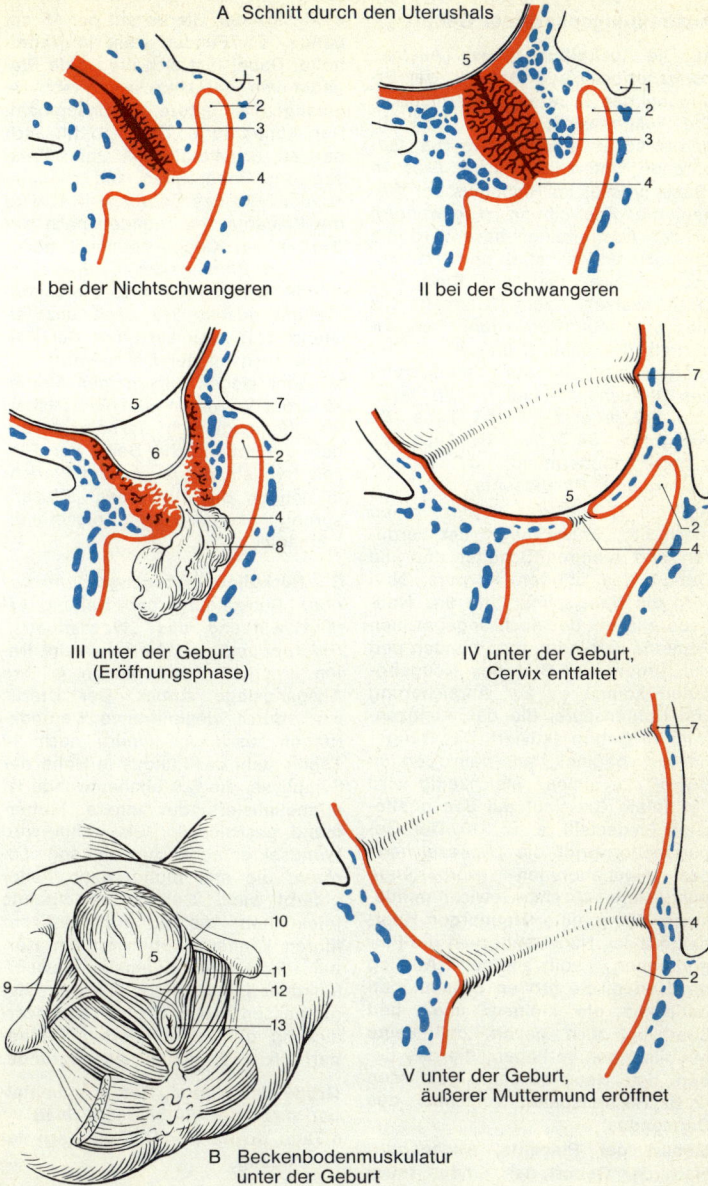

A Schnitt durch den Uterushals

I bei der Nichtschwangeren

II bei der Schwangeren

III unter der Geburt
(Eröffnungsphase)

IV unter der Geburt,
Cervix entfaltet

V unter der Geburt,
äußerer Muttermund eröffnet

B Beckenbodenmuskulatur
unter der Geburt

Austreibungsphase der Geburt

AB Die **Austreibungsphase** *(Austreibungsperiode)* beginnt nach der Eröffnung des äußeren Muttermundes. Die *Wehen* werden stärker und folgen rascher aufeinander. Die Gebärende unterstützt durch *Pressen* (Bauchpresse) im Rhythmus der Wehen die Austreibung *(Preßwehen)*. In der Austreibungsphase wird die Uterusmuskulatur stark verkürzt, wobei sie sich über das Kind (die „Fruchtwalze") zum Uterusfundus hin verschiebt (Retraktion). Den Widerhalt (Punctum fixum) findet der Uterusmuskel in der Verankerung des Uterushalses und im Lig. teres uteri **A2** jeder Seite. **A1** Tube, **B3** Harnröhre, **B4** Vulva, **B5** Anus, **B6** äußerer Muttermund, **B7** innerer Muttermund, **B8** Placenta.

Auf die *Geburt des Kopfes* folgen rasch die „Entwicklung" der vorderen und hinteren Schulter und die Geburt des übrigen Körpers. Nun wird die *Nabelschnur,* die das Neugeborene mit der noch ungeborenen Placenta verbindet, unterbunden und durchtrennt. Im Blut des Neugeborenen kommt es zur Anreicherung von Kohlensäure, die das Atemzentrum im Gehirn aktiviert. Das Neugeborene beginnt mit dem *„ersten Schrei"* zu atmen. Gleichzeitig wird der fetale Kreislauf auf den postfetalen umgestellt, s. S. 310. Der Geburtshelfer prüft die *„Reifezeichen"* des Neugeborenen (Körperlänge mindestens 48 cm, Gewicht mindestens 2500 g, guter Hautturgor, Kopfhaare 2 cm, Nägel bedecken die Fingerkuppen, vollständiger Abstieg der Hoden, die großen Schamlippen bedecken die kleinen, u. a.) und überzeugt sich davon, daß keine Mißbildungen vorliegen, die das Leben des Neugeborenen gefährden (z. B. Rachenspalte, Verschluß des Darmendes).

Geburt der Placenta, *Nachgeburt.* Nach der Geburt des Kindes retrahiert sich der Uterus auf ca. 15 cm Länge, der Fundus steht in Nabelhöhe. Dabei löst sich die rigide Placenta von der Uteruswand ab, sie gelangt ins untere Uterinsegment. Der kontrahierte Uterus fühlt sich hart an, er „steigt auf". Unter Pressen der Gebärenden und mit manueller Hilfe des Geburtshelfers wird die Placenta 1—2 Stunden nach der Geburt des Kindes ebenfalls geboren. Die Blutung der Schleimhautwunde wird durch die Uteruskontraktion gestillt; ist diese unzureichend, z. B. weil ein Stück der Placenta noch an der Uteruswand haftet oder wegen allgemeiner Atonie, so droht Verbluten. Der Geburtshelfer überzeugt sich deshalb davon, daß die mütterliche Seite der Placenta vollständig ist. An der Placenta hängen die durch den „Blasensprung" zerrissenen Fruchthüllen („Eihäute").

C Rückbildungsvorgänge *(Involution).* Rückbildung und Heilung erfolgt während des *„Wochenbetts"* *(Puerperium).* Die Dammuskeln treten innerhalb von Stunden in ihre Ausgangslage zurück. Der Uterus wird durch degenerative Veränderungen rasch verkleinert, nach 10 Tagen steht der Fundus in Höhe der Symphyse, die Schleimhautwunde ist epithelialisiert, der innere Muttermund geschlossen. Bis dahin wird Wundsekret abgeschieden, sog. *Lochien,* die erst blutig, dann heller gefärbt sind. Gegen aufsteigende Infektionen, die zu *Kindbettfieber* führen können, mobilisiert der Körper lokale und allgemeine Abwehrfunktionen. Die Blutgefäße des Uterus passen sich z. T. durch Wandverdickung dem verminderten Blutbedarf an, z. T. gehen sie zugrunde.

Größe des Uterus. *Rot* = unmittelbar nach der Entbindung; *blau* = 5 Tage, *schwarz* = 12 Tage nach der Entbindung.

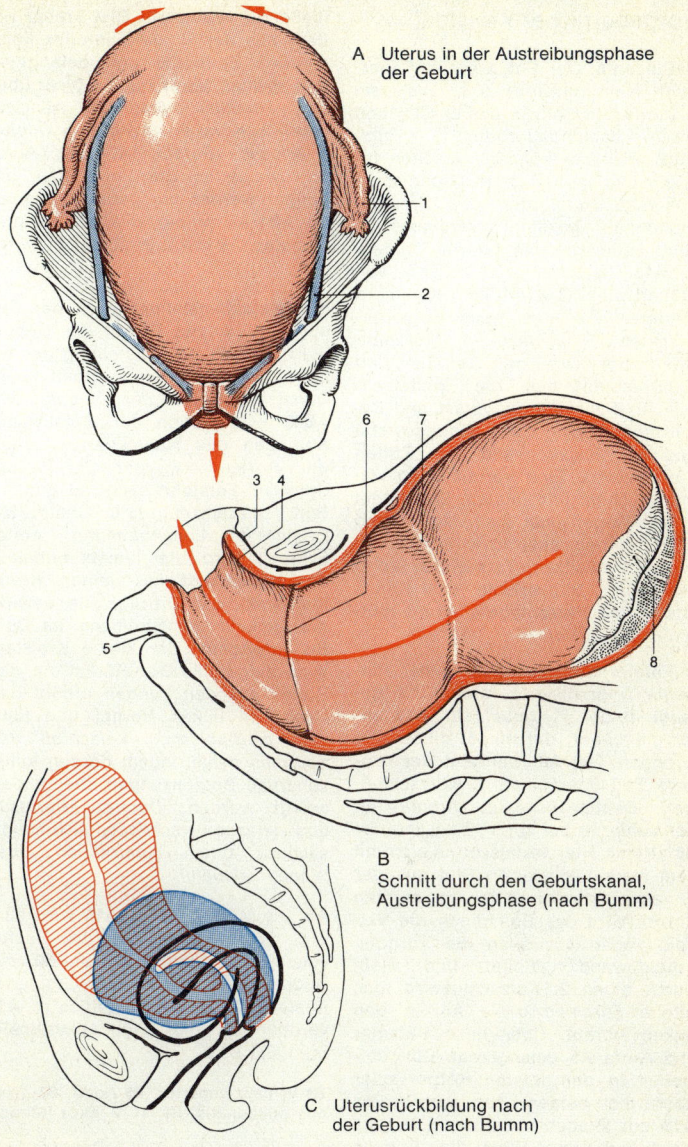

A Uterus in der Austreibungsphase der Geburt

B Schnitt durch den Geburtskanal, Austreibungsphase (nach Bumm)

C Uterusrückbildung nach der Geburt (nach Bumm)

Vorgeburtlicher Kreislauf

A Placenta. Der Fetus erhält Sauerstoff, Nahrungsstoffe u. a. aus dem mütterlichen Blut, in das er CO_2 und Stoffwechselabbauprodukte gibt. Auch Proteine können zwischen fetalem und mütterlichem Organismus ausgetauscht werden (z. B. Immunglobuline, Insulin). Verbindendes Stoffaustauschorgan ist die *Placenta* **A15.** In ihren topfförmigen, von mütterlichem Blut erfüllten Kammern flottieren die vom Keim hervorgebrachten *Plazentazotten* (Gesamt-Oberfläche etwa 7 m^2). Der Gas- und Stofftransport muß die Epithelzellschicht *(Synzytiotrophoblast* und *Zytotrophoblast),* das Bindegewebe und die Kapillarwand der Zotten durchqueren. Eine Vermischung von mütterlichem und fetalem Blut findet in der Regel nicht statt, Mutter und Kind können unterschiedliche Blutgruppen besitzen. Tatsächlich kommen aber Blutverluste des Keims aus fetalen Plazentagefäßen ins mütterliche Blut vor.

A Fetaler Kreislauf. Das in der Placenta arterialisierte fetale Blut gelangt in die *V. umbilicalis* **A10** unter die Leber, durchfließt diese zum geringen Teil **A9,** während der größere Teil über einen 1. Kurzschlußweg, *Ductus venosus (Arantii)* an der Leber vorbei zur *V. cava inferior* **A8** strömt. Hier vermischt es sich mit dem stark venosierten Blut aus der V. cava inferior **A11.** Im rechten Vorhof wird das Blut durch die Valvula venae cavae an die Vorhofsscheidewand geleitet und fließt durch einen 2. Kurzschlußweg, das offene *Foramen ovale* **A6,** in den linken Vorhof. Über linke Kammer und Aorta **A5** gelangt das Blut entweder in den fetalen Körper oder über die beiden *Aa. umbilicales* **A13** zur Placenta zurück. Das aus Kopf und Armen über die *V. cava superior* **A4** in den rechten Vorhof

fließende venosierte Blut kreuzt vor dem aus der V. cava inferior kommenden Blutstrom und gelangt in den rechten Ventrikel. Es fließt über den *Truncus pulmonalis* **A7** und einen 3. Kurzschlußweg, den *Ductus arteriosus (Botalli)* **A2,** zur Aorta und weiter in die Peripherie; die Lungen werden nur gering durchblutet. **AB1** Aa. pulmonales, **AB3** Vv. pulmonales, **AB14** Aa. vesicales superiores.

B Kreislaufumstellung nach der Geburt. Vgl. **A** und **B!** Mit der Geburt vollzieht sich die Umstellung des fetalen Kreislaufs zum postfetalen. Durch *Verschluß der Nabelgefäße* **AB12** (Kontraktion der Gefäßwand, Abbinden des Nabelstrangs) steigt der Aortendruck, der CO_2-Partialdruck im Fetalblut steigt an und erregt das Atemzentrum im Gehirn. Mit Beginn der Lungenatmung („erster Schrei") wird die Lunge entfaltet, der Widerstand im kleinen Kreislauf sinkt, das Druckgefälle bewirkt die Umkehr der Strömung im Ductus arteriosus, der kleine Kreislauf wird aufgefüllt. Der Rückstrom des Blutes aus den Lungen erhöht den Druck im linken Vorhof und führt zum *mechanischen Verschluß des Foramen ovale,* indem dessen kulissenartige Begrenzungen aneinandergelegt werden. *Ductus arteriosus* und *venosus verschließen* sich hauptsächlich durch *Kontraktion ihrer Wandmuskulatur.*

AB Die V. umbilicalis **A10** wird zum Lig. teres hepatis **B10,** der Ductus venosus zum Lig. venosum **B9,** der Ductus arteriosus **A2** zum Lig. arteriosum **B2,** die Aa. umbilicales **A13** veröden zu den Ligg. umbilicalia medialia **B13.**

B4 V. cava superior, **B5** Aorta, **B7** Truncus pulmonalis, **B8, 11** V. cava inferior.

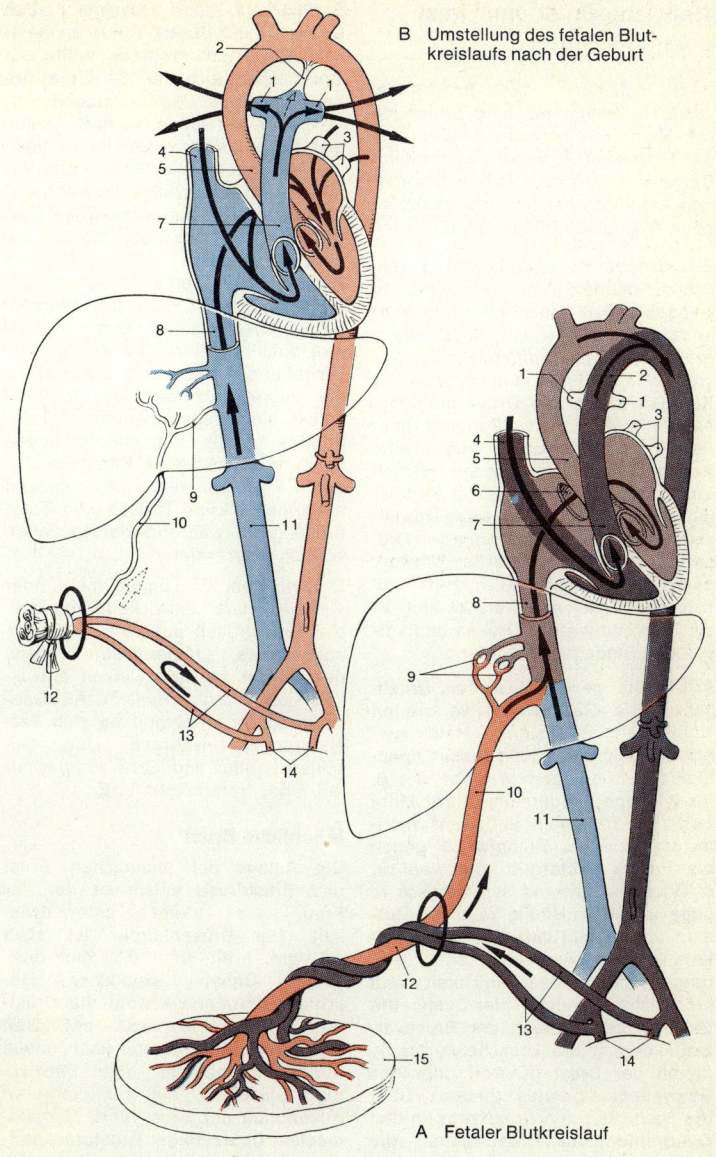

B Umstellung des fetalen Blut-
kreislaufs nach der Geburt

A Fetaler Blutkreislauf

Weibliche Brust und Brustdrüse (Milchdrüse)

Brust, *Mamma,* und **Brustdrüse,** *Glandula mammaria,* sind Bildungen der Haut. Die Brustdrüse steht bei der Frau aber in enger funktioneller Beziehung zu den Geschlechtsorganen, sie wird deshalb im Zusammenhang mit diesen besprochen.

Die *Brustdrüse* ist unter dem Einfluß der mütterlichen Hormone beim Neugeborenen (auch beim Knaben) noch etwa 3 Wochen lang relativ groß und kann einige Tropfen Sekret abgeben („Hexenmilch"). In der Kindheit wächst die Drüse nur langsam, mit Eintritt der Pubertät aber rascher — es entsteht zuerst eine *Knospenbrust,* zur typischen Brustform führt später vermehrte Fetteinlagerung. In der Schwangerschaft setzt ein starkes Wachstum der Drüse ein, die gegen Ende der Schwangerschaft beginnt, Milch hervorzubringen. Beim Abstillen kommt es zur Rückbildung der Drüsen und verstärkter Bindegewebsbildung.

ABCD Die **geschlechtsreifen Brüste** haben die Gestalt von verformten Halbkugeln (Schalen-, Halbkugeloder Kegelbrust; häufig rasseneigentümlich). Sie liegen in Höhe der 3. bis 7. Rippe, beiderseits in der Mitte zwischen Brustbein und Achselhöhle, auf der Rumpfwand gegen die Fascia pectoralis *verschieblich,* s. **D** und annähernd *symmetrisch* in Lage und Bau. Häufig ragt ein Fortsatz über den Rand des Brustmuskels in die Achselhöhle, s. **C.** Störungen der Verschieblichkeit und erhebliche Störungen der Symmetrie (auch in der Stellung der Brustwarzen) können ihre Ursache in Krankheiten der Brust (Krebs!) oder des Bewegungsapparates haben. Über die *Häufigkeit von Brustkrebs* in den Quadranten der Brust geben die Zahlen in **C** Auskunft (Angaben nach

Bailey). Die Rinne zwischen beiden Brüsten heißt **Busen,** *Sinus mammarum.* Etwas unterhalb der Mitte der Brust erhebt sich die 10—12 mm hohe **Brustwarze,** *Papilla mammae* **A** *(Mamille),* sie ist leicht nach außen und oben gerichtet, auf ihr münden die Milchgänge mit 12—20 porenförmigen Öffnungen. Bei flacher oder eingezogener Brustwarze *(Flachwarze, Hohlwarze)* kann der Saugakt beeinträchtigt sein. Die gerunzelte Haut der Brustwarze und ein umgebendes, rundes Feld, der **Warzenhof,** *Areola mammae,* sind meist etwas dunkler gefärbt als die weitere Umgebung — besonders bei Frauen, die geboren haben. Die Papillenspitze bleibt unpigmentiert. In der Peripherie des Warzenhofs liegen im Kreis 10—15 kleine Knötchen, *Tubercula Montgomery.* Sie enthalten apokrine, ekkrine Drüsen und Talgdrüsen, die während der Laktation vermehrt sezernieren.

E Varietäten. Es können mehr oder weniger stark entwickelte zusätzliche Brustdrüsen auftreten, *Mammae accessoriae,* „Hypermastie" (wenn nur zusätzliche Brustwarzen entwickelt sind — „Hyperthelie"). Akzessorische Drüsen nehmen an den Veränderungen während der Geschlechtsreife und Schwangerschaft teil. Über Vorkommen s. **E.**

Männliche Brust

Die Anlage der männlichen Brust und Brustdrüse entspricht der der Frau, sie bleibt unterentwickelt. Der Drüsenkörper ist etwa 1,5 cm breit und 0,5 cm dick. Durch Gaben weiblicher Geschlechtshormone könnte die Brustdrüse des Mannes entwickelt werden. In der *Pubertät* kann, meist nur vorübergehend, eine Entwicklung einsetzen, die zur stärkeren Ausbildung der Brust führt, *Gynäkomastie.* Überzählige Brustdrüsenanlagen kommen auch beim Mann vor.

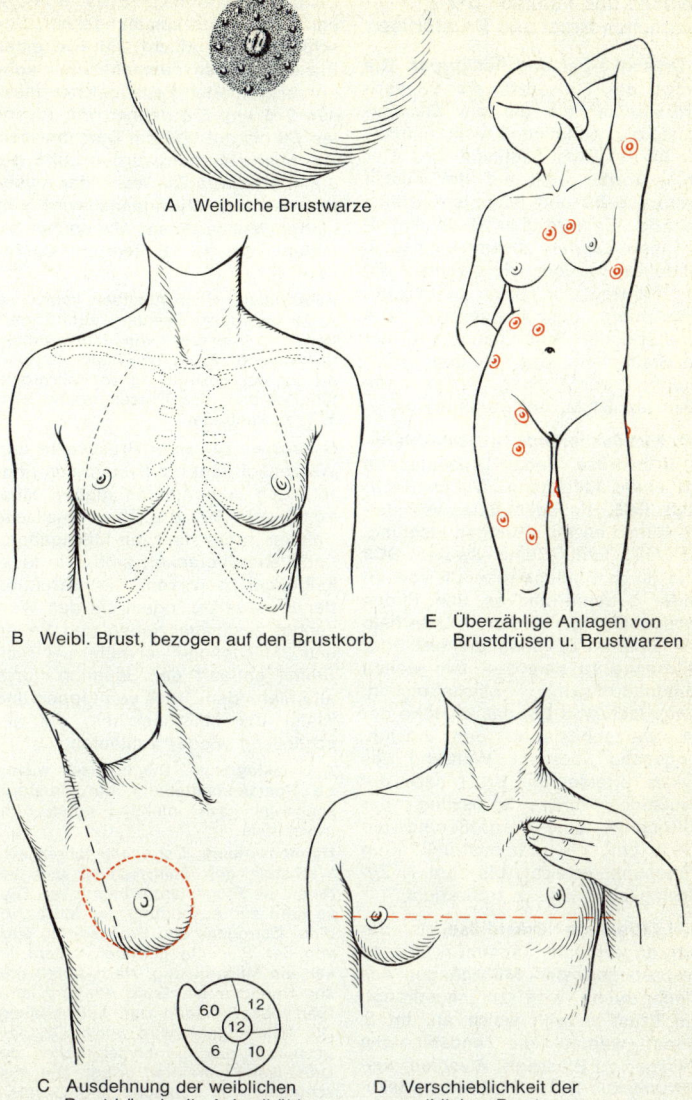

A Weibliche Brustwarze

B Weibl. Brust, bezogen auf den Brustkorb

E Überzählige Anlagen von Brustdrüsen u. Brustwarzen

C Ausdehnung der weiblichen Brustdrüse in die Achselhöhle (Krebshäufigkeit nach Bailey)

D Verschieblichkeit der weiblichen Brust

Feinbau und Funktion der weiblichen Brust und Brustdrüse

B Drüsenkörper und Fettkörper. Die Größe des *Drüsenkörpers* **B3** variiert weniger als die der Gesamtbrust, die weitgehend vom *Fettkörper* **B4** der Brust bestimmt wird. Der Drüsenkörper sitzt auf der *Fascia pectoralis* **B2** und ist unten seitlich verdickt. Er wird aus 12—20 kegelförmigen *Lappen* zusammengesetzt. Bindegewebszüge, *Retinacula,* die von der Haut zur Faszie ziehen, unterkammern das Fettgewebe. Die *Straffheit* der Brust hängt von der Beschaffenheit des Bindegewebes und von der Füllung dieser Kammern ab. **B1** M. pectoralis major.

BC Nichtlaktierende geschlechtsreife Brustdrüse. Jeder Drüsenlappen hat einen Milchgang, *Ductus lactiferus* **BC5,** ein epitheliales verästeltes Röhrchen mit geringer Lichtung, die z. T. fehlt. Seine Zweige **BC3** sind durch Bindegewebe **C8** voneinander getrennt und an den Enden knospenförmig verdickt. Unterhalb der Brustwarze erweitert sich der Milchgang zu dem 1—2 mm weiten spindelförmigen Milchsäckchen, *Sinus lactiferus* **B6,** das in Höhe der Brustwarzenbasis in den Ausführungsgang übergeht. Während des *Zyklus* erleidet die Brust nach der Ovulation durch Sprossung der Milchgänge eine Vergrößerung um 15—45 cm^3, die prämenstruell ihren Höhepunkt erreicht, bis zum 7. Zyklustag aber wieder zurückgeht.

C Laktierende Brustdrüse. In der Schwangerschaft kommt es zu Sprossungen der Milchgänge, das Bindegewebe wird zurückgedrängt, die Brust schwillt weich an. Im 5. Monat werden die endständigen Knospen zu Bläschen, *Alveolen,* umgeformt. Die Drüse wird stark vaskularisiert. Im 9. Monat beginnt die Bildung von gelblicher Vormilch, *Colostrum,* die Fetttröpfchen und

Zelltrümmer enthält. Etwa 3 Tage nach der Geburt kommt es zum „Einschießen" der Milch. Die von einer Eiweißmembran umgebenen, apokrin sezernierten Fettkügelchen messen 2—5 µm. Sie dehnen die Alveolen **C9** bis auf 0,12 cm Durchmesser. Die Milchsäckchen werden auf 5 bis 8 mm erweitert. Die Wand der Alveolen und der Milchgänge wird von glatten Muskelzellen, *Myoepithelien,* umfaßt, die zur Entleerung beitragen.

Rückbildung. Beim **Abstillen** kommt es zu Milchstauung, Dehnung, zum Zerreißen von Alveolen, die Milchproduktion versiegt. Es treten Phagozyten auf, die bei der Beseitigung der Milchreste tätig werden, das Drüsengewebe wird z. T. rückgebildet.

B Brustwarze. Unter Brustwarze und Warzenhof liegt ein System von ringförmigen und radiären glatten Muskelbündeln **B7,** die über elastische Sehnen in der Haut, an Milchgängen und Venen verankert sind. Die Muskelbündel bewirken die Errektion der Brustwarze, indem sie den Warzenhof zusammenziehen und Venen und Milchgänge erweitern. Beim *Stillen* entleert der Säugling durch alternierenden Druck von Lippen und Kiefer die Milchsäckchen, die anschließend wieder vollaufen.

A Galaktogramm. Diagnostisch wichtige Röntgendarstellung der Brustdrüsengänge nach Injektion eines Kontrastmittels.

Hormonwirkung. *Östrogene* führen zum Wachstum des Gangsystems und bereiten die *Progesteronwirkung* vor. Diese führt zur Ausbildung der Milchalveolen. Östrogene und Progesteron, auch von der *Placenta* gebildet, unterdrücken die Milchbildung. Nach Abfall dieser Hormone am Ende der Gravidität führt das *Prolactin* zur Milchbildung. Die Milchabgabe wird durch *Oxytocin* gesteuert, das die Myoepithelien der Drüse zur Kontraktion bringt. Die Ausschüttung von Prolactin und Oxytocin wird durch taktile Reizung der Brustwarze unterhalten *(neurohormonaler Reflex). Gefäße* s. S. 53 f, 77, 81.

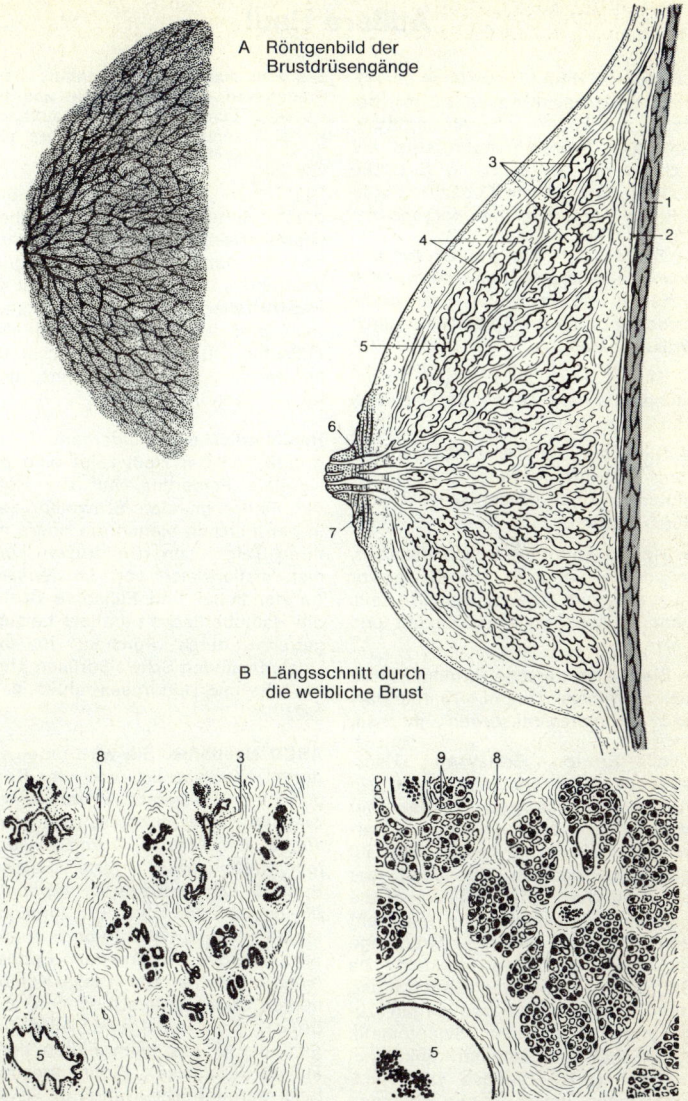

A Röntgenbild der
Brustdrüsengänge

B Längsschnitt durch
die weibliche Brust

C Mikroskopisches Bild der Brustdrüse, links ruhend, rechts laktierend

Äußere Haut

Die **äußere Haut,** *Cutis (Integument),* beim Erwachsenen etwa 1,6 m², bedeckt die äußere Körperoberfläche. An den Körperöffnungen setzt sie sich in die Schleimhäute fort. Die äußere Haut ist ein Organ mit vielfältigen Aufgaben, u. a. folgenden:

— Sie *schützt* den Körper vor *mechanischen, chemischen, thermischen Schäden* und vor vielen Krankheitserregern durch ihr Epithel und durch Drüsensekrete.

— Sie ist durch ihren Anteil an immunologischen Zellen bei *Abwehrvorgängen* beteiligt.

— Sie dient der *Temperaturregulierung* mit Hilfe veränderlicher Durchblutung und Flüssigkeitsabgabe durch Drüsen.

— Sie hat Anteil am *Wasserhaushalt,* indem sie einerseits den Körper vor Austrocknung schützt, andererseits über Drüsensekrete Flüssigkeit und Salze abgibt.

— Sie besitzt nervöse Strukturen, die sie zu einem *Druck-, Temperatur-* und *Schmerzsinnesorgan* machen.

Durch Erröten, Erblassen, „Haarsträuben" und anderes ist sie ein *Kommunikationsorgan* (Organ für Mitteilungen des vegetativen Nervensystems). Ferner besitzt die Haut einen elektrischen Widerstand, der bei seelischer Belastung (wobei die Sekretion der Hautdrüsen mitspielt) eine Änderung erfährt — Grundlage für den sog. „Lügendetektor". Da die äußere Haut der Beobachtung mehr als jedes andere Organ zugänglich ist und zur Symptomatik zahlreicher Allgemeinerkrankungen beiträgt (z. B. Zyanose bei Herzkrankheiten, umschriebene Rötungen bei Infektionskrankheiten u. a.), beansprucht sie besonderes ärztliches Interesse.

Die Haut kann sich, besonders beim Tragen von Kunststoffwäsche und bei trockener Luft, elektrostatisch aufladen, wobei Spannungen von mehreren 1000 Volt entstehen.

Die Haut ist elastisch dehnbar, durch Hornbildung ihres Epithels charakterisiert, aber an verschiedenen Körperpartien unterschiedlich beschaffen. Über Gelenken bildet sie *Reservefalten,* an mechanisch stark beanspruchten Stellen (Handteller, Fußsohle, Rücken) ist sie dicker als an mechanisch weniger beanspruchten (Augenlid).

Hautoberfläche. *Felderhaut:* Der größte Teil der Haut zeigt eine polygonale Felderung, auf der Höhe der Felder münden Schweißdrüsen, in den Furchen stehen die Haare mit ihren Talgdrüsen. Duftdrüsen kommen stellenweise vor. *Leistenhaut:* An Handteller und Fußsohle besitzt die Hautoberfläche parallele Leisten, getrennt durch Furchen. In den Leisten münden Schweißdrüsen; Haare, Talg- und Duftdrüsen fehlen, s. S. 322.

ABCD Hautfarbe. Sie wird unter anderem hauptsächlich von vier Komponenten bestimmt, **A** von einem braunschwarze Farbstoff, dem *Melanin,* **B** von *Karotin,* **C** von *oxydiertem Hämoglobin* (arterialisiertes Blut), **D** von *reduziertem Hämoglobin* (venosiertes Blut). Die Pigmente erhalten durch die trüben oberen Schichten des verhornenden Epithels einen bläulichen Ton. Diese Komponenten zeigen unterschiedliche, aber örtlich charakteristische Anhäufungen, die in einzelnen Fällen durch äußere Einflüsse (Sonnenbestrahlung, karotinreiche Nahrung), in der Regel aber genetisch bedingt, also z. B. auch geschlechts- oder rasseneigentümlich sind.

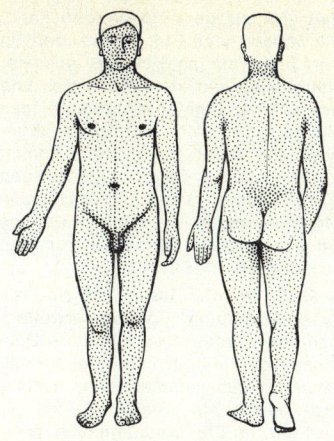

A Melanin

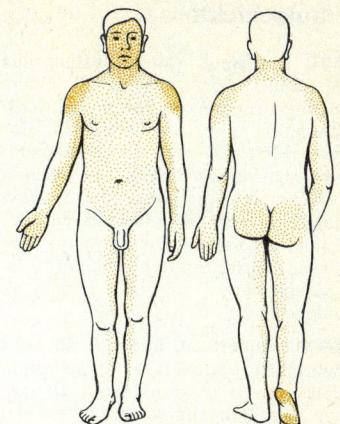

B Carotin

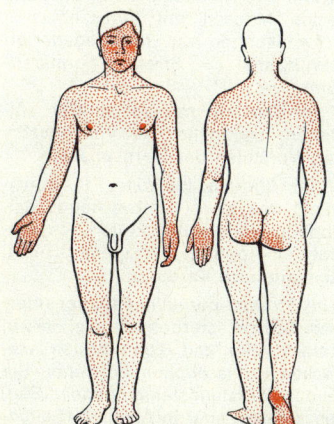

C Arterielles Blut

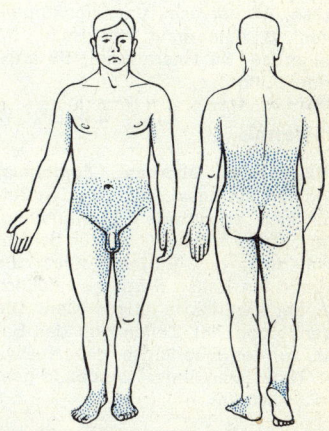

D Venöses Blut

Verteilung der Farbkomponenten der Haut beim
Lebenden (nach Edwards und Duntley)

retikulär — netzförmig
papillare — warzenförmig

Hautschichten

ABC Die **Haut,** *Cutis,* besteht aus **Oberhaut,** *Epidermis* **AC1,** einem mehrschichtigen verhornenden Plattenepithel, und aus **Lederhaut,** *Corium* **ACF2** *(Dermis),* einer Bindegewebsschicht. Im Corium unterscheidet man die Papillarschicht, *Stratum papillare,* die zapfenförmig mit der Epidermis verzahnt ist, und die Geflechtsschicht, *Stratum reticulare,* die hauptsächlich der Reißfestigkeit dient.

AB Die **Unterhaut,** *Subcutis* **A3,** wird begrifflich von der Haut getrennt, doch gehört sie funktionell zu dieser. Die Subcutis stellt die Verbindung mit den unter der Haut gelegenen Strukturen (Faszien, Knochenhaut) her, enthält häufig Fett, führt die größeren Gefäße und Nerven der Haut (s. S. 322).

A Leistenhaut, **A4** ekkrine Schweißdrüse, **A5** nervöses Lamellenkörperchen, **B** Felderhaut, **B6** Haar, **B7** Talgdrüse, **B8** Haarmuskel, **B9** apokrine Duftdrüse.

apokrin — ein vollständiges Sekret ausscheidend / produzierend

Epidermis

DEF In der **Oberhaut,** *Epidermis,* erleiden die basal entstehenden Zellen eine schrittweise Umwandlung, die zur *Verhornung* und zur Schichtenbildung des Epithels führt, die verhornten Zellen werden schließlich an der Oberfläche abgestoßen. Die Wanderung der Zellen von der Basis zu der Oberfläche dauert etwa 30 Tage. Man unterscheidet folgende Schichten:

— Im *Stratum basale* **F15** sind die Zellen hochprismatisch, sie senden gegen das Bindegewebe „Wurzelfüßchen" (Zellfortsätze) aus, die der Haftung und Ernährung dienen. Im Bereich der unteren Zellschichten kommt noch eine weitere Zellart vor, die nur mit speziellen Färbemetho-

den sichtbar gemacht werden kann, die *Melanozyten* **F14.** Sie wandern in der Embryonalentwicklung aus der Neuralleiste ein, vermehren sich und produzieren Pigmente, *Melanin,* das sie an die basalen Epithelien abgeben. Auf 4—12 Basalzellen kommt ein Melanozyt. Bei dunkelhäutigen Rassen führen alle Epithelschichten Melaningranula. Melanin schützt das Stratum basale (Mitosen!) vor den schädlichen UV-Strahlen.

— Im *Stratum spinosum* **F13** sind die zwischenzelligen Spalten erweitert, dadurch werden die Zellhaften, Desmosomen, über die die Zellen miteinander zusammenhängen, lichtmikroskopisch als „Stacheln", vgl. **D,** sichtbar. Im Elektronenmikroskop erkennt man, daß in den *Desmosomen* **E** die intrazellulären Tonofibrillen verankert sind, die der Zelle Festigkeit verleihen. Sie überqueren den Interzellularspalt nicht. Im Stratum basale und spinosum kommen zahlreiche Mitosen mit tageszeitlichen Schwankungen vor, hier regeneriert das Epithel (= *Stratum germinativum*).

— Im *Stratum granulosum* **F12** entstehen basophile *Keratohyalinkörner,* Vorstufen der Hornsubstanz.

— Im *Stratum lucidum* **F11** durchtränkt das stark lichtbrechende azidophile *Eleidin* die Zellen, es entsteht eine optisch homogene Schicht. Hier tritt auch Karotin auf.

— Im *Stratum corneum* **F10,** der obersten Schicht, sterben die Zellen ab, Keratohyalin und Tonofibrillen verbacken, *Hornschuppen* entstehen. Sie sind widerstandsfähig gegen Säuren, quellen aber in Alkalien (Seifenlauge). Die Hornbildung wird durch Vitamin A gesteuert, bei Vitamin-A-Mangel kommt es zu überschießender Hornbildung (Hyperkeratose). Stratum granulosum, lucidum und corneum können 10—330 μm dick sein, sie sind besonders stark in der Leistenhaut ausgebildet.

Derma — Haut

germinativus — den Keim betreffend!

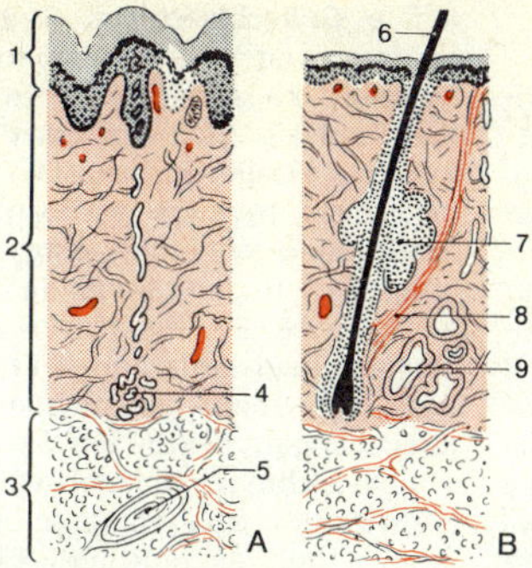

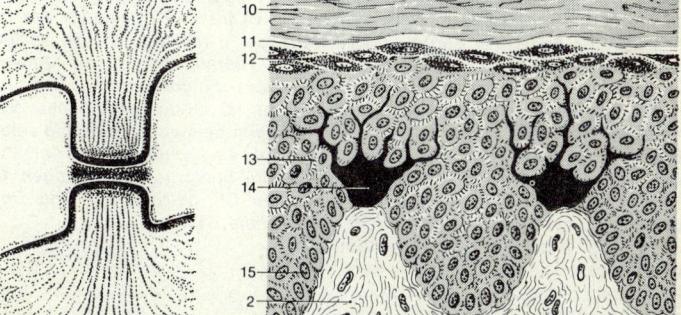

A Schnitt durch die Leistenhaut
B Schnitt durch die Felderhaut

Zellhaften
Desmosomen!

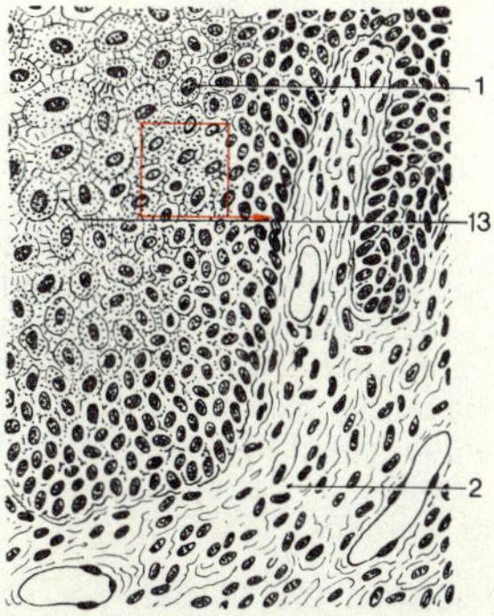

C Stachelzellschicht d. Epidermis

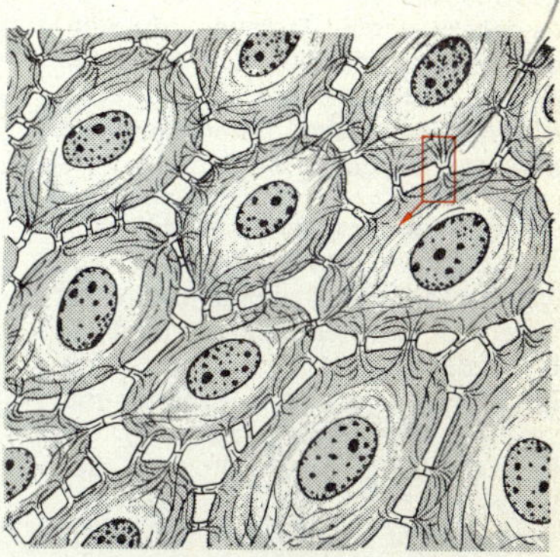

D Ausschnitt aus C

E Ausschnitt aus D
elektronenmikroskop.: Desmosom

F Pigmentzellen (Melanozyten)
der Epidermis

Melanozyten im Stratum
basale

Lederhaut

Die **Lederhaut,** *Corium,* ist durch ihren Reichtum an Bindegewebsfasern, hauptsächlich Kollagenfasern, der wichtigste mechanisch wirksame Teil der Haut (Hautbindegewebskörper); aus dem Corium tierischer Häute wird durch Gerben Leder gewonnen. Die Dehnbarkeit der Haut geht hauptsächlich auf Winkelverstellungen in den Maschen zurück. Elastische Netze sorgen für die Rückordnung der Faserschichten bei Deformation. Im Corium liegen ferner Haarwurzeln, Drüsen, Blutgefäße, Bindegewebszellen und freie Zellen des Immunsystems sowie nervöse Strukturen. Man unterscheidet 2 Teile des Corium.

B Die **Papillarschicht** (Papillarkörper), *Stratum papillare,* grenzt unmittelbar an die Basalmembran der Epidermis. Eine Grobverzahnung mit der Epidermis, vgl. **B,** entsteht durch die Ausbildung von Erhebungen, *Papillen,* eine Feinverzahnung bilden Retikulinfäserchen mit den „Wurzelfüßchen" der untersten Epidermisschicht. Höhe und Anzahl der Papillen stehen in Übereinstimmung mit der mechanischen Beanspruchung des betreffenden Teils der Körperoberfläche, sie sind z. B. in der Haut des Augenlids gering, über Knie und Ellenbogen stark entwickelt. In der *Felderhaut* können Papillen weitgehend fehlen, in der *Leistenhaut* sind sie hoch. Im Querschnitt durch eine Leiste sieht man jeweils 2 Bindegewebspapillen gegen das Epithel vordringen, die Epitheleinsenkung zwischen ihnen nimmt den Ausführungsgang einer Schweißdrüse auf. In der behaarten Felderhaut bilden Papillen im Zusammenhang mit Haarbälgen und Schweißdrüsenausführungsgängen in der Hautfläche gruppenartige Figuren (kokardenförmige Epithelleisten, rosettenförmige Epithelwälle).

A Die **Geflechtsschicht,** *Stratum reticulare,* ist aus durchflochtenen Bündeln kollagener Fasern aufgebaut, auf sie geht die Zerreißfestigkeit der Haut zurück. Die Fasern sind nicht regellos verflochten, die Fasergeflechte zeigen eine Ausrichtung. Darauf geht folgende Erscheinung zurück. Bei Einstich in die Haut entsteht kein kreisrundes Loch, sondern ein Spalt. Systematische Untersuchungen haben ein *Spaltliniensystem* sichtbar gemacht, vgl. **A,** das gleichzeitig Spannungsunterschiede in der Haut anzeigt. Bei Einschnitten senkrecht zu den Spaltlinien klafft die Haut, bei Einschnitten in Richtung der Spaltlinien werden dagegen die Fasern weniger durchtrennt als vielmehr auseinander geschoben. Der Chirurg macht sich bei der Schnittführung diese Eigenschaft der Lederhaut zunutze. Bei erheblicher Überdehnung der lebenden Haut, z. B. der Bauchhaut in der Schwangerschaft, entstehen Einrisse im Gefüge der Lederhaut, die als helle Streifen, *Striae distensae,* sichtbar werden.

C Hautleisten. Die Leisten der *Leistenhaut* werden durch die reihenförmige Anordnung der Papillen des Stratum papillare bedingt. Diese ist genetisch festgelegt, also für das betreffende Individuum charakteristisch. Hierauf beruht die Anwendung des *Fingerabdrucks* (Daktylogramm) im Erkennungsdienst. Vier Typen von Leistenmustern, die selbst variabel sind, werden an der Fingerbeere hervorgehoben, *Bogen* **CI,** *Schleife* **CII,** *Wirbel* **CIII** und *Doppelschleife* **CIV.**

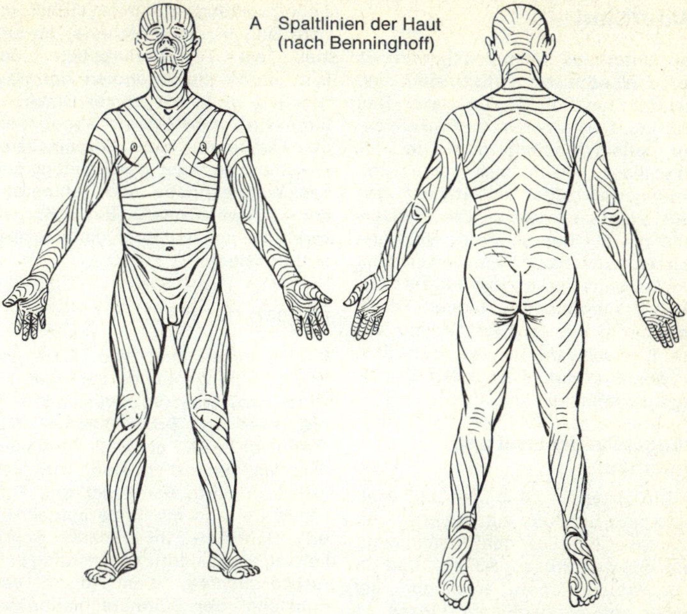

A Spaltlinien der Haut
(nach Benninghoff)

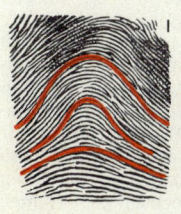
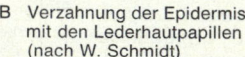

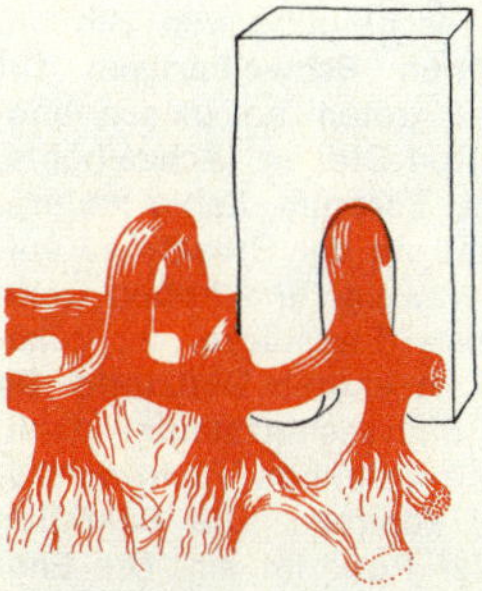

B Verzahnung der Epidermis
mit den Lederhautpapillen
(nach W. Schmidt)

C Papillarleisten der Fingerkuppe (nach Wendt)

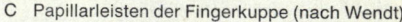
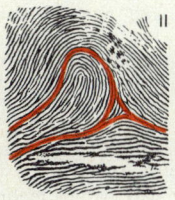
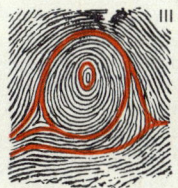
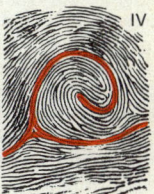

Unterhaut

Die **Unterhaut**, *Subcutis,* gehört als Verschiebeschicht, Fettspeicher und Isolator funktionell zur Haut. Das Fett ist teils *Baufett* (z. B. Fußsohle), teils *Depotfett* (z. B. in der Bauchhaut, *Panniculus adiposus).* Bindegewebszüge unterteilen das Fett steppkissenartig. Die Fettverteilung ist determiniert, Hormone spielen eine Rolle. Stellenweise ist die Subcutis locker und fettfrei (Augenlid, Ohrmuschel, Lippe, Penis, Scrotum u. a.). Im Gesicht und auf der Kopfschwarte ist die Haut fest mit der Muskulatur verbunden (Grundlage der Mimik).

Blutgefäße der Haut und Unterhaut

A Die **Arterien A4** bilden zwischen Cutis und Subcutis ein Geflecht, von dem aus Äste zu den Haarwurzeln und Schweißdrüsen **A3** ab- und in den Papillarkörpern aufsteigen, um hier einen *subpapillären Plexus* zu bilden. Von diesem ziehen *Kapillarschlingen* **A1** in die Papillen. Die Schlingendichte schwankt um 20 bis 60 mm². Da der Gewebsdruck geringer als der der Kapillaren ist, werden diese offengehalten. Doch werden sie bei einem äußeren Druck von 60–80 mmHg, der z. B. bei Bettruhe zwischen Unterlage und Haut entsteht, gedrosselt; bei unveränderter Lage leidet die Hauternährung, Geschwüre entstehen, *Decubitus.* Die **Venen A5** bilden Netze unter den Papillen, im Corium und zwischen Cutis und Subcutis *(kutaner Venenplexus* **A2**). Durch arteriovenöse Anastomosen kann die Strömungsgeschwindigkeit beeinflußt werden, an Akren (Fingerspitzen) kommen kleine arteriovenöse Organe (s. S. 42) vor. Auch **Lymphgefäße** bilden 3 Plexus.

B Die Blutgefäße dienen der **Hauternährung** und der **Temperaturregulierung.** Die im Körper (Muskeln, Leber) erzeugte Wärme strömt mit dem Blut in die Peripherie, es entsteht ein Temperaturgefälle, das u. a. durch die Arteriolen der Haut reguliert wird. Bei starker Durchblutung wird mehr Wärme abgegeben, die Temperatur der *„Körperschale"* steigt, bei geringer Durchblutung sinken Wärmeabgabe und Temperatur der „Körperschale". Ein *„Körperkern",* Rumpf und Kopf, bleibt temperaturkonstant.

Drüsen der Haut

C *Hautdrüsen* sind, wie Haare und Nägel, Anhangsgebilde der Haut, sie liegen im Corium (vgl. Drüsen, S. 142). Die **ekkrinen Schweißdrüsen CIII** *(Knäueldrüsen),* etwa 2 Millionen, kommen nahezu überall vor, vermehrt an Stirn, Handteller und Fußsohle. Es sind am Ende aufgeknäulte Röhrchen. Ihr saures Sekret hemmt das Bakterienwachstum *(Säureschutzmantel),* dient (durch Verdunstung) der Wärmeregulation sowie der Ausscheidung von Stoffen. Die **apokrinen Schweißdrüsen CII** *(Duftdrüsen)* treten an umschriebenen behaarten Stellen (Achselhöhle, Mons pubis, Scrotum, Labia majora, perianal) und an der Brustdrüse auf. Sie sind verzweigt und haben weite sezernierende Endstücke. Ihr alkalisches Sekret enthält Duftstoffe. Da hier der Säureschutzmantel fehlt, kann es zur Infektion *(Schweißdrüsenabszeß)* kommen. Die Sekretion setzt mit der Pubertät ein. Die Endstücke der Schweißdrüsen werden von spindelförmigen Myoepithelzellen umfaßt, die unter dem Einfluß vegetativer Nerven das Sekret auspressen können. Die **holokrinen Talgdrüsen CI** *(Haarbalgdrüsen)* gehen zumeist aus Haaranlagen hervor und münden in den Haartrichter des Haarbalgs. Sie sind beerenförmig und haben mehrschichtiges Epithel. Ihr Talg, *Sebum,* fettet Haut und Haare.

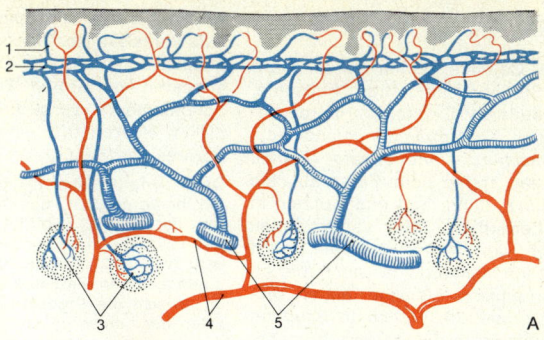

1
2

3   4   5   A

Blutgefäße der Haut (nach Horstmann)

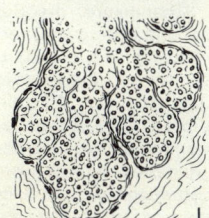

B Isothermen in d. Körperschale
   (nach Aschoff und Wever)
   links bei niedriger, rechts
   bei hoher Außentemperatur

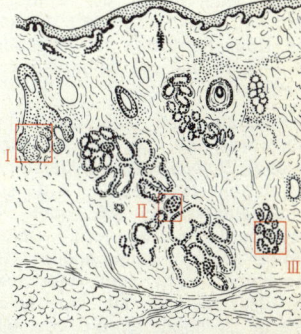

C Drüsen der Achselhöhlenhaut

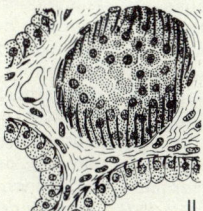
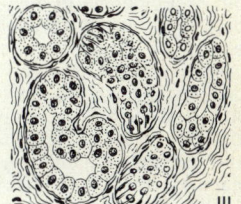

I   II   III

Haare

Haare, Capillae, fehlen nur an wenigen Stellen (Handteller, Fußsohle, z. T. äußeres Genitale). Haare dienen der *Tastempfindung* und dem *Wärmeschutz.* *Lanugohaare* (Flaum, Wollhaar) treten beim Feten auf, sie sind kurz, dünn, hell und wurzeln in der Lederhaut. Sie verschwinden wieder weitgehend. Nachgeburtlich entstehen, verstärkt in der Pubertät, *Terminalhaare.* Sie sind länger, dicker, pigmentiert, stehen in Gruppen und wurzeln in der oberen Subcutis. Zu ihnen gehören hauptsächlich die Kopf-, Achsel-, Scham- und Barthaare.

A Das **Terminalhaar** steckt schräg (Haarstrich, Wirbel!) zur Oberfläche in der zylindrischen *Wurzelscheide.* In diese mündet eine *Talgdrüse* **A7**. Oberhalb davon liegt der *Haartrichter,* unterhalb entspringt ein glatter Muskel, der unter die Epidermis zieht, *M. arrector pili* **A8**. Er kann das Haar aufrichten (Haarsträuben, Gänsehaut) und die Talgdrüse komprimieren.

A Feinbau. Man unterscheidet die **Haarwurzel A9**, die mit der Haarzwiebel, *Bulbus* **A12**, auf der bindegewebigen *Haarpapille* **A13** sitzt, vom **Haarschaft A5**, der die Hautoberfläche überragt. Bulbus, Papille und umgebendes Bindegewebe nennt man *Haarfollikel.* Die Haarbildung ist eine modifizierte Hornbildung, die von einer umschriebenen tiefen Einsenkung der Epidermis **A6** ausgeht; das Haar ist die Hornspitze, die *epitheliale Wurzelscheide* **A10** der epidermale Trichter der Einsenkung, die *bindegewebige Wurzelscheide* **A11** *(Haarbalg)* ihr „Papillarkörper". Das Haar wächst aus den Zellen der Haarzwiebel, ernährt von der Haarpapille. Die Zerstörung dieser Matrix führt zum endgültigen Untergang dieser Bildungsstätte. Eine *Scheidenkutikula* hilft, das Haar zu verankern, sie ist mit einer *Haarkutikula* verzahnt. Der Haarschaft besteht hauptsächlich aus der *Rinde,* langgestreckten verhornten Zellen, in die Tonofilamente verbacken sind. Bei dicken Haaren tritt ein weniger verhorntes *Mark* auf.

Die **Haarfarbe** wird meist durch *Melanin* hervorgerufen, das von Melanozyten der Matrix gebildet und an die Zellen der Haarzwiebel abgegeben wird (vgl. S. 318). Rote Haare enthalten einen anderen Farbstoff. Beim *Ergrauen* erlischt die Produktion der Melanozyten oder diese gehen zugrunde. Auch die zentrale Einlagerung von Luftbläschen führt zu weißem Haar. Beim *Albino* dagegen erzeugen die Melanozyten infolge eines Erbfehlers kein Pigment.

B Haarwechsel. Das Haar wächst zyklisch, auf Wachstum folgen Involution und Ruhe, danach fällt das Haar aus. Etwa 80 % der Haarfollikel sind im Wachstum, 15 % in Ruhe, täglich gehen 50—100 Haare verloren. Dabei ziehen sich die Melanozyten vorübergehend zurück, die Haarzwiebel **BI1, II1** wird von der Papille abgehoben und nach außen abgeschoben, vgl. **BI—III,** *(„Kolbenhaar"* **BIII3**). Aus restlichen Zellen an der strangartig ausgezogenen Papille **BII2** entsteht ein neuer Bulbus **BIII4**, aus dem ein neues Haar wächst. Terminalhaare wachsen im Monat ca. 1 cm und können Monate bis Jahre erhaltenbleiben.

C Das **Haarkleid** wird von *Hormonen* beeinflußt. Für den *Mann* sind typisch die rautenförmig zum Nabel aufsteigenden Schamhaare, die Behaarung der Innenfläche der Oberschenkel, der Brust sowie die Bartbehaarung. Zahlreiche individuelle Unterschiede kommen vor. Für die *Frau* ist eine dreieckige Schambehaarung und mangelnde Terminalbehaarung des Rumpfes typisch. Bei endokrinen Störungen (vgl. Nebennierenrinde) kann es zur Ausbildung eines männlichen Haarkleides kommen *(Hypertrichosis).*

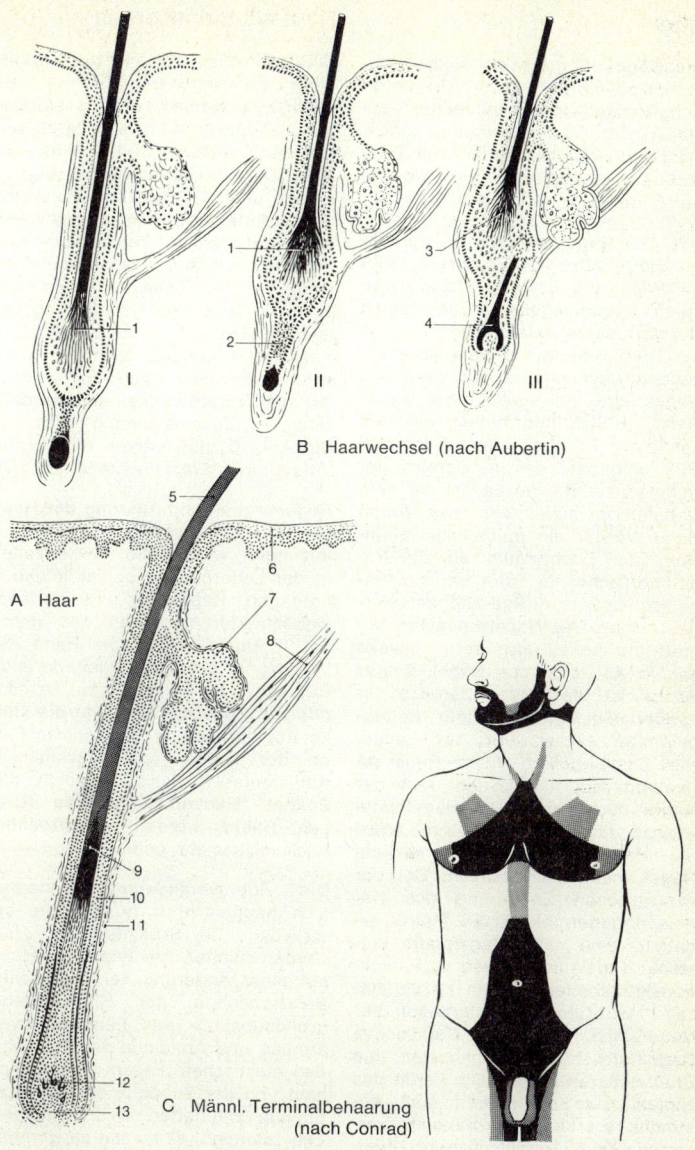

B Haarwechsel (nach Aubertin)

A Haar

C Männl. Terminalbehaarung
(nach Conrad)

Nägel

Die **Nägel,** *Ungues,* der Finger und Zehen dienen dem *Schutz* von deren Endgliedern und begünstigen zugleich die *Tastempfindung,* indem sie für den Druck, der auf die Tastballen ausgeübt wird, ein Widerlager bilden.

ABC Der **Nagel,** eine ca. 0,5 mm dikke Hornplatte der Epidermis, ruht im *Nagelbett.* Er wird aus polygonalen, dachziegelartig verpackten Hornschuppen zusammengesetzt, in die Tonofibrillen in 3 einander kreuzenden Lagen verbacken sind. Die *Nagelplatte* hat vorne einen freien Rand, seitlich und hinten wird sie von einer Hautfalte, dem *Nagelwall* **BC2** umgeben, der im Bereich der *Nagelwurzel* **B3** die ca. 0,5 cm tiefe *Nageltasche* bildet. Von ihrem freien Rand wächst ein epitheliales Häutchen, das *Eponychium,* auf die Nageloberfläche. Es kann bei der Nagelkosmetik zurückgeschoben werden. Nahe der Nagelwurzel schimmert die helle, nach vorn konvexe *Lunula* **A5** durch den Nagel. Dieser Bezirk ist die vordere Grenze der *epithelialen Matrix,* aus der die Nagelplatte wächst. Vor der Lunula wird das Nagelbett *Hyponychium* **A4** genannt; auf ihm schiebt sich der Nagel nach vorne. Die Nagelplatte wächst täglich 0,14—0,4 mm. Wird die Matrix zerstört, so kann kein Nagel mehr nachwachsen. Bei der chirurgischen Entfernung des Nagels dagegen bleibt die Matrix erhalten, eine neue Nagelplatte entsteht. Kreislaufstörungen und Infektionskrankheiten können zu diagnostisch wichtigen Veränderungen der Nagelplatte führen. Das *Corium* des Nagelbetts bildet Längsleisten, die Blutkapillaren führen. Die *Farbe* des Nagels wird von deren Blut bestimmt, sie kann bei Sauerstoffverarmung (z. B. Herzinsuffizienz) bläulich sein. **C6** Fingerknochen.

Haut als Sinnesorgan

C Die Haut ist reich mit **Nerven** versorgt. Zum kleineren Teil sind es *vegetative* Nerven, die zu Drüsen, glatten Muskelzellen, Kapillaren ziehen, zum größeren Teil sind es *sensible.* Die Nerven macht die Haut zu einem für das Leben des Menschen unentbehrlichen *Sinnesorgan,* mit dem Berührungs-, Temperatur- und Schmerzempfindung wahrgenommen werden. Die Sinnesqualitäten wie auch die sensiblen Nerven sind unterschiedlich auf die Haut einzelner Körperteile verteilt. Mehrere Arten von *Nervenendkörperchen* werden mit den verschiedenen Sinnesqualitäten in Zusammenhang gebracht. Die Abb. **C** gibt hiervon eine grobe Vorstellung. *Einzelheiten s. Bd. III!*

Regeneration und Alterung der Haut. Die Haut regeneriert gut. Nach Verletzungen wirken die Abwehrzellen in der Lederhaut lokal der Infektion entgegen, Kapillaren und Bindegewebsstrukturen werden neu gebildet, Epithel wächst vom Rand der Verletzung auf das regenerierende Bindegewebe, es kommt zur *Narbenbildung.* Zunächst bestimmt die starke Kapillarierung die rötliche Farbe der Narbe, später schimmern Kollagenfasern weißlich durch das Epithel. Hautanhangsgebilde (Drüsen, Haare) werden im Narbenbereich nicht mehr gebildet.

Die *Altersveränderungen* machen sich hauptsächlich in Atrophie bemerkbar, die Schichten der Haut werden dünner, die Papillen flacher. Mit einer Änderung der chemischen Beschaffenheit der Bindegewebsgrundsubstanz geht Flüssigkeitsverarmung und Abnahme der Elastizität der elastischen Fasern der Lederhaut und der Subcutis einher, abgehobene Hautfalten bleiben längere Zeit „stehen", es kommt zu Unregelmäßigkeiten der Pigmentation.

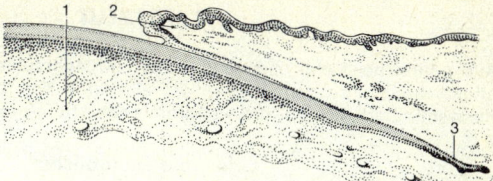

B Längsschnitt durch das Nagelbett (nach Rauber-Kopsch)

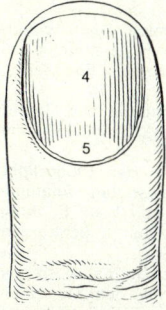

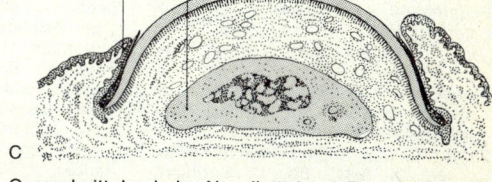

C Querschnitt durch das Nagelbett (nach Rauber-Kopsch)

A Fingernagel

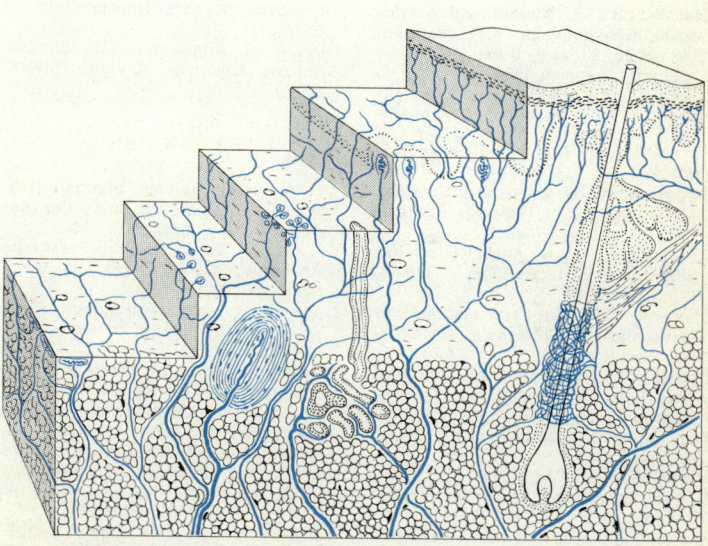

D Schematische Darstellung der Hautinnervation (nach Weddell)

Literatur

Aus zahlreichen Lehr- und Handbüchern, Monographien und Zeitschriftenveröffentlichungen zu den Themen der einzelnen Kapitel kann nur eine kleine Auswahl zitiert werden, die weiterführende Literaturangaben enthält.

Lehr- und Handbücher

Bargmann, W.: Histologie und mikroskopische Anatomie des Menschen, 6. Aufl. Thieme, Stuttgart 1967

Bargmann, W.: Handbuch der mikroskopischen Anatomie des Menschen. Springer, Berlin 1929 ff

Benninghoff, A., K. Goerttler: Lehrbuch der Anatomie des Menschen, Bd. I u. II. Urban & Schwarzenberg, München 1971

Bloom, W., D. W. Fawcett: A Textbook of Histology, 9. Aufl. Saunders, Philadelphia 1968

Braus, H., C. Elze: Anatomie des Menschen, 3. Aufl., Bd. II. Springer, Berlin 1956

Bucher, O.: Cytologie, Histologie und mikroskopische Anatomie des Menschen, 7. Aufl. Huber, Bern 1970

Feneis, H.: Anatomisches Bildwörterbuch, 3. Aufl. Thieme, Stuttgart 1972

Grashey, R., R. Birkner: Atlas typischer Röntgenbilder vom normalen Menschen, 10. Aufl. Urban & Schwarzenberg, München 1964

v. Herrath, E.: Atlas der normalen Histologie und mikroskopischen Anatomie des Menschen, 3. Aufl. Thieme, Stuttgart 1972

International Anatomical Nomenclature Committee: Nomina anatomica, 3. Aufl. Excerpta Medica Foundation, Amsterdam 1968

Leonhardt, H.: Histologie und Zytologie des Menschen, 3. Aufl. Thieme, Stuttgart 1971

Pernkopf, E.: Atlas der topographischen und angewandten Anatomie des Menschen, Bd. I u. II, hrsg. von *H. Ferner*, Urban & Schwarzenberg, München 1964

Rauber, A., F. Kopsch: Lehrbuch und Atlas der Anatomie des Menschen, Bd. I, neubearb. von *G. Töndury.* Thieme, Stuttgart 1968

Starck, D.: Embryologie, 2. Aufl. Thieme, Stuttgart 1965

Starck, D., H. Frick: Repetitorium anatomicum, 12. Aufl. Thieme, Stuttgart 1972

Töndury, G.: Angewandte und topographische Anatomie., 4. Aufl. Thieme, Stuttgart 1970

Kreislauforgane

Bargmann, W., W. Doerr: Das Herz des Menschen, Bd. I. Thieme, Stuttgart 1963

Bartelheimer, H., H. Küchmeister: Kapillaren und Interstitium. Thieme, Stuttgart 1955

Clemens, H. J.: Die Venensysteme der menschlichen Wirbelsäule. De Gruyter, Berlin 1961

Decker, K., H. Backmund: Angiographie des Hirnkreislaufs. Thieme, Stuttgart 1968

Düx, A.: Koronarographie. Thieme, Stuttgart 1967

Hammersen, F.: Anatomie der terminalen Strombahn. Urban & Schwarzenberg, München 1971

Kaindl, F., E. Mannheimer, L. Pfleger-Schwarz, B. Thurnher: Lymphangiographie und Lymphadenographie der Extremitäten. Thieme, Stuttgart 1960

Kappert, A.: Lehrbuch und Atlas der Angiologie. Huber, Bern 1969

v. Lanz, T., W. Wachsmuth: Praktische Anatomie, 2. Aufl., Bd. I/3 u. 4. Springer, Berlin 1959

Lippert, H.: Arterienvarietäten. Klinische Tabellen. Beilg. in Med. Klin., 18–32 (1967–1969)

Nomura, T.: Atlas of Cerebral Angiography. Springer, Berlin 1970

Puff, A.: Der funktionelle Bau der Herzkammern. In: Zwanglose Abhandlungen aus dem Gebiet der normalen und pathologischen Anatomie, H. 8, hrsg. von *W. Bargmann, W. Doerr.* Thieme, Stuttgart 1960

Rényi-Vámos, F.: Das innere Lymphgefäßsystem der Organe. Akadémiai Kiadó, Budapest 1960

Staubesand, J.: Funktionelle Morphologie der Arterien, Venen und arteriovenösen Anastomosen. In: Angiologie, hrsg. von *M. Ratschow.* Thieme, Stuttgart 1959
Routier, D.: Das Röntgenbild des Herzens. Thieme, Stuttgart 1961
Rusznyák, I., M. Földi, G. Szabó: Lymphologie, 2. Aufl. Fischer, Stuttgart 1969
Schoenmackers, J., H. Vieten: Atlas postmortaler Angiogramme. Thieme, Stuttgart 1954
Stephens, R. B., D. L. Stilwell: Arteries and Veins of the Human Brain. Thomas, Springfield/III. 1969

Blut und Abwehrsysteme

Cottier, H., N. Odartchenko, R. Schindler, C. C. Congdon: Germinal Centers in Immune Responses. Springer, Berlin 1967
Dumonde, D. C.: The Role of Lymphocytes and Macrophages in the Immunological Response. Springer, Berlin 1972
Good, R. A., A. E. Gabrielsen: The Thymus in Immunbiology. Harper & Row, New York 1964
Hayhoe, F. G., R. J. Flemans: Atlas der hämatologischen Zytologie. Springer, Berlin 1969
Leder, L.-D.: Der Blutmonocyt. In: Experimentelle Medizin, Pathologie und Klinik, Bd. XXIII, hrsg. von *F. Leuthardt, R. Schoen, H. Schwiegk, A. Studer, H. U. Zollinger.* Springer, Berlin 1967
Lindenmann, J., J. Zielinski: Programmierte Immunologie. Thieme, Stuttgart 1971
McDonald, G. A., T. C. Dodds, B. Cruickshank: Atlas der Hämatologie. Thieme, Stuttgart 1966
Mori, Y., K. Lennert: Electron Microscopic Atlas of Lymph Node Cytology and Pathology. Springer, Berlin 1969
Rohr, K.: Das menschliche Knochenmark, 3. Aufl. Thieme, Stuttgart 1960
Rohr, K.: Tabulae haematologicae, 4. Aufl. Thieme, Stuttgart 1966
Steffen, C.: Allgemeine und experimentelle Immunologie und Immunpathologie. Thieme, Stuttgart 1968
Tischendorf, F.: Die Milz. In: Handbuch der mikroskopischen Anatomie des Menschen, Bd. VI/6, hrsg. von *W. Bargmann.* Springer, Berlin 1969

Atmungsorgane

Boyden, E. A.: Segmental Anatomy of the Lungs. McGraw Hill, New York 1965
Esser, Cl.: Topographische Ausdeutung der Bronchien im Röntgenbild, 2. Aufl. Thieme, Stuttgart 1957
v. Hayek, H.: Die menschliche Lunge, 2. Aufl. Springer, Berlin 1970
Kubik, St.: Klinische Anatomie, Bd. III. Thieme, Stuttgart 1968
Schulz, H.: Die submikroskopische Anatomie und Pathologie der Lunge. Springer, Berlin 1959
Weibel, E. R.: Morphometry of the Human Lung. Springer Berlin 1963

Endokrine Drüsen

Bachmann, R.: Die Nebenniere. In: Handbuch der mikroskopischen Anatomie des Menschen, Bd. VI/5, hrsg. von *W. Bargmann.* Springer, Berlin 1954
Bargmann, W.: Das Zwischenhirn-Hypophysensystem. Springer, Berlin 1954
Bargmann, W.: Die funktionelle Morphologie des endokrinen Regulationssystems. In: Handbuch der allgemeinen Pathologie, Bd. VII/1, hrsg. von *H.-W. Altmann, F. Büchner, H. Cottier, E. Grundmann, G. Holle, E. Letterer, W. Masshoff, H. Meessen,*
F. Roulet, G. Seifert, G. Siebert, A. Studer. Springer, Berlin 1971
Bargmann, W., B. Scharrer: Aspects of Neuroendocrinology. Springer, Berlin 1970
Battaglia, G.: Ultrastructural Observations on the biogenic amines in the carotid and aortic-abdominal bodies of the human fetus. Z. Zellforsch. 99 (1969) 529–537
Capen, C. C., G. N. Rowland: Ultrastructural evaluation of the parathyroid glands of young cats with experimental hyperparathyroidism. Z. Zellforsch. 90 (1968) 495–506

Dhom, G.: Die Nebennierenrinde im Kindesalter. Springer, Berlin 1965

Douglas, W. W.: Stimulus-secretion coupling in the adrenal medulla and the neurophypophysis. In: Neurosecretion, hrsg. von F. Stutinsky. Springer, Berlin 1967

Ferner, H.: Das Inselsystem des Pankreas. Thieme, Stuttgart 1952

Greep, R. O., R. V. Talmage: The Parathyroids. Thomas, Springfield/Ill. 1961

Harris, G. W., B. T. Donovan: The Pituitary Gland. Butterworth, London 1966

Hellerström, C., B. Peterson, G. Alm: The two types of A cells and their relation to the glucagon secretion. In: The structure and metabolism of the pancreatic islets, hrsg. von S. Brolin, B. Hellman, H. Knutson. London, Pergamon Press 1964

Knigge, K. M., D. E. Scott, A. Weindl: Brain-Endocrine Interaction. Karger, Basel 1972

Lupulescu, A., A. Petrovici: Ultrastructure of the Thyroid Gland. Karger, Basel 1968

Martini, L., M. Motta, I. Fraschini: The Hypothalamus. Academic Press, New York 1970

Neumann, K. H.: Die Morphokinetik der Schilddrüse. Fischer, Stuttgart 1963

Watzka, M.: Die Paraganglien. In: Handbuch der mikroskopischen Anatomie des Menschen, Bd. VI/4, hrsg. von W. Bargmann. Springer, Berlin 1943

Winkler, J.: Zur Lage und Funktion der extramedullären chromaffinen Zellen. Z. Zellforsch. 96 (1969) 490 bis 494

Wurtman, R. J., J. Axelrod, D. E. Kelly: The Pineal. Academic Press, New York 1968

Verdauungsorgane

Beck, K., W. Dischler, M. Helms, B. Kiani, K. Sickinger, R. Tenner: Atlas der Laparoskopie. Schattauer, Stuttgart 1968

Becker, V.: Pankreas. In: Spezielle pathologische Anatomie, Bd. VI, hrsg. von W. Doerr, G. Seifert, E. Uehlinger. Springer, Berlin 1972

Elias, H., J. C. Sherrick: Morphology of the Liver. Academic Press, New York 1969

Födisch, H.: Feingewebliche Studien zur Orthologie und Pathologie der Papilla Vateri. Thieme, Stuttgart 1972

Kaufmann, P., W. Lierse, J. Stark, F. Stelzner: Die Muskelanordnung in der Speiseröhre (Mensch, Rhesusaffe, Kaninchen, Maus, Ratte, Seehund). Ergebn. Anat. Entwickl.-Gesch. 40 H. 3 (1968)

Meyer, W.: Die Zahn-, Mund- und Kieferheilkunde, Bd. I. Urban & Schwarzenberg, München 1958

Michels, N. A.: Blood Supply and Anatomy of the Upper Abdominal Organs. Lippincott, Philadelphia 1955

Ottenjann, R., K. Elster, S. Witte: Gastroenterologische Endoskopie, Biopsie und Zytologie. Thieme, Stuttgart 1970

Popper, M., F. Schaffner: Die Leber. Thieme, Stuttgart 1961

Prévôt, R., M. A. Lassrich: Röntgendiagnostik des Magen-Darmkanals. Thieme, Stuttgart 1959

Rauch, S.: Die Speicheldrüsen des Menschen. Thieme, Stuttgart 1959

Sarnat, B. G.: The Temporomandibular Joint, 2. Aufl. Thomas, Springfield 1964

Schumacher, G. H.: Der maxillo-mandibuläre Apparat unter dem Einfluß formgestaltender Faktoren. Barth, Leipzig 1968

Stelzner, F.: Über die Anatomie des analen Sphincterorgans, wie sie der Chirurg sieht. Z. Anat. Entwickl.-Gesch. 121 (1960) 525–535

Wallraff, J.: Die Leber – Gallengangsystem, Gallenblase und Galle. In: Handbuch der mikroskopischen Anatomie des Menschen, Erg. zu Bd. V/2, hrsg. von W. Bargmann. Springer, Berlin 1969

Harn- und Geschlechtsorgane

Anberg, A.: The Ultrastructure of the Human Spermatozoon. Acta obstet. gynec. scand. Suppl. 2 (1957) 1–133

Bargmann, W., K. Fleischhauer, A. Knoop: Über die Morphologie der Milchsekretion. Z. Zellforsch. 53 (1960) 545–568

Beck, L.: Morphologie und Funktion der Muskulatur der weiblichen Harnröhre. Enke, Stuttgart 1969

Christensen, A. K., D. W. Fawcett: The Fine Structure of the Interstitial Cells of the Mouse Testis. Amer. J. Anat. 118 (1966) 551–571

Dabelow, A.: Die Milchdrüse. In Handbuch der mikroskopischen Anatomie des Menschen, Erg. zu Bd. III/1, hrsg. von *W. Bargmann.* Springer, Berlin 1957

Dalton, A. J., F. Haguenau: Ultrastructure of the Kidney. Academic Press, New York 1967

Ferner, H., A. Gisel, H. v. Hayek, W. Krause, Ch. Zaki: Die Anatomie der Harn- und Geschlechtsorgane. In: Handbuch der Urologie, Bd. I, hrsg. von *C. E. Alken, V. W. Dix, W. E. Goodwin, E. Wildbolz.* Springer, Berlin 1969

Frangenheim, H.: Die Laparoskopie und die Kuldoskopie in der Gynäkologie, 2. Aufl. Thieme, Stuttgart 1970

Gil Vernet, S.: Morphology and Function of Vesico-prostatico-urethral Musculature. Canova, Treviso 1968

Grosser, O., R. Ortmann: Grundriß der Entwicklungsgeschichte des Menschen, 6. Aufl. Springer, Berlin 1966

v. Hayek, H.: Die Entwicklung der Harn- und Geschlechtsorgane. In: Handbuch der Urologie, Bd. I, hrsg. von *C. E. Alken, V. W. Dix, W. E. Goodwin, E. Wildbolz.* Springer, Berlin 1969

Holstein, A.-F.: Morphologische Studien am Nebenhoden des Menschen. Thieme, Stuttgart 1969

Horstmann, E., H.-E. Stegner: Tube, Vagina und äußere weibliche Geschlechtsorgane. In: Handbuch der mikroskopischen Anatomie des Menschen, Erg. zu Bd. VII/1, hrsg. von *W. Bargmann.* Springer, Berlin 1966

v. Kügelgen, A., B. Kuhlo, W. Kuhlo. Kl.-J. Otto: Die Gefäßarchitektur der Niere. Thieme, Stuttgart 1959

Langman, J.: Medizinische Embryologie. Thieme, Stuttgart 1970

Lenz, W.: Medizinische Genetik, 2. Aufl. Thieme, Stuttgart 1970

Martius, H., K. Droysen: Atlas der gynäkologischen Anatomie. Thieme, Stuttgart 1960

Overzier, C.: Die Intersexualität. Thieme, Stuttgart 1961

Pernkopf, E., A. Pichler: Systematische und topographische Anatomie des weiblichen Beckens. In: Biologie und Pathologie des Weibes, hrsg. von *L. Seitz, A. J. Amreich.* Urban & Schwarzenberg, Berlin 1953

Schmidt-Matthiesen, H.: Das normale menschliche Endometrium. Thieme, Stuttgart 1963

Tonutti, E., O. Weller, E. Schuchardt, E. Heinke: Die männliche Keimdrüse. Thieme, Stuttgart 1960

Ullrich, K. J.: Das Gegenstromsystem im Nierenmark. Schattauer, Stuttgart 1962

Vogler, E., R. Herbst: Angiographie der Nieren. Thieme, Stuttgart 1958

Watzka, M.: Weibliche Genitalorgane. In: Handbuch der mikroskopischen Anatomie des Menschen, Erg. zu Bd. VII/1, hrsg. von *W. Bargmann.* Springer, Berlin 1957

Woodruff, J. D., C. J. Pauerstein: The Fallopian Tube. Williams & Wilkins, Baltimore 1969

Zuckerman, Sir S.: The Ovary. Academic Press, New York 1962

Haut

Della Porta, G., O. Mühlbock: Structure and Control of the Melanocyte. Springer, Berlin 1966

Horstmann, E.: Die Haut. In: Handbuch der mikroskopischen Anatomie des Menschen, Erg. zu Bd. III/1, hrsg. von *W. Bargmann.* Springer, Berlin 1972

Montagna, W., R. A. Ellis, A. F. Silver, R. Billingham, F. Hu: Advances in Biology of Skin, Bd. I–VIII. Pergamon Press, Oxford 1966

Orfanos, C. E.: Feinstrukturelle Morphologie und Histologie der verhornenden Epidermis. Thieme, Stuttgart 1957

Zelickson, A. S.: Ultrastructure of Normal and Abnormal Skin. Lea & Febiger, Philadelphia 1967

Sachverzeichnis

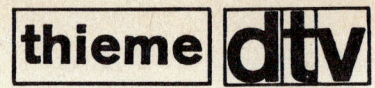

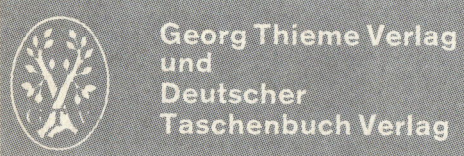

Georg Thieme Verlag und Deutscher Taschenbuch Verlag

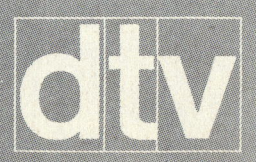